南京中醫藥大學圖書館藏未刊中醫稿抄本精粹

兒科卷

總主編／李文林　張　雲
主編／高　雨　李　睿
主審／曾　莉

上海科學技術出版社

圖書在版編目（CIP）數據

南京中醫藥大學圖書館藏未刊中醫稿抄本精粹. 兒科卷 / 李文林，張雲總主編；高雨，李睿主編. -- 上海：上海科學技術出版社，2025. 4. -- ISBN 978-7-5478-7060-0

Ⅰ. R2-52

中國國家版本館 CIP 數據核字第 2025Y9H188 號

本書由國家古籍整理出版專項經費資助出版

南京中醫藥大學圖書館藏未刊中醫稿抄本精粹·兒科卷

主編　高　雨　李　睿

上海世紀出版（集團）有限公司
上 海 科 學 技 術 出 版 社　出版、發行
（上海市閔行區號景路 159 弄 A 座 9F - 10F）
郵政編碼 201101　www. sstp. cn
山東韵杰文化科技有限公司印刷
開本　八八九×一一九四　十六開　印張　八十六點七五
字數　一二八〇千字
二〇二五年四月第一版　二〇二五年四月第一次印刷
ISBN 978-7-5478-7060-0/ R・3214
定價：八八〇元

本書如有缺頁、錯裝或壞損等嚴重質量問題，
請向印刷廠聯繫調換

内容提要

本册爲《南京中醫藥大學圖書館藏未刊中醫稿抄本精粹·兒科卷》，分爲《救偏瑣言》《痘疹折衷》《痘科正宗驗方》《痘疹簡易良書》《曹氏痘疹準則》《惲西園痧麻痘三科定論》《全嬰心法》七個分册。《救偏瑣言》爲專論痘科之書，詳細介紹了痘疹的病機、辨證、治則、用藥和各種痘疹及并發症的治療法，并附有驗案。《痘疹折衷》爲痘疹專著，介紹了痘疹的診斷、辨析、治法、用藥注意事項，及二十三種兼症的診治法，并附有六十四幅痘疹圖以助鑒别。《痘科正宗驗方》論述了痘證治法、痘證宜忌、辨證立法及痘證諸方。《痘疹簡易良書》對痘疹的診斷、辨證、服藥注意等進行了全方面論述，治療方面主張分期治療，每期又分順逆論治，收録了治療的各種驗方，對臨床頗有實用價值。《曹氏痘疹準則》論述痘疹，包括發熱三日、見點三日、起脹三日、灌漿三日、結靨餘毒等六部分，每一部分分别從表現、辨證、病機、治則、方藥、預後展開討論。《惲西園痧麻痘三科定論》論述了兒科常見的痧、麻、痘的病因病機、臨床表現及治法方藥。《全嬰心法》主要論述了新生兒、幼兒的乳育、飲食、穿衣、起居的護理方法及部分兒科病的治療。

叢書編委會

本書編委會

主編　高雨　李睿

編委（按姓氏筆畫排序）

李睿　房玉玲　姚惠萍

高雨　張永寧　楊斕

叢書前言

中醫藥抄本是中國傳統文化中頗有價值的遺産，藴含着歷代醫家諸多精闢的學術理論與豐富的臨證經驗，是中醫藥古籍整理研究的一個重要方面。尤其是其中的臨床各科與醫案部分，每每具有獨到的理論啓迪與臨床見解，有助於拓展治療的思路，豐富治療的方法，具有深入整理研究的價值。對中醫抄本進行整理研究，不僅具有保存中醫古籍精華、弘揚中醫學術、促進臨床發展的作用，而且具有搶救祖國傳統文化遺産的特殊意義。

南京中醫藥大學圖書館創建於一九五四年，歷經江蘇省中醫進修學校圖書室、江蘇新醫學院圖書館分館、南京中醫學院圖書館、南京中醫藥大學敬文圖書館等不同發展階段，是全國中醫院校中首批唯一被中華人民共和國國務院及文化部命名的「全國古籍重點保護單位」，也是江蘇省政府命名的「江蘇省古籍重點保護單位」。圖書館收藏有古籍四千六百部，四万一千册；善本古籍四百六十部，三千五百册。其中中醫藥古籍四千一百部，中醫藥古籍品種約占全國現存中醫藥古籍品種的百分之四十，其中三十三部古籍分别入選國家、江蘇省珍貴古籍名録。

圖書館也珍藏有不少抄本古籍，雖比不上中國中醫科學院圖書館與上海中醫藥大學圖書館的館藏古籍，但是也蔚爲大觀。其中如《傷寒直指》爲漢張機述，晋王叔和撰，金成無己注，清强健補，爲清乾隆二十四年己卯（一七五九）强健抄本。該書版本價值、藝術價值與學術價值并存。强健，原名行健，字順之，號易窗。史載其人「精繪，工篆隸，尤擅長醫學」。該書爲作者原稿本，僅見方志記載，未曾刊行。該書書寫精良，字體端秀，序末和書末均印有多枚陰陽文鈐記：「易西道人」「致和書屋」「易西書。」全書收録諸家《傷寒論》

解析及作者本人研究心得，是研究《傷寒論》一部彙纂性專著，對《傷寒論》研究具有重要的參考價值。該書由吉文輝、王大姝先生點校後被收入上海科學技術出版社出版的「中醫古籍抄本精選」叢書中。

圖書館還藏有中醫學史上著名的醫案專著《續名醫類案》。該書爲清乾隆三十九年（一七七四）魏之琇稿本。該書爲集古代醫案大成之作，博取歷代醫書及史傳、地方志、文集中所載醫家治案，補江瓘《名醫類案》之不足。全書三十六卷按疾病分爲三百四十五門，選擇醫案五千八百多則。每舉一病，常刊數家案例，以不同角度鑒別病症，以便示人以法。該書爲作者手稿本，以稿紙謄寫，每册首頁均有作者陰陽文鈐印。該稿本尚未分卷，書内有作者眉批增删及改動。

此外，上海中醫藥大學圖書館曾與南京中醫藥大學圖書館深度合作，選取兩館有價值的珍稀抄本共五十三種，對其進行精點精校，由段逸山與吉文輝先生總主編，組編了「中醫珍稀抄本精選」。抄本年代以清代爲主，在内容上注重選擇臨床各科和臨床醫案類，突出該套叢書的實用性、學術性和可讀性。不少抄本在理論與實踐上都有獨特的見解和經驗。該套叢書由上海科學技術出版社於二〇〇四年出版，獲得了不錯的讀者反響。該套叢書於二〇一九年再版，目前也已售罄。

二〇二二年四月，中共中央辦公廳　國務院辦公廳印發《關於推進新時代古籍工作的意見》指出：「促進古籍有效利用。統籌好古籍文物屬性與文獻屬性的關係，各級各類古籍存藏機構在加强古籍保護的基礎上，提升利用效率。」爲了響應國家的號召，延續我館前輩所做的工作，將我館收藏的古籍不再束之高閣，使更多的學者來研究與利用我館的古籍，推動中醫藥學術的進一步發展，我們與上海科學技術出版社再次合作，共同策劃了這套「南京中醫藥大學圖書館藏未刊中醫稿抄本精粹」叢書。本套叢書將南京中醫藥大學圖書館藏未刊抄本進行分類影印、撰寫提要、編制目録。入選標準如下：一是一九一一年以前抄録的，古代未見或少見刻本，現代未曾影印或點校出版的稿抄本古籍；二是具有較高的學術價值與實用價值，在理論與實踐上有獨特的見解和經驗；三是内容完整、版式清楚、謄抄書法雋美的善本。初步選定稿抄本二十九種，除《女科真傳要旨》是明抄本外，其餘均爲清抄本。按照内容分爲傷寒、診法卷，傷科、外科、藥物卷，針灸、喉科、眼科卷，兒科卷，婦科、醫案、醫方卷，共五卷。

本套叢書有如下特色。

一是反映了江蘇地方醫學流派的學術思想與臨證經驗。如《女科真傳要旨》爲宋代名醫薛將仕撰，目前僅存抄本。此書著者乃昆山鄭氏女科第一世祖。鄭氏女科代代相傳，迄今已經經歷了二十九代，近八百年，是全國較爲罕見的世醫。源遠流長，學術繽紛，名揚華夏。據薛將仕《女科真傳要旨》自序所考，該書成書於南宋末年。該抄本爲明抄本，字體頗有明代吴門書派的韵味。薛將仕著有《坤元是保》《女科萬金方》及《女科真傳要旨》。其中《坤元是保》《女科萬金方》均已出版。

《醫學要覽》是江蘇武進名醫法徵麟的著作抄本，爲清康乾年間所抄。此書抄寫工整，字體娟秀精美。又如《瘍科補苴》由清代沙石安輯，成書於清光緒三年（一八七七），曾經付梓。是本抄録者不詳，部分章節有墨筆句讀，偶見雙行夾注或行間小字批注，抄寫極爲工整，品相甚佳。書册前鈐有「沙載陽」篆字朱方。沙石安爲沙載陽之先曾伯祖。此書爲沙氏後人所捐贈。沙家先世爲武進縣孟河鎮（今屬江蘇省常州市新北區）人，自祖父沙九成徙居丹徒大港鎮（今屬江蘇省鎮江市鎮江新區大港街道）。以醫術聞世。祖孫六代行醫，世有「大港沙派」之謂。書玉得家傳，益精醫術，擅内、外、咽喉各科，尤以治温病見長，聲震大江南北。

又如《尤氏喉科》。該書作者尤存隱，江蘇無錫人，生卒年不詳，清代喉科醫學專家。其醫事活動，大約在清康乾（一六六二—一七九五）年間。尤存隱世代爲醫，尤以喉科遠近聞名。其祖父尤仲仁，字依之，爲明代醫家，尤以喉科聞名遐邇。明嘉靖至清康乾年間，尤氏醫名揚於無錫、蘇州等地，患者皆聞而往之。尤氏喉科臨證經驗豐富，醫術益精，并將其經驗彙集成書，代代相傳，其書内容，不斷得到充實。至尤存隱時，其書漸趨完善，其又結合平生臨證經驗，整理完稿。此書傳至無錫沈金鰲、常熟陳石泉等人之手，使尤氏秘方流傳四方，以至於傳抄者衆多。

二是對醫學史料的研究具有較高的參考價值。本套叢書拓展了中國醫學史内史的研究範疇。如《尤氏喉科》書中鈐印二枚，書皮處鈐印爲「恩湛一字允若」，卷首處鈐印爲「允若顧恩湛」。是書曾爲民國醫家顧允若所收藏。顧允若，名恩湛，民國時期江蘇吴縣（今屬江蘇蘇州）之名醫，編有《顧氏醫徑讀本》。顧允若幼承家學，十六歲開業行醫。顧允若爲七子山顧（蘇州）醫學世家的傳人。顧允若一九二五年遷至蘇州富郎中巷，亦以「七子山顧」懸牌、題廬。《尤氏喉科》被名醫收藏，説明該書頗具診療特色，才會被名醫珍視。

又如《痘疹折衷》，該書作者爲明代秦昌遇，江蘇華亭（今屬上海松江）人。首爲夏東步康熙八年（一六六九）序文，次爲凡例，無目録。卷首題「雲間夏之升（東步）訂，天都陳維坤（子厚）閲」。全書朱墨圈點句讀。夏東步爲上海松江人，陳維坤爲康熙年間安徽歙縣人，曾重訂《傷寒五法》。説明當時各地醫家之間有密切的交流。該書在康熙年間，已從上海傳抄入安徽一帶。

又如《合藥總簿》，抄録者疑爲清代著名吴縣醫家楊淵。書中驗方出處，記録詳盡，如「王蔭蘭授」「陳莘田處抄來」「何書田」「陳莘田先生日用諸方」「竹棠夫人傳於公館」「章泰宇傳」等。陳莘田爲清道咸間吴縣（今屬江蘇蘇州）人氏，世居長洲（今屬江蘇蘇州）楓橋，通内外科，以瘍科名世，名重一時，著有《陳莘田外科方案》。何書田（一七七四—一八三七），清代江蘇青浦（今屬上海青浦）人。其先祖從宋代開始，累世業醫。何氏先習儒，工詩文，後繼承祖業懸壺濟世，家學淵源，技益精進，爲當時江蘇名醫之冠。由此書可以管窺當時作者與上海、蘇州當地名醫有諸多交流與學術探討。該書也從側面反映了當時醫家的診療經驗、思路與用藥。

三是本套叢書收録了不少傷寒時疫（包括兒科痘疹、痧疹等傳染病在内）抄本，對現今流行病及疫病診治具有重要的參考價值。如《傷寒傳變大略》以舌苔爲主綫，簡述不同舌苔特徵所代表的傷寒傳變情況，并列方藥。該書列有白苔、白厚苔、舌尖紅苔淡黄、苔白滑尖淡紅、邊白中黄根灰、邊黄中白等共計二十五種舌苔情況。强調據舌論證，對舌診辨析，頗多闡發。又如《疫病證治大略》分列宜汗大略、宜吐大略、宜下大略、宜清大略、宜温補大略五篇，就如何用汗、吐、下、清、温五法對治疫病的不同症狀，以及注意事項進行了一一論述。分門别類，一目了然。遣方用藥之間，頗見作者臨床功力。

自古以來，呼吸道傳染性疾病在兒童中高發。本套叢書中還收録有不少兒科痘疹的著作，如《救偏瑣言》《痘疹折衷》《痘科正宗驗方》《痘疹簡易良書》《曹氏痘疹準則》等，對診療兒科疾病有重要的參考價值。

四是本套叢書幾乎每本書除了醫論外，均附有驗方。如《合藥總簿》，既有名家經典方藥，也有未見文獻記載的私家秘方心得。該書摘録的内容，以驗方爲主，如《瘍科心得集》便要用方、《廣筆記》方、《醫方擇要》方、葉案既效方、重抄沈氏秘傳方等。從書籍的批注可以看出，作者是一名經驗豐富的臨床醫生，并時常將摘録驗方用於實踐。作者在摘録原文之際，留下大量批注，多爲方解，及對此方療效的評價。

又如《世醫湯竹林傳女科方》抄録了婦人之症一百有十治法及七十二方。《癰疽禁方録》中記録了治療外科癰疽病證的各種秘驗方劑的適應證與組成、用法，根據用藥劑型又分爲薄藥方、貼藥方、丹藥方、丸藥方、散藥方、治喉痹方六部分。

中醫藥古籍抄本研究具有重要的學術價值，許多未經刊刻的稿本和某些僅通過抄本形式流傳的文獻，正是藉抄本這種特殊的文獻形式得以保存和流傳。本套叢書的出版，旨在將沉埋多年的中醫藥瑰寶呈現給廣大讀者，以引起人們對中醫古籍抄本的重視，并展開更爲深入的研究。本套叢書可供中醫藥專業工作者、中醫藥院校師生、古代文獻與傳統文化工作者及其愛好者閱讀研究，也可供各地圖書館與相關專業圖書館作爲收藏。

編者謹識

二〇二四年十二月

叢書凡例

一、本叢書遴選南京中醫藥大學圖書館館藏珍稀未刊抄本二十九種。入選標準如下：一是一九一一年以前抄録的，古代未見或少見刻本，現代未曾影印或點校出版的稿抄本古籍；二是具有較高的學術價值與實用價值，在理論與實踐上有獨特的見解和經驗；三是内容完整、版式清楚、謄抄書法雋美的善本。

二、提要。置於正文之前。介紹書稿版本信息、作者與全書内容，注重闡述其在理論與臨床上的特點。

三、本叢書所收諸書之名，一般以扉頁或卷首名稱爲準。若書名過長，且原有簡稱，則以簡稱爲本次影印的正書名。爲方便當代讀者所需，各子目原書前無論有無目録，今均據其正文重新編製目録。

（一）凡正文與原書目録不同處，原則上以正文爲準，但遇訛、脱、衍、倒之文，或漫漶處，則據原書目録改正，不另出注。

（二）凡古今字、通假字、異體字，徑改爲規範繁體字，不另出注。

（三）凡原書有文無題者，如有必要，則擬一名冠於其前，外加括弧以區别之。

（四）目録中各卷次之前的書名一律省略，徑標以卷次。

四、原書錯簡、脱葉，均在目録中予以注明，錯簡者予以訂正。原書存在的文字缺損訛誤，本次影印爲保存古籍原貌，一律不加修正，版面僅作去污修髒等無關文字内容的處理。

叢書總目

傷寒、診法卷

傷科、外科、藥物卷

針灸、喉科、眼科卷

兒科卷

婦科、醫案、醫方卷

兒科卷

目録

救偏瑣言

〔清〕費啓泰／撰

提要

《救偏瑣言》，清費啓泰撰，抄本。南京中醫藥大學圖書館藏，開本高二十五點四厘米，闊十七點七厘米。每半葉九行，行二十字。卷首鈐印一枚，文曰「叢氏静涵」。

費啓泰，字建中。據《烏程縣志》所載：「博通經史，尤精岐黄術，志活萬人。著《救偏瑣言》《一見能醫》二書行世。年八十有七。」又乾隆四年（一七三九）《湖州府志》稱其：「尤工痘科，善用大黄，治之立愈。」

書中首抄方大猷《救偏瑣言・敘》，次爲目録，正文前爲《自題瑣言小引》。是書專論痘科，以證分陰陽，各在所宜，不可偏攻偏補。全書十卷，首卷列救偏總論，以見大意，次原痘論、論氣、論血，以痘源於先天，腎爲秉受之地，升於脾絡，自脾而行於肝，以及心、肺，而證之順逆，則係乎氣血之盈虧、强弱，以是爲總綱，而運氣有從違，治痘者亦不可不知；卷二列治痘運掌賦、推廣規則録等；卷三至卷十論痘疹證治，後附治痘方六十首及蜞針法，所論諸證治法，多列醫案以爲驗。《續修四庫全書提要》曰：「痘科之書，幾於汗牛充棟，大抵陳言相襲，人云亦云。是書以戒偏爲主，宗旨純正，所列新歷治驗甚多。幾於每證皆備，有事實可資印證，異於空談無據者，於諸書中較可徵信。」然清代名醫吴鞠通認爲後世醫者若專主其法，悉以大黄、石膏從事，則救偏反偏矣。

《救偏瑣言》最早見録於清人周中孚的《鄭堂讀書記》，《清史稿・藝文志》亦見收載。孫殿起的《販書偶記》載録《救偏瑣言》康熙二十七年（一六八八）惠德堂刊本，雷夢水的《販書偶記續編》載録《救偏瑣言》嘉慶十二年（一八〇七）刻本，《聿修堂藏書目録》載録《救偏瑣言》順治十六年（一六五九）刻本。（高雨撰）

目録

[一] 堂：疑作「膛」。

卷之八……三九六

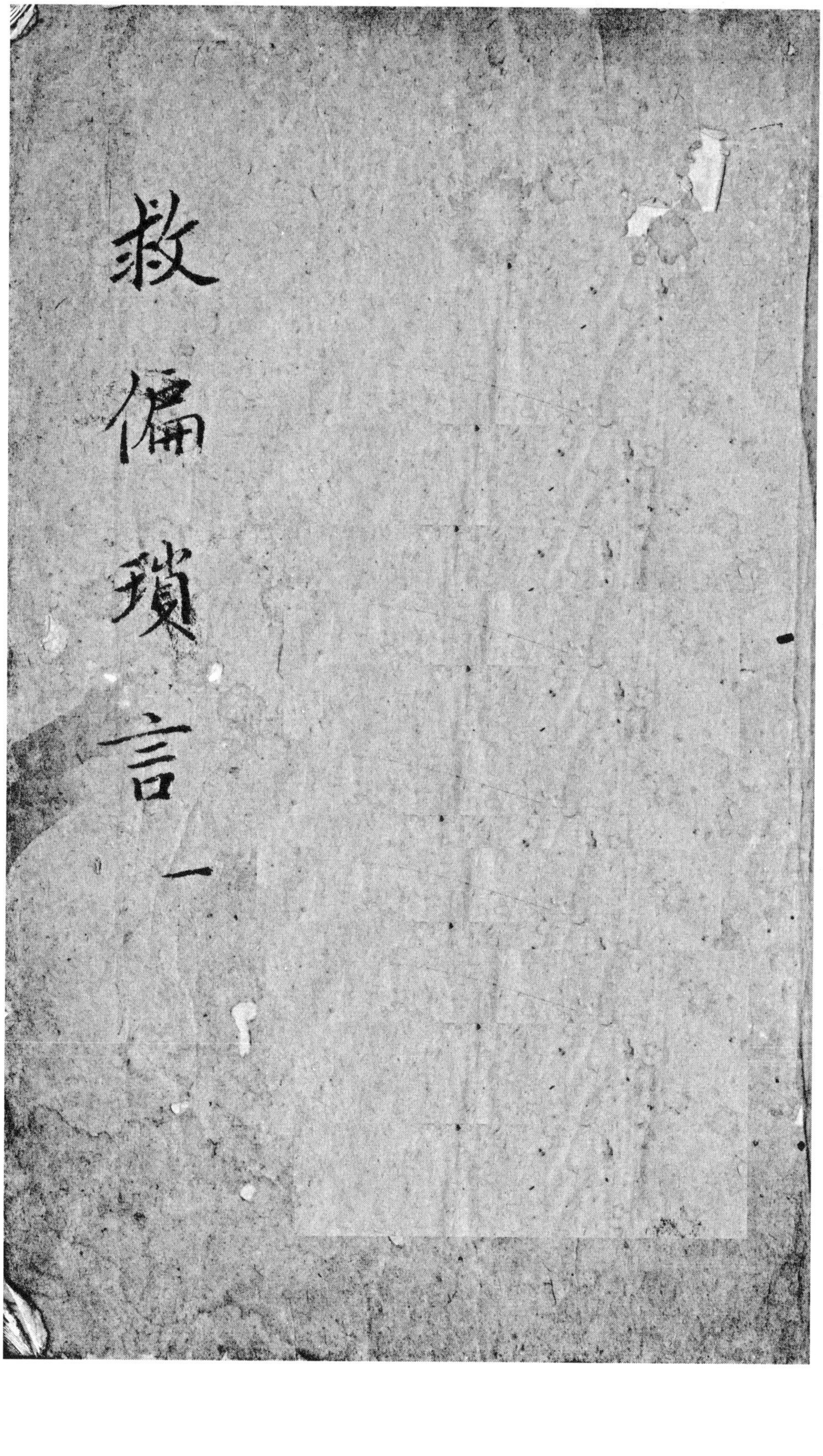

救偏瑣言 一

叙

予從侍崇川時即閱建中費子有救偏一書而未之覩也嗣予歷平原陶陽繼而啣命山左又轉而視河南中約二十年其書猶未之觀也今年春費子

遠遺客行知所著書甫脫稿即
有諸先輩爲費子作弁語而授
之梓功將半矣嗣限於力不克
竣事而費子因更加討論以待入雕
淹遲歲月迄其書去秋迄歲矣
於違慈母矣今費子何敢焉乃

猶逡巡而不敢遽出其貴子真耄

而愈篤哉予與貴子交非一日

而見曹賴數子以全其生者一人

猶憶小暑時予舉一子子二歲患痘

痘殊險甚一不言者繩墨是趨哉

至借手得貴子從之救護而乃得

全今篇中所載治驗大半類是
予哉濫以笑而未有以難也敢為
之敘以表證之而其作書之旨請先
華文言之詳矣予更何言哉予何
使者也請言以河喻自古言河者
必曰大禹至漢而又有賈讓之三

策耳食之家遂謂不用疏濬而用塞也偏也抑知自漢而下河不北而南故治之之法不異乎而索餘況今日又用河以資漕不塞則河与漕不通而江南數百萬石不得北此天下大利大害之所

條也故不得已而用塞是固以偏
救偏之法耳費子之書亦猶是也
費子曰痘不一局隨大運而異大
運在寒水則痘以虛寒應之自
宜專主固本寒水之後繼以相
火則痘以熱毒應之自宜專

〻生坎解蠱因運〻氣不同宜以治
亦異其殺偏〻之法眞與予有淄
澠而針芥先予兩人者亦奇矣哉語
云以書爲御者不盡馬之情以
古制今者不達事之變而欲
有伺予而以洞然予將安貴

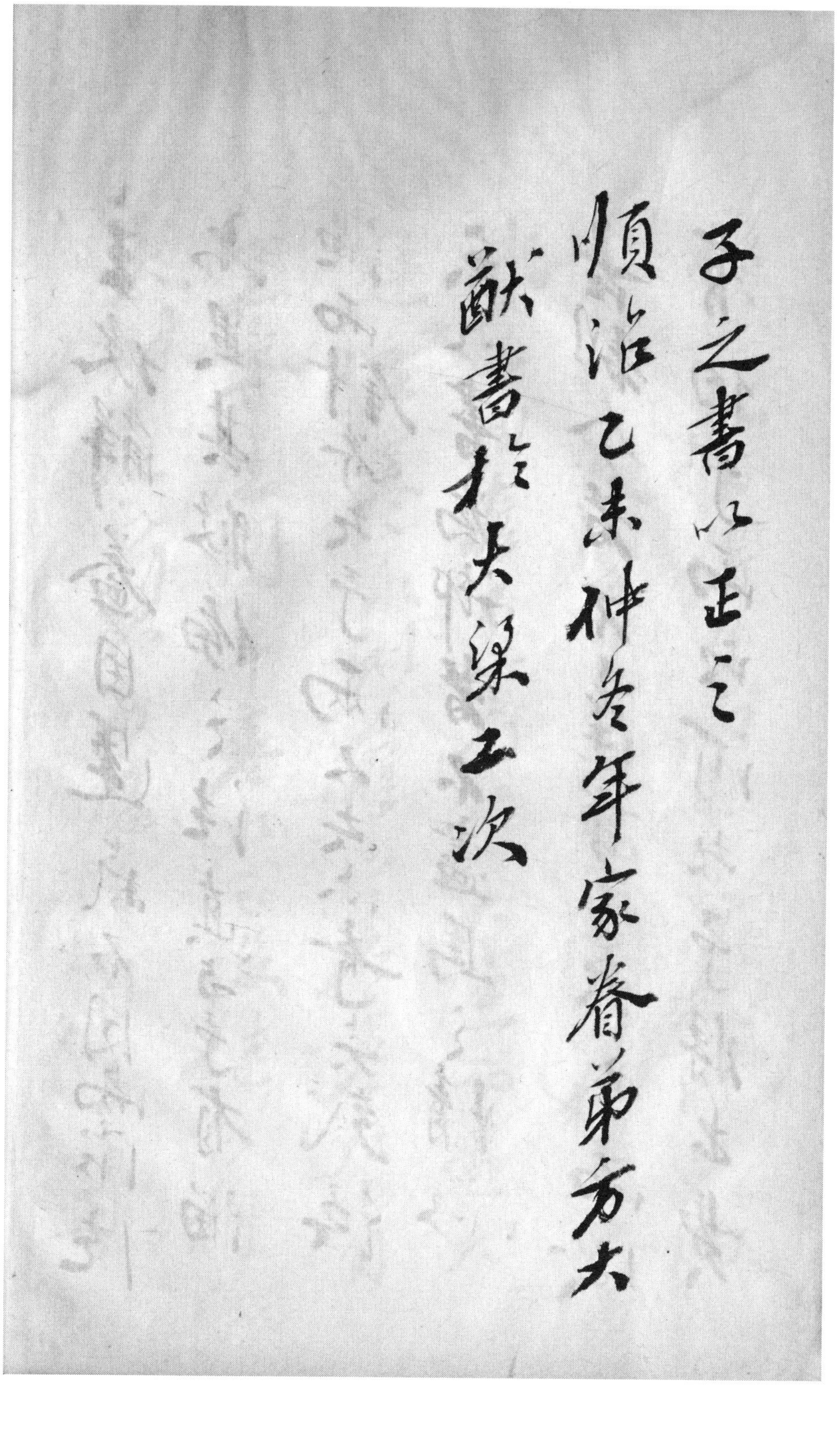

予之書以正之
順治乙未仲冬年家眷弟方大
猷書於大梁工次

救偏瑣言目録

卷之三

卷之四

卷之九

卷之十

論猪尾血

瑣言備用良方

清肌透毒湯

温脈透毒湯

疏肝透毒湯

調中湯

鬆肌通聖散

清暑透毒湯

必勝湯

論濁漿

直達透肌散

寬中透毒湯

清熱解毒湯

涼血攻毒飲

清涼攻毒飲　印鴻蕉散

疏邪實表湯

既濟湯

清金攻毒飲

消癍快毒飲 湯

錢氏百祥丸

散結湯

寶氣飲

滌邪救苦湯

豬尾膏

蜞針法

平頰清解飲

涼腸攻毒飲

窮源透毒散

神應奪命丹

養榮附氣湯

濬榮散

萬兩黃金散 一名無價散 一名四聖散

養榮透毒湯

散大蒜毒飲

托裡無憂散

賽金化毒散
回陽返本湯
納穀散
補液湯
安神散
硃砂六一散
滑肌散
保元回漿散
忍冬解毒湯

保元八珍湯
實脾固本湯
瀉黃納穀散
清金解渴湯
清胃忘晝飲
金蓋散
水楊湯
活絡透毒湯 飲
撥雲散

消痈解毒散
回漿合宜散
百花膏
牛黃八寶丹
參歸化毒湯
雙仙化毒膏

加味內托十宣散
溫粉撲肌散
扶肌膏
奏凱和解飲
和脾宣化飲

自題瑣言小引

鐙録小道亦道中之一事究其條目經常變化
與大道無殊樞軸也然大道無名全為精粗所以立
數無定之亦引而不發矧一事中之變化而更瑣乎
瑣則難矣難不令人厭乎第此道關人生死而且日
期有限不及窮致詳而簡畧經事慮因為考證目前
而未必經心過而不入者有之矣昔節庵潤色有偏
塞瑣言諄諄而不憚煩其殊先得我心之所同然也
予步武未能致擊有愧乎

救偏瑣言卷之一　　度文趂

吳興費啟泰建中父著　男　英孟育仝訂

旦復曙遠

救偏總論

太極判而天地分天地位而萬物育生生化化不外於陰陽相濟而成時行物生之令一有偏勝雨暘便不能時若四時便不能順叙而萬物俱爲病矣妙於調變者是在於太過則洩之不及則補之偏以偏救而後可以救大造之偏人肖天地亦猶是焉元氣即

天地之陽互滋即天地之陰有是陽則一身之生長有源有是陰則一身之滋養有本是陽之為陽非陰不成陰之為陰非陽不就猶天地之生化宜相濟而不宜偏勝者也否則陽勝則陰虧虧久則竭竭則陽亦隨之矣陰盛則陽衰衰久則脱脱則陰亦繼之矣所謂氣和則物生氣偏則物病氣絶則物死理固然也妙於藥其偏而還歸於無過不及者是在醫之衡量耳痧症之一症與他症不同一有偏勝生死捷於反掌尤非他症之可緩也蓋症有順逆險三項順與

逆無藉於醫矣至險之一症亦自有三項焉有險中之順險中之險險中之逆險之順者症原平易治者何用過求按日數而循規則症自依期而起依期而脹貫發結痂亦順敘而功成矣若過求之反失中和之的若險之險者症必偏陷非氣血虧於不足即毒火盛於有餘若規規焉峻補虞其太實重瀉虞其虛至第酌之於輕重之間聽浮沉於其際何藉乎醫之有哉至險而逆者症已偏陷而勢又猖獗虛幾不及補毒幾無可清所爭在於一線而間不容髮其機不

容少待猶之入虎穴而取虎子若存畏縮何能挽造化於人工也然所謂補救其偏者亦甚難矣識見不真先迷向往之路膽力不雄同歸廢弛之地理障未損難神變化之用是必膽與識俱心隨理運者而後可以語此夫識見何以難真也有如白者辨其為虛而抑知有血鬱之白紅者辨其為熱而抑知有嬌艷之紅密者為凶得克肥而何妨於密稀者為吉有內症而何貴於稀頂喜其綻痘不蒼而綻歸何用陷則為虛色若滯而陷豈緣虛致皮薄者慮其漿清有浮

衣而非真薄漿黄者慶其蒼老有板黄而非真蒼毒滞不鬆誤認以爲平痛根窠毒絆錯羨以爲能拘以膿成便爲無恙以痂落即快收功此由識見之不真形色之莫辨一也作痒者補之於氣咬牙者養之於血寒戰者助陽悶乾者補液補中健胃施於食之不思定志安神行於夜之不寐汗多則實表而慮亡陽解類則固脾而虞氣泄夫固用藥之常法業是者所習熟也殊不知症有似是而非僅是毫釐之謬誤認以非爲是殆至千里之差每見養血而牙仍翻助陽

而戰適增開胃而食愈不思安神而躁愈甚斂汗止瀉俱爲抱薪而救火定痒生肌猶之助桀而爲虐病自炳於星日昧者竟是矇矓此識見之不明致施治之差訛之也膽力何以貴雄也偏僻之性固所最忌設有補不宜重者重而不覺伐不必過者過而不知此益偏之爲害而誤不淺也若見爲車薪之燄而僅以杯水之救見若江河之潰而將撮土之防可乎不可乎懵焉任事病在鹵莽不若由謹之爲愈趨向既真而當機畏縮何如必至之有成也病故有舉手而

應心者有事半而功倍者有竭其心思盡其藥力而始奏效者蓋病有淺深功自有難易若概期於速效藥餌未半更端遂起是何異虧山一簣棄井九仞也哉此膽力之未雄卒廢於半途者三也理障何以難捐也凡人出於臆度者猶存疑畏自見為理者居之而不疑蓋理本無障執之即為障略舉一二言之如放標時而升發者理也執升發於放標時者障也清解於趁脹候者理也執清解於趁脹候者障也補拓於貫漿之際收斂於結痂之時者理也若執於是期

必拘是期必收者皆理之障也痘有變遷日期難執嘗有痘雖初放功不在乎升發時雖起脹寧必事乎清涼寓補於瀉何嫌於貫漿而解利用散為收何病於結痂而疏發入門之始而不循規則是無階梯臨症之時而必拘繩墨何以司命往往株守者終身迷而不悟此繇理障之不清至臨症之多乖四也前人處方立論有就症而論症者有因時而制宜者有矯前人之僻而言下不無過激者有慮後人放佚而立論不無拘檢者亦有喜行溫補凡症歸於虛論者有

樂於清解凡症歸於熱治者總之一陽之見不可拘言筌之迹不可泥如泥於言筌即如春夏為順秋冬為逆之説而拘之則春夏無不起之症秋冬無生全之症矣有是理乎如局於一陽宗文仲必致害於血熱信仲陽必致損於氣虛守魏氏而概用温補者未有不致誤實實而夭折生命者也貴在因其法而窮其理彙其紛而歸於一是謂得之至臨症當機其著見明顯者迎眸自照不必猜疑其隱伏莫測者多似是而非當必細察其形詳驗其色形色未燭復於神

情而繹之容有可疑更於內症而參之則庶乎似虛寒而反實熱者難逃似有餘而反不足者莫掩似乎易而實危困者何瘦似必斃而實有可生者自在調之得當扶元見化毒之工施之不合即為伐性之斧治之得宜湯滌即保護之丹用之不當即為腐腸之藥首尾偏狥却與中和而適合小心曲謹適與敗謀而同事茍非膽與識俱從心所欲者何可以語此

原痘論

痘一胎毒耳名之曰痘取象形之義也有謂天瘡者

以先天所種非後來之毒也然所謂先者非懷娠時毋感七情六慾辛熱煿炙之毒當二五妙合精行血就時當下之毒也何也孩體以精血而成精血以情慾而媾有是身則有是毒矣精血為成身之本情慾在會合之先先孰最焉同一情慾而痘有順險逆之分何也精血厚而情慾淡更得性恬味薄者合天地化生之理得陰陽和合之宜其稟旺其毒輕痘瘡自順有血旺而精薄有精強而血虛或偶為七情所擾或適為辛熱煿炙所乘至交媾時或男淡而女熾或

女淡而男濃是精血不能無病矣其痘自淺至若積為七情所擾或嗜厚味無厭或久服興陽壯火之藥皆足以致火浴髓淪肌更兼男女俱熾樂及於縱即精血極旺而精乃毒精血為毒血矣以毒精毒血而成此孕其能保痘之不逆者乎有欲洩而強閉以貪歡會此又逆之最速不終日而可鑿是謂悶痘此順險逆之由分也究其出也是痘未出時果屬何象出則布於周身未出時着於何地古來列說紛紛皆是捕風捉影不知人身百骸未生元始之初先結右腎

謂之命門以其為受命之門也其毒如一小櫻桃即結於此臟如膽之繫於肝者然內所包孕者僅氣而已順者其氣清險者其氣濁逆者其氣黑毒惟有囊包孕故未有感觸藏之若無一誠而吉凶便判可見稀痘之方理之所無藥即刀圭亦何從而稀之若可以稀則可以化之使無矣有一富翁晚年得一子訪此道于余余以此理言之弗聽出得意之方十餘以相質據方有巧思然雖無益却亦無損者余亦不之禁彼一一如方而預圖之及後出痘最逆無倫不及

透點而甦神奇不根于理總屬虛誑試問清與濁濁與黑之呈見何如清者其毒輕感觸其竅一任氣領血載徐徐而出出於蘊藏之地漸而升於脾絡猶太極而分兩儀也自脾而行於肝勢猶寬緩未之分布猶兩儀而分四象也次第而至于心肺上乘之地而始分布于外猶之四象變化庶類自繁熱故得以和緩越三日而見標漸漸而出先於頭面次及乎身以至四體貫漿結痂亦自上而下所以謂心肺之症為上氣濁者其毒湧盛遇有感觸非若清者之從容緩

布也一出本位熇熱燥渴經於脾絡一及乎肝毒其莫禦非領毒之氣受壅即載毒之血被灼所以熱不三日而即見不暇論其形色各症第驗筋抽脉惕之象而症已非輕矣所以肝經之痘爲險有未及乎肝而於脾即發者勢尤猛烈一出本位毒便猖狂熱及周時痘即一齊湧出或見點而累日不起氣血俱受其困凡通臟腑無不見其凶象第驗其腹痛唇焦其餘症自惡此險中帶逆濁而兼黑者其象如斯黑者一觸其竅勢若炮烈未及離乎本位毒即肆虐并亦

不容分布氣受其錮血受其毒凡通腎臟之地無不聽其攻擊即如腰如被杖壓不能伸已卜其喪無日矣要知五臟見症皆出於腎第腎為稟受之地諸臟為分布之所緩急關生死之界緩一步則毒輕一步緩而至于心緩至者也肺則次之故心肺為順肝則界于緩急之間故為險至于脾則急矣腎則急而更急若迅雷之不及掩耳故為逆然則腎症之不救以人力之不及施也若謂腎不受毒諸臟獨可以受毒乎更有變黑歸腎之說得勿以腎為伝武其色故黑

耶若是則赤當歸於心青當歸於肝黃當歸于脾白歸於肺赤與白白與黃痘固宜有之色青獨非所忌乎何獨慮腎而不及肝耶總以血瘀則黑血為毒瘀其毒自不可解豈有歸（變）黑歸腎之理乎有因虛而不起者必其兼毒盛者也毒得其輕雖虛何害毒若猖狂氣血咸何用耶

論氣

人身之氣得太極之陽而神為之主輕清象天源於太虛本於剛健無形而為形君無體而能體物為生

命之根合乾道爲遡有生以前孩體何肇如萬物之資始乾元也既生以後長養何從如萬物之暢茂於陽和也運行不息無窮不違如日之經天而行健也精彩洋溢潤乎一身如天喬之敷榮乎化日也衛護乎外六淫不擾如乾陽遠地而陰霾莫能晦其照也元實乎內至老不衰如悠久成物而亘古莫能究其竟也自孩至少少而壯壯而老旋轉一身周而復始宛如一貞下起元而太極之乾道也至於塞天地入水火變化飛升何莫非真氣之妙用乎應乎痘瘡氣

得其正者透必暢快脹必如期頂尖而腳圓頭面先
身而至以見痘之非氣弗領升發于陽而輕清上升
之義明矣包血成暈不含腳散痂落分明不含細碎
雖密必成顆粒以見氣之拘制其毒而陽剛之義昭
矣故點明潤可觀成漿肥黃悅目收靨結痂不乾不
燥以見氣之津液外旺而發斂榮之象矣紅而得白
白而得黃黃而得老以見氣之運行不息成血之功
而合乾健之體矣痘從無而至有見點以至成結痂靡
不成形于氣以見氣之體物不遺之象矣是氣得其

正之局也今毒火太盛而氣爲毒壅火太盛而氣爲火蝕氣本輕清而屬陽也爲毒火所虐則不能上升而痘必倒置頂必不能尖綻或平或陷而反剥于毒矣不能蓄血定位痘其稠密細碎而界地不分矣氣主乎神神被火灼色自不能光澤或乾地紅或紫滯連血亦爲不榮矣氣主動盪一爲桎梏氣必不能化毒或外剥或内攻而成熟無望矣安冀其有終乎氣若不足則又餒而不振雖無壅遏侵蝕之患亦終虧拘領成熟之功邪正不並立正氣一虚邪毒進步變之症

蜂起其猝疾如反掌故毒制于氣則吉氣制于毒則凶氣虛而不能馭毒則從補毒盛而虐陷乎氣則當攻或補或攻毒總不令氣為毒害斯明乎太極之理而治氣莫能出其右矣

論血

人身之血得太極之陰重濁象地稟輕清之氣以成其體而具資生承剛健之氣以厚其用而主長養有乘載之功柔順之德合坤道焉當胎元包孕孩體何成如萬物之資生于坤元也自孩至長長而至壯如

萬物之長養于博厚也得氣而生得氣而旺如土脉之賴于陽和也隨氣運行周流無滯如陰柔之以順為德也灌溉五臟榮養一身旺于内明足以察秋毫心足以應萬事當炎暑而不畏熱旺于外則筋强而力倍髮潤而亦華唇若桃舒而面若春吐如天喬之敷榮于地道也榮極則枯旺極則衰髮鬓頹而五色脏精髓虧而天癸絶類若草木之零落于冬土而宛然一太極之坤元也至于尸解蟬蜕脱化而軀殼如生何莫非真陰之妙境乎應乎痘瘡初見一點紅脂

其為痘以見血之載毒而出周於載物之功矣紅而能潤色得以呈乎外以見血不自呈而需輕清之氣明矣紅而能白白而能黃黃而能老血得以化而成膿以見紅不自化而藉剛健之氣又明矣歸附周圍得以圓淨放白眼鼻得以封塞黃熟周身得以脹滿以見血隨氣運而象順德之無疆矣痘本從無而有點點而遍至以成痂痂以見痘之皆稟血體而合乎資生之理矣放點如粟起脹如豆漿黃如膿以見痘之血體日繁而合乎博厚之道矣漿足漸收成痂痂落膚

以見痘之收斂于陰如冬令之解葉辭條而歸根于土矣是皆血之制毒而然也今反為毒制而血失其正血本為榮而僞滲也為毒火所爍痘自不能榮潤輕則嫩紅重則紫艷矣血本運行而流通者也為毒毒壅閉々痘必血旋々輕則椒皮紫點而重則紫背浮萍黑如灑墨矣血本賴以滋養者也為毒火逼迫血必妄行而致失血之患矣尚冀其載毒而出放白成膿收痂落靨之境哉此係血為毒害而非血之不足也血若不足則白而不紅氣縱有領毒之功而血無載

毒之力以致有頂而無盤氣足以包血成圓血不能以附氣成暈以致空殼無漿痘賴血體而成膿毒賴膿成而毒解膿乃其本即毒得其輕氣得其旺亦何能濟其缺陷哉故血虛之症必當養于平素以補氣之功易補血之功難也治血與治氣同參斯訣于治血而明乎太極之陰者矣

救偏瑣言卷之二

治痘運掌賦

病有表裡虛實藥有補瀉温凉取症不可偏據合外
内與脉詳表似虚兮必合内而評論症似實兮更參
脉以相商理在窮源兮須究其致不必他求兮豈可
悖常痘更變而莫測非若他症可憑有似虚兮反實
有似熱兮反凉變症百出千形萬狀欲求變幻先知
三項順若治而多事逆若治而招謗險能通變治痘
賢良有如熱和緩兮體潤神閑爽兮如常淡紅其色

兮如春蠶之飾露夾鏇其形兮如箏芽之透狀毒大
輕淺氣血兩旺漸漸光壯兮紅變為白氣導血附兮
白變為黃膿成始於頭面終於四體次第不紊珠結
聳於人中未及踵脛陰陽和暢飲食加飧兮二便調
順痂落滋潤兮疤色紫光何用醫林之藥石何須父
母之驚慌儆令面顏青慘兮涎湧氣促如畏刀鋸兮
兩目旁徨腰膝曲而如折青紫點如萍樣手足撩亂
兮身無安放啼甚不出兮意甚慌張黶墨兮四體隱
手胸背失血兮二便合乎癰瘍腹脹如鼓兮神情悶

亂額汗如淋兮厥陰非常此等逆中最逆肉疽即日
能亡更有立刻可斃唇舌滿口如霜設若輕與湯劑
反致毀于熱腸
徧身蚕斑蚊迹藍斑焦紫如傷一片兮蛻皮香殼成
粒兮水泡空囊根堅硬兮黷滯頂嬌嫩兮油光面目
掀腫兮痘卒不起四心泛白兮面不行漿額攢聚而
如麻顴細碎而平脹頷下模糊耗腮縣未不吉顛頂
盤聚覆釜自古非祥功將九仞兮痰壅氣喘時方發
絕兮咽啞水嗆目之有點兮按之無粒而必敗形雖

磊落兮根無盤助而堪慌膿未成而泡湧紫白間歸
於盡漿未行而痒沸燥澀總屬悲傷頂破乾赤兮痘
如剮去頂破乾黑兮凹似煤坑地角數點乾黑兮黶
似內出而圈不斂暨其鼻準若是兮兩顴平斂而及
印堂紅暈散漫而不附氣離血散而乖張徹夜無寐
兮漿後豈容如是終日不食兮痂後寧保無妨漿不
成痂兮和皮粘去而如剝硬痂燥黑兮嵌入紅暈而
如鑲頭搖身拱足擲手揚躁亂不寧猶之發始熱如
炮熾更甚於曩痛楚不堪兮衣衾難動身如捆綁兮

困苦着牀牽唇鼓頷尋衣摸裳手足振戰而無措欲
言無語而皇皇目閉睛定兮口吐涎沫神情恍惚兮
身無主張有本逆而不治有失治而致戕凡此同歸
於逆證諸症内岐黄
要知何爲是險閲時須要端詳症使稠密兮色猶滋
潤色或乾滯兮形還稀朗即使密而兼滯兮顆粒分
明而綻突其或平而兼陷兮不至腳塌而空洋間貫
珠而成形兮餘症備得克肥間堆聚而成象兮諸症
猶能先壯出之太遲兮淹滯而神情不迫出之太驟

兮毒湧而勢不揭狂欲知其證兮四五相連而擁簇
欲其稀兮單見其形而老蒼大熱得靜兮毒隨熱
出而無慮微熱躁亂兮毒與熱閉而宜防發必期盡
透欲其歸氣不充振兮歸附則厚血不紅活兮郭廓
則壯舌刺焦黑兮痘不焦枯而莫慮臉若塗硃兮紅
中泛項而休慌喉間乾嘔兮聲音能喨空竅失血兮
不及目與瘡瘍神若昏憒兮非痰喘而莫葉狂言譫
語兮非焦紫而能康唇腫烈而焦黑腹絞痛而莫當
目下綠紅膝毛若鍼皮毛若刺兮痛猶膚剝叫喊不

已兮寢食俱亡此等惡症皆毒潛藏痘若在在活一可冀
無殃若夫腰如被杖兮毒攻本位遏發始而未可遽
絕頭如斧劈兮毒參陽位初見痘而還宜審量作痒
兮禁止能定搔破兮流血流漿泄瀉而痘壞不變有
因利而痘及安康體戰慄兮神不昏兩齒關兮身安
靜痘使陷伏兮囊窠未隱精神困之兮飲食方強漿
灰白而目未開膿水薄而痒未作身不成痂兮有痘
疤而莫憲面痂乾薄兮漸堆結而何傷漿得燥實兮
塗地復補而可喜收靨黑薄兮根窠得泛而無殃痂

乾絕無腥臭，須知餘毒尚伏；腐爛臭惡如屍，須防生蛆攢痒。發癰發疔，身熱不宜炮熾；發疵發疹，紅潤為洩毒觸竄。蔓浸淫不斂兮，土虛不能制水；潰爛不收兮，火旺爍金之象。疤凸赤兮，因風熱所搏；疤凹白兮，因虛陷成坑。

險居可生可死之界，得生失死之場。援之得兮，圖不越援之一；失圖不亡，亡險症多般，須挈紀綱，一一求之。悉無定向，一以貫之，運如反掌。辛溫滋補之症繁多，得一真虛而盡括；寒涼攻解之治不同，得一真實而俱囊窮其真虛真實之源，達其極熱極寒之變，權其輕重，較其短長，用補用攻，應必如響。勢如寬緩而直達兮，必遵常格；勢若急迫而更似是兮，可不窮理而通方？徒據目而定治，尋春於昏夜；第見病而治病，陽亂而撓擾。神理豈規則能定？訣惟洞徹陰陽。元陽得足兮，痘無氣虛之患；真陰得旺兮，痘無血熱之防。邪陽旺而五液虧，陰寒盛而真火滅。陽極則厥而似陰，陰極則躁而似陽。氣血得勝兮，毒火退聽；毒火雄烈兮，氣血滅之。畏矣哉，邪毒之進退！大矣哉，氣血之

消長

氣爲陽而毒火侵蝕（炙）〻分爲蝕氣或煩熱或燥渴口臓如脂喉間乾燥〻痘色輕則乾而重則滯極則燥而枯有舌起芒刺有唇縮燥硬等象 血爲陰而毒火侵炙〻分爲燥血或大便燥結或小便短赤夜不成寐唇焦舌黑痘或乾紅或紫黯或板黄或焦黑收斂燥硬爬肌搔肉斂不能落 毒火衝突氣分〻分熱如火熾爲亢陽或顛狂或呼喊或大渴不已或喜冷思凉有皮肉擁腫有面目光亮有口熱如爐有唇腫如炊有

痘起浮衣有發空泡有水泡有重頂有迸裂或氣瀉或填脹或頭汗如〻淋或面目預腫過期腐爛　毒火衝突血分〃爲血熱或界地不分鋪紅肆溢或眼赤如〻硃或迫血妄行有從〻鼻而出有從大小便而出有從瘡瘍當頂而出痘或掀紅或紫艷或發血泡或發紫泡　毒火盤據氣分〃爲氣滯不能領毒痘出不快不能峻頂或平或陷不能化毒難以成漿或板或堅或硬不能成熟難以拘毒或瘙或細或堆聚成形或貫珠成象不能磊〻落〻一身之氣均爲毒錮而失

其導　毒火盤據血分兮為血瘀瘀於內根窠無暈
有頂無盤痘色白顯與肉色無別難以戴毒瘀於外
根盤紫黯有發蚤斑有發蚊迹有若紫背浮萍難以
成漿一身之血悉為毒錮而失其附一毒火外虐兮
輕則抵穿筋骨頭面潰敗毀容殘相重則如失水之
魚剝膚之木　毒火內虐兮輕則便膿便血如木之
有蛀重則潰腑潰臟如菓之腐仁矣此非氣血之不
足咸受毒火之傷殘
至若氣虛不振兮無能領毒亦頂平亦頂陷有灰有

白爲經而不充稿而不澤無能拘毒脚不能斂無能

蓄血盤不圓淨或皮薄或皺軟爲不蒼老 血虛不

榮兮無能載毒歸附不厚行漿淡薄不能發臭疤不

紅潤面不榮光終無血色

知其侵蝕兮則知氣血之燥烈急清解以制其火涼

血以潤其燥開其壅而清澈之不使至於焦枯 知

其衝突兮則知氣血之搏激急瀉滌以攻其毒苦寒

以制其燄涼血以救其陰兼於疏表而令宣暢不使

至於外剝 知其盤據兮則知氣血之拘因急瀉滌

以開其閉破血以導其瘀兼於疏達拔其深根而不
使內潰　知其氣虛不振兮則知毒無駕馭或溫補
以鼓其旺或峻補以復其陽或關鎖以禁其虛消不
使淪於脫去　知其血虛枯槁兮則知毒無乘載或
滋養以厚其體或重補以振其發不令流於空竅
百凡變症惟此推詳不必以痛為實以癢為虛以燥
為熱以戰為涼出運之根宗洞達隨在得從心之爽
不求合矩自不踰方莫謂參著非發痘之劑蕩滌非
治痘之方莫謂行疑無寒涼之法收斂無疏達之角

此理若明，尤得豫而先濟。徹彼桑土，迨未雨而可防；毒至潰而攻之，覓大於見先；元至脫而回之，補牢於亡羊。知微之顯，而得預為之地；知風之自，而悉致病之詳。

痘出不快兮，主乎升發，必究其餘兮，寧第蟬蛻蜂房。其或表邪外來兮，必解散而毒有出路；飲食停內兮，必食消而毒無攔擋。毒火熾盛兮，奪其勢而不使壅遏；氣虛不振兮，助其元而令彼發揚。其源得濬，其流自長。貫漿同於一轍，結痂寧有參商。表如太實兮鬆之不徹毒人仍閉而為虛表若太虛兮固之不實真氣終洩而為缺裏若太實兮攻之不暢氣血仍困而受虛裏若太虛兮補之不實真陽終乏而何緣實必至於內潰虛必至於亡陽更若加乎顛倒何異抵瘡於鋒鋩妄冀成膿求魚緣網即此一端可以推廣膿若成而毒未盡治毒何能遽止氣雖足而血未斂（收）涼血何可鬆放不則竟爾收斂餘毒必至彰彰亦有當收不收脾氣必困中央此宜實脾燥溼助瘡收斂何妨口渴不因火炙生津補液相當便瀉不因火迫

固脾實土為良心虛不寐兮但宜定志胃虛不食兮
助納為強腠理虛而汗洩還宜實表神不守而多言
務使神藏邪毒淨盡兮悉從乎補餘毒留連兮可發
平章總歸虛治兮不通之論不明剝復兮安用被相
補必期正攻必期腸藥不勝病兮何言九伐治之過
當兮誰云力量酌其虛而溫之補之熱之固之不為
實實明其實而涼之瀉之寒之解之不為虛虛首尾
不拘惟理是傍痘若平易好奇必誤痘若偏陷適莫
宜之常道不諳兮無此庸俗尋常不化兮烏得為良

推廣規則錄

道有玄機階梯必從規則學期自得畫一何能推廣
孩體初熱兮視其溫壯溫則輕而壯則重溫必神爽
而輕躁亂莫慶壯則痘毒猶輕毒滯尤重壯熱按其
燥潤兮潤則水濟猶輕燥則亢渴尤重兩眼昏沉兮
如睡未醒唇與手指瞤惕兮神情恍恍胃火上衝而
嘔吐邪熱下注而傾腸此因毒趨百竅是皆出痘之
象吐不必治兮邪從吐減利不必止兮毒以利暢其
或發搐兮惟利關節毋為驚治其或狂躁兮惟清煩

熱安神必戕治先疏肌消食升發透毒為良表邪因
其輕重輕則前胡荊芥重則芎蘇乾葛風寒可用辛
散風熱惟宜清徹內傷可獨不然食輕麥蘗山查重
必青皮枳實發痘隨症相宜蟬蛻蘆芽桑蛀咽喉凡
症宜清牛蒡與夫甘桔惟有內傷嘔吐甘桔亦宜暫
撤毒盛內伏兮攻不宜緩身如火炙兮早撲可減遲
則養虎貽患致令將來無策無論漿不能化縱發何
能得出亦有胃寒而嘔脾虛而瀉非因欲痘而然痘
瘡偶因發洩其必目眶低陷天柱軟側足冷頭溫神

情虛怯重語聲輕面顏晄白必先安胃醒神茯苓車
全腿木縮砂陳皮甘草扁豆蓮心配合方於症所宜
兼並行不悖揀擇合宜疏肌消食何異霜而重雪症
若險中帶順率由舊章乃得症看稀密分稀為輕而
密為重稀得紫綻為輕密更不鬆尤重察其色之紅
白分白為血虛而紅為血熱白而嫩薄血真虛也血
虛者慮其紫清紅而壯熱血真熱也熱則防其紫黑
頂平頂陷有氣虛氣滯之分氣虛者淡白氣滯者板
赤淡白亮拓而有起板赤疎達而勃勃根壯根堅有

毒鬆毒錮之殊壯者圓綻而鬆堅者雖而硬結圓綻可以用藥硬結非透可出治血透毒起脹時之工夫涼血清火成漿前之規則活血如紅花紫草透毒如山甲蜂房清火芩連犀角涼血丹皮地黃囊殼得鬆兮不必再透色轉紅活兮何用再涼痘枯熾熱涼解何拘首尾痘若虛寒溫補何妨顛末淡白而兼色嫩兮參耆保元為最淡白而鄒殼老蒼兮芎歸熟地為良小水短赤道赤縣未必用心煩躁亂涼膈散快胸壅疏表以毒透為期涼解以火清為傷咽喉時防阻

塞莫花辛酸合熱頭面時防搔痒最忌醴穢腥香皮薄發清於裏而膿自足灰白平陷氣足而痘自發煌痒分虛實淫為虛而燥為實虛則倍以參耆燥者黃連生地便分滑滯滯則(為)毒而滑為虛毒則惡實紅花黃連木通滑在虛則木香訶子茯苓陳皮參朮亢極作戰分必燥熱而腫赤氣虛寒戰分必冷白而皺淫亢極(重)者以清火而佐散氣虛急以回陽而俾煖于鬮於發痘之始責以肝腎之火伏菌憂於漿成之後責於腎肝之少血虛當重以芎歸熱伏而令火過日不

思食兮有胃虚火閉之殊夜不成寐兮有心虚熱擾之別邪熱迫而液沸腠理虚而汗洩總令補瀉合宜而使虚虚實實形不鬆色不活水楊湯和入胡荽而可浴或黑黯或破傷化毒丹調入臙脂而急貼氣血錮閉猪尾膏透活無變黑黯乾紅無價散能令紅活未應收而燥斂生地重以兩許應回結而淫潤不收薏米防風苓术餘毒未盡兮審是透伏伏則疏肌透發透則活血解毒體虚而毒未盡參歸化毒湯宜神爽而熱未和地骨小柴亦得肢節臃腫歸尾牛膝為

君佐以紅花羌活兩目紅腫羚羊荊芥爲先次以甘菊羌活木通赤芍連翹燥熱生地皆合熱盛不歛細茶末收之而可乾秘皮脫去全蠶散敷之而自結種種有虛有實有寒有熱不得以陷爲表虛以緩爲表實以吐瀉爲裏虛不吐瀉爲裏實不可以發後爲虛發前爲實症多疑似毋爲其惑欲得其真必詳參合詳其似是實非衡其當務爲急症若偏枯宜以偏濟症無定局妙在權宜以補作瀉以瀉作補究不離乎規則合乎日期同乎矩矱原不下於通方五行順敘

即顛倒之玄機顛倒玄機即生剋之常理

治痘須知大運論

天以陰陽而運六氣運有小大小則逐歲而更大則六十年而易小大有不合大運於陽歲位居陰是陽中之陰猶夏日之亥子時也大運於陰歲位居陽是陰中之陽猶冬日之巳午刻也民病之應乎運氣在大不在小不可拘小節遺其本而專事其末也譬之星理以命為主流年利鈍焉能移其大局乎病而於小大俱合無論矣有於大運則合歲氣相違者自從

其久而暑變其間也此常理也間有於小則合於大相違更有於大運歲氣俱違者偶爾之變亦當因其變而變應之如冬温春寒更有若夏令飛霜隆冬雷電時令不無怪異民病豈無悖常但不可以常理論也總以大運為主不以歲氣紛更強合乎病又不設成見於胸臆症為的與司天不合而自合庶乎其近道矣若概謂當先歲氣而伐天和似非世則之言嘗稽東垣一以保脾為主河間一以滋陰為重子和一以瀉滌為先皆得表表於世總得挈領提綱故得一

本萬殊之妙不則當年豈無歲氣而必各取其一耶至於痘症有獨取乎辛熱有得意於寒涼有拒要於保元是亦治痘之明乎何不見有逐年之分別耶要知大運之使然非三氏之偏僻也如曰偏僻則當年各操其一以應世何以得各擅其勝乎成乎以禮樂戡定以干戈此世運推遷之理亦人事當然之局也後學不明其故各執其一而不通變亦有畏其偏僻而第據症按期有侈談歲氣以示高卑皆不知循環之大運者也余先君養恒治痘肇於神宗初年以及謝

事大運寒水症多氣虛即血熱之症至行發時而火無不清清火發後而毒無不解矣即有變症悉屬真元不繼縱有火毒未盡亦不過强弩之末歸總虛治無不響應昔魏氏之保元正是時之真訣也及予於丁巳至癸亥尚多氣虛與曩較若一軌自甲子而血熱者漸多矣其毒亦漸深矣向補宜從重者變而宜輕瀉宜從輕者變而宜重殆及丁卯所宜重瀉者雖極清極解而亦弗靈矣勢必爲瀉滌而元氣之勢始殺然猶放標起脹時之權宜也至壬申後瀉滌之法何施

於成漿前者竟有首尾而難免者矣歷年以來居然成一定向間有宜溫補者不過百中一二而已見大運轉於相火矣治之痘不同其因如此試問痘之形色症狀亦有異於前乎無以異也第多內症焉耳伏毒焉耳痘如稀疎者其熱宜和乃有非乾焦如炙即頭汗如淋其神宜爽乃有非啼號不已即昏憒如迷唇有不見掀腫而熱如爐舌膩如脂目有不見紅赤而睫毛倒豎兩頰如珠色含紫滯譫妄其宜每見肥紅而語言錯亂色如灰白欬逆其常每見掀紅而穩

肢冷期至漿滿痛脹何青每見放標而即如膚剥時方透點焰熱何妨每見落痂而熱猶大熾有時時而乾嘔者有頻頻而腹痛者症雖惡峯使内無伏毒何以其若是也使伏毒而僅以規則治之毒其能治否耶見相火應之病怪異乃爾也自古氣運靡常純駁無定痘故變態靡常補瀉無定是知今之非昔其殆日後之非今乎乃見前賢往哲道雖不同其趨一也若使易地則皆然者矣詎往胸臆者所可彷彿者哉予於當事時懷氷兢惟恐偏僻致誤庶幾屢應屢驗稍

可見信亦有莫挽者明知其逆不必治不過熱腸所迫耳

附乾焦如烙頭汗如淋一治驗以證大概

故友孫貞老遺一子四歲庚寅暮春出痘甚勻朗稀疎而綻突其熱宜和其神宜爽而躁亂如失水之魚乾熱如紅爐之炙頭汗卒如雨下蓋痘爲毒内擾則躁亂烈火熇極則燥炙痘瘡最惡者也而况頭汗如淋頭爲諸陽之首輕清最上之地邪毒不易犯者而犯之以下可知所以先賢謂毒参陽

症若死症偽不治所幸惟初見勢雖騰湧而毒尚未有定症再大黃二錢石膏三錢黃連六分生地三錢佐以地丁青皮荊芥蟬蛻木通山查連投三劑而頭汗即收熱勢頓減因減而減石膏黃連加丹皮滑石牛蒡餘俱照前服過四劑痘五朝仍壯熱而紅暈如硃以痘起齊而毒火儘發於外也躁亂如前而更渴大便三四次照前方復用黃連石膏倍加生地至九朝漿甚老而少滋潤紅暈未淡胃氣不開熱亦未減寢亦未安以一方至十二朝

諸邪悉退寢食俱複以金銀花貝母甘草山查牛旁荊芥木通门冬扁豆收痂落靨而愈

附一稀朗紅润咩喊不已治驗

驥村嚴五侯兄一子甫一週出痘稀朗可以數紀且紅润可觀及其身熱如炮愁楚不堪兼窠粒不鬆此内有伏毒也若以稀疎紅润而概目之則誤矣予即以大黃六分石膏生地各钱半佐以荊芥丹皮山查蟬蜕葛根青皮連投二劑大便去三四次熱與愁楚稍緩又投二劑熱和神定窠囊亦鬆

宛然順症矣然此齊色乃藥力強制而來非天然之本質也藥一不繼毒勢必復然矣有一不韻同道而讚曰此症本順為其所愚再用此劑必然致誤不知重劑妄投症即極順一瀉而即變矣何能反得鬆透而神定也主人不解其理遂中止弗藥至八朝仍復熾熱徹夜叫哭而至失聲頭面擦破身上紫滯悔聽讒言徬徨無措復邀予視尚喜破傷而未乾焦色滯而囊未隱仍用前方倍加大黃生地黃連減葛根臨服和入大桑蟲日以二劑速

以化毒丹調入油胭脂內將棉紙做如膏藥以貼破傷之處次日痒即止色轉紅活叫哭頓愈又二劑漿足飽滿頭面復貫連紙鬆橦膿漿回溢壯熱亦和十二朝用金銀花地丁生地牛蒡荊芥木通甘草連翹山查調治收功痘後乳食倍進大便較痘前反實神色甚旺夫以一歲芽兒痘且似順一有伏毒必得如此而後愈餘可知矣

論治痘權宜

治痘百千妙訣不越補瀉兩途痘症百千形狀不離

氣虛血熱兩項氣見其虛無症是實血見其熱無症爲虛得補諸邪自解宜瀉正氣自復補瀉之法用於常則易用於變則難人第知其以補爲補以瀉爲瀉之成法耳不知補瀉之變幻有用補以成其瀉有用瀉以成其補者如痘不起發以之疏表達裏是以瀉爲瀉也乃有固中實表而痘適以起者非以補成其瀉也乎如發不能化以之保元托裏是以補爲補也乃有凉解疏達而發適以足者非以瀉成其補也乎此内經瀉東方而以南補西方而以北也舉一而言三

陽可知知此則補不必拘於時瀉不必拘於候時而一以補爲當必至於助毒一以瀉爲當不害於元損時而依期傍候踰矩循規祇見行其無事非爲胸中無識矣於此不能權宜凡可生之症皆淪於不起然症家喜補而畏攻者多信攻而畏補者少醫亦依傍繩墨者多達權通變者少往往從補而致斃者更十居八九九

附治驗

先君一友孫瞻老己酉歲一長公忽一日内傷而

吐次日見症甚逆自朝至莫絶無起勢先君以鬆肌透表之劑猶之弗藥次日便以保元湯參芪各一錢如當歸蟬蛻外以姜桂少許以為之使日進二服景況依然三朝以參芪各三錢餘亦類加至四五朝畧起終頂陷囊薄七朝以參耆五錢配嫩鹿茸膏半盞餘佐如前仍無沛然之勢一友從旁論曰邪得補而愈盛耶先君曰果爾則煩熱躁渴症色蒼老礬紅今皮薄色白頭溫足冷求一熱而不得是不可以得其故乎乃以參耆各一兩鹿

茸膏大半盞一劑而痘即峻發綻突如珠根紅頂白不一日而漿即肥膿其後收痂落靨不假餘力是以補為瀉之一驗也今無是症矣

雒城臧佺葵兒一公即八歲羸瘦如疳症丁奚僅存骨皮庚寅仲春見痘若以理論脾主肌肉瘦削如此脾德當何如耶況痘賴氣血終始其功而氣血之源根於脾胃是痘之當以保脾為先可無再計而孰知身熱如炮目紅如火躁渴不已溺血如膏痘色則椒紅黯滯此蓄毒與熱火發即内攻若不

通變七日期當内潰矣余以大黄四錢石膏七錢生地兩許佐以桃仁赤芍荊芥地丁牛蒡木通臨服和猪尾膏一盞日服二劑或三劑六朝加黄連自放點以至成痂以一方而終始其間約用大黄觔餘生地石膏二十餘兩猪尾血十餘碗而始收功若此者以毒火雄裂首尾如一日也茍不滌除淨盡不免功虧一簣矣痘後精神煥發飲食大進而肌肉生長是以瀉爲補之一驗也

治痘藥性摘要賦

方不合宜厥疾何瘳藥不明性方從何合山查寬氣道而鬆痘消食亦宜桔梗順肺氣而清喉藥中舟楫蟬蛻發痘之必需甘草解毒之莫缺前胡清風熱之痰亦能下氣葛根散肌表之邪兼能解渴薄荷清風痰而散驚鉤藤利驚搐而散悸木通導赤除煩毒從溺解牛蒡清喉解毒邪從肌洩枳殼下氣寬胸青皮散結消食檳榔豁痰逐水殺蟲去積枳實倍於枳殼推墻倒壁澤瀉利水通淋豬苓速於澤瀉川芎助清陽而升頭角毒火上炎者宜當木香理滯氣而溫脾胃

乾紅色滯兮何涉大黃驅臭毒而不留破惡瘀而不守不令內漬石膏解煩渴之如焰退炎炎之火裂不使焦黑姜蚕谁藜定痒之一隅白芷托頂排膿之偏辛荊芥散風熱而清血中之火徹上徹下防風散風邪而行周身之閉驅風燥溼生地黃涼血之聖劑潤燥無雙熟地黃補血最良右莫能出麻黃發痘而透淵潛寒勝則宜陳皮消痰而開導氣燥烈則撤升麻升散而上提火炎必戒白芍斂陰而退熱莫拔血熱山甲力透重圍其性燥烈地龍無地不透最能活血

毒凝滯而不透紫草當行血乾滯而不榮紅花莫失
羚羊清乎肺肝犀角解乎心熱黃芩瀉肺火而涼大
腸炎血亦宜黃連瀉諸火而解熱毒乾嘔聖藥赤芍
藥破血中之滯氣療毒壅之腹痛牡丹皮退陰中之
伏火散血熱之氣結桃仁佐大黃而退浮萍血瘀必
用地丁君紅花而散紫黑毒結尤良貝母治毒痰而
利心肺桑皮瀉肺火而治氣逆滑石利六腑之塞結
溺赤尤良杏仁開心氣之閉塞止嗽亦得連翹均足
瀉火花粉可以解毒渴當歸補血虛之要劑鹿茸振

血冷之錢脱豬尾膏透伏毒之深藏無價散轉黑陷為紅活托府留毒化之無敵珍珠毒凝痛楚定之還須乳没牛黄護心解毒清火開痰琥珀利水除煩安神散血黄耆振氣虚之不克排膿托裡而實表人参補真元之不足滋助五臟而内益桂為参芪之使壯血虚冷附起虚脱之痾回陽反本白术止吐瀉而健脾茯苓利水道而滲溼金銀花解痘後之餘毒地骨皮退痘後之虚熱茯神酸棗寧毒盡之心虚訶子肉果塞脾虚之滑瀉山藥助脾而益腎米仁收溼而助

脾邪留下部行走必需牛膝毒存筋骨通散無遺羌活小柴解痘後之潮熱引藥入肝而主升提麥冬請心肺之煩渴生津補液非虛弗合伭參去浮游之火解咽痛而快癍山梔去曲折之火清肺胃而止衄木賊草退餘毒之目翳甘菊花療痘後毒之目疾兩宜蓮肉助脾無嗔無喜竹葉燈心清心可出可入藥品浩繁惟貴精擇純熟其性之應不過

救偏瑣言卷之二終

救偏瑣言卷之三

發熱論

痘瘡未形熱兆其先何以其自熱始也蓋痘本一先天毒火毒而係乎先天毒自内出可知而且濟之於火其爲熱毒又可知熱毒發於内而欲達於外其有不熱者乎然熱之症繁多何以知其爲痘之熱也毒一萌動出乎包孕之地其熱旁達細察其毛竅則聳簇按其肌肉則瞤惕唇口必濡跳手指微抽掣有似驚意但驚則顯見而迫彼則隱微更緩耳其所以然者

以毒尋竅而出故也其氣腥穢沖中而起眼必昏沉胃必嘔吐氣濁而神不清所以然者以胃與目神與氣偏上焦而主輕清目更係五液水會之地爲腥穢所干自擾動而不得清寧矣凡發熱而有是象者乃痘之熱也 古人驗中指獨自冷者亦謂其中指適受納之關胃爲穢毒所衝而故失其常也又卜其兩耳紅筋必輕紫筋必重與夫耳骫冷熱之辨亦爲耳乃腎之竅水受火之搏也然有驗有不驗者必合驗前象之爲最確耳寂無所感痘自驀然而萌動者其象

如斯　若先感寒邪必鼻流清涕面顏青慘翕翕發熱不免於晰淅惡寒頭疼拘縮而無汗啞兒焉知其疼驗其眉愁故也若感風熱則面赤聲重涕唾稠粘氣粗鼻塞而氣熱太陽筋惕身有微汗若傷飲食胸腹按之必愁彈之如鼓〻中噯腐酸臭大便或閉或瀉閉則轉矢氣極臭瀉則如注穢臭倍常驚則面有青氣但不惡寒手足蹺跳而不拘縮卒然啼哭而若有所見神情恍惚如人捕捉緊抱則安稍動即悸甚則或斜視或上竄手足拘攣角弓反張　四者皆客

感本非〻痘象然皆足以致痘〻症有因、感而動于中必
合痘象而見于外症雖多般總不離熱是熱也痘雖
未形而痘之吉凶生死未始不判于當下如〻客感無
侵則毒無阻礙更得熱勢和〻緩體膚滋潤微兆其欲
痘之象則無可虞之〻症將來放點痘必氣領血載稀
疎綻突榮潤可觀吉之兆也　如〻痘本輕客邪太重
重在表則腠裡閉密而毒無出路重在裡則中宮填
塞而毒難宣暢重在驚則神情虛惕而毒不得振作
縱令痘無可虞之象而客邪有變〻痘之虞是謂逾從

順癥而吉中不能無凶矣　若夫壯熱煩渴或大便燥或小水赤或不耐衣被者不必問客邪犯與不犯熱象如是痘自雖輕難乎其爲吉矣　至於熱如火熾體膚更燥發渴不已熱如爐鼻燥唇烈目紅頬赤小便癃而大便閉者此熱之盛而凶之至也　乃有徧體燔灼而四肢則冷體燥如炙而頭汗如蒸有靜則燥熱如炙動即汗洩如油唇焦裂舌起芒刺目紅而睫毛倒豎面赤而板硬如臃鼻衂成流溺血如膏置身體于泥水之中則快嚥冰雪于咽喉之下

則奕有一於此是熱盛之劇窮凶之至而與死幾鄰者也 又有骨節煩疼腰如被杖徹夜無寐身無安放靜則昏憒如迷躁則如魚失水筋抽脈惕甚至手足俱揚皮毛刺痛甚至衣衾難動有叫喊而不休有欲啼號而莫得目閉者終日不開直視者終夜不合舌弄如蛇天柱倒側此等惡症熱如炮烙者有之頭溫足冷者有之唇焦頰赤者有之青慘黯滯者有之即一體之中寒熱相判者有之陰陽殊絕者有之殆不可以數紀也所以然者以毒大有隱見之分非真

有寒熱之介也迺若從前所論熱之有溫有壯壯而有潤有燥燥而有劇與不劇者何以故以毒火有輕重之別在氣在血之不同耳火毒初萌有血當其先者血當其先則血之受毒倍於氣有氣當其先者氣當其先則氣之受毒倍於血毒所以有在氣在血之症也血屬陰以陰遇火則自熱火毒得其輕則熱自透而能和氣屬陽以陽遇火則熱自壯火毒得其輕則熱雖壯而能潤今重者而血當之身之賴以滋養者惟血血為烈火煎熬則血失其養其熱自燥而

體不得潤矣今重者而氣當之身之賴以運行者惟氣氣為壯火所蝕則氣失其運而脈絡為之阻塞遏鬱處則冷衝突處則熱似火汗如蒸矣重極者而血當之以有限之血而抵無涯之火猶杯水而敵車薪鼎沸於內則妄行空竅蓄聚於中則凝結成瘀矣血至於瘀而氣有不受困乎尚冀其能領毒而發見也耶不熱自有之矣外見青紫如傷藍瘢如靛是其驗也重極者而氣當之以陽剛之性而攖烈毒之火陽既亢而毒且屬陽亢則熱極生寒火極似水毒屬則

萌動即攻未幾欲潰經絡遂道悉為毒錮尚冀其能
蒸發而熾熱者乎凡見悶亂無聲面顏青黯是其驗
也所以悶痘之斃不俟終日總以無所容於發洩焉
耳故熱雖發始之症而熱之輕重緩急不可不知輕
者不治而自愈緩者從容而可圖重若忽而必敗急
若懈而何追挽回調劑古人必按痘之形色而後
推敲施於緩者則可其重且急者痘雖未形而兒體
之生命已在涉春冰而蹈虎尾乘痘未及見毒雖猛
而尚未有定位火雖烈而尚未及燎原此誠轉危就

安之機起死回生之會也必候察形驗色其勢已成而卒不可破矣況乎形從氣見色以血呈欲卜形色之美惡即氣血安危之機而逆睹矣欲察氣血之機即發熱時之景象而昭然矣誰謂發端非究竟乎火未至而先烟雨將至而雲合由來其機如此得此法爾於發熱時之調劑不必求合于症而自中的若泛以熱治未有不致悞于重而急者矣

附治驗

朱吉人兒小公郎甫及百日外忽一夜身熱如焚

躁亂不寧次早診即有胎乾燥如炙口內如爐頻
頻乾嘔筋抽脈惕腹硬如石而有痙象余固知其
惡症將萌烈毒沸湧故發始便猖獗也勢雖危篤
幸痙尚未見挽回惟冀此耳即以黃連三分石膏
七分大黃三分佐以荊芥葛根地丁赤芍木通丹
皮蟬蛻青皮乘毒無定位時連投二劑勢不稍緩
照前方加生地錢許又二劑而痙見矣其細密如
針砂色甚乾紅絕無生理仍以前方用大黃七分
桑蟲一大枚又二劑解毒垢甚多三朝如針砂者

悉行退去稍成顆粒着色轉紅活筋脉尚帶熱猶火熾徹夜啼號其餘減半以一方貫至九朝根紅頂白肥潤可觀十朝成漿頓足神亦稍安熱亦減半照前方減大黃石膏十分之四十一朝熱勢復然啼號如故膿漿遲速乾焦紅暈尚是嫩赤前方倍加生地大黃石膏外加猪尾膏并大桑蟲以鬆透其餘十二朝發斑如霞晚即安睡焦而鬆壚色亦滋潤至十四朝如前惡症般般復作牙齦臃腫有細細二牙為毒擁出點乳不能進是時予在滬

中次兄將針挑去照前方調牛黃珠末分許方得吮乳諸症稍愈十六朝予歸往視腮後與環跳起一大癰前方加貝母羌活減生地石膏乾葛服至二十朝出膿收功

又

仲文張兄二公郎癸未仲冬忽身熱如火神即昏憒舌刺如煤唇焦黑身上如針刺血癱不絕其數溺血紅鮮肉瞤筋惕有若驚悸固知其症逾百竅而然第此惡象宛然一閱症景色斷非輕劑可

挽即用石膏一兩大黃五錢黃連三錢生地一兩佐以青皮荆芥地丁丹皮天寒稍配蒼炙麻黃三分姜一片以行之大劑灌下即嘔仲老曰奈何余曰毒火上衝水火搏激兩不相下故爾任其嘔逆彼上而我下之藥一進步當必受納矣二劑便覺稍差漸而得進直至第八劑方全受納如此大劑服過十餘劑方始見痘及其見痘可以數紀唇舌猶然煤黑淌血復然至九朝後焦唇始退舌亦有津年已八歲問之方荅神覺蘇醒至十二朝後尿

血得淡胃氣日開十六朝而全愈服過大黃十餘兩石膏生地約有二觔得以成功是早圖之一驗也

又

竹溪沈公抱兒一小變年及週歲一日身熱如焚汗出如雨兩目礙裡如畏刀錐即用大黃四分黃連三分石膏二錢餘佐以丹皮木通山查青皮蟬蛻連進二服次日神色定於標數點磊落分明熱勢復然又二劑熱和神緩痘甚稀疏色亦頗潤遂

減苦寒湯滌以中和之劑至八朝漿足回好

升發論

升者提清氣以上達也發者開百竅以四播也世俗但知以毒透毒不知升發之義者也痘自包孕之地萌動而起達於肌肉見於皮毛一皆從竅而出竅有阻塞則毒無出路矣周於一身徧於四體一以頭面為主清氣不升則元首蒙蔽矣舍輕淺之痘不得沾沾以逐毒為發也故古人有以升麻葛根湯謂已發未發俱可用以葛根能開洩腠理疏暢百竅痘得以

縱步而出升麻能提氣上升透發頭面痘得以挈領提綱其不專以毒逐毒可知然成方又不可拘者愚謂痘犯氣虚腠理不疏而自洩必用乾葛則重洩其表裡氣愈虚痘反餒而不振矣痘犯血熱毒火不提而上竄必用升麻則更提其燄俾毒愈湧致毒反攻頭面矣又有謂一見紅點便忌升麻葛根愚謂氣虚則氣下陷虚劇者升之而猶未能上達法必得補而可充并升麻且不敢用痘將何由而起血熱則表裡壅遏熱劇者疏之而還虞未濟法必攻之而得暢并

乾葛且不敢用鳥毒何自而鬆此兩説者各執一定
見而不通變學者不可以概法也況升發之妙亦非
僅以提為升以疏為發疏則第可以逐寒邪散風熱
提則第可以助清陽發真氣不惟真虛真寒惡火惡
毒所不能調劑即如飲食停滯暑溼穢氣孰非阻竅
脈而碍氣道者其得以兼攝否耶存心於此道者必
審其何症宜疏當不虛其表何症宜升當不提其毒
何症宜升發並行兩用而兩得其效何症可以升發
無藉即得以無事為工何症宜寬中何症宜清徹何

痘以不發為發，不以疏為例；何痘以不升為升，不以提為則。總令氣之得以直達，不為毒錮，不為火蝕，不為邪鬱，不為穢閉，不使壅礙，不使消阻，得以拘領其毒而出，升發之梗概，庶乎其得之矣。得此機關，苦寒如芩連，辛熱如桂附，補塞如參芪，蕩滌如硝黃，何莫非升發之劑。此竅不得，山甲、人牙施於燥熱之兒，地龍尾血投於寒凝之症，桑蟲、蟬蛻隨〻症皆宜，據日期而不敢多用，魚蝦雞筍鑽瘡宜禁。凡遇痘而漫無區別，本透毒之利刃，與不能操刀者，而反劇矣。若是則

伝之又伝似乎無可適從要不外於表裏虚實之間輕重緩急之勢驗其形色考其症狀體其神情參其脉息一一而端詳之治法與發熱之條無兩轍也

附治驗

先君治一痘憲副馮魯翁之孫昌老之長公也兩朝稠密無縫皮薄色淡身涼體靜睡不合眼神情困倦面顏㿠白吐蛔數條而俱死此虚寒而鄰於逆者也先君即以保元湯加芎歸肉桂山甲數劑而症僅中止絕無起勢仍以前方用參三錢芪五

錢外加熟附五分日服二劑六朝痘漸起色漸紅
囊漸蒼老肢體亦煖參至四錢芪六錢附七分喜
便不瀉更加灌熟地膏半盞鹿茸膏數匙至十朝
而漿得肥濃神情爽朗寢食俱老十四朝回結收
功因痂乾燥防其餘毒以參歸化毒湯重以忍冬
膏調理而安

又

孝廉嚴蔚翁一公郎六歲丙戌仲夏見痘乾紅色
滯頂陷不鬆身熱如烙煩躁不寧按其胸膈懸痛

仁有疫腐氣累日不起此毒火伏於內而中宮有停滯也以大黃二錢青皮錢許兼之蟬蛻荊芥赤芍紅花地丁外用山查一兩煎汁碗半以代水連投二劑解宿垢甚多痘即頓起痘色嫩赤仍用前方加黃連生地漸漸於白成漿第壯熱未和齒齦尚在前方貫至十二朝而始收回脫靨得以成功

又

獨山一故友鍾晉叔兒有一小疫痘值炎天受暑煩擾非常壯熱如焚痘色乾紅累日不起渴思井

水不敢多與僅一碗許便覺爽朗求之不止不覺飲及一斗通身微汗而神情始快痘即随起色亦紅活終以清火解毒收功

又

韓太史一孫子遠兄之公郎也甫反週身忽一日身熱如烙昏迷不甦似驚非驚而有痘象余固知其必痘都属火裡苗之症非輕緩之劑所能取勝者以大黃錢許石膏黃連佐以清透達表之味連投二服而痘遂見熱亦減半至三朝痘頗稀朗自

起發以至結痂無甚風波而愈向非早為之計而釀成之殆有不可知之局矣

疏表

發痘機關先辨表表係痘瘡之門户表若無邪莫過求表若干邪無出路疏表必審是何邪不必混同無區別冒寒清涕在隆冬蜜炒麻黄蘇與芎傷風涕嚏必糊粘羌活荊防可去風風熱相兼身燥熱面赤騂騂口臟渴前胡荊芥葛根宜莫用辛者與燥溼表表症雖無痘不鬆亦宜三味無他擇痘如起發表邪清不

可過用令肌淺若還表虛痘必痒表若留邪毒閉塞亦有表清毒已透痘出焮紅或紫色此是血熱火熬煎血中之火當俾徹荊芥一穗妙靈丹徹始徹終莫計日

附治驗

一故友朱漢卿小公郎痘稠密乾紅一友以痘色乾滯便以清火而兼升發累日不起予見鼻流清涕體涼而且靜時在春初寒風凜凜此熱毒輕而感寒重毒火為外邪所閉也以溫肌透毒散速皮

換荊芥連投二劑身體即煖痘即頓起次日鼻塞眼封而痘發煌身漸熱痘日肥清解治毒調理收功

又

韓聖翁五公郎痘歲在己丑稠密不鬆眉愁腹痛終夜不寐其盛盛可知蒼白乾滯涕唾糊粘頭温足冷其毒為風邪阻塞可知急疎風以開其痛佐於攻毒以達其滯至四朝體漸熱痘漸起色漸紅活但眉宇不開筋脈時搐以活血驅毒貫漿結痂

而回

又

一兒〻疹在三朝目紅鼻塞時或噴涕而涕甚膿氣粗壯熱〻疹甚稀却色滯乾紅無甚內症呆呆不起以大劑荊芥穗葛根前胡佐以黃芩牛蒡木通丹皮蟬蛻青皮赤芍三劑後而起勢沛然六朝肥紅綻突不假餘力而順叙收回

達裡

發疹機關當究裡〻疹有未見先偏食飲食而停中氣

阻轉運失職脾困甚縱然痘順亦淹遲設一痘愈尤難布要識如何為内傷口中噯腐氣非常恒有吐瀉交相迫亦有胸膛難按掌有轉矢氣甚酸臭指彈腹聲如悶鼓此等内傷悉非輕萊菔陳皮枳實君青皮等味佐桔梗欲其下降必兼升有升有降理自然前胡下氣必推陳木香厚朴姜蚕類氣味辛香與燥温症非燥渴方宜用不可混作消食論食若無多僅帶消山查麥糵亦足應輕重寒熱最宜分若還倒置痘先困

附治驗

予二兒辛酉生兩歲出痘時在孟夏壯熱昏迷痘色乾紅顆粒稠密然得分珠亦不腳塌自放點以至三朝絶無起勢惟氣粗頓悶轉矢氣極臭細審未痘前曾食何物卻食一芋頭圓子重以枳實山查桔梗前胡廣皮麥芽佐以赤芍蟬蛻牛蒡解結糞甚多而痘即立起且色亦紅潤嗣後以痘甚密功力雖難而破竹之勢殆由此也

又

孝廉施禹翁一季弟幼時出痘道中始事之友極其升發四朝毫無起勢狂煩呼喊至於咽啞目時上竄始事者告辭去矣予至舉家號泣以為必無生理禹翁昆弟篤於孝友懇予甚切予視痘雖不起而根窠尚在第稠密攢紅頂陷乾滯身體反涼予按其胸腹手足皆起診其右手寸關洪滑而實予知其内傷太重而致痘閉塞也遂以枳實五錢青皮前胡各三錢桔梗五分佐以荊芥蟬蛻用山查二兩煎湯代水是夜連進兩頭汁次日午候又

進一劑下午一解宿垢極多痘前縱食雞肉完而未變將晚又解一次仍前極多痘即順然起發神即安靜身體大熱但痘色依然未轉前因中宮停滯故毒火內伏而不熱今得通達則火毒發見於外矣神故得以安靜嗣後以至結痂終以涼血清解痘漸紅活漿漸肥膿痂亦不薄收功而愈聊舉一二以驗內傷阻痘者

痘有首尾疏達訣

此疏達者蓋言毒火有表裡俱盛今首尾得以宣暢不使壅遏非指外感內傷也

痘有首尾宜疏達不可專以痘初發初發之時固多
宜漿期斂候尤當察若使表裏俱實甚期在行漿正
湧盛疏表達裡不能權變症百出趨愈遠妄望成漿
毒化膿癰過毒火成内攻漿期已得此中數期在收
痂又當曉謾道回漿宜斂陰宜疏反斂終不清致毒
留連難跳脱紅暈依然痂燥黑輕則纏擾重則斃多
因誤斂々清徹謾道漿後症無實猶宜鬆達及令塞
毒痂抓肉不能落餘毒般般無休歇輕發癰疔重必
悶誤將惡毒為虛論首尾疏達痘如何惡毒為殃何

用多乞靈能令清光晦前後工夫須合符有一不併
知未請餘氣未殄得非茶症一炮熱尚如曩餘象和
平那尊康痛苦神情仍未釋症雖許可怎無傷撥信
肥濃形足豪色猶嫩赤可云祥形色神情似可一惡
深 俱
當頭未背降一懸根藏根未拔能虧九仞至淪之尺
此類推餘可概可拘末路不通方更有一之症最為奇
症出稀疏縱且肥起脹成漿猶似順順中倏爾變崎
蹊逆嫌一點非虛話結句雄府要害蹊有之症稠密頗
多處前而多處後轉移從此處看渾似順順中恒有

伏于戈前途彙甲從旁刺結向疔疾徧體羅早覺尚能謀治策昧即攻之殆剋期惡毒難靖猶難測踈達二夫而忽徹

附治驗

清溪章繼美兒幾三旬矣戊寅季冬在外家王復之處忽然腰痛如杖昏憒如迷烈熱如炙叩之不答身體振振肉瞤筋惕痘之象也但腰如被杖其痘必逆猶幸其岳復老信余甚專余得即用大黃山查各六錢青皮羌活桃仁各二錢佐以荊芥乾

葛佐參乘之症未見萌芽甫動而預為之地庶望轉機于萬一今一見之症蹟已受攻無及矣自申至卯連服二頭汁次早發出如芥如砂色更焦紫白頭自足并無容針之地形色並逆神情又惡奈何在予辭弗藥主人之哀懇甚切情不容卻遂用大黃八錢石膏一兩黃連二錢生地兩半佐以荊芥羌活葛根牛蒡紅花桃仁蟬蛻等劑加白頸地龍每劑十條又以豬尾膏半盞和於藥內連服二劑次日其如苓如芥并焦紫色即退顆粒分明紅活可

觀竟若改換但無空隙之地神情猶然昏憒身體仍熱如炮生機刦在手矣翁婿原是甥舅尊與堂與其兄公瑾皆至且驚且駭且信且疑復老力主其事云如是之症非如是治法萬無生理余亦為熱腸身任前方不增不減服至九朝圓綻如珠漿黃如臘神情與熱法終復如故大便日去六七次而不暢快自發始以來水米不沾內遺老嫗問曰不食可無恙乎余曰安穀者昌絕穀則亡寧得無恙第是症不食非以寒涼太過非以蕩滌傷胃而

然胃果受傷氣血之本氣血果虛漿從何自此痘
本逆所賴治於未發臟腑不至潰敗氣血得以融
通故得以成漿如此然藥力僅可以搜剔隱伏之
毒未能驅除煿炙之火上焦清氣何能使徹尺恐
梟惡之毒終非藥力能淨為畏耳次日十朝正面
有回意絶不思食日期漸迫用大黃石膏各一兩
生地兩半黃連山查四錢佐以荊芥牛蒡甘草十
二朝胃氣忽開神情覺爽熱勢亦和回結頗佳時
值獻節渴想年糕因而無物不思次日便飯便食

肉十五朝回到諸症悉愈々痂落如松皮後又滿口生瘡齒牙幾々落又服牛黃珠末并黃連解毒湯十餘劑而漸愈月外復發一身血々瘋々瘡身無餘膚將百日始得霍然是症疏表達裡驅毒導滯涼血清火自巔至末不撤一劑而得收功當危疑時議論紛紛有云平昔斲喪腎虛而故腰痛者有云稟氣素薄而故神情昏倦者有云從來肥甘不能入口而胃弱者有云如此稠密氣血有限何能當此藥滌者有云々痘瘡何曾有此治法深以為怪誕者非

複翁明時向專信任而何能奏效

又

銓部錢孺翁老先生一愛平時内熱瘦骨如柴乙
未仲夏出痘熱如炮熾腹痛異常身體不能轉側
口穢噴人紫滯稠密但不細碎惟幸初朝毒火雖
惡尚未有定位以大黄四錢石膏七錢生地六錢
黄連一錢佐以青皮山查荊芥葛根赤芍桃仁地
丁紅花地龍蹄服和猪尾膏盞許以一方服及六
朝色漸肥紅放白腹痛稍緩餘俱未減仍用前方至

九朝漿甚充足腹痛與熾熱較前尤甚眼雖封而眼角流血譫語不寐飲食不思前方增犀角倍加大黄生地石膏減猪尾血臨服以化毒丹調入牛黄一分珠末二分至十二朝頭面發臭方能進粥碗許一日二次腹痛與熾然依然至十八朝而始跳脱疏表達裏涼血導滯清火驅毒自始以至終一方成之是首尾疏達又一驗也如此治驗難以數紀聊附一二以證其大畧耳

痘有不宜疏達訣

疟有始終忌疏達不第行發收斂時疟犯氣虛難振作發始須當預護持疟賴氣領方能透虛更疏兮有何實毛竅況以氣為衛衛已疏洩何堪再縱有客感謂傷氣非若表實傷風例疏邪還宜兼實表竟爾疏邪焉得起氣能克塞兮毒塞暢氣虛裡實猶希旺藉令通達混同施裡若虧兮損何地即有停滯謂傷脾非若脾強傷食例消食毋使脾受虧脾氣虛虧疟必危莫謂攻標功有待始之不謹終何賴

附治驗

無奇姚兄幼時於壬戌之秋忽一夜吐瀉三十餘次口不能合兩目失神絶不身熱痘出驀然若不知何自而致痘甚細密而且一齊湧出僅得分珠却無空隙之地顆粒圓滿却似水珠有頂無盤乃劇虛劇寒之症與逆相去幾希矣症象固危所希冀者氣血尚未離散及早圖之或可挽回疏表達裡之劑一不相及初朝即用保元湯加白朮木香當歸熟地訶子如是之劑服至六朝僅得中守而已痘加參芪外用鹿茸肉桂至八九朝身得溫煖

窠囊覺見厚漿水及半但不蒼老前方減鹿茸肉桂訶子加白芍茯苓銀花神日開爽乳食大進而回痂終歟薄可見虛劇之症首尾溫補尚不滿其分量其可循規則而疏達也乎第今無是症矣

二

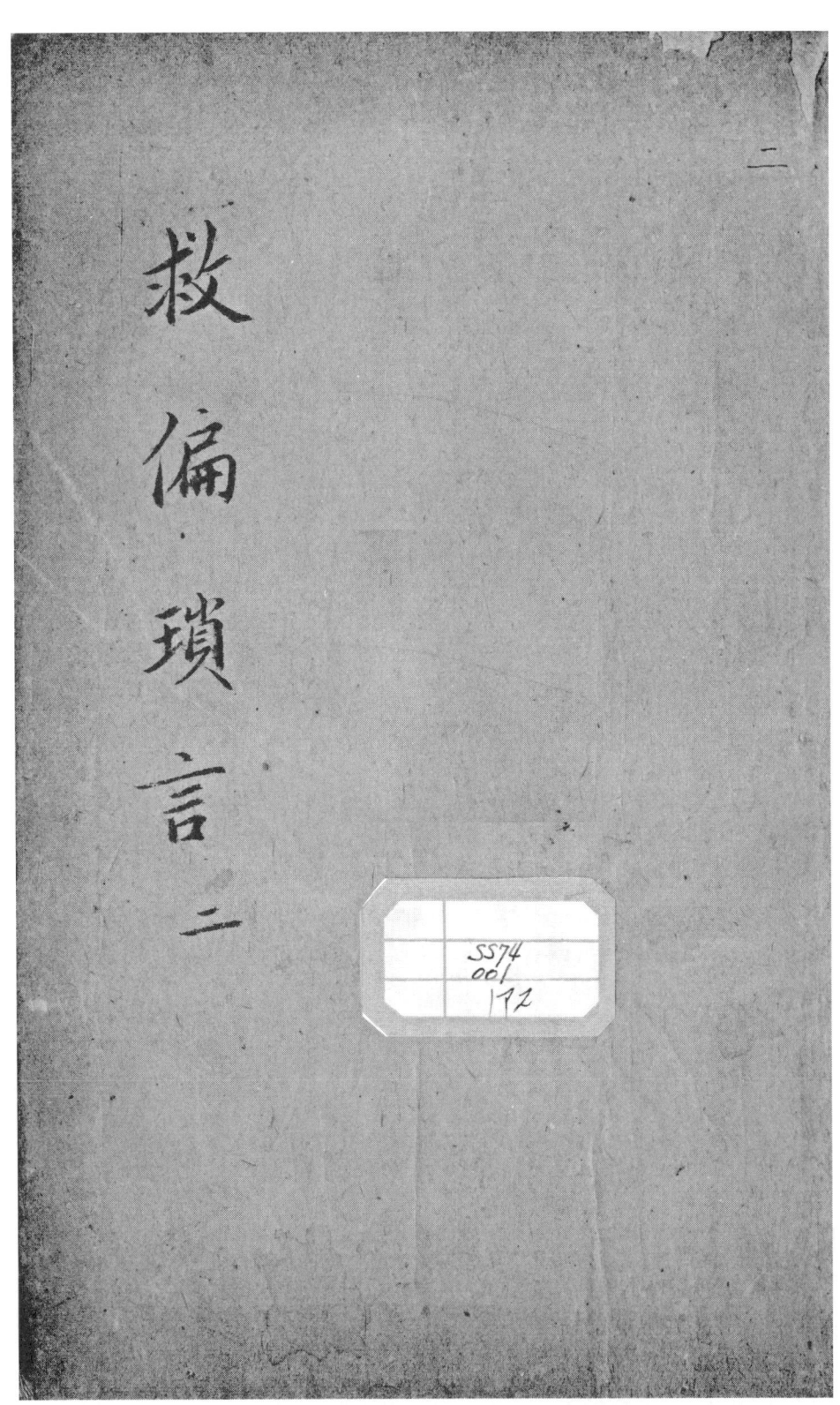

救偏瑣言 二

救偏瑣言卷之四

放點症治準

痘未見點豫卜其爲吉爲凶惟於神情症象而求之脉理而參之然非極美極惡者未易鏡其將來也故點則有形可察有色可詳順逆險三途瞭然而觀矣蓋形成於氣色根乎血氣正則拘領其毒毒有所拘痘雖密而得定其位不糢糊不細碎顆粒分明而腳必周淨毒有所領毒易達于外痘雖密頂綻矣而囊蒼老此氣得其正而形其無間也血正則榮載其毒

毒有所載痘雖密而能安其位根有盤助囊厚其臓而饒涵泳毒受其榮痘不燥濇形雖密淡而不白紅而不嬌此血得其正而色其無咎也反此則氣血反受毒制可知有表裡俱虛而出不快者有表裡俱實而毒壅滯者有氣血虛餒皮薄而皮白者有毒火熾盛形惡而色惡者千形萬態總由此出詳別證治於後

放點於熱三日後身涼神爽顆粒鬆朗淡紅蒼老其餘可知為順不必服藥

放點熱不一日烈熱乾炮帶火而出不論稀密色一紫艷或燃紅其他可知此梟毒烈火及早圖之不致日後內潰急以攻毒清火帶清肌透發不可以初見而翫忽也

放點有身不見熱神情困倦偶因四旁痘氣相感而出見痘色淡皮薄此腠裡不密肌肉不固不能納表而然也不宜疏散防日後有痒搨之患以調中湯主之

放點先因吐瀉困倦頭温足冷適感時行而出色淡

囊薄而淹滯不起者此氣虛不振不能透發宜以升發中卽兼固本免日後有倒陷之患

放點有熱如火熾紫艷嫩紅神情躁亂累日不鬆而不起者急宜攻毒涼血清火疏肌以透之

放點有僅數粒色不甚紅亦有清白身體溫和神情清爽不譫者目之為順不知其囊窠累日不見粗壯痘色不見光肥浮沉其間名為等件痘先見數點者報痘也四五日後身必忽然大熱神卽昏憒大隊暴毒一時湧出其痘稠密紫黯大都不起明

者即與挑破吮鬆其毒以藥胭脂貼之内服豬尾膏通天散活血疏透表勢猖狂法必蕩滌庶可救

放點有毒火雄烈氣血不能約束一齊湧出火熱如焚急宜攻毒涼血清火

放點熱猶火灼乾燥如烟神情躁亂不論稀稠急宜攻毒涼血清肌散火緩則毒即内攻無及矣

放點痘色乾滯礬紅身宜壯熱而反涼者以毒火過鬱於内非真涼也急宜散火疏肌活血透發伏火透而後清涼不宜遽與清火

放點之症甚稀疎都間蚕癍或間紫般有若紫背浮萍或紅貫珠堆簇神情愁悶及諸點之痛楚之類多因惡毒盤據於內表裡故不相符不可因其稀而致忽也即當攻其伏毒鬆肌活血

放點有唇裂燃腫甚有焦黑如煤或口中穢氣不堪或舌起芒刺此毒火犯胃急宜重以清火涼血解毒重必攻之

放點皮毛刺痛衣衾若動此毒壅于肺急宜重以攻毒鬆肌透發失治至行漿時膿根不起必至燥痒

而艷
放點筋抽脉惕呌喊不已者此伏毒在肝宜疏肝毒
重必宜攻有咬牙者亦如之
放點讝語狂煩如見鬼祟此毒火迷心宜凉血清火
兼之身熱如烙或諸般痛楚者尤宜攻毒
放點骨節煩疼更有腰如被杖此毒在于腎大都不
起攻毒刻不容緩
放點睫毛樹豎目胞下有血絲如線絆於其處或腹
痛不已身熱如火肢冷如氷此毒伏于脾急宜攻

毒兼清脈透發

放點小水有如醃魚汁有鮮血如紅花膏此毒火下
注小腸急宜攻毒涼血莫衄成流者亦然
放點大便欲解不解或解時疾首蹙額所解如漆如
膠有若瘀血有若羊糞者此毒注大腸急宜攻毒
因勢而利導之
放點大便暴注如傾有鮮紅清水而躁亂者此大擾
大腸宜分理涼大腸五臟伏火伏毒惟下利稍輕
以大腸為傳送之地雖壅滯艱塞終得因勢利導

放點顆粒稀疎囊窠飽滿而色有礬紅有紫艷有晦色此毒火在於血分也宜解血分之毒清血中之火

放點有歸附甚厚而囊窠不鬆或平或陷此血至而氣不至也宜寬氣道鬆肌疏達兼他症凶暴者必下之

放點有郛殼圓滿而盤暈乾滯此氣至而血不至也宜清榮活血兼他症猖狂者必攻之

放點有外感未愈或風或寒或風熱或輕或重有累

日不起有起而不快此爲表實審其何邪而疏解之令毒有出路

於點有飲食未消中宮阻塞口中噯腐酸臭腹內飽悶痘出不快者是爲裡實急宜消化令得宣暢於點發治之大畧也由此而推之其餘可概矣

稀有內症

痘欲其稀稀則毒輕不知稀而有內症非真稀也透於外其毒則爲痘藏於中其毒則見症或躁亂或痛楚或乾嘔或昏迷或失血或叫喊或洞瀉或艱塞或

大渴不已，或脈惕筋抽，或咬牙弄舌，內症甚多，類此是也。無論氣血不足，即使有餘，亦為毒所錮閉，而陷於無用。於囊橐不能鬆綻，痘色不能紅活，非血鬱而白，即乾紅而滯，或紫艷，或深紅，或間癍點，暗黑如煤。頂顆如焠，非壯熱如炮，即身涼而躁。痘即可以數紀，亦何貴其稀也。儘有頂綻如珠，光明潤澤，一犯內症，便非真稀。明者燭其故，隨其症之所至，或宜疏，或宜達，或宜清火，或宜攻毒，或宜破瘀，或宜透發，乘毒未張大，及早圖之，容可保全生命矣。

總　外稀尤貴内安和　内不安和稀用何

訣　重必内攻輕内擾　蚕圖猶得幸無疴

附一忽視之戒

逢仲老先生先朝時有一公郎痘止八十三顆道中始事者以痘甚稀僅以輕緩之劑按日期規則以治之十六朝僉以為功成矣延至廿六朝逢老意中未能釋然予適雄城歸邀予往視但見兩目傍裡如瘀白及乾嘔不止愁楚非常陰囊兩傍俱有一小毒如桃核大隱于肌肉之下色且黑顯此

餘毒閉焉者也予辭弗藥是晚即斃

又 治驗

一友徐君小麼未及半週而痘甚稀頗紅活宛然一順症惟身熱如火至發後躁亂不寧霎時收斂而紅暈焮赤痂甚焦燥腰間與環跳處發出兩二灘如掌大板硬如石撳腫如拳其餘小疥不計其數痛楚甚慘以必勝湯日服二劑外以胭脂調入化毒丹貼之十朝至十六朝以一方治之疥漸起漸退二痘潰而成膿後以忍冬解毒湯加地丁當歸

調治收功

又

一范氏女三歲痘可以數紀而且綻突如珠紅潤可觀據症似可弗藥究其烈熱如炮晝夜叫喊不已左目燃腫如桃以大黃生地荊芥甘菊赤芍黃連木通地丁青皮付三朝服及十四朝始得身涼體靜回好目亦無恙如是之症不能枚舉聊紀一二以驗大略云爾

發有克肥

痘畏其密密則毒盛不知密得克肥其毒無[雖]盛而氣血頗饒氣血雖饒而或陷害於毒亦何能透發于外而觀其克肥今克肥則氣血不為毒害可知克肥則氣血又得以制其毒而化毒又可知其毒雖盛何畏焉外有熱熾如火或絳紅或紫艷或煩躁痘雖克肥毒亦猛烈較之深藏遏伏者被得發見于外耳又不得概以克肥而目之也

總　毒無壅滯痘克肥　痘得克肥正有餘

訣　更得淡紅滋潤色　縱然稠密莫躊躇

附治驗

雒城臧專老銓部明遠公之子也幼時出痘于壬戌甚密而得兄肥公以稠密憂寘余曰痘雖密窠粒綻寔色不乾滯慮不在此所可虞者近于紫艶身體太熱耳以清熱解毒湯日進二劑五朝大解一次餘無别症未思飲食次日而漿即老紅暈焮赤大便又二日不解恐其成火褐之症謂主翁曰急宜潤其大便使毒以利鬆為妙成一火褐餘毒太重矣前方重以生地滑石兩許更加黄芩藥未及

熟而燥痒即發舉家惶惶急服之更餘解黑糞極
臭極硬即爽快熟睡紅盤漸淡漸收飲食大進以
忍冬解毒湯調治而愈

陷有毒滯

氣不能充則頂陷陷則虛無疑矣然必皮薄色淡方
合虛而若囊厚色蒼氣之本體已具未有氣虛而囊
不薄色不嫩者也以氣為壯火所蝕壅遏不能上達
以故陷而不滿不惟囊厚而且臃腫不惟色老而且
乾滯尚有別症可參與虛陷自是迥別每見時師不

審其由一見頂陷便為氣虛亦不識根脚之如何為斂如何為漏如何為根鬆如何為毒絆因其頂陷連脚亦混言之曰此症脚漏頂陷并血亦穿在其中則曰氣血兩虛必須大補貿貿焉竟以參芪保元固本以實授實致誤者不可勝紀矣悲夫

總訣

痘瘡頂陷若紫焱　囊老乾紅豈是虛
氣因毒滯無能峻　毒得鬆兮氣自尊

附治驗

竹溪沈公漸兄四公郎二歲時痘熱不二日放標

手足脛歪斜濶大如螺螄靨貼皮肉週身細密無空隙次日藍沙疊錢間手通身惡形不計其數且痘色與肉色一般肌膚板實無粒不陷叫哭不已脈竭筋抽是毒滯血鬱之症也與逆之相去間不一寸矣以必勝湯減桃仁生地加當歸日進二劑不見起發乳不及半大便去五六次大棗蟲日以四枚六朝稍起而未鬆減蟬蛻葛根倍增大黃大便日去十餘次至八朝漸鬆漸紅身漸熱成粒者起綻成塊者鬆泛如毬始成膿乳食大進未得安

睡時或叫哭咬牙悉照前方十四朝堆結如穀痂亦滋潤以忍冬解毒湯加當歸調治全愈

又

驥村錢公劉兒乃弟東白先生之幼子也痘及七朝行漿期矣通身須淪紫滯其環跳處堆聚如燕窩俱板實不鬆眼與鼻若未痘者然并其頭面俱板實晝夜躁亂殆無寧刻時若乾嘔筋脈抽惕此毒伏于內氣壅血滯故耳始其事者謝絕去矣余以大黃四錢紅花生地蟬蛻牛蒡地丁荊芥伭參

青皮黄連朴加白頭地龍五条服過二劑大便日
去三四次痘稍有起勢服及十劑大便方去十五
六次所解皆是黑垢如膠漆臭惡無倫通身頭面
頓起脹即時眼封鼻塞而漿其沛然矣其環跳堆
聚者尚未鬆泛仍以此方服至次日十二朝大解
約去二十餘次僅似清水一老嫗驚惶而向曰如
此頻解可無害乎予荅曰痘今成膿前躁亂今安
靜皆便中來也可許收功乎予曰必得環跳穴處
成漿結痂飲食能進便許無恙矣至十四朝臂上

漿行且飽滿胃氣頓開大便即止不假一分滋補不假一分止瀉飲食日增方以和解餘毒之劑而收功

縱有囊薄

氣導於中則綻綻則氣似足然縱有不蒼是空殼虛殼也縱何故為氣虛不能衛護郛殼隨毒而起雖若圓滿而實飄薄其色淡白雖紅亦嫩體必溫涼人必懶倦無論氣虛不實其血亦自不足不得目其森溢而可喜也其本質與嬌紅同體薄似浮衣症自迥別

乘氣血未至離散及時早圖未始不可以轉移也否

則必至痒痛而斃

總　氣虛頂綻痘空囊　綻若囊空反不祥

訣　浮擡不實成何用　及早扶元免破傷

附治驗

雉城臧君陶兄幼時出痘于庚申甚稠密甫及三

朝即起綻如珠囊窠飄薄歸附不厚不甚安靜身

體微熱四朝即用保元湯加芎歸熟地六朝漸漸

肥紅八朝囊漸蒼老漿未及半天便不實而漿停

重劑參芪加川芎鹿茸膏木香白芷漿得充足後
調理收功

薄有浮衣

痘瘡皮薄自是氣虛蓋皮毛屬肺肺主氣痘之囊窠厚薄須綻須陷蒼老皺嫩皆氣主之未有皮薄而氣不虛者也獨有浮衣則不然毒火猛烈衝突皮膚其苦皮隨其炮熾而起如湯火泡燃之象較之氣虛之薄其薄更有甚焉者孰知其本然囊窠尚伏而未起毒火一清本體自透漸成蒼老然果何以辨其為浮

衣也其道一以貫之氣虛之薄其體自凉其盤自淡其神必倦口不膩渴大小便不常諸凡火象自爾不犯是為真薄若盤暈焮赤躁渴神煩身熱如焚或小便泌紅大便閉結或傾腸直注不必一一及是有一二千值的確烈火無逃者餘即有似虛似寒間乎其間正其熱劇隱伏之故非變關而屬之症也若以氣虛治助其烈火閉其毛竅不得發洩其外浮衣勢必破碎如乾豆皮内囊肉色燥赤如剥兔并空隙之地亦散漫遊紅煩躁擾亂而莫可救藥矣似是而非可

不明辯也乎

總 皮薄身凉屬氣虚 皮毛火逼起浮衣

訣 窠囊毒湧同於薄 一得清肌即轉移

附治驗

張林潘中山兄幼時痘症屬此囊似天泡之薄紅

暈焮紫如霞徹夜無寐身熱如火渠尊公宗老在

江右任所內與乳母深以皮薄爲不足穩貍無主

予力辯其故而始信即用黄連犀角大劑生地佐

以荆芥丹皮蟬蜕牛蒡鼠粘調牛黄一分自第二

朝脹至六朝漸漸蒼老散漫遊紅亦漸歸附根盤圓淨頂白根紅仍以前方脹至九朝膿漿滿足前方加金銀花佐參始終以涼血清火解毒收功而愈脱痂之後尚多餘火一路清解霍然

又

予一鄉親年十七勇力過人忽一日身熱昏迷週時即痘一齊湧出稠密無空地形與色宛似水珠但根窠結卓呼吸之氣甚雄薄之非因虛也明矣平昔勇力無論矣其所以然者氣與血均為毒閉

兩不至之故也以荊芥葛根赤芍紅花木通地丁紫草重以青皮外以山查二兩煎湯代水日服三劑次日頓然蒼老第四日即頂白根紅復用前方七朝發足飽滿其體原厚緣為毒遏種種故爾一開其牖正氣勃然莫禦矣兩症浮衣則同一為火炮氣蝕故壯熱遊紅一為毒湧血鬱故皆迷色白一涼血清火一鬆毒活血各究其致遊紅者斂色白者紅囊厚均厚矣

平頂與不鬆辨

何爲不鬆板實而不暢滿也何爲平平而餒之而不克拓也其形若似其致不同一屬于虛一屬于實然實亦有不同一有可生一有必斃囊窠板實氣爲毒滯以致不能暢滿若血猶歸附受困惟在于氣一治其毒毒殺其勢氣得以伸其轉運血困以佐其流通氣運血隨而痘自鬆其可生者此耳今氣血俱爲遏鬱者囊困不鬆根亦無暈所謂痘色與肉色一般此氣血俱不至之痘也無可救藥如身涼人靜囊軟色淡絶無乾燥壅滞之象是謂平平而由氣虛而不能峻頂

也早宜保元湯倍用黄耆而振氣内力得旺而氣導於中矣虚實補瀉之界不可以不明辨也

總訣

毒滯囊窠謂不鬆　氣虚平陷莫能充

不鬆形色無柔嫩　平陷何曾有板臃

附平陷治驗

烏程陳大尹乙巳歲一公孫痘稠密乾紅始任事者有三人焉先以升發後以涼解五朝頂平囊陷七朝眼有閉意鼻將有息三人辭陳候而去延先君以決生死先君驗其頭温足冷非熱毒可知而

且身安體靜毒已盡行于肌表又何知曰此氣血虛餒非毒滯不鬆之謂也陳候意中以為必驚閙先君曰先生可挽回萬一乎先君答曰痘瘡放點以至落痂一以氣血終始其功氣血充達則得以領毒而起脹氣血鼓蕩則得以化毒而成漿氣血還源則得以解毒而落靨今痘不起脹猶之更籌一般籌得依刻而起非籌自起也必需漏水下壺更籌得起論反於此陳候大悅先君以參五錢芪八錢鹿茸膏半盞佐以芎歸淮熟地少加肉桂連

拔二劑而痘即起脹如珠再二劑而漿即充滿後以參歸化毒湯收功而愈是症不概見矣

不鬆治驗

孝廉王遇老一小公郎甫三歲痘在五朝通身稠密全不起脹人不狂躁熱亦不甚有似錮而不克余摸其皮肉則板探其口內如脂而多乾嘔則知其毒壅于內外故不能起非氣虛不振之論也以大黃為君佐以疏表活血之劑至臨服時復持疑而問曰毒滯攻之固其宜矣萬一精神亦從而蕩

焉奈何余曰岳投則然對症不惟不損正以護精神之地也二劑服後便有起勢乾嘔減半而身反熱矣是毒透達之象也前方加黃連生地服至十二朝後以忍冬解毒湯而愈

又

春元馮孝老一小愛三歲痘甚密八朝絕不起脹項涸色滯筋抽脉惕日夜不寧頻頻乾嘔大便日去二三次宛似一內虛平塌之症始事者謝絕去矣舉家哀號待斃余視之項雖涸而根實色雖不

榮而紫黯未有内虚而形極實者也而况紫黯其色爭至于種種見症皆毒火鋒熾無門之象余以大黄青皮山查達其裡荆芥牛蒡桑蟲疏其表紅花桃仁赤芍猪尾膏以導其瘀黄連石膏生地以清火涼血二劑稍有轉機又二劑更用化毒丹調入牛黄珠末以化毒清火大便日去十餘次多而且暢穢垢般般頂即起盤即潤漿亦迅速餘症未能跳脱首尾一方至二十朝而始霍然收功

氣拘與毒絆辨

上文平而與不鬆指痘之窠囊而言此拘與絆指痘之根脚而言也根主盤暈而屬血血隨氣以爲通塞氣得其令則毒受制於氣氣能以蓄血定位拘斂其根不使旁溢盤暈能圓壯而紅潤是氣足則圓必周淨之謂也是爲氣拘若氣失其令受制于毒氣爲毒錮窠囊固不得鬆而盤亦緊束如箍捲之結硬則根無盤暈矣是痘神情大都躁亂而體則不熱着此屬不治所謂陽毒易治陰毒難理是症無治驗

總　毒絆根窠似氣拘　氣拘盤蓄痘克肥

訣　絆其緊束根堅硬　并亦無盤淡必揮

嬌紅非血熱辨

紅者血之體也血因火動而呈其色也痘不遇火雖紅必淡紅則為火迫矣故古人有言曰紅屬血熱良有以也蓋指紅深者而言非所云嬌也嬌則氣固不足連血亦虛無幾之血為無根之火遊行於皮膚間故雖紅而實嬌口必不膩熱必不壯囊窠不能厚日後必至敗于痒塌其痘最惡所以謂紅而嫩不若白而老嫩者嬌之謂也

總訣

痘全深紅是火炎　水紅榴子又虛看
血虛氣弱嬌何嫩　皮薄漿清痒必纏

附治驗

戊午一沈氏子痘密而紅色嫩而薄身不甚熱察其神情内症絶無隱伏深藏之毒先以疏透四朝而囊窠悉起即以参芪芎歸淮熟地甘草山查日進二劑七朝漸蒼次日漿行十朝漿頗膩而不能老飧食亦安減血藥加白朮山藥茯苓金銀花調治收功自甲子以來是症百無其一矣

血鬱非氣虛辨

白屬氣虛自古言之何以既白矣而云非虛也蓋血着于外則紅鬱于內則白血受毒鬱則血不能灌輸于痘而潛伏于內所謂血不至之痘也然其空隙之地必有硃砂疵點雜于其中即未必其然或有數點紫滯乾紅而露其朕兆者即痘無可憑或神情躁亂唇口焦裂渴膩如脂或衄血溺血舌弄如蚘之類色雖隱伏端倪自見若以氣虛治投於丁香姜桂之屬不俄頃不遍體焦紫矣

總　毒壅血鬱不流通　血鬱難呈載毒功
訣　白即似虛機自露　細心參合掩何從

附治驗

孝廉王含叔三歲一發痘方見點即便咬牙周身痘色俱白亮似氣虛探其口膩如脂指上有三四點紫黯乾紅者微露其端則知其咬牙者肝腎之毒火也色白者血為毒鬱而然也以活血散火疏肝透發之劑痘色漸紅但紅而不潤顆粒不鬆頻頻乾嘔夜不成寐三朝用黃連生地丹皮牛蒡荊

拌木通紅花青皮蟬蛻山查臨服和猪尾膏半盞日進二服色頗礬紅而未活唇口漸黑如煤前方倍用黃連生地加滑石地丁外以牛黃七厘并猪尾膏服至七朝色方紅潤頭面放白乾焜減半大便日去四五次十朝漿亦堪回唇穀已脫照前方至十二朝唇復焦黑二痂老而燥仍復咬牙大便日解十餘次絕不思食前方大劑生地加石膏日進二服牛黃每服一分珠末二分猪尾膏亦如前至十五朝鉄嘴復退終不思食大便約去三十餘度

痂落八九四肢強直仰卧如尸十六朝啓口又黑
咬牙比前更甚大便無度俱如膠漆或如藥汁黑
乳不進以蓮肉紅棗扁豆煮濃汁灌入其口嚥下
而此汁即出如漏乳母以寒藥太過脾氣損傷如
此皆有怨言主人明理謂此藥不投何能起發以
至落痂第二痂已落何復如此叩余之故予曰痘貴
乎終以餘毒脫卸之難也若餘毒内攻事已去矣
餘毒得透可無虞矣其餘毒必結于大腸而故暴
利如傾又結于肝而故咬牙不已不則何以啓口

猶如乾漆三退而三結也必得內毒成熟有膿血便出方可保全然得精神有三四日可支內毒一二日可熟便妙是日十八朝矣以牛黃七分珠末一錢四分為兩服蚕汁調下傍晚鮮紫血甚多逾時夾膿夾血倍于初次即睡去至夜便尋乳食咬牙頓止唇口鬆退神即蘇爽至天明解一硬黑糞如在大便五日不解乳食大進收功而愈

救偏瑣言卷之五

起脹證治準

痘之根透則為起囊綻則為脹起居先而脹繼之者也痘初放點其粒如菽遍及五朝前後表裏得以無邪痘瘡不至偏陷縱步而出根透囊綻菽而至於如荳是謂起脹毒其盡行於肌表矣以毒達於外痘故得以起脹也其象眼封鼻塞氣尊血附頂白根紅白而且肥紅而能淡光壯如珠身體溫和神清氣爽飲食二便如常是起脹之順者也不須

服藥

起脹時若表邪未盡致毒不能盡行肌表向來痰唾糊粘或鼻流清涕或面赤多淚或面青聲重或翕翕發熱或淅淅惡寒或毫竅直豎至此猶未霍然痘必未能起脹仍以疏肌達表而兼升發古人言一見紅點便忌升麻乾葛不可拘也

起脹時若有宿食未消致毒阻塞于内向來胸膈不寬按之眉愁口中噯腐酸臭轉矢氣極臭至此猶未跳脫痘必應至不至仍以寬中化食而兼升發

古人言治雜症一寸痘子落後一丈不可訓也

起脹時表裏無邪雖無阻礙氣虛血弱痘雖起脹而少光壯淡白而不蒼老眼不甚封鼻不甚塞腳雖不塌頂不能綻體靜溫和者稍稍解毒中即當漸補氣血溫中保脾如保元湯加當歸木香姜蚕白芷山查量用解毒一二味以豫防漿後泄瀉倒陷之患

起脹時有氣血虛劇不惟溫而且冷不但靜而且倦不惟白而更嫩不但不老而且皺薄頂陷而兼腳

扇重語聲輕眼不能封鼻不能塞淹淹不振而不起脹者即當大劑保元湯加當歸鹿茸以峻補氣血或丁香桂附以振作元陽參芪太重必須濟以山查以此味能行參芪之滯不減參芪之力此用藥相濟之法不可不知桂附量須緩急參芪鹿茸遲則殆無及矣此偏於不及者大畧治法也

起脹時至若毒火猛烈更有伏火伏毒鬱于皮毛痛如膚剥衣衾難動期雖起脹竟累日壅遏者有毒參陽位面目燃腫而痘不腫者有毒滯于項根起

而囊不鬆者有一身之内通塞不相衡寔處則重
頂甚則湧泡過遍鬱處或平或陷甚至連顆囊亦板
實者亦有窠粒周圍貼抱一圈狀如珠穀者有毒
擁皮肉痘雖粗大板而平者此等毒在於氣分
不拘痘色紅與白紫與黯必用蕩滌之劑佐以青
皮赤芍荊芥牛旁木通蟬蛻用山查兩許煎湯代
水以治之重以桑蟲透發庶氣不為毒錮氣得以
暢達而痘起脹矣古人言氣不可虧不可泄也
起脹時有諸痘未漿并有未及放白數點先已黃熟

者有半為熱毒熇灼半為伏毒錮閉一則鋪紅肆溢一則痘若水珠者有通身或紫黯或紫艷或嫩紅或鬱紅或晦色或間硃砂癍點或紫背浮萍或失血空竅者此等熱毒在于血分不拘痘之日期亦必以蕩滌為主佐以桃仁赤芍紫草地丁丹皮荊芥木通猪尾膏地龍以散其凝結之毒庶血不為毒瘀得以通達而痘自起脹矣古人言補血之功難須當養于平素之說不可泥也

假令毒火發見于外熱如火熾煩渴不已熱如爐

不拘在氣在血均以石膏芩連犀角或四聖散金汁等類以制其陽光烈火庶氣血兩不受炙痘其得以起脹而榮潤矣古人言疹憂清凉痘要温不得以此痘律也

起脹時有根起而囊少脹起脹而或少光亮而色或少潤潤而熱有未和是毒火未得宣暢概以疏透清解固無事於蕩滌亦不必過以寒凉尤不宜妄用辛熱亦不當便用温補但以連翹牛蒡生地丹皮紅花山查甘草荊芥穗之類稍以白芷姜蚕桑

蓋古來以催漿托頂大雖不識清之則熱得以和平色得以滋潤行漿而漿得以洋溢毒雖不盛解之則囊得以鬆從毒得以化漿至收結而不為餘毒纏擾清解之法常規原以此期症至五六日大都起脹起脹則毒在外毒既在外而清之解之則毒無寒凝之處症方起脹則漿未及行而裏未虛乘未虛而清之解之則症無內虛倒陷之患而孰知過與未及不可以常理論也歟

攻毒總訣

問痙如何有用攻伏毒伏火豈堪容毒火鬆透禍無
害毒火深藏禍亦凶細究神情曁見症察形驗色皎
如星上焦衝突如泉湧舌刺唇焦與炙同下迫小腸
溲是血大腸逼迫苦難禁拂鬱皮毛痛似剥啼號不
已瘧中宫 胸堂壅遏躁如嗔日夜無眠擾不寧痰
一因之迷上竅氣雄煩悶叩無聲靜不靜兮躁不躁
總容可掬畏人親骨節煩疼腰似杖筋抽脈惕狀如
驚 徧體炎炎驗熱深更呼四體有如冰通身汗湧
令人畏尤怪身焦首似蒸毒湧肌肉周身板掀腫如

吹痘郄平擁突如桃名疙瘩痘瘡未見毒先行痘未
脹時面預腫顴顴未起眼先封　赤眼胞下邊紅絲
倒豎睇毛人未知徧軀晦滯如蒙垢垢舌無皮纖紋
嘖兩頰燃紅無點粒發始才爭舌不寧報點歪斜黑、
陷硬一齊湧出細如針紫暗浮萍瘫似蚕形一稀稠
總不論　貫珠攢簇又堪嗟蟹爪遊蚕蘚上沙燕嘻
二窩并鳥跡疊錢鼠跡及螺疔雁行珠殼蛻皮類履
底環珠總象形　其在部位亦多名覆釜蒙頭兩截
分鎖項纏腰雙鎖鎖託腿攢背與攢胸披肩囊腹咽

瀾瘍抱鬚眉髭及鎖喉鱗生囊毬暨抱膝隨地逢之

莫觀輕　色有紫艷有深紅紫滯乾紅又不同紫類

雞冠花是艷深其無異絳桃紅滯色猶如花木萎乾

如紙色有礬紅〻若比青蓮滯更惡椒皮乾色惡無倫

有頂平平若烙炮有頂如煤類火燒有頂陷下根

紅腫有頂尖圓色紫焦痘色頗佳多惡〻症〻痘稀疏白

見雄標飛發迭見黃如蠟發來看來似荸桃有白有

紫有色黑或粗或細毒咸集那般痘色那般形見

症神情總毒伏毒伏于內血皆瘀毒伏于內氣受錮

毒輕本受氣血制慘被氣血亦歸毒是痘生成必内
潰除却陽滌無生路縱使不能一一蘇合此千中無
一復前人列于不治條後人糊模傍雜護亦有識者
謂實病慎歎嬰兒是天命天假千慮之一得殺身惡
毒容稍減惡毒雖分氣血暢氣血融通痘自放氣領
血載功自全頂白根紅自光壯即使貫珠堆聚賴亦
得鬆壜無敢抗氣煦血化漿自成不藉參芪保元神
成痂落腎無侵蝕胃自開强脾自實此症不拘兒厚
薄不拘未症先病弱不拘眼下便已瀉不因眼下便

閉結不拘咸漿直係解不拘症後須調理尋常之法
治尋常不可將未搣惡爾梟毒不驅是縱虎驅之不
盡防竊發若使反以補為良可歎適以資盜糧有憲
兒盧且傍穩坐視閫闥將入井從來有病則病受始
終細細宜詳究犯此尤當及圖早更須絕頂方駐足
但憑漿後胃日強夜臥日高猶未足若落病體快與身
痘咲咲歡容無稍楚方是梟毒盡無餘纔得修文偃
却武

申明皋跋

痘瘡鼻衄與雜症鼻衄不同，雜症不過迫于肺經浮游之火，清之立解，縱有為積熱所致，勢亦猖獗者，有之，要無內潰之慘。痘乃先天毒火，不衄則已，衄則烈毒內亂，五臟沸騰，致血妄行，空竅點點皆毒血也，非等閒邪火可例，勢必蕩滌而佐以涼解，庶可濟其虐衄。不則毒血內瘀，毒瘀于內，其有不潰者乎？內至于潰，其有得生者乎？若僅以犀角地黃之劑而希止之，是猶揚湯點沸，非釜底抽薪之法也。是症甚多，以下攻毒之驗，總難筆記，各附其一，以證其概。

附一治驗

余一孫女四歲，戊子暮春，一晚大熱如炮，躁亂不寧，不逾時而衄，如注血紫成條，有意亂心慌之象。是夜即以涼血攻毒飲減紅花、紫草，加石膏、伭參、地丁，連投三劑。次日午刻見痘，不紅不紫，如晦色椒色，窠囊不起。第二朝衄止，熱亦減半，呌喊不已，躁亂如初。暫減石膏，用大桑蛀同猪尾膏盞許，和于藥內，日服二天劑。服及七朝，漸起漸紅，大便日去七八次。九朝漿行，漸入佳境，藥餌遂懈。十朝晚身復大熱叫喊仍不絕口口滿面搔破猶幸鮮血淋漓急用胭脂調入化毒丹敷之前方重以大黃五錢生地石膏俱兩餘三劑後十三朝始定收結而痂尚燥瘦食僅得其半以忍冬解毒湯減紅花加大黃生地十六朝收功

申明舌刺咽乾

舌胎如刺咽乾如炙傷寒雜症見之亦陽盛陰虧之象然扶陰抑陽其危可解痘瘡若見總以烈毒肆虐非僅燥炙而已也輕則乾燋重則焦黑亦必潰而後

已總係咽喉之毒所以咽嗌水嗆並為逆症若刺如
煤者不治欲解其圍非湯藥不可即使攻之亦必早
圖乃克有濟不當目之於泛常也

附一治驗

徽州程季老一公郎三歲丙戌殘冬一日大熱煩
渴渴熱如爐舌苔即芒刺而黑則其咽乾可知見
點于肌肉之間隱隱若麻乾紅晦滯彷彿手逆幸
在初朝以清涼攻毒飲加蚕炙麻黃二分以隆冬
也減犀角之劑細碎者悉退顆粒分明又二劑色

亦稍轉。四朝溲溺如膽汁，唇漸堆結如煤，謂之鐵嘴，大便晝夜約去十餘次。一方服至六朝，起脹；八朝行漿，滑氣未開，神情未快；十一朝鐵嘴鬆褪，瘦食漸安。首尾一方，收結成痂，以忍冬解毒湯至十六朝收功。

申明溺血

痘瘡失血，列于不治，總以烈毒内攻也。況出自小腸乎？故五淋惟血尤重，痘瘡犯此可知。凉血清毒固是症之首務，而無斬關之劑以驅逐之，縱極清極凉，僅

足以緩其流難以澄其源也

附一治驗

七里溫履仁兄天公郎八歲出痘于乙酉仲冬值久之瘧後精神疲敝飲食不思痘平溺血如膏胸膈閉悶唇黑如煤舌胎如刺兩頰不分界地天庭明朗身上稠密乾紅腹更有紫背浮萍癍點如是毒火身反不熱內鬱故也以涼血攻毒飲大黃為君加桃仁每劑和人糞蟲日服二大劑五朝未見轉機前方倍大黃五錢生地兩許七朝兩頰鬆透紅

活成顆身體大熱餘症亦俱紅潤腹瘢漸淡前方減葛根蟬蛻紫草紅花桑蛀加黃連石膏每服調牛黃化毒丹一錢日進二服十朝漿足腹瘢悉退胃氣頓開十二朝靨殼褪脫唇竟紅活頭面堆沙收結身上氣足血收瘡痂俱安前方減大黃黃連石膏桃仁加金銀花貝母攻伐之劑止一劑不及便不思食神情仍復不快症即停止予驗其故豈攻之太過而真元不繼耶抑攻力未足而毒火竊發也猛省其故火檢其溺取視猶然使内邪净盡

小腸何猶乃爾也悉如前法連進二劑諸象速轉捷于影象服及十八朝而溺始淡黄其色以忍冬解毒湯始得收功

申明大腸逼迫

大腸為傳送之官通利易結實難故大便之實與瀉中氣之虛實因之所以古人治痘用木香異功散以豫防其滑瀉而孰知鬱毒深藏之痘不為氣領不為血載表裡壅塞欲泄無門因有傳送之源可乘毒其騰湧於此矣腸既毒湧下注逼迫自欲解而仍不得

解誠能因勢而利導之俾毒得以宣暢則氣血融通而痘其發皇矣

附一治驗

孺山鍾晉叔兒七歲一公郎甲戌出痘未見點時腰腹倏爾疼痛至欲解更甚反解通迫異常急不能待而卒不能解因艱塞而努力因努力而愈艱塞不惟不得解努力之極勢反上湧而面顏俱變俄頃而惡象復然此毒深藏于脾腎也以必勝湯去生地連校二劑身體壯熱見點稠密不鬆乾紅

色滯痘與皮肉按之俱板氣壅煩悶身無安放前
方服及四朝大便見毒垢如〻漆如〻膠紫黯其色前
方加黃連石膏生地服及七朝頭面焮腫如〻球周
身四體脹滿如〻吹有如〻氣鼓目之可駭所幸痘亦
得脹十二朝漿行十四朝漿斂悉以一、方主之大
黃用及觔餘大便日止一次〻内成痂目睛起瞕
身熱未和〻以撥雲散合忍冬解毒湯調牛黃珍珠
服至十七朝所進僅止稀糊所存惟有皮骨與參
湯數匙〻即乾、臟嗣後弗藥惟以牛黃珠末日服

二分佐以吹藥府與瞳漸愈飲食漸進月餘後肌肉生長精神康復次年患一目痧不及進藥而斃惜哉

申明拂鬱皮毛

痘未分布而毒先蕩發如瘍者名為疙瘩塊痘未及乎肌肉而毒之鋒頴先射乎皮毛謂之頴毒稍一攖之痛如膚剝者是也此不早圖任其肆虐七八朝必至燥痒外剝而斃毒之最惡者也

附一治驗

複初黄憲副公郎八癸酉孟春一日身體燥熱肉瞤筋惕兩目昏沉之象也愁容萬狀稍動其衣被痛楚等于剥膚是藾毒鬱于皮膚也即用必勝湯減桃仁加桔梗用大黄四錢連進二劑痛不稍減照前方大黄二劑又二劑透出一身紫滯乾紅綿密無縫痛始減半大熱如火前方加黄連石膏減葛根服二劑顆粒分明六朝克肥九朝漿勢沛然因症象可觀藥即懈弛次日燥痒難禁頭面搔破血流滿面猶幸急以藥胭脂貼之悉如其方外

以牛黃二分珠末四分勻分三服調于藥內日進三頭汁次日復灌十二朝堆沙漸收腐焖作臭胃氣日開神情日爽十六朝收功用大黃斤餘牛黃二錢

中明啼號不已

啼笑嬰兒之常態至于不已非煩熱所致即痛之使然而可慮矣聲必急驟面必愁容與常態自是不同即使煩熱々痛楚其因別々症如蛔結食積瘡々瘍癧毒等類亦無事於藥滌者惟痘瘡杞此中藏伏毒而內擾

擾則攻，攻則潰，所以叫喊不已者，不治非不可救藥也，正不知有此治法耳。

附一治驗

余戊子一孫，壬辰初夏，一晚大熱，如烙，叫喊不已，如蚓在灰，次早大小便去血，解後稍緩，俄頃復然，急以必勝湯加石膏，連投二劑，日晡即見痘粟粒，不鬆，痘色紫艷，大解皆紫黑，成片成條，散者成流，叫喊愈甚，照前方重以大黃、生地、石膏，晝夜三大劑，每劑和猪尾膏一大盞，并大桑蟲服，及七朝色漸紅活囊漸鬆透終是叫喊不已前方減葛根蟬蜕九朝放白十一朝行漿諸症減半大便日去七八次藥餌稍緩仍復搨擨更加燥痒痘頂穿破若圈喊不絕口悉如前日進三大劑十四朝得有齊色十六朝叫喊復作愁楚萬狀便出紫黑血片如蟄皮散瘀血有一糞杓即安睡醒餘便思食身熱始和大便頓愈溺猶血水廿六朝夜半驟然躁亂后起一疔以牛黃分半珠末三分蜜湯調服以忍冬解毒湯加大黃錢許用地丁煎湯服及廿八朝后

疔即碰月餘始得安痊約用大黄三十兩石膏生地俱二觔半

申明胸堂壅遏日夜無眠

胸堂乃上焦心肺之地最輕清而邪不易犯者然六淫惟火上炎而易及干乎心則以火濟火而神自不寧于於肺則金被火爍而躁自不覺况此火更出于毒病不止于熇灼輕則內擾眉宇不舒重則內攻如魚失水日夜無眠所必至矣輕者導赤可解重者必須攻逐不則養虎貽患是症施于未見使痘可以成

顆粒乎已見細碎可以退去凡猖獗之症在三日後
内已受攻無反矣

附一治驗

一淩姓之兒僅週歲身體壯熱躁亂不寧如刺在
灰痘未見而兩目昏眊是痘象知其毒壅上焦之
故也即以涼血攻毒歛去生地紅花加山查地丁
一劑而神即安目睛見痘如麻再二劑而細碎者
潛消朗朗分珠其祖父稱謝不已照方用生地紅
花并天蠶日進二服以一方服至十二朝順叙

收功此僅躁亂一項更得治于未痘故朝頭無甚

風波

申明疫迷上竅昏悶無聲

心之氣出于肺而為聲其竅在管籥焉竅為疫迷疫因氣閉氣因毒滯毒氣瀰漫疫迷心竅蓋心為神明之官迷則神自不清閉則聲自不出矣詳其痘癥皮肉臃腫紫焮瑞紅壯熱氣粗者方合是症

附一治驗

獨山鍾去疑兒年及二旬餘一日府試歸見痘昏

沉不語，有疑其為崖者，有云其為勞者，五日矣。稟粒不鬆，盤暈焮赤，兩頰通紅，紅不分界地，且氣粗壯熱之極。此熱毒上湧，清氣阻塞心竅，為痰所迷，崖勝何與焉。以涼血攻毒飲減紅花、蟬蛻，加貝母、地丁，日投二劑。七朝界地漸分，痘漸鬆泛，神情猶然昏憒。前方減葛根，加石膏、黃連。八朝始有人事，方知己之出痘。九朝而漿沛然，十二朝收結，遂弗藥而愈。俱以一方終始其功。

申明靜躁無定，穩容可揣

凡静則病退躁則病進至于似乎静而卒不容安似乎躁而痞為所禁滿面愁容凡所遇而憎惡焉較之狂躁者更重甚至有天柱傾倒刻不能支者矣痘瘡犯此無論熱如炮烙紫艷深紅見其熱毒内擾即身體温和痘色顯滯者尤見其熱毒固閉而故身無安放也與氣虚困倦自是霄壤

附一治驗

一賀氏子四歲出痘于仲春滿目愁容天柱不舉神情躁而若倦身不甚熱痘點隱躍于皮膚之

板實板則非不振矣且多遊蚕不拘其數且色乾滯而多白黯黯則非真白矣且有椒色間乎其中瀰血如膏口穢若（腐）穢則此天柱不舉愁痞厭倦全是毒火內擾而故情緒難支以必勝湯減桃仁紅花精加蚤炙麻黃一二分和桑蟲一大枚日投二劑服及四朝身漸熱色漸紅窠粒亦漸起時常乾嘔哈右前方加黃連四劑毒火湧焱驟然如焚盤若塗硃天柱頓起外加石膏減乾葛麻黃自七朝以至十朝放白成漿大便日去五六次皆毒垢愁

容不轉壯熱未和飲食不進十四朝堆結發臭飲食得進諸症平康惟瘀血未止十八朝仍復壯熱泛疱上內成痈一方貫至念朝外始得全愈

申明骨節煩疼腰如被杖

痘瘡包孕在於髓臟腰者腎之候也骨亦屬腎此地若痛是於發動之地便即肆虐焉能歷日期待朝數而施功于次第也縱有良法善不及施猶之迅雷不及掩耳所以腰如被杖者為不治惟於痘未見點萌芽甫動得以即挫其鋒庶可挽回于萬一若一見點

本臟便壞惟有待斃而已若清溪章繼美之症是一驗也

又附一症

同袍李季老一幼弟卒然腰痛以及兩脇兩肩骨節皆痠愁楚不堪次日即報點于左腰如豆大而色黯滯又有數點似痘非痘隱躍于皮膚而多晦色按之板滯以必勝湯四劑後窠粒稍起而終不鬆晦色稍退而未紅潤續出者可以數紀只是痛楚呻吟晝夜不息寢食俱癈以一方服至八朝畧

鬆泛而得半漿服過十二朝痛楚方息稍能啜食將就收結而愈是症幸痘稀疎故得成功而且易若一稠密便如章繼美之歷盡艱難成險阻矣暗症之可畏也如是夫

申明筋抽脉惕

筋抽脉惕者狀若驚也筋屬肝痘在于肝不得尋竅而出筋脉受其衝激以故脉抽如驚而實非驚有發于未痘之先景象出暴見痘即止此痘發于心世俗所謂驚痘者是也然亦非驚此則未發已發不時抽

暢惟懷抱者知之傍觀者不覺此毒不驅肝臟受攻肝為血海血海擾害難于載毒紅暈不著難以成漿囊充不溢首尾類多皎未終必潰而後已是症輕者疏達活血稍與攻毒重者重與攻毒佐以活血疏達若以驚視誤人多矣

附一治驗

嚴璞菴老先生一孫歲未滿週一日壯熱昏沉筋脉抽暢以清肌透毒湯加木通青皮一劑次日即見痘頭額如麻身上隱躍以必勝湯減桃仁赤芍

生地加當歸二劑後細碎者漸退隱躍者漸透雖
見顆粒却塞而不鬆滯而不紅胸背多遊蚕珠殼
抽惕如故減葛根加丹皮每劑和大桑蟲一枚日
服二劑至七日頂白根紅惟遊蚕珠殼未鬆服及
十朝通身脹滿漿勢沛然獨抽惕未已壯熱未和
而多愁楚大便自見點晝夜十餘次皆毒垢并乳
食如常一方貫至十六朝諸症平康戲之二方笑以
忍冬解毒湯念朝補發出紅瘢如霞調理收功
申明徧體炎炎

痘瘡非熱不發，非熱不脹，非熱不成漿，非熱不結痂，是元湯制化其毒，終始其功，故首尾不可無熱。然熱宜和，體宜潤，乃若如火炎炎，徧體乾灼，肆虐臟腑，蝕真氣，爍真陰，是痘瘡焦紫之媒，不論已出未出，按之若此者，便是窮凶極惡之症，不可以治常之熱而忽之也。

附一治驗

臧比玉兒一天公郎，四歲，一日徧體燔灼，面頰通紅，氣壅昏憒，以必勝湯減桃仁、紅花，加石膏，一劑後見症如麻又二劑細碎者悉退顆粒分明但鋪紅若錦熱不稍減神思復然重以大黄五錢生地石膏各一兩日投二劑至五朝減蟬蛻加犀角八朝漿足大便日去四五次神思始清十二朝稍思飲食有收結意盤暈猶然嫩赤十四朝仍復泛花轉側愁楚口内生疳一方服至十八朝諸症霍然方以忍冬解毒湯收功

申明四肢獨冷

四肢屬脾惟宜和緩固不宜熱尤不宜冷冷而皮薄

色淡身凉而手足更冷者此脾臟虚寒元陽欲脱之象冷而乾紅色滯通身大熱而手足獨冷者此裂毒壅遏于脾邪陽莫透火鬱則寒之象冷之極正熱之極也較之炮熾者而更重矣在他症則發之而火自散此係裂毒深藏非攻不遣失治而脾必潰爛矣

附一治驗

騏村嚴青宇七歲一愛壯熱如火四肢冰冷下部直過環跳躁亂如失水之魚無瞬息寧靜兩頰一片通紅不見點粒胸背乾紅晦滯皮壅肉板主人

以為必斃置之若棄矣然症在初見毒無定位以
必勝湯大黃五錢連投二劑四肢稍溫即加黃連
石膏每劑和大朵蟲一枚（貫）又四劑伏火通透兩頰
紅中泛點四體頗熱一方頻至九朝遍體充肥粲
然可觀主人喟然歎曰前者兒女輩斃于症者十
數人此象皆未及此是症得痊往者不堪回想矣
必竟首尾一以攻毒涼血鬆肌十二朝漿黃如臘
漸收漸結十八朝諸症霍然痂落收功嗣後復
生瘄兩目腫赤多淚以撥雲散去木賊加牛蒡桔

參天花全愈約用大黃二十餘兩石膏生地各二觔大桑蟲四十餘枚

中明通身汗湧

陽虛則自汗汗多則亡陽而有虛脫之患孰知痘瘡有陽極而汗湧洩者也人身水火不容偏勝水勝則火熄火盛則水沸熱火燔灼五液沸騰液有出于毛竅者為汗此五液之一也火擾于內而汗自洩是汗之為火逼可知有汗出如淋者火之極也其症通身燃亦燔熱氣粗躁亂是其驗也火盛即毒盛故氣虛

而毒盛者有之未有血熱而毒輕者也火毒相併血遏必瘀血至於瘀而內有不潰者乎其攻自不容緩

附一治驗

乙未吾郡張太尊一公子歲未滿週一日身熱如火汗如雨下左眉稜焮腫如桃愁楚不寧而有痘象乘痘未見毒無定位時即以必勝湯減桃仁紅花葛根地龍加石膏丹皮羌活連投兩小劑外以牛黃半分珠末一分調入化毒丹二匙蜜湯調送分為兩服次日見痘痘頭顆細碎如針頭悉如前服

又次日細碎者俱退去矣而汗亦收顆粒分明第
膚赤如霞熱仍火熾愁楚復然惟喜乳食能進一
方服反六朝頂白根紅減蟬蛻八朝漿足飽滿熱
勢不減眉字未開九朝退速收靨耳骶便起一毒
如雞卵照前方用桃仁紅花十二朝出膿背上腰
胯邊起四毒通如前劑并化毒丹至十六朝亦俱
成膿平復相繼又起大大小小十數餘癰更多惡
色青紫如傷目之可畏以金銀花赤芍地丁貝母
羌活牛蒡當歸伭參甘菊甘草仍合化毒丹服至

廿四朝而始收功是痘熟法名為火裹苗毒先于痘名死瘡塊今不早圖痘其焦紫內潰矣

申明頭汗如蒸

頭汗如蒸者通身焦燥如炙惟頭面汗若籠蒸也緣烈毒湧于肌表壅塞氣道而致表實然五液都沸于內滲泄無门以故身燥如炙火性炎上兼之不容旁達燄尤上竄汗之所以上湧若蒸也頭為諸陽之首輕清最上之位邪陽不易犯者又一身之樞紐痘瘡吉凶之準邪陽更不宜犯者而汗若此五內可知前

人所以謂毒擊陽位者死是汗后其一也尚有并頭面而不得泄者面皮青黯而目磅徨悶亂喘急此又立刻待斃者矣

附一治驗

白巷陳老先生三歲一愛一日驟熱如爐燥炙如烟惟頭額汗如雨下至晚即見點于太陽兩頰如榴皮紅而黯滯連成一片不見點粒通身稠密乾紅口渴煩躁徹夜無眠第幸在初朝毒火雖熾尚可撲滅以大黃生地黃連紫草地丁佐以木通荊

丹皮 牛蒡 山查 青皮 赤芍 日服二頭汁次日汗收而熱減半前方、減黃連加蟬蛻并大桑蟲服反四朝而頰紅中泛痘色漸光澤神情未舒胃氣閉塞前方每劑調牛黃半分日投二劑七朝頂白根紅神情半爽身復壯熱仍用黃連減蟬蛻桑蟲守此一方、成漿結靨至十六朝邪毒退聽正氣虛復瘢痕尚燥幾及一月後發血瘋瘡以忍冬解毒湯加生地黃連赤芍、減紅花又一月而全愈

中明毒瀉嫩腫

痘有毒盛鬆透于外者肉地即腫必因痘腫而腫裹必綻突色必紅潤若郛廓則平痘色則滯肌肉掀腫如吹按之板實此一身領毒之氣悉為毒錮一任梟毒衝突于身所謂難療肉腫痘不腫者是也此毒不驅七日必至内攻而斃

附一治驗

復菴慎老先生一長公字其章者九歲時痘烈熱如焚紫滯乾紅窠囊平板無一隙地通身掀腫如吹函體強直如鑄仰卧而不能轉側猶如捆綁痛

楚非常，叫喊不已。此爲毒烈入表裏，倂狂。以大黃八錢、石膏兩餘、生地兩半、黃連三錢，佐以清燥鬆肌，透表活血，更以猪尾膏調入盞餘，日服二劑。六朝，勢不稍緩。時值炎天，晨熱如爐，以藤葦鋪地，以安之，猶云背下如火。外取三七草搗自然汁，用鵝翎以拭之，仍以前方服過八朝，景色如故，計無所施，將濟難矣。醬色而有尖頭者，和六一散爲細丸，又用六一散和冰片二釐，研勻爲衣，燈心湯送服。逾時身振體戰，其汗如漿雲，時瀉出大黑螺々汸於々肩

背四肢十五六處烈熱稍和痘即肥紅光澤方得
屈伸轉側終是悲楚未開水來不粘尚痂可畏其
疔即以銀針挑破用臙脂膏貼之仍以原方首尾
尾一轍而得成漿收結痂靨收功二十朝外以復
生瘡疕骨又生癰毒一僧治之而愈
中明疕瘩塊

痘瘡輕淺者萌芽發動氣領血載從容散布不但顆
粒分明界地亦不連其色若重而急者朕兆一萌毒
鋒如射或上竄或旁溢任其毒之所至擁突如桃形

如癍毒是謂疙瘩塊痘未及是毒先湧發驗其身熱如炮神情躁亂咍舌不已叫喊不止更合之兩目昏眊肉瞤筋惕是其症也若以尋常癍毒視之則誤矣

附一治驗

朱嘉直兒一公郎一日熾熱煩躁愁容萬狀臘後先起兩毒如桃不知其為痘之疙瘩塊也翩即見痘稠密乾紅僅不細碎然窠粒不鬆以必勝湯加人參自二朝服至七朝大便日去四五次色漸肥紅囊漸鬆泛神情頗安大有行漿之勢第壯熱未

秘々一老嫗譖曰症々惟恐脾胃不實反用大黃宣他今痘根俱泄出矣相公當個有主意果感々其言遂中止兩日漿亦中止神情復躁熾熱更甚頻頻乾嘔頭面破傷戕牙口穢若腐脣々焦裂傍徨之極復邀余視余諭之曰中氣果洩無論别症有不頭溫足冷者乎何以其熱更熾耶急以前方加黃連減蟬蛻其破傷處以藥胭脂貼之至十一朝破傷復灌通身漿亦復行兩痘瘩併成一大々片黑硬成坑亦以胭脂膏貼之越三日其々片腐爛膿漿

旁溢軟稍稍拭乾重貼十六朝漸爾收結胃氣漸復諸症漸得平復其疔至廿朝外收疤首尾以一方成之以內生生府終以清熱解毒收功

中明預封預腫

痘至五日期起脹光壯而因痘脹而腫眼因面腫而閉此勢之必然者也痘若平而不起板而不鬆惟皮肉掀腫目胞擁合此爲毒騰湧不受氣領不爲血載惟毒縱橫是亦毒參陽位之一症也前人所以謂面目預腫者不治及早改之容或可救

附一治驗

一友許君幼時見痘細如針砂頭面撒腫未及兩朝而眼即矇閉熱如炮熾愁楚之聲不絕以必勝湯加黃連石膏連投三劑即大解七八次而細碎者悉行退去兩目仍開熱亦減半痘雖成顆尚須陷不鬆乾紅未潤前方減黃連石膏服及七朝囊鬆色潤眼封鼻塞八朝有放白行漿之勢未得沛然大便約去二十餘度始如膠漆繼若清水乃尊疑其虛滑不禁果爾痘變灰白矣尚嫌伏毒鬆而

未暢故下利清水暢則矢必黄結矣仍以前方服及十朝漿足胃氣漸開十二朝神情開爽大便頓實收結而愈後左小腹發一餘毒以忍冬解毒湯收功

申明紅絲繞目倒竪睫毛

紅絲繞目者有血絲遶于睫毛之下也睫毛倒竪者眼睫毛根根如針簇也此伏毒衝擊于脾之使然各臟凡有伏毒即是惡症至於脾最惡矣僅在兩腎之上部居心肺肝部之下毒愈下而透愈難脾受衝擊

所屬之地自失其常所以睫毛倒豎血絲遶目畔也較之腹痛脣腫等症殆有甚焉者矣是屬毒聚陽位之一症也

附一治驗

箬溪禹翊老一公郎痘顏可謂明潤粗壯道中一友目之為順候以平和升發之劑主人以夜不成寐身體壯熱為慮不知更有血絲繞于目胞之下睫毛倒豎如鎗可慮更甚若壯熱不寐又其次矣喜僅在三朝之內猶可攻遂用大黃三錢佐以赤

芍紅花地龍大桑蛀餘不免鬆肌透發之類服至
五朝血絲漸淡而眼合壯熱稍和十朝漿足肥濃
收發似乎可已兩第太陽未服毒根猶未盡徹神情
未爽恐虧一簣大黃與桑蛀服過十三朝方得如
意而回

申明痘如蒙垢下穢嘖人

痘如蒙垢　于灰灰而囊薄色白者此氣血不足
虛之極也灰而黯滯囊老板實此氣血為邪毒壅塞
不能煥發其華色赤黯者其毒愈深若兼之于下中

穢氣令人難近此毒固盛而烈火尤內斂者也不可據其似而失其真也

附一治驗

一宋姓者三歲一身痘顆稀疏綻突而根無盤暈其色則晦滯灰黯宛若爲塵垢所蒙體不甚熱以中穢氣滿腔躁亂不寧此係熱毒過鬱于內故見症乃爾身熱則不熱也是病在血而不在氣以大黃紅花紫草赤芍丹皮地丁荊芥山查牛蒡相三朝服至六朝色漸紅治亦漸安八朝頓熱如火穢

氣減半須白根紅減紫草紅花赤芍加生地黃連九朝漿成迅速寢食漸復以忍冬解毒湯調治收功

申明發始咬牙

鬭牙有血虛有熱毒大都漿後者爲血虛漿前者爲熱毒然漿後而猶因熱毒者有之未有發始而血虛者也往往有痘方二三日而便鬭牙者有見點而即犯此者更有痘未及見一發熱而相戛作聲者無論痘未及見就在放標透點時血初定位縱血虛之人

血亦何自而虐致齒失其養耶明是毒火肆虐不必
參合形色內症自是燎然

附一治驗

一張氏之室年十九歲忽然壯熱如烙喉間刺痛
不能嚥津咬牙不已神情躁亂次日即見痘如針
砂色似胭脂道中一望而去者不一矣其症雖惡
以其尚在初朝毒無定位以大黃石膏各五錢生
地七錢餘佐以荊芥地丁丹皮赤芍乾葛玄參牛
蒡木通甘桔用蘆筍一兩許煎湯代水日投三劑次

日三朝頭面即顆粒分明前方更用蚕蟲一大枚五朝色轉肥紅七朝放白九朝漿勢沛熱咬牙方止熱猶大熾僅咽稀粥碗許猶苦難吞十朝頭面堆結愁楚未舒十二朝血收氣足回膿結靨發臭難近飲食大進諸症悉愈首尾以一方成之

申明發始弄舌

舌者心之苗心寧則舌寧心擾則舌亂因心家離屬火雖若易動然下交于腎得坎水相濟而成其為火者故為君火當寂無所觸其何弗寧者惟是邪傷熱

毒衝突其經以火濟火二火相併其苗自不能寧痘瘡自内達表非火不透痘之順者其熱温和容火不熾於心何犯即使險者因逐毒而壯熱者有之熱因逐毒而壯猶為發揚鬆透之火於内亦不擾擾者險而逆矣烈毒内炎燔及少陰非躁亂無聲即呼喊不已非躁熱如烙即汗出如油痘隱隱于肌肉之間非紫艷或攢紅痘難卷舉類多如此再言其能免乎是症燔熱者攻而凉解隱伏者攻而散達斯得之矣

附一治驗

金友張見一公郎二週癸巳季冬忽一晚身熱躁亂咬牙弄舌痘象迭呈以清肌透毒湯加大黄牛蒡青皮時值初寒佐以炒黑麻黄羌活二劑後梟毒騰湧躁亂更甚兩目彷徨啼號乾嘔筋抽脈暢大便傾瀉如注此熱毒内亂下注大腸不容傳送而故湧泄也乘痘未見勢雖猖獗毒未内攻因勢而利導之是攝萬象于兩儀淵藪在此前方減羌活麻黄加丹皮地丁木通二劑後瀉即止諸症未降以衡突之勢稍緩不至奔騰下注耳所謂大黄

能止瀉信不誣也見標數點于左額細如針頭當喉十餘點犯鼠跡咽痛照前方倍加大黃隨伭參每劑和豬尾膏盞許大桑蟲一枚日服二劑次日三朝天庭清楚但是不鬆地角細發即以胭脂膏腮之右顴不成點身半分珠其間遊蚕珠殼者不計其數悉如前方至五朝舌上右顴方見點點皮脫皮乳不能吮食之于熟紅棗不變而出大便復去五六次以全體毬毒瀉發火性奔騰不暇分消而鼓直出是謂邪熱不殺鼓前方減葛根加白

至七朝痘漸肥紅八朝在顴及遊蠶珠殼俱起脹
大便去黑垢甚多如膠如漆日進米糊二三碗兩
太陽未能起脹以毒根未盡透也日服大棗蟲四
枚豬尾膏盞許前方減蟬蛻加山甲生地十朝通
身漿足次日漸漸收結大便復止寢食俱安聲音
不亮間或咬牙前方減山甲大黃及半加金銀花
甘菊外以牛黃半分日服兩次十四朝諸邪退聽
調理收功是症始終以攻毒疏透為主補托收斂毫不
與焉即寒涼之味亦不相及以熱毒深藏隱伏也

痘本凶暴無倫朝頭與甚風波末路得無餘症皆得畢圖之力也歟

中明兩頰通紅痘無一點

兩頰係一身痘瘡之主氣血領載之會先於此地透發後及其餘見氣得其暢故領毒而先後不紊得以此地分根不連其色見血得其和故載毒而盤暈圓淨若一片通紅是血被火灼而妄溢毒不受載矣不見點粒是氣被火蝕而過鬱毒無所領矣氣血俱為所害僅以凉血升透成何濟耶

附一治驗

蔡文清兒五歲一夏忽一晚躁亂如涸轍之魚既而昏憒面如土色兩目失神若立刻可斃者以大黄羌活青皮紅花蟬蜕姜蚕炒黑麻黄荆芥穗木通山查連投二劑次日神情稍醒兩頰通紅身上見痘數點點前方減麻黄姜蚕加丹皮地丁赤芍和猪尾膏半盞三劑身體壯熱人即醒豁兩顴隱隱見點如針砂頷下稍密近丁托腮即用胭脂膏封之身間珠穀甚多壹音不稀痘成顆但嫌乾紅少潤

前方去羌活加黄連生地每劑和入一大蚕蟲四朝頭面即清楚五朝色轉紅活鼻塞眼封七朝珠殼起頂食薄粥一茶甌大便日去二四次九朝頭面堆結身上漿滿壯熱未和腹痛異常愁楚不能轉側倍以大黃臨服調入化毒丹二三匙十二朝痛漸緩漸得轉側飲食大進以忍冬解毒湯調治回好

中明瀉出如針

夫痘瘡形成于氣毒受氣制者出必漸次雖密亦分珠圓綻以毒輕鬆而氣得以拘領也毒若雄猛則氣

不能領一任毒之奔騰所以湧出而不得漸次氣更不能均一任毒之縱橫所以細碎而不成顆粒症之蛇皮蚕殼皆始于此其瘄甕在七朝本無治法惟於放點之初見有攢簇不成顆粒者速即攻之令洶湧之勢大挫其鋒遏鬱之氣得伸其令庶乎密者可以轉稀疎細者可以轉稀落此稀症之秘訣也但當治之以早是症令一越宿毒即有定位三日內攻已成牢不可破矣儘有一見點而攻不退者必至蛇皮蚕殼亡之其命也歟

附一治驗

錢棨老一公郎忽身熱如烙次日瘄即一齊湧出細若針頭自頭至足渾無隙地色滯乾紅時時乾嘔徹夜無寐以大黃為君佐以青皮山查荊芥地丁蟬蛻赤芍紅花紫草黃連木通臨服和豬尾膏一盞連投二劑第二日兩頰即成顆粒但界地未分至三朝通身亦分珠磊落第壯熱未和乾嘔稍稀前方加生地五朝肥紅光澤熱勢減半前方去蟬蛻黃連加甘草八朝放白成漿稍思飲食去紅

花紫草猪尾膏加連翹八朝後壯熱大渴時或咬
牙仍加黄連重以生地石膏十二朝諸症漸退寢
食漸安方以忍冬解毒湯調治收功約用猪尾血
三碗餘

中明黑陷歪斜

氣得其暢色血成圓而鬆透血得其和附氣成暈而
紅活反此自平陷歪斜乾紅滯色甚則其黑硬矣以
見梟毒縱横氣血瘀滯川紅散見且凶况報痘乎希
冀挽回豈徒事升發之謂歟

附一治驗

閔姓木兒一公郎報痘于脊黑陷歪斜按之板硬餘痘隱躍于皮肉間點粒甚細色滯乾紅踈亂不寐體不甚熱速將母痘挑破以胭脂膏貼之用必勝湯減生地服四劑後報痘圈即鬆但盤即紅潤中心尚黑餘痘透發成顆未能光壯照方用生地減桃仁乾葛加姜蚕每劑和大桑蟲一枚五六朝起綻如珠主痘成漿如爛頭廊神情未快飲食未進九朝漿足飽滿寢食得手十二朝收結俱得灌

然方用解毒養榮調理收功

申明紫背浮萍

症之色血之色也血和紅而能潤血熱其紅若絳矣熱劇則紫紫黯則血瘀矣至如紫背浮萍較之紫黯不更甚乎緣爲血被火灸榮失其榮致色乃爾更受逼迫血失其位致見此班古人棄之不同若在初見其血瘀而未死及時破滯瘀毒得活其班漸淡漸退儘有可活者僅以活血之劑而希治之必至就木而已

附一治驗

閔明生兒四歲一發痘稠稀疎顆粒細結俗呼為不痘者是也兩頰界地不清周身乾紅晦滯至胸腹間徧滿此癍眉愁腹痛廢食不安身不甚熱以必勝湯撤生地加紫草每劑和猪尾膏半盞日服二劑至五朝癍色漸淡兩頰漸清前方減葛根蟬蛻用生地當歸九朝其癍悉退漿甚足滿腹痛頓止照方減桃仁紅花并猪尾膏次日收結甚速身體反熱十一朝根盤復泛兩顴痘內纍纍重出二

痘但神情爽朗不為搆抗仍用大黄蟬蛻赤芍金
銀花荊芥當歸牛蒡地丁山查服至十五朝半漿
半靨糊模收結嗣以忍冬解毒湯全愈

申明蚕癍

蚕癍者有點不成顆有粒無盤暈似乎蚕疤者為蚕
癍點子雖同但蚕疤鬆而散此則斂而結其色紫其
點細較著紫背浮萍其勢略緩亦以血為毒瘀外見
此癍内瘀不破必然内潰是亦不治之症也

附一治驗

庚辰臘，北玉兒三歲，一公郎一晚徹夜躁亂，兩眼矇矓，次日發出一身蚕斑，摸其體膚頭溫足冷，神情昏憒，是毒，伏藏于內，血受其狹，凝結，成疹外呈此象。幸在發女后，庶可破瀉。此疹一活，不惟毒透，并火亦鬆。以必勝湯，生地換歸尾，用大黃五錢，桃仁三錢，服過六劑，斑不見退，痘不見起，更佐猪尾膏盞許，并大桑蟲，和入劑內之，以助之，服過十一二劑，斑漸淡漸退，而痘方見點，三朝即齊，痘可數紀，蚕斑悉退無餘，神情始終不悶，與乳食點滴不進，前方減葛根蟬蛻服至八朝痘將收結景況依然大便日去十數次如藥水終是藥力未充守前方服及十二朝痘痂悉褪胃口只是不開若謂胃氣受傷何以痘能透發以至落痂若謂痂落無恙豈有絕穀得生者乎熟思其故是症本無餘邪自未能淨乃主前方直至十六朝胃氣頓開神情始快大便即止以三歲小孩大黃約用斛許而得收功以見有病病受如此

三

救偏瑣言 三

救偏瑣言卷之六

申明貫珠攢簇怪痘

痘不在乎稀得勻朗散布雖多何害若連串貫珠有形相似而離乎其間者若堆聚攢簇有象可名而間乎其內者有一於此空地雖多亦何取焉須知爲毒深藏氣血錮閉毒無領載痘不得達故多讓地內部受其殃其貫珠攢簇者爲毒衝突氣血不能駕馭一任毒之縱橫凝結成條者外見連串貫珠團結成塊者外見堆聚攢簇誠中形外信不誣也是毒積而不

鬆伏而不透猶賊之巨魁也此毒不治諸〻症皆爲抗
拒治不以攻治之何益巨魁擾首前途不戰有倒戈
之勢照世於貫珠者智矣不察而多怨於擯簇者歸
咎于命而棄絕焉興言及此〻亦慘甚矣〻庶狀其圖象
或得觸目經〻心詳其治法或得挽回於萬一未必無
小補云

遊蚕

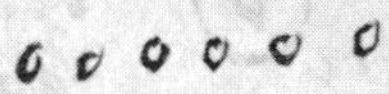

是痘貫珠成條其形如蚕故名遊蚕有稀密有長短身上者輕頭面者重身上短而稀所見無多者輕長而密更繁多者重重則必攻令鬆透如一赤豆莢其毒方起

燕窩

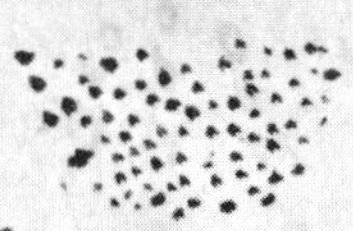

是痘攢簇纍纍象似燕窩而名者也單見尚重見而不一者不急治攻之抵令鬆活如餅其毒不化以油胭脂乃化毒丹用錦紙攤貼更使以猪尾膏大蒜塗

疊錢

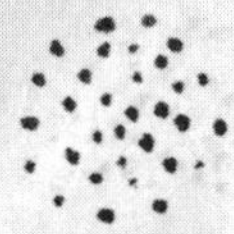

是痘圓圓簇攢總不成疊錢許之天故名之也僅見三者輕多久者重則必以藥胭脂膏封貼又和猪尾膏大蒜搗千劑內透之令毒如蒸斂其毒方透

雁行

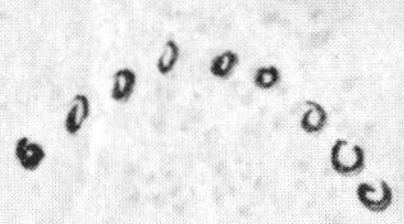

雁行者狀似遊蚕但曲而甚長且排行而名雁字也單見者亦重不單者更重速攻之鬆若遊蚕而毒化矣

鼠跡

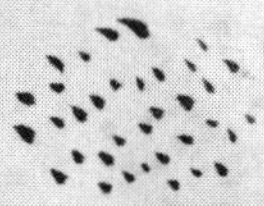

是痘或因五粒或六七粒相簇，如鼠跡，故以是名。無多者輕，見于周身則重，重則必攻令相併成泡，其毒方鬆，劑內調以化毒丹并猪尾膏。

蘇沙

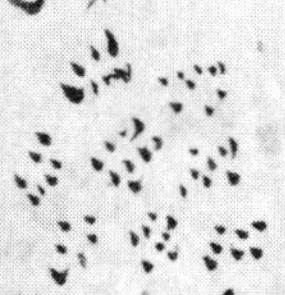

蘇沙者，其痘扁濶歪斜，無頂無盤，有細點如沙攢簇于囊，宛似蘇沙而名之也。可以數紀者輕，細及者重，重則必攻揭令鬆撞出其實，殺其毒纔化而成漿。

珠殼

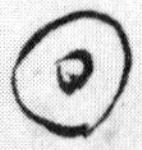

珠殼者，其痘有頂而平，四圍貼附一細圈，宛如珠殼。無多者輕，及于周身則重，重者必攻揭令圓滿後，夫其毒乃透。

鳥跡

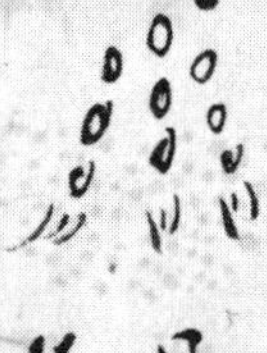

鳥跡者，連串二條，頭殼腳開，其痘形如鳥之蹤也。單見者輕，五六成串重，重者必攻，亦如蘇沙搓透為準。

蟹爪

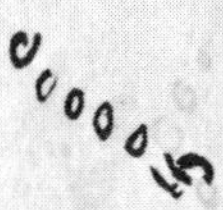

蟹爪者貫珠連串粒細稍大，稍有隱隱黑點如髮，竟見與蟹爪無異。無幾者輕，繁多者重。重者必攻，其形繞脹成條，而毒無盡滅矣。

蛇皮

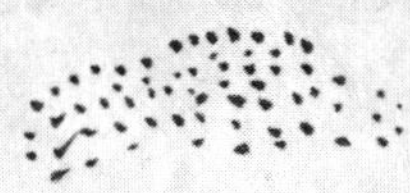

叢簇成片，散漫無均，形似蛇皮而名之也。見此不治成見點之初，燈下照之，隱隱簇簇，細密無倫，將形未形之際，即便攻之，佐以豬尾膏破之，不使其成底，可以有為。

覆底

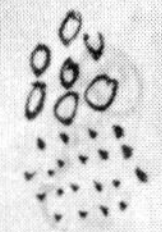

覆底者形似蛇皮，不若蛇皮散漫，而隨處皆出，其形稍小，更得早治，底可有為，速以豬尾膏加入攻毒劑內，並大桑蟲透之，急以藥胭脂膏封貼，令得膿水淋漓，方能痊生。

蟢窩

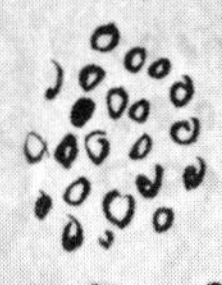

蟢窩者較疊錢而更大也，乃別其名者，其形大，其毒更重也。即座攢無多，毒已不淺，攻之自不容已，佐以大桑蟲、豬尾膏加入，以藥胭脂貼之，得膿治平，始方可成漿。

螺疔

其毒頭大根大頂黑形若螺
肉深入于肉裡有大小有淺
挑其口圍挍破治法先于餘毒者
放出血時而即見著最惡先以挑
破即將瘡服之藥大人含之
中吮其數次隨用此法

紫背

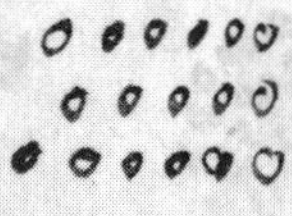

麻之形似疥其色似瘡之背
紫而黑點有大有小之背
點手按無形無數依至螺
多者若較急宜以毒破瘡
弱令漸淡淡而退去之方
回生必須年圖

環珠

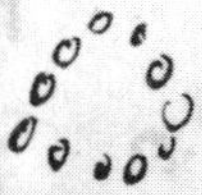

是瘡連串環繞故以是名有瘡
因鐲沮之瘡即如鐲而繞者有
項以圈攣瘡即如圈而繫者
于瘡稍稍輕于項稍重因沮允
重無甚更至非特項瘡為
然頭身亦有之凡見宜攻

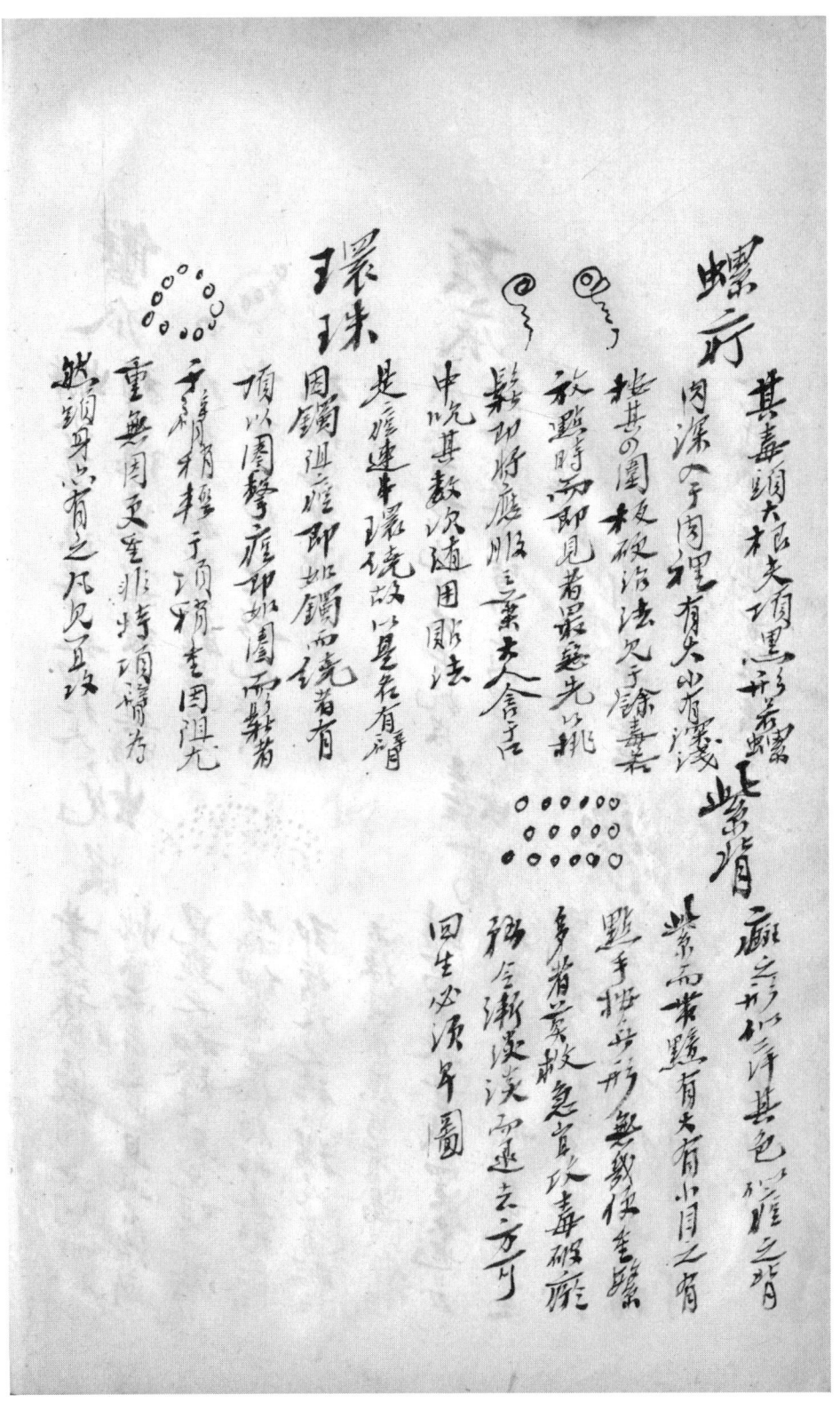

遊蚕治驗

吾宗漣濤四歲一受身熱如火神情昏憒兩頰通紅鼻衄成流身上隱隱數點色滯乾紅以必勝湯減紅花地龍加桔參二劑後紅中泛點細碎如麻周身稠密如鋪而多遊蚕珠穀亦間乎其間前方服至三朝兩頰界地未清却成顆粒滯色纍轉每劑和大蟾蟲一枚六朝滯變為紅色猶如絳唇腫裂前方減蟬蛻葛根加黃連石膏七朝放白珠穀泛頂九朝遊蚕綻脹成條時或咬牙腹痛熱猶

火熾十一二朝頭收斂而血燥身燥滿而盤暈猶
赤神情尚困而未舒以一方貫及十六朝發其異
常二十朝諸症頓愈寢食得安而收全功後左眼
赤痛多淚以撥雲散治之得痊

蟢窩治驗

張又阜兒一小公郎方一歲一日壯熱如烙徧體
如霞症不甚密色滯不手有蟢窩見於手背神情
愁楚不時叫哭是腹痛使然以消癍快毒湯加大
黄臨服和藥蟲一枚日服二劑手背以胭脂封貼

六朝霞色清慈膚散手背鬆浮泛白七朝氣尊血
附根故白戊漿熱勢減半去大黃蟬蛻黃連加連
翹信參日服一劑十二朝回好

疊錢治驗

一錢氏子四歲痘在五朝唇烈掀腫體熱如火頭
面稠無隙地身上跡朗板實攢紅四肢胸腹疊錢
者不一而足躁亂不寧以涼血攻毒飲加山查地
丁減犀角加大桑蟲一枚日服二大劑更以金汁
日服盞餘外用胭脂膏封貼至八朝鬆泛如蒸餅

十朝通身漿足十二朝發臭收結十四朝身熱始和寢食俱安·方易忍冬解毒湯收功

珠殼治驗

韓八龍兒一小郎六歲乙未仲夏一日忽體熱如爐頭面通紅神情昏憒見痘稠無餘地僅不細碎盤若塗硃內有珠殼幾半以涼血攻毒飲倍生地大黃去紅花紫草加玄參地丁四朝加黃連每劑和大桑蟲一枚五朝神情清爽七朝珠殼皆透減蟬蛻葛根桑蟲九朝漿足十朝紅暈漸淡飲食漸

進頭面收結十二朝壯熱方和遂去大黃減生地及半十六朝回足如此血熱不致帶火成痂爬肌拆肉大黃生地荊芥之力不淺也後以忍冬解毒湯調治落痂未久腠理未固餘毒亦未盡淨見風太早忽爾昏暈急以疎風消毒飲而愈

鼠跡蠶沙治驗

吾宗僩如一子一日身熱如火汗出如油神情困苦難支似痘非痘數點隱隱于頭面色滯乾紅痘本是而若非且熱如火汗如油非惡痘不爾以清

熱透肌湯未用生地加大黃二劑後次日頭面細碎如麻身上見點處若集隱伏處若無此氣為毒滯而通塞不均也又二劑頭面顆粒分明色亦覺潤汗即頓收徧體湧出肉間鼠跡蚤沙難以數紀囊窠不鬆色近于血此血為毒鬱而未著非血虛白也不則有之體兩局者乎前劑每服和大桑蟲一枚五朝窠腳漸鬆囊頂未起色轉深紅神情得定熱不消減前方重以生地加黃連石膏至九朝頂綻食減稀粥碗許十一朝鼠跡與蚤沙漸得坑

脹如泡而漿俱濃，十四朝盤暈始淡，頭面收結，十六朝身得溫和，胃氣日強，方易忍冬解毒湯調治，至二十朝收功弗藥。

雁行治驗

有一段氏子，三歲，見症三朝，兩顴細如蚕種，皆多雁行，更有蠶沙間乎其間，椒紅其色，味鹹不已，熾熱如焚。以清涼攻毒飲和桑蟲一枚，日服二劑，四朝顴即成顆，六朝色即紅活，八朝怪象俱統脹液白，十朝漿足，猶然憊楚，不能進食，一方服及十四

朝眉宇方舒得進飲食身體溫和一朝霍然收靨

落痂而愈

蛇皮治驗

一女年及十四歲倏然身熱如火神即昏憒兩眼

如畏刀鋸徧體如霞瘡未及見死期若將至矣即

以大黃石膏一兩生地七錢佐以荊芥赤芍青皮

葛根木通牛蒡日投三頭計次日午後見瘡細似

坭沙色似礬紅通身無一隙地前方又服四劑即

咸點粒却稠密如鋪方時腹痛略知人事大渴不

已揭衣葉被之前方如黄連犀角生地兩串半升大棗
蟲服至九朝始得紅潤周身起脹十一朝貫膿速
成一片如松皮不能轉側大便日去四五次水米
不沾十四朝發臭滿室頭將收結原黑如煤身若
寒戰熱仍如火一方貫至十六朝頓思飲食夜臥
得半熱渴稍減二十朝外亦成一片如蜕一殼得
脱此難方易忍冬解毒湯月餘全愈約用大黄觔
半生地石膏二觔餘是症得治于未見之前更得
首尾一轍庶得挽回若今見點其勢便成牢不可

破矣

蟹爪治驗

中介閔老先生三公郎方半週痘出稠密如鋪色滯乾紅窠粒平板肉多蟹爪身體壯熱脈揚筋抽時在二朝以鬆肌透毒散加大黃七分和入桑蟲錢許一枚日服二劑汁次日粒數即松起四朝紅潤八朝鬆活九朝行漿遂減大黃十朝安眠乳食如故大便如常收回而愈

燕窩治驗

徐明涵一孫，身熱如火，燥臭如烔，兩頰通紅，頭面胸腹肩背四體痘密無容針之地，頂陷囊實乾紅紫滯，叢簇象燕窩者在于大股，大便日去三四次。始事者以斷無生理而勇退矣。余取其囊厚色老，雖密成顆，可異者此耳。以大劑必勝湯用大黃五錢，生地兩許，如石膏兩半，每服和一大桑蟲，日進二劑。服及六朝，頭面起脹，眼封鼻塞。八朝胸背鬆透，色轉紅活，頭面成漿。十朝燕窩繞脹如蒸餅，身漿亦足，第熱猶火熾，愁楚未舒，自膝至脛猶紫滯

不鬆至十四朝腐爛作臭緊皮近肝經相毒盡發了
外發食積漏方易忽各解毒湯成功漸落靨至十八
朝收功弗藥用大黃一觔生地石膏二十餘兩痊
後大便但嫌燥結

烏跡治驗

吳大維兄二公郎八歲患痘顆粒頭朗有烏跡其
形于肩背兼多珠殼囊窠通身平實乾紅色滯熱
熱如炮熾容可掬云胸腸煩悶難堪以涼血攻毒
飲重以大黃加石膏地丁山查四劑後胸腸漸寬

滯色漸活第紅艷若絳前方加黄連并大桑蟲每服和入一枚又六劑頭面遍身起脹鼻塞眼封惟烏蹄與珠殼未鬆毒根猶未透也更信以大黄地丁加山甲至八朝珠殼者圓綻加珠烏蹄者綻脹成條九朝膿漿飽滿飲食大進大便不過三四次總是煩熱不減紅暈掀赤前方減山甲蟬蛻紅花倍以石膏生地服及十朝熱漸減赤暈漸淡頭漿斂而身漿稀減石膏大黄十二朝收靨過半渝變順矣是晚徹夜不寐氣粗煩悶腹脹如鼓變出意

外者以為伏毒未盡而囊無不綻漿無不滿者以為餘毒歸内而血收已盡痂厚而肥決無手脉氣以洪滑有力知其飲食停滯究之果然以寬中透毒湯減陳皮加萊菔子大腹皮外用山查二兩麥芽一兩煎湯代水服二頭汁腹即轉動遂解而寬嗣以忍冬解毒湯調治收功

頭面逆痘治驗

同邑鍾徽老九歲一發即見痘一朝體不甚熱囊窠不鬆不齊痘色不潤不乾痘顆疎朗似乎險中

之煩及神情則愁楚異常云胸膈鬱悶目睛昏定身無安放此伏大伏毒之先象也以必勝湯去桃仁生地連投二劑次日顛上發起寸許血絲兩條一橫一直如反手丁字此非尋常血絲路也貫珠而未能透耳更以豬尾膏每服和入盞許又二劑至晚漸粗如錦纔而更粗如芥仍以前方和大棗蟲每服一個五朝方透點于血條密排二十餘顆遊蠶最惡者也身體大熱紅暈如硃胸膈稍舒原用生地減紅花葛根蟬蛻加黃連石膏大便日去

五六次飲食未思至九朝諸症峻頂放白成漿甚遊蚕亦繞脹成膿纔撤豬尾膏寢食得半熱勢未減前方服及十二朝胃氣大開夜卧甚熱體漸溫和漸次收結而且嘻笑自若矣前方減大黃石膏黃連加金銀花貝母次日忽然昏暈神色俱變撞脉無影變出意外然以如是收局自非溫毒攻心尤非真元虛脫須知遊蚕既見于頭面而常見血絲越三日而後見點此毒伏而又深故前局乃爾結局亦自宜有此變餘毒驟湧一時難以發洩是

冒悶之使然，猶傷寒當汗之象也。仍以餘參如前方速投二大劑，發出如芥如麻血疹一身，即時寬爽而安。又以消斑快毒湯二劑，翻以秦艽和解飲調理全愈矣。主人明理，始末信從，不則未必不致虧于一簣也。

覆底治驗

有馮姓者，江右一遊客也，年踰不惑。一日壯熱煩渴，目紅，腹痛，沖沖欲嘔，擬以感寒，萊菔湯一碗，下咽俄頃，煩渴倍甚，吐出血水碗許，內有血絲，邀

余診視其太陽有二三點是痘顆粒不鬆乾紅色
滯余曰凡痘矣此翁愕然曰痘果未曾今在客館
奈何余以無慈慰之速投消斑化毒湯用大黃三
錢二劑後隨出一身細者半粗者半紅艷如硃稠
密如鋪熱更如烙信以大黃又加石膏并生地俱
兩許臨服和豬尾膏半茶甌日投二劑次日三朝
痘即球朗細碎者不知從何去矣色亦可觀煩渴
減而熱仍熾有覆底者三寸長寸餘潤見于兩小
股按之板實而痛以胭脂封貼前方配大桑蟲每

一服一枚，六朝眼封鼻塞，八朝行漿稀底，起松臺之前方減，蟬蛻、桑蟲加牛膝。十二朝忽思粉食，以糯米水圓食之，甘神情爽朗，自上而下次第收結，稀底減，膿減，大黃、石膏加金銀花、貝母。十四朝兩小股腐爛作臭，廿餘朝全愈。

環珠治驗

一兒三歲，忽身熱如烙，膚紅，莊錦煩躁啼號。次日痘即湧出，稠無隙地，兩頰如泥沙，乾紅滯色。臂上鐲痕痘如纍珠，纏子密密環繞，又有錢許大者一在于肩一在于腿窠粒板齊界地連環紫滯以必勝湯滅蟬蛻地龍加黃連止服二劑次日頭面周身即疎朗成顆色俱明潤痘著破換惟四處環珠形色如故症亦未滅以一二方服及十二朝痘得次第應手症亦遂日平復以忍冬解毒湯調治收功

其下圖像

指貫珠攢聚或見于頭面或見于周身部位者也

覆釜兩截

是症蘊聚于巔頂，如釜之覆，名曰覆釜，是毒發湯症之險症也。其餘疎朗明潤者，以鬱服通聖散和豬尾膏以毒丹治之，外用胭脂膏搽貼。更稠密大熱者，必加大黃、金嘴水，痛爛其毒方化。

是症上與下綿密，如鋪中段絕無一點，總毒擁于上下，氣血阻于中宮，以致上下隔截，症之最惡者也。首尾一以攻毒為主，尤以豬尾膏、地龍、金汁，氣血疏達，要截處得散，散透點方可挽回。

蒙頭纏腰

是痘繞頭，胷項有似兜帽，故名蒙頭，毒參陽位之首惡也。餘更稠密火熱者，不治；治則必攻與瀉，登同法必早圖，可挽。有獨發于大痘者亦是蒙頭，餘者疏朗明淨，體不識焮不必用大黄。

腰者，腎之候也。連串環繞于此，象毒伏于腎而有此象，有珠之最惡者也。餘即疏朗，不得視為美；治必以攻，得此纍纍繞成一圍，必紅呈美方不為害；否則痘縱可觀，九朝忽然悶亂，更焦紫而斃矣。

托腮鎖口

頤下亦腎經所屬疔瘡攢成一片是爲托腮清熱爲其所阻頭面必不能起身更可知瘀濕熱偏可立而待從來不治若見點之初毒勢未成以治蒙頭之法治之亦可救一二速宜封貼

雙鎖口者兩口角左右一一桂核旁疔獨大核廣而無膿者是也此毒壅于脾而有此象口乃脾之竅飲食接送之門可令毒氣壅此地乎治法輕重與瘰癧一轍有遲早遠于上下唇畔亦是

鎖項攢背

項係水穀之路，呼吸出入之門。瘰癧連串環繞于此，是毒鎖咽喉，與痄腮無異。咽嗌水喻，皆由此耳。但屬不救，但得救點之初，即以清金攻毒散并猪尾膏，杜患于將萌，察首乃起。毒發于背，係關生死，況之痓攢簇遶地，皆出而行，今此地根存乎。攢而得斯者，以殺淋透毒散合化毒丹、猪尾膏治之，外以胭脂膏貼。攢大而更發熱如火者，必攻，須得腐爛，方可處生。

囊腹攢胸

腹近五内猶之同室與他處不同一有受之症毒即囊裹提于反掌但此地空濾而未得為去者矣未有此象如囊裹而得無恙者也治法攢背同

胸與腹俱近臟腑攢胸猶之囊腹調劑之法亦與攢背同

咽關　攢膝

咽關首候攢簇而起疊錢者也，若嬉竄則尤重矣。咽與項皆水穀之路，呼吸出入之門，其害與鎖項無異。鎖項之害，痛在環繞；咽關之害，痛在攢簇。治法與鎖項同，更以咽喉膏貼。

兩膝攢簇如餅，毒聚于此，緊不紅達，足脛而疼，膨于一簣餘地之無之症，更之症內症止，以膨脹而逆，去毒散加牛膝合化毒丹治之，并用咽喉膏貼，更多慮象兩之症者必攻

鎖唇蒙骱

唇者脾之華脾臟安和之症不相反更得溫潤不則攢聚于此有黃熟如臘有嘴突如雷有黑硬燥烈而血迸皆毒攻于脾氣久于唇如無他症浮黃散合豬尾膏治之更壯熱如炮者必攻

症攢聚于耳後高骨是謂蒙骱亦腎經伏毒之一徵也頭面餘處皆稀止此犯忌以鬆肌透毒散加元參合化毒丹豬尾膏治之外用貼法更稠密而炮熱者必攻

披肩托鬢

披肩者，如其肩而兜罩也，較之于背稍輕，然臟府真氣所繫之處，即風跡之蹤，似尚屬可畏，而況攢布底乎此，毒不繫其精圍閉上下阻塞，治與攢背同法。

鬢接太陽鼻毒起，伏于此，取驗之法，症若重，鬢極稀疎，必此地焮腫如蓮瓣，以及正面腫脹如球，毒根方透，不則此地不腫，即通身先壯毒根猶伏，厥後絡敗，可令狂惑于此乎。

治法與崇散同。

鱗坐

囊球

鱗坐者其臀攢集如鱗也穴屬環跳部位又至陰之地故發緊不過環跳者不治平而乾滯者難以通暢散加牛膝枝而紫滯且熾熱者涼膈攻毒散減去根亦加牛膝俱合以毒丹并貼法

瘡得陰陽和暢雖重無害陽缺乃下焦陰陽交會之所故陰上先收者吉取其下焦和暢也于此若囊毒壅交會可知上下相困下壅則上閉治以散結湯化毒丹熾熱加大黄石膏

覆釜治驗

歐餘方老先生三歲一公郎痘顆球朗却色滯乾紅有平有陷顆粒不鬆至巔頂盤集覆釜其形是毒參湯症之一二症也以鬆肌透毒散和大桑蟲錠見起發不能光壯早欲用豬尾膏化毒丹鬆之因與一不韻者同事阻及七日期滯而更燥陷而漸板懸容可捐不容複緩前方減羌防加荊芥當歸臨服和豬尾膏并化毒丹連投二服外用胭脂膏搽貼身即壯熱頭面撒腫通身光壯却徹夜不眠

以毒火潛伏日久，藥與魔戰，以故不寧，藥得其勝，氣血暢達，故得煥發。不韻者不諳是理，第見擾亂，歸咎于生猪血而致變，料不能去邪，退而去。舉家悲泣，孰知猪尾膏最能透伏毒之深藏，毒血内於，非此不活。更有化毒丹潛消默奪而共濟之，毒根自不容藏，次日即安睡。九朝漿行，壯熱如燔，前方減白芷、蟬蛻、蜂房，加黃連、生地。十一二朝漸漸收痂，猪尾膏遂撤。巔頂爆痒之極，仍不能寐，以荊芥穗、金銀花、茵陳、大黃、地丁、甘草煎湯止浴其頂，拭乾復以胭脂膏貼而痒即止仍復胃燥唯結甚厚餘熱未和痘痂亦燥前方倍加生地黄服調牛黄半分珠末一分日進二服至十五朝日漸回和仍内生疳以忍冬解毒湯外用消疳散又數日全愈

蒙頭治驗

孝廉王乃老一公郎未及三歲體薄而兼病後反見痘蒙頭鎖項攢胸攢背而顴細碎滿腹斑點皆紫背浮痒痘色晦滯宛似蒙垢痘症不治不一而足所希冀萬一者惟在初見毒未有定位耳以必

勝湯臨服和豬尾膏盞許外復以牛黃半分珠末
一分總匀在内日服二劑次日色即有紅意兩顴
便成顆粒四朝脚背覺痱瘖鬆綻惟頭與項布而
不清却亦鬆綻腹癍漸淡漸退六朝浮萍悉退前
方減葛根桃仁八朝漸漸放白但寢食俱艱眉宇
愁楚九朝漿行未能充溢時或乾嘔身熱躁熾聲
音半啞以毒大瀉洩也以涼腸攻毒飲十朝頭面
夾紙鬆擡有膿漿滲漏身發綫足十二朝收痂少
潤寢食僅半眉宇未舒十六朝燥之痂復從口内生

府以消〻府解毒散日吹三四次二十朝外方得全愈是〻痘始以必勝繼以涼膈佐以豬尾膏化毒丹繼以攻毒導滯而保元托裏竊談從〻不講及痘得保全而卒無虧于本體見有〻病〻受如此

兩截治驗

予一孫歲未滿週仲冬一日忽然發搐口眼歪斜周身肉瞤筋惕兩眼傍皇以清肝透毒散加羌活臨服調入牛黃丸七分灌下逾時神醒身即壯熱次日便見〻痘頭面細密如〻麻上自肩至乳下自〻臍

至足稠無隙地俱得成顆中段絕無一點此兩截瘡也日夜叫喊不已急以必勝湯減桃仁加當歸佐以豬尾膏日進二頭服四劑後大便去毒垢甚多頭面硬成顆粒身上漸得粗壯大便日頻晝夜約去三十餘次繼之清水若溺夜即安睡遂減大黃至晚仍復叫喊瘡即奄奄不得已而復用晚又安睡次日漿勢沛然乳食大進食之以糯米細圓甚喜十朝頭面堆結甚厚但欠肥潤神情大快第身熱未和不免以大熱一退虛寒繼至為虞大黃

不敢復用淨皮一日燥癢難禁滿面搔破熱血成流又喊不絶口與食則拒要其所以然者以痘犯兩截壅塞固閉之毒餘氣未殄害仍竊發不得以輕鬆者概論也乃以前方加減葛根紅花蟬蛻加石膏玄參黃連是方服過十六朝始得全愈胃口甚强症後精神頗旺

攢背治驗

錫城臧以用兄顧渚老先生之孫也幼時出痘稠攢背頭面稠密如鋪肩背以上紅深如絳以下紫

若胸腹身體燔熱神情昏憒以必勝湯用生地兩許減紅花加石膏黃連俱三朝服及七朝大便日去四五次通身色轉紅潤皆得鬆浮減葛根至十朝頭面盤足皆得腐爛作臭餘亦成盤唇黑如煤熱猶人識一方服至十四朝全愈時有同事日以脾胃為慮余曲諭之得不拒有成

鱗坐治驗

一邢姓者六歲一兒痘及五朝全不起發日夜躁亂如刺在次舉家涕泣以為必斃痘頗疎朗按之

不鬆鬆根窠紫滯頂陷而黑至環跳處攢聚如拳如杞
鎖䥴出形伏毒深藏抗拒諸痘始事者但知疏肌透
發而不諳其故安咸乎暢達無由日奄滯而至搗
癥也急以窮源逺毒散和豬尾膏速投二劑更以
大桑蟲酒漿調服二枚外以胭脂膏貼次日硬覺
鬆泡又二劑七朝痘即峻頂成漿神即安爽但環
跳處鬆而未腫服及十朝漿湯速紙鬆擡如蒸餅
餉以忍冬解毒湯十二朝收結成功

纏腰治驗

一徐氏女四歲痘期兩日甚匀朗稀疎却陷而不鬆紫而乾滯身熱如烙兩腰貫珠環遶而起此症是毒伏于腎貫珠之最惡者也日期尚淺餘痘尚疎猶可挽回恐此翁不明是理辭之弗任不期此翁止此一女豫爲痘計屬意已遠以予弗任大慟哀懇情甚悲切以必勝湯加牛膝黃連石膏稍用炒黑麻黄以行之并和猪尾膏連服二頭計腰痛難忍繼之以汗而欲解解後而痛即止便亦爽快次日二朝凡服藥後景况亦復如此至八、朝而二痛不作矣然其所以然者伏毒之症犯幾朝敗者日期未至毒雖暴烈猶未作難以其尚伏也故爾得安時師不諳而多怨指至發難時毒已潰而無及矣見了機先者攻之而不容其伏毒又盛而未肯遽降藥毒鏖戰自不能寧至于藥力戰勝而貼然矣何痛之有嗣後放白成漿腰間纏毒繞脹如連穀缸豆漿亦滿圓但熾熱未和飲食未前方減蟬蛻桃仁葛根紅花麻黄服及十二朝日漸回和收結全愈

托腮治驗

吾宗叔濬五歲一發烈熱如爐不及一日而痘即見于地角頦下細如針頭而色近白托腮之象未成托腮之頦已露正面周身所見俱不成粒色多攀紅徹夜躁亂將來攢簇之象皆可有者痘難於逆所異者惟在初見以必勝湯減桃仁加石膏玄參日服三大劑頭汁即用胭脂膏封貼次日正面與身即成顆粒却無滿地是方加大桑蟲每服一箇五朝神情得安七朝圓綻肥紅地角頦下陽紙

鬆綻亦得纍纍前方減蟬蛻乾葛十朝紫甚充滿雖壯熱未和盤暈撤紅飲食不進大便日解五六次皆毒垢十一朝正面堆沙漸次收結以及周身十三朝胃氣頓開痘痂尚紫紅暈未得全收服至十六朝諸象回春始終以一方成之纔以忍冬解毒湯加生地二十朝全愈共藥約用大黃二十餘兩石膏二觔

囊球治驗

一李氏子三歲見痘一兩朝色似胭脂頂陷不鬆大

熱如烙煩渴不已並陽求救簇宛在蒸籠內衣
瑜帷蕤蕤再以消瘢快毒湯加大黃石膏桃仁地
丁山查瘕及五朝得鬆六朝見色猶然絳色前方
減桃仁蟬蛻九朝燒退紅暈未淡熾熱復然時生
地已幾十餘兩黃連一兩餘矣至十二朝熱得稍
緩紅暈略淡寢食亦以之而稍安前方減石膏十
四朝先收者疤赤而多浮皮後結者焦焦而紅暈
猶附體膚爍熱如初夫固餘毒之先機也不越二
日神即昏迷從頭至足於空地及疤內重出一身

似痘非痘不成顆粒腳地模糊色如塵垢無一線
地上則抱鼻而更層纍以及人中下頦囊球以及
小便紫腫痛楚非常仍不能食稀粥與之則噦不
與則不思而痘復始矣較之前而更惡此名謂檮杌
痘檮杌乃惡獸其性交寢痘與相類故以是名此
痘古未有之亦罕見耳以窮源透毒散減山甲歸
尾紅花桔梗牛蒡生地黃連金銀花青橘葉臨服調
牛黃化毒丹錢許四劑後色漸紅而猶滯囊漸壯
而猶平服及五朝仍眼封鼻塞七日行漿通身漸

漸堆沙收結痂成一片十餘日而褪及過半頭面
黑硬堅牢反不能落其粟癬艳如螺搨及則痛人
中亦燥裂迸血其小便龜頭於中段腫處頂出陽
球老腐抓肉爬肌有字不飭餘熱不解前方重於
生地兩餘黃連二錢以金銀花湯煎藥服及月餘
而熱始和痂始鬆以熟豬油調入官粉洪其頭面
而得褪改形換相非初褪時面目矣嗣後寢食俱
安調理收功人中與陽球俱陰陽交會之地惡毒
上下閉鎖痘故如此若不閉闢丁之前亦為着見其後

爲若此也

抱鬢治驗

嚴君敫兄一小愛歲未滿週痘鄰于道先見于兩鬢攢簇如麻繼而頭面通身徧及無餘色近於白而窠粒平不鬆體不甚熱而神情平躁亂似虛似實之間然虛者僞而實者真也兼於脈惕筋抽不時乾嘔兩目預腫而預合種種皆伏毒之象而況抱鬢其形伏毒已先昭于前矣一不諳者認爲氣虛痘反有隱意勢甚猖獗急以涼血攻毒飲以當

歸芍生地減去芎加山查地丁甘桔和蚕蟲一枚
日服二劑四朝頭面有鬆意根窠稍有紅暈眼腫
減半因而復用生機在此七朝身體壯熱頭面起
脹頂白根紅眼封鼻塞有行漿之勢大便日去六
七次身尚復然餘症未減前方減蟬蛻葛根原用
生地加黃連服至十二朝身得鬆透寢食得半下
部痘癢極實皮肉擁腫加炊前藥加牛膝羌活連
以牛黃化毒丹日以五分佐之并大蚕蟲至十八
朝身漿始沛并及足脛二十餘朝上糙下結前症

日愈惟眉宇未舒眼閉有瞕仁内生以犀角與小
腹起一大毒如拳以忍冬解毒湯加羚羊角蒄治
赤芍地丁胡桃仁肉炙以消府散至月餘全愈約
大黃四十餘劑桑蟲大小約有六十

申明痘色并治法

痘之色血之見乎外也血和則紅淡而潤紅深如絳
則血熱之驗暗然熱若鬱而不透則火驗不發而紅
自乾乾而至于色類椒皮紫失其紫而血幾于死矣
是紅之最惡者此也熱劇則血瘀而色紫紫而艷雖

瘀而猶可治紫而干滯則血被毒因而内攻幾成矣是紫之不堪者此也黲滯青連可無擬治法矣是紅是紫皆熱毒肆虐在所必攻然攻有不同當分隱見其隱與見之分總以身之熱與不熱辨之身熾熱者熱毒燔灼其血沸騰攻宜與涼血清火並行大忌辛燥即當歸在所宜禁以血中之辛藥也體不熱者熱毒固閉血如膠漆攻宜與導瘀活血共濟大忌寒涼即生地亦所宜禁以血中之涼劑也然辛燥尤不可攖總令血得其和歸于紅潤斯為良法

附紫滯治驗

張五老一繼愛三歲一日熱如炮熾次日即見痘一齊湧出稠無隙地通身紫滯神情躁亂大渴不止凡毒火燔灼於收標時者是痘爲火裹苟若不清其源而但以疏肌透表爲發熱必至焦黑而內潰矣即以清癰快毒湯加大黃石膏桃仁服至六朝色轉紅活顆粒而鬆熾熱未減至八朝晨刻放白午刻而漿即肥濃以見血熱之痘患火不清一清而轉移之象勃然矣寢食稍未能復如以牛黃

一分珠末二分以佐前方至十二朝發臭爛熱頓和寢食俱安漸收漸結痂以松皮餌後又發血癍瘡終不外涼血解毒之劑調治而愈

附絳紅治驗

顧傳仲兄韻翁老先生之公郎也六歲時出痘頓句朝粗綻都紅艷如絳燥臭如火腹內時痛神情煩躁徹夜不寐此火炮于外而內又毒伏也以清涼攻毒飲減紅花加赤芍服至五朝痛止肌潤得睡前方加甘草至七朝絳色漸淡頂白而肥八朝

漿即肥濃大便日解五六次熱亦減半飲食漸想前方去大黃石膏犀角加連翹倍參十頭須面先收痂條而白根底稍附絲紅至晚身復壯熱腰不甚安是後來餘毒之漸也復用石膏倍加生地外以牛黃一分珠末倍之和於劑內日進二服至十六朝但得平復後因恐令解毒湯調治收功

附攀紅治驗

雄城臧玉老八歲一孫身熱如炙渴煩躁症甚稠密而色攀紅三日期矣始事者第以升麻為透

乾而紫黯，躁亂愈甚，身無安放，以必勝湯用大黃三錢，加石膏、黃連，日服二大劑。五朝頭面紅潤，身尚未轉。七朝面部放白行漿，通身乾而得潤，神情未爽。八朝成漿，而迅速黃熟矣。漿近板黃，凡血熱之症，烈火一透，漿無漸次，惟嫌太驟，漿無不滿，惟慮板黃。板黃者，火褐倒靨之象也。借大黃五錢，石膏、生地兩餘，三劑後，漿色潤澤，大便日去五六次，飲食稍思，熾熱未減。其外祖王氏至，見此藥劑，大以爲怪，停服一日，是晚躁亂如初，次日炮熱更熾

身戰如寒煖如變而躁實矣悉如前方進投二劑
振戰即定再劑而紫色復潤紅暈亦漸收漸淡服
及十四朝虐餤將熄寢食漸安遂服藥聽其自回
厥後通身泛疱環跳處起兩癰如拳痛楚非常以
忍冬解毒湯加羌活赤芍服及十餘劑而愈

附椒泼治驗

小南黃元澄兒一公即今之長公也稟賦甚薄時
方二歲出痘於癸酉春體不見熱微夜擾甚時不
絕聲膩如脂痘無容針之地晦色者如蒙垢乾

紅者似椒皮顆粒不鬆此毒伏于内體故不熱叫喊擾亂以血氣受錮神故不着晦色椒紅表裏双閉症鬱於逆者也法當攻其伏不使毒横於内制其毒使氣血發煌於外庶得挽回於萬一若以稟薄為慮縱毒肆虐是不知務者矣以鬆肌通聖散加大黃減羌活白芷以其燥也臨服和猪尾膏半盞服及三朝如水投石大便日去六七次眼即朦閉唇口腫硬亦毒參陽位之一症也前方佐以大桑蟲每劑一枚服及六朝身體煩熱唇黑如煤症

色變紅而卻燥，仍以前方加生地、黃連，減蜂房、赤芍。至八朝，滯色悉退，旋白而不能肥，煩悶依然，面腫若有退意，是伏毒未能淨盡，而氣血一時不能充達故也。權宜之際，減大黃、青皮，用參七分，芪一錢，而贍充之。和入大桑蟲一枚，二劑後痘即肥澤，而即光榮，眼縫推脂，熱卻如火。凡熱毒之症作虛作乏，與虛寒之症不同，一喚即醒，醒當即止。今熱如火，雄烈仍在，以消癍化毒湯減蜂房、赤芍，日投二劑，外以牛黃一分、珠末二分以佐之，服及十朝

漿滿十二朝黑嘴鬆毬神情始安乳食大進痘痂

終燥身熱未和服及十六朝發臭靜與膝生兩毒

減生地加當歸金銀花貝母廿朝外俱得平服收

功

附紫艷治驗

有一朱姓之子三歲痘在五朝熱如火熨痘色紫

艷若花內雜冠疼裂迸血亦紫燥亂如蜩在灰厭

父母涕泣以為必無幸矣然猶可異者面目撇腫

雖紫能疱速以必勝湯重以大黃五錢生地兩許

加石膏亦如其數，減紅花、蟬蛻。服及七朝，紫變為紅，繼即放白成漿，次日便老，更喜烈熱漸解。前方去葛根、桃仁、紅花，加人參，重劑減半，又四劑回好。

申明四毒頂

痘貴綻而紅活平平，若焦炮者，其頂若皺而平，其色若熟而腐白也。痘貴氣尊而血附，下陷根腫者，頂若茱萸而脚不鬆也。一平一陷，均氣為毒滞，一毒上壅而不得縈於囊殼，一毒下鬱而不得透於頂矣。治法皆所當攻其熾熱者，重伐而寒之；熱不甚者，輕瀉而鬆透之如煤類火燒者其色焦黑似乎火焠者然表頂尖圓者本是妙境而色焦紫形亦何足取也斯二者均血被火灼血劇則變也大都不治得無他證而顆粒磊落者容或可治熾熱者攻而寒之更導其瘀熱不甚者攻而導之兼達其閉

附頂平腐色治驗

同袍陳宗老止宜老先生長公也出痘于幼時顆粒亦朗其頂平平若為火熨皆然其色白如宿腐盤暈微赤心煩壯熱以滌邪救苦湯去澤瀉加地

丁生地丹皮日服二劑大便日解二三次次月三朝佐以大桑蟲每日二枚前方服及六朝頂漸起而根漸活宗老岳翁擧其族中一同道至其頂平而白認為氣虛拘古法而依日期直用保元湯陳老先生明理信任再貳前方服及十朝漸減滑石紅花桑蟲服至十二朝亦得次第奏效十四朝收痂燥硬身熱未和根底尚附線紅此熱毒未盡將來餘毒之象也倍用生地兩餘外加石膏亦如其數并金銀花伭參貝母十六朝餘毒聚于頸項腫

痛非常强直不能俛仰周身泛疮寢食俱廢又加地龍五條一方服及廿四朝始得脱然全愈

附頂如煤治驗

王偉之兒紹賓老先生之孫也一公郎三歲痘瘄如鋪乳穀攢紅其頂黑如煤儼然火焠者大都居半身無安放體不甚熱以毒伏于內也以必勝湯每服和猪尾膏半盞服及三朝更和大無比以佐之七朝頂與乳穀俱轉紅活減桃仁紅花蟬蛻加當歸八朝身體壯熱有放白成漿之勢飲食大進

神情閑爽見景象進長時爲無恐而藥即懈弛次日仍復躁亂燥燥痒難禁而顛搔破痘色變而紫滯悔之無及速以臙脂膏貼其破傷之處前方加黄連重以大桑蟲一枚和於劑内速投之服諸症減半兩頰腮水滲溢痘色復轉繼而成漿結痂神情寢食俱安以一方貫之十六朝而得收功

附頂陷根腫治驗

有一陳氏子五歲見痘于隆冬頂陷且深時雖嚴寒却煩渴躁亂唇裂逆血頂雖深陷囊實根腫而

色乾赤此氣血爲熱毒壅遏不得申其領載之權以故陷而不起非寒凝不透尤非氣虛不峻也一始事者不諳其理徒以升發爲事累日不起至六朝驟然作痒手舞足蹈竭定痒之法而莫禁痘色更晦頻頻乾嘔此翁計無所施謝絕去矣據膿未成而痒滿症固危篤猶幸兩顴擦而未破更惜其未得對病之劑而竟棄之覺爲不忍先以胭脂膏貼其兩顴以必勝湯減桃仁地龍加黃連錢許蜜炒麻黃二分臨服和大桑蟲二枚日服三頭汁大

便去三四次俱如膠漆伏毒一鬆頭面即脹而痒遂定上身亦起又二劑色轉紅活而渴愈甚體熱更熾是毒大發見之象也下身猶然極滯減麻黃加石膏酷好橘非此不藥每服必五六紀至十朝頭面漿足下部亦鬆減葛根十二朝頭漿斂而身漿稀飲食得進神情未開前方減蟬蛻桑蟲十六朝諸症脫然痂落過半始易忍冬解毒湯調治未及兩日身復炮熱眉宇復愁眉發一毒周身泛疱復加黃連赤芍外又以牛黃化毒丹日服錢許至

廿四朝全愈

附頂與色不伴治驗

朱石公兒五歲一孫痘初見點火熱如爐悶亂喘急昏暈如迷遺尿目閉正面一片攀紅隱隱細如針刺者目之有點摸之無粒身上數點面色焦紫勢甚危險所異惟在初見以清涼攻毒飲重以大黃減犀角加地丁桃仁蟬蛻二劑後顆即透發成粒通身俱透點成顆而且圓綻惟色紫滯神情半閉又二劑顆即光澤身猶未轉外佐以大桑蟲四

朝紫漸變紅而未潤服及七朝頭面成漿周身放白胃氣未開形方減桃仁紅花蟬蛻九朝思食而壯熱未減盤暈燄紅重以生地兩許防其成火褐也服及十二朝諸症賉然漸收漸結後易忍冬解毒湯而愈

申明痘佳症惡

痘之吉凶世多還以痘準如粟粒圓綻盤暈肥紅更兼疎朗人人目之為順何虞其有覆敗之患哉不知痘象雖佳症或凶暴若以痘美而致忽焉遂必痘隨

既

症變秀而不實矣然症與症俱由內而發何以症氣若此症又若彼耶蓋症出乎臉者毒恒有隱見不同發見處則氣血暢達領載其毒症故得以光壯隱伏處則氣血錮閉毒無駕馭橫症所以旁出即以症觀之稀疎處可以數紀稠密處無以容針衝突處至於重頂陷伏處過期不透即以症言之體熱如烙者肢冷如冰傾瀉如注者候爾閉塞毋惑乎症無可虞而有可畏之症矣症不必多美難勝惡犯一症忌大局隨之順不嘉多逆嫌一點此之謂也

附一治驗

陳錫甫兒七歲一八公即痘見三朝旬詡粗綻色甚肥紅而少淡痘象頗佳身部熾熱愁容可掬徹夜不寐云胸腸悶而不快假令傷食而然痘其不能煥發矣今紅而且深緣毒火湧盛氣血領載有反與不及所不及者毒在于內而故有此症以滌邪散并湯減紅花澤瀉加地丁四劑後大便去三四次胸腸便爽睡卧亦安熱亦減手因痘可觀攻不敢過前方減大黃三劑至七朝前態復然痘覺停

滯求其故而未得忽噯間沖沖欲吐俄頃咯出濃痰干乃尋之于痰熱如沸以見攻之未可已也前方倍以大黄二劑通身放白成漿諸邪復退惟熱未和一方服及十二朝全愈是痘因形色而忽其症至變紫變黑而斃者不可勝紀矣

申明痘白雄標

痘若稀疎其毒似輕淡白則痘似不足至于標痘或紫或焦或盤暈焮赤中心黑陷按之板實是謂雄標係一身痘瘡之王痘主若此則其稀者諸痘爲易毒

抗拒也致伏于内故若稀非毒輕也白者血為毒鬱不得外着故白非不足也急宜刺之吮出其毒用胭脂膏封貼視其神情内症輕者以活血透毒重則必攻令毒根一鬆通身透白發而自變為紅矣

附一治驗

凌長庚兄一孫二歲身不見熱蓦然左顴一顆痘脚地扁闊色赤而乾中心黑陷按之板實身有三四顆似痘非痘俱淡白色已三日矣寢食如常神情如故所以然者以痘之所中有淺深淺者其毒

鬆其出易形圓而色潤深則反是矣纔雖萌動全體尚伏于色孚之地而未發故若未痘者然及所搬之點都如此形色若不杜患於將來任其自至有越六七日或八九日有十數白升湧出如麻非紫黯即椒紅而不可救藥矣有所謂等伴痘者即此是也今將銀針挑破胭脂膏貼之以必勝湯減桃仁生地服及五劑日以大桑蟲一枚而身始熱大便連去三次通身透發痘得踈朗奪其勢於未成也窠囊尚不鬆泛又四劑圓綻光澤標痘根堂

頂腐神情愁楚以全體毒湯未得成熟也前方減
葛根蟬蛻服及十二朝收功

中明飛漿

痘期十四日自放點以至落痂猶十二卦之陰陽消長也當初出一點紅血初定位純陰坤卦之象陰極陽生潮而復復而臨臨而泰三陽透于頂夬之上陽交于陰氣會乎血痘故紅而變白五朝大壯六朝夬上朝乾六陽呈象血受氣化而至純陽痘故白變為黃所謂七漿是也足足則為膿成膿而色自黃是痘之

應至而至陰陽自然之理也若未及三朝諸症未能放白數點驟然黃熟緣為熱毒所衝故爾將來成漿迅速是謂飛漿止一二點熱不甚熾者以針挑之用胭脂膏封貼但與涼血清解自放白成漿矣如其迭見不已熱如炮烙者必攻僅與清火涼血終必焦紫不能救援者也

附一治驗

洪崖王老先生一孫三歲漢章兄之公郎也症紅如絳熱熾如火徹夜不寐急以涼膈攻毒飲用生

地三錢大黄錢許日投二劑三朝大解僅二次劑輕不能攢聚頭面起二點飛漿老黄如臘紅艷漸滯前方用大黄三錢生地七錢石膏兩許連投二劑挑破飛漿點以胭脂膏是晚得卧熱亦稍和重劑減十分之三五朝又起飛漿十數點景色復然仍以重劑服至七朝放白八朝成漿寢食俱安惟熱未減十朝漿老頭面有斂意紅暈未淡十二朝足小股起一癰如桃夜復不寐以胭脂膏敷其四圍剩出其頂一方至十六朝出膿諸症平復仁生

痘痂法以清痂解毒散收之方易忍冬解毒湯調治全愈

中明泡湯

痘瘡氣盛則泡氣盛者毒氣盛也毒氣雄極反成過鬱過鬱之極內有衝突以物極則反也過鬱處頂平頂陷窠粒不鬆連內亦有板實者衝突處毒鋒如射膚其鋒者囊隨毒起泡之有自來矣所起乃郛殼浮皮不為氣領而裹故飄浮不受血載而根故無華氣血閉鎖之極者色白而囊空氣得浮動者內涵清水

血得浮動者水若醃魚血由瘀者其色紫血錢乎死者其色黑宛若一掌桃之形有粗有細醋者其色有白有紫有黑而有若醃魚水色也總為毒氣衝突之使然症屬不治但於放點之時窠粒不鬆根無盤助者如其泡所必至即以驅毒鬆肌杜於未萌斯為良法有膿成之後過期不斂膿化為水數粒相併而若泡者以針挑破自乾不為泡論

附一治驗

一施氏女十三歲症患血熱氣滯窠粒不鬆紅盤

肆溢遍體如霞以貧窶不事醫藥八朝潰泡幾三
分之一餘俱平板九朝泡俱破傷其浮皮有如麥
穀破傷之色乾赤有如膚剝火熱如炮痛楚非常
衣衾難動症在棄斃厥父母哀號悲切余憐其坐
視以貧而就死地未免希援於望外以生地兩半
石膏一兩大黃三錢與衆藥同煎三錢臨起投下
餘佐以荊芥穗地丁赤芍山查青皮木通投下二
劑連解六七次破傷處俱有膿水濕潤平板者畧
覺鬆浮又二劑通身毒化成漿頓思飲思再劑而

熱減半漸漸收結成癰發斑以忍冬解毒湯全愈

救偏瑣言卷之七

涼血撮要訣

問痘如何血用涼陰血為榮畏亢陽陽亢血熱陰難養榮失其榮燥怎當始終滋潤方為貴色一乾燋痘必殃燔灼放標焉得起煎熬起脹怎榮光貫漿時被炎威炙安得膿漿貫頂囊儘有血旺得催成迅速催成亦枯黃紅暈尚嫩囊已黑燥硬乾痂總不祥涼血生地必為君次擇芩連犀與羚陰中伏火丹皮徹血分燔炙散必荊重須石膏兼蕩滌由來沸極必抽薪

輕惟生地與丹皮荊芥連翹紫草宜重可用輕輕勿
重輕重惟於痘上憑或紅或紫艷如霞躰熱如炮重
莫如僅若清涼非重劑終歸焦黑斷無差詳明輕重
熱為先熱盛應知血劇焉熱重涼輕何克挽熱輕涼
重恐生寒紫有鬱滯紅椒色身反溫涼熱又潛毒火
潛藏血又瘀血瘀寒若又非宜破瘀攻毒斯良法火
透身燔方可除見體強弱無可拘弱體當憂更易枯
有病病憂根無損聽破熱煎痘可知本體尚爾難圓
熱首尾何須又執迷更有亢極戰如寒面赤燎紅身

極熾火迫大腸頻下利神煩思冷體炎炎火湧頭面
赤癖癖熱血瘀皮癖自侵胃難受穀惟思飲冷刺唇
焦體羸悉血皆熱極斃皆虛參合端詳顯易知當事
幸毋云法古膠持規則誤人兒

清火窮源論

問症緣何用清火只因虛燄獨炎炎不管肺金熬彼
爍坎宮五液畏其煎五液所關滋五臟離宮亦藉有
丹田萬物化生皆賴水人身資水更何言一生一成
本天成水火陰關又獨深木受水生寧第木金為火

赳豈惟金試闌坎離生與赳症宜清火君治非輕

腎主五液一為涎涎養脾陰己土安胃本陽明為戊

土亦需汁養胃無慈誰道中央無藉水但慈甲乙不

慈南 下文詳明

腎之液乃脾為液土雖得火而生然象中坤無專

氣無定位寄旺於四季為己土屬陰其性中和而

喜溫得腎之液生發其涎以滋培其性而始得運

化消磨五穀安穀則昌血賴之而統唇賴之而華

身賴之而潤肌肉以之而滋長己土乃安胃雖戊

土性固純陽然脾胃相連達其液於胃而胃得有
汁以見陽中有陰得以收（受）納五穀胃庶無慾不則
俱為燥土矣燥則失其為土矣以證土之不能無
水可〻知〻症若火旺熾灼其液必〻臟〻如〻脂啓烈肌
燥〻目胞紅〻腫渴而喜冷〻穢〻噴人凡屬熱症類多
如〻此木受水生而土亦賴水滋培者也火能生土
火極亦能侮土者也此論邪火不可容真水不可
涸則然耳若真火不及容水泛溢水大而土又崩
脾所以有惡寒惡溼之理此五行反復顛倒其可

不知之乎總以症之形色神情見症反信是而非

一一而參詳之無不得矣

腎液輸肝淚滿涵長生得水旺仍然膽同津液成為腑滋養曲直得成酸所畏莫道惟從革火剋燎原木盡焉下文詳明

腎之液入肝為淚肝生于腎還以腎旺肝得液養則能以藏心之血而滿血之量謂之血海目能視筋能營爪能華手能握足能步魂以之而能定聲以之而能呼皆津液外旺之象也膽為之腑一氣

相通因為津液之府得以發洩而主春升以遂其直達之性而總成其為肝膽歸乎淚者淚尤肝之精華也淚足則血無不足人故有過泣至于淚不能繼則血矣以見血即淚淚即血木之精水可知不則肝為槁木矣膽為火旺煎及其液肝液沸騰目必多淚其淚必熱甚則有如膽汁更有流血舉一而言凡肝熱則概其長生於水固然而常旺仍需于水也固畏金剋不知受虐於火更甚於金也崔真人云火不出則薪存火發于外薪之盡矣

潤而從未尅上炎誰知作苦反根鹹令無腎液生心

血君宰神煩洩亦艱頻解象離非燥火燥炎不轄自

绝燔下文詳明

腎之液入心為血心為神舍係一身之主宰得其

液以養而神始寧慮事不煩處喧無慈外應亡榮

內行血海以見火亦不能無水可知有言汗為心

液者此言心之汗也有心血而有心汗可以奪血

者不奪汗心固屬火象離離下必需坎應方為水

火既濟而成其為火是謂坎離交媾非燥火也故

防火論云火而不歸將自焚矣二症若火旺燔其心液輕則煩躁重則顛狂緩則舌燥急則黑刺如煤武虧武弄小腸乃心之腑本同一氣輕則短縮如油重則溺血如膏淋一而言其他可知第知火生于木何知水足以濟火也知水能剋火孰知火還以自勉也

偏武本是克金生那曉西方得坎威泽滋執主根何在傳送和調得任因若過炎炎尤所畏由來火熾不容金 下文詳明

腎之液入肺為涕肺為氣之主諸臟之華蓋得其液以滋養通調水道運行百脈潤乎一身分布四體以輸降下之令鼻得之而瑩能為香臭咽得之而清聲音嘹喨皮毛得之而潤不至燥澁大腸為之腑因之而傳送得以和調大便無愆以見肺之賴腎可知不則肺為燥金矣燥則不成其為金矣症若火旺銷鑠其液鼻燥咽乾皮毛燥炙便閉艱血咽痛聲啞甚至便血瀉則暴注如射凡屬燥金可概金本生木抑知金反資乎水耶慮火尅金抑

知助水有以制火也耶

南方本畏北方克，縱有炎炎當易滅。誰知杯水與車薪，那論相生與相克。腎主五液且猶然，餘臟當之何足說。詳明下文

腎為五液之主，諸水發源之地。其為水也，無成名，無定液形，其無形乃為形君，兩目瞳神，其真水也。褚氏云：天地定位，水位乎中，雲興雨降，百物生化，賴有水焉。人肖天地，亦猶是也。以故腎之為水，得水而能生火，得之而克濟土，得之而能培金，得

之而能潤克之本位而精髓洋溢耳聰目明骨力堅強炎暑而不畏熱藏精納氣以待發諫諸臟均以賴焉五行之關乎水也如此若火之為暴也金過剛爍木過則焚土過離生過而又燥本位過極而自焚諸藏之畏甚虐也関如此其所畏者惟水此造物相制之權五行生尅之理乃若火旺水衰燔灼其腎猶之杯水車薪日受其焫其臟必至腦髓空虛遺精盜汗骨蒸夜熱軟弱無力五色眩而五聲聾人其失志面色如妝失其閉藏之令反為

火所竭矣，水且猶然，而何有于他臟也。症若火旺煎熬及此，則無臟不銷，無臟不爍，不但重而險，必至逆而莫挽矣。千形萬狀，惡症難悉，大都於色則灑墨塗硃，於形則迸裂泡湧，於症則空竅失血，膠如被杖，於神情則瞳矇失志，躁亂不寧，其大略也。人知水能尅火，抑知水反為火竭耶？知五行生尅之常，抑知水火依閔之奧也耶？此論邪火則然，如元陽真火，賴以生發，賴以鼓盪，賴以暢茂，賴以成熟，五行得之，亦豈小哉！

腎無瀉法是真詮養病患火識秘訣火之為病甚症暴火之殺人甚死卒火有君相而不同君火猶容緩調燮相火僭而始其燃恣感邪陽尚難滅痘瘡毒火種先天更傎暴合交相賊勸君莫把等閒看蹉跎因循今猖獗猖獗之時枉用功生死安危爭頃刻

清火症治準

欲明清火之理不可不窮其源欲善清火之法不可不察其症如痘已發未發以至成漿灌頂身熱和平更不見有煩燥乾紅燥烈之症者此痘瘡應有之火

而無事清之者也凡此煩躁數項身卒不熱反有溫凉或有肢冷者是隱伏之火先透發以達其鬱而未可遽清者也若熱則火發見矣發見而無甚惡候者以荊芥連翹丹皮木通牛蒡輕以清之壯熱而煩躁者前藥加生地滑石甘草壯熱而乾啞口膩者前藥加黃連滑石壯熱而痘色乾紅色滯者前藥加黃連赤芍青皮紅花紫草壯熱而燥烈者前藥加黃連生地壯熱如炮而燥炙者前藥加黃連石膏大黃生地壯熱而皮毛若刺者前藥加黃連桔梗葛根蟬蛻紫

草大黄。壮熱而呌喊不已者，煎藥加大黄、青皮、赤芍、
黄連。壮熱而鼻衄如泉者，煎藥加大黄、生地、信參、犀
角、黄連。壮熱而溺血者，煎藥加黄連、山梔、大黄、生地、
滑石、甘草。壮熱而腹如被杖者，煎藥加大黄、牛膝、黄
連、地丁、信參。壮熱而大渴不已者，煎藥加黄連、石膏、
生地、花粉。壮熱而瀉水如注者，煎藥加黄連、滑石、甘
草、澤瀉。壮熱而大便欲解不解，所解如漆如膠，而慈
楚者，煎藥加大黄、滑石、青皮、黄連、赤芍。壮熱而大便
去紫黑血者，煎藥加黄連、大黄、桃仁、赤芍。壮熱而筋

抽脈惕者前藥加大黄青皮黄連稍佐小柴胡羌活壯熱而睁毛倒竪者前藥加大黄赤芍青皮壯熱而目紅如火兩頬如硃者前藥加大黄生地赤芍羚羊甘草壯熱而狂言弄舌者前藥加黄連生地甘草犀角壯熱而痘色紫艷或焮紅或啟舌無皮者前藥加黄連生地石膏人參壯熱而痘有硃砂斑或紫背浮萍或紫黯色或發疔者前藥加大黄桃仁赤芍地丁黄連地龍猪尾膏壯熱而痘有貫珠堆聚或面目預腫或窠粒不鬆松或皮肉腫硬者前藥加加黄連大黄地

丁紅花青皮猪尾膏壯熱而昏黑如煤干起焦刺者煎藥加黃連石膏生地丹參壯熱而目生翳障或過期不問者煎藥加黃連生地甘菊羚羊穀精草金銀花壯熱而發疔癰者煎藥加歸尾蒺藜貝母金銀花丹參赤芍甘草癰硬而熱更熾者再加黃連大黃地丁壯熱於放點之時細碎如針砂者煎藥加大黃青皮地丁猪尾膏熱更如火色或紫紅或紫艷者更加石膏桃仁生地赤芍二三劑顆粒分明色轉紅活可治壯熱而頭汗如淋者煎藥加大黃石膏黃連汗收者

可救壯熱於結痂之後神情尚楚猶不思食者必有餘毒伏而不透前藥加大黄地丁黄連蟬蛻生地壯熱而起者宜前藥加黄連花粉貝母玄參甘桔調人中黄珠末此症治之大畧也若夫細微曲折筆所難罄推而反之無遺蘊矣痘症始終不可無熱尤畏其壯熱熱一過當凡屬水經或被煎熬或被沸騰或被燥烈或被焦枯爲害可勝道哉但有緩急輕重之不同耳因其緩急輕重而因應之治火無不當也歟

凉血清火不拘首尾論

痘瘡涼血清火於起脹時人人之能事至於放點成膿結痂之際知之者或寡矣以為痘之出非熱不發時方見點以鬆肌透毒為主遽用寒涼毒冰不發發亦不透如春溫得以生發也不知正取其溫不欲其熱若春行夏令時便釀熱萌芽有不稿乎是拘於熱則行冷則凝之說誤之也化育之妙在不偏枯獨陰不生獨陽不長毒火旺極始即焰熾血液沸騰痘賴氣血領載而出氣為壯火所蝕血為烈火所爍痘其何自而出法以透肌升發俟其起齊而後涼解毒之

内攻痘其焦紫矣是謂火裡苗未有能秀者也試比
一物其理豁然譬之欲得乳鴨煖其卵則生寒其卵
則隱如欲其煖而置之於烈火之中以炙之所欲其
可得乎痘之將起非熱不貫以氣與血化而成如夏熱
得以成熟也寒涼恐氣失其昫血失其化而膿漿何
自不知夏熱象離離下必需水濟如亢旱之年惟有
烈日萬物亦自焦枯血熱其猶是也亦有疑而相詰
曰失治于前者其象如此放點及今清解已多日矣
從前功力何在熱毒其猶熾耶曾聞痘毒出一步則

内空虛一步邪熱從之有未盡當亦毒隨漿化即血熱
者不至敗于虛寒當無事溫補足矣緣何尚有虞焉
呼總不外偏枯缺陷之理者也輕淺者易清重極者
難徹血熱之極者偏僻于火期至八九日如日至中
天歲當之伏於少陽初起尚即猖獗至此純陽旺極
之際焉能便解若從前失治者至此亦無可清解矣
火得一分清徹漿得一分融化間有平時血旺之人
足以禦火不至焦枯遲遠催成漿極黃老然絕無禁
活滋潤之意須乎養實是謂板黃不諳其故而謂膿

成毒解遂致誤焉俗亦必云云而已矣論痘之痂痂非熱不結俗語謂痘痂回見火不宜燥始結不可無燥燥得肥濃而糞堆在收斂有生長應有收藏而天地自然之理痘至於斯用燥濕斂陰實脾利水之劑以助其收靨結痂自是宜然仍復涼血以助其濕清火以寒其胃寒凝太過中氣必虧漿即肥濃不載始實而結虛乎痘將何以結痂也如曰毒火未清漿何能足化毒成漿之謂何而猶云未盡也嗟乎是但聞毒化成膿之說而未知血盡毒解之理化毒成膿蓋言氣化

囊窠之毒也血盡毒解疊言根盤血分之毒也血有一綫之未收毒有一綫之未解氣之振作易血之成熟難以氣輕清而無形血重濁而有體氣尊於中氣清須所以陷而能起起而能白白而能黃漿雖血之體而鼓盪之權操於氣氣毒不清血其物而不化矣血附於外血清盤所以紅而能淡淡而能收收而能盡血雖氣之輔而乘載之體在乎血血毒不清氣亦歸於淪喪矣況云化者須而至化毒將解而猶未盡也解者化而至解毒其盡而無餘也故囊即融化根

底血附絡紅其毒未為盡解乃系紅暈焮赤身熱未退但見標足即與滲淫收斂毒即隨火而乾未盡之毒仍歸於內其靨乾焦燥硬皺入皮肉輕則發癰發癧重則發疔更有悶亂喘急而莫可挽矣可勝道哉古人云氣足血收痘始成功斯言不我欺也

附一治驗以見大意

雉城周燮仲老先生一令郎即今之長公也五歲出痘於初夏大熱如火煩渴不止兩頰通紅隱隱如針刺身上稠密如鋪乾紅滿色二三周道以危

疑而推委癡者憂慮而致發瘄食余慰之曰毒火
識到可畏幸得發揚治之得宜當無患者主翁稱
謝不已以涼血攻毒飲加黃連二錢生地六錢連
投三頭汁次日顴上暈聚成珠芽燋熱更熾前方
加石膏七錢黃連四錢每服和大桑蟲一枚時有
徐墳者至與余甚合是方服及八朝色得紅潤前
方減乾葛蟬蛻紅花九朝放白成漿十朝正面便
有斂意及盤暈未淡熾熱未和恐防火禍重以生
地石膏各兩半黃連五錢以制陽光不令驟斂毒

復歸于內耳血熱之症不慮難收惟慮熱毒未清
乾收為患不得以九四十禍同論也服及十三朝
面痂已老身鬆將半胃氣漸開熱亦稍和有一友
用白芍錢許助其收斂是晚煩擾不寐未必因此
作祟見血熱之不可為收斂計也次日頭面赤腫
身熱復熾煩擾如初是餘毒湧發之象悉如前方
加蟬蛻日服二頭汁次日十五朝發出血疹紅癍
自頭至足無不徧及夜即安睡神復閒甚而熱未
和是方服至十七朝方得霍然以忍冬解毒湯加

羚羊穀精草以目白紅退廿朝外全愈

分別毒火論

毒與火自有相因，亦自有不同，有火者必其為毒，有毒者未必其皆火也。毒盛而發火者有之，未有火盛而毒不盛者也。如血熱毒盛者，血屬陰，為寒陰且熱矣，有陽而反寒者，其為毒也付火，故無有血熱而兼氣虛者也，是火即是毒矣。如氣虛毒盛者，氣屬陽，為火陽且虛矣，有陰而反熱者，乎其為毒也又寒，故不見有氣虛而兼血熱者也，是毒與火々無干矣。然虛

者固未有不寒即毒之實者未必盡出於火也是以
若寒之劑有無援于氣虛之理即毒之雄猛者亦還
宜精察而明辨者矣有如鼻和毒而濟烈火並行交迫
治火治毒在所並進不容偏廢有如毒重而火輕者
治必因其輕重而輕重之不得混而無別有如毒盛火
太重而致遏鬱者必先攻其毒而後清其火宜知先
後有如無症不實而火無可據者不得以實為火妄
投寒劑致毒凝而冰伏甚哉火毒之不可以辨〻不也
〇凡痘囊窠蒼老者其毒為實也老而疎朗者毒輕

者也分珠而密者毒盛者也既密而間貫珠堆簇成形成聚者盛而尤重者也密而不成顆粒與稀而形象繁多更見要害之地者顆多不起者也毒雖猛而能起能脹者毒甚見于外也痘雖稀踈而板實者毒甚伏于內也○凡痘紅而色老者實火也老而能潤者火實而輕者也老而色乾或紅而絳色紫若胭脂者均火之亢暴者也紅而更黯紫而更滯俱論于莫挽者也以見毒辨于形火呈于色然毒之輕重見伏皆在于形火之輕重見伏全不在乎色也又當於體

膚之熱與不熱以證其見伏。如徧體壯熱者，火其見于外也；色即紅紫而體膚若濕者，火其伏于內也。身壯熱而肢獨冷者，因氣滯而火徧伏也。有身燥熱頭汗如蒸者，火上湧而毒參陽位也。有靜則燥，動則汗減者，火內蘊而無定也。是火與毒之呈于形色貼于體膚者如斯。乃若神情見症，亦未始不貼其辨也。如愁眉蹙額者，痛也。諸痛皆毒，叫喊不已，皮毛若刺，轉側呻吟，屈伸甚楚，脈惕筋抽，衣衾難動，便時艱塞，而容愁乎然，啼號而聲厲，此皆痛之象而毒之徵也○如躁亂不寧者煩也諸煩皆火不耐衣衾夜不成寐惡聞人聲惡見人形若欲求食食之而又不欲似欲思安安之而又不樂此皆煩之象也如皮癰肉腫者滯也諸滯皆毒鬱內不舒身如捆綁胸塡腹滿面目頭腫通塞不均此皆滯之象也如唇焦舌黑者燥也諸燥皆火大渴不已口內如爐溺血便紅憶水思冰狂言譫語此皆燥之象也是痛是煩若滯若燥總歸於以熱為見以不熱為伏也○治毒之法審其輕重為先輕而發見者治之以解故輕而隱伏者治

之以透發重而發見者輕與之攻而重與之散既重而又隱伏者重與之攻兼透而兼散治火之法參其隱見爲先發見而輕者治之以涼解發見而重者治之以苦寒隱伏而輕者輕與之攻而重與之散隱伏而又重者重與之攻而兼與之散攻毒不嫌于早治火甚於適時攻毒當危可以該治火之效治火失宜更有以防治毒之功假令失于清火其必紅變乾焦紫變焦黑可勝道哉外有當然之火自然之毒又非一概論也有如痘脹而頭面發腫眼封鼻塞漿滿而

身重難移肢浮體胖項大聲粗四縣發臭此非自然之毒也乎凱頤血栽非熱何能達表氣胞血化非熱何能黃熟漿老成痂非熱何能收結此非當然之火也乎亦合行其無事而已亦何分別之有

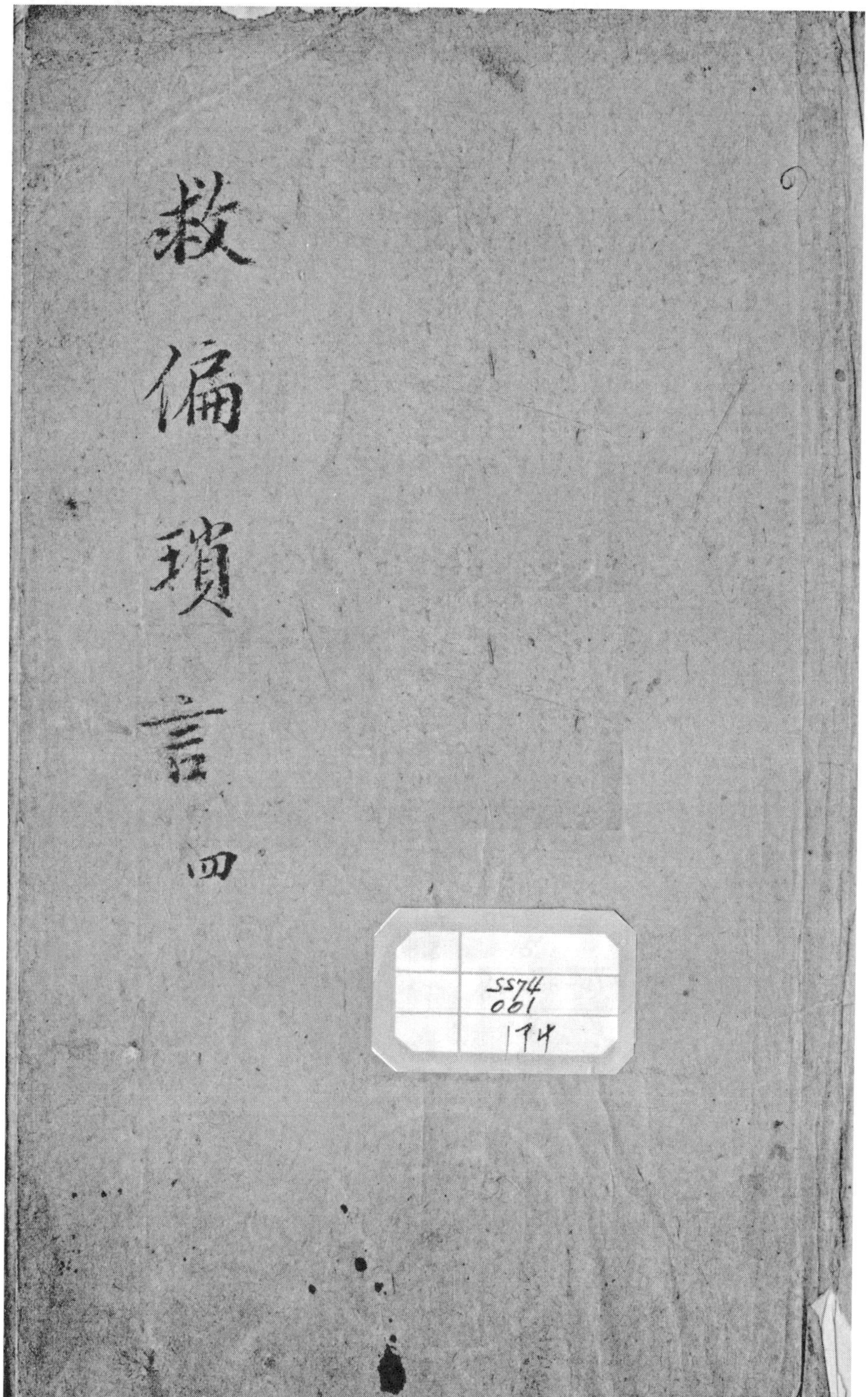
救偏瑣言
四
5574
001
174

救偏瑣言卷之八

論行漿

痘之體始終一血而已，痘之用始終一氣而已。血之體成漿，氣之用化血。漿之成，血之化也；血之化，氣之爐也。氣爐血化而漿始成，漿老則爲膿矣。血不得氣則頑而不化，氣不得血則散漫無地。氣血虛餒則寒凝不振，毒火燔（灼）騰則氣血沸騰。氣爲毒錮則氣不動，盤囊窠不鬆，平陷乾焦；血爲毒錮則血不融通，盤暈不活，乾紅紫滯。血足而氣不足，歸附厚而囊薄，漿不充溢氣足而血不足窠粒壯而暈淡漿不濃厚以見虛則之甚本而漿無所化實則受其虐而化不得行是則行漿之理有當制以殺其過有當助以補其不足不可專以保元為則矣然稍與瀉之形色症狀不可殫詰即逐一指之未必無似是之誤約之於虛實之的則靡弗齊也虛則斷無熾熱之理熱劇似寒則有之未有虛而熾熱者也實則斷無皺澀之象虛而乾燋則有之未有實而皺澀者也是謂江河一點血辨別虛實之訣訣不必拘其便與食戰與渴作癢責

以氣喉半青以血紛紜雜揉之象悉於此而總括矣
痘無可議漿怨停駐此必因調護失宜飲食失節起
居不時香穢阻塞是亦不可不察也

論補氣

問痘如何用補氣形色神情症悉虛氣虛之痘身不
熱縱熱溫和非熾烈胃寒伏火儘多涼形色現症是
過則氣虛之痘色不紅縱紅嬌艷不蒼實血虛血鬱
但恒多非若氣虛終嫩色內虛不振少克肥或平或
陷根盤瘍皮薄肉軟嫩溶溶到得成漿漿不濃漿未

稠濃須未滿進退浮沉漿忽停輕不肥濃不蒼蠟重若錫皮如灰但儘有漿色亦堪回到得收回不能據儘有漿薄望堆沙而不堆沙腫欲鬆亦有當須如針刺漏出清漿須陷但亦有血漿薄痘疤回疤色淡但無血澤神情懶倦語話慵重語聲輕音澀澀氣虛之症亦繁多總無烈火灼皮膚惟有溼潤無燥熱脈微緩弱無數實此症若還有別症種種將來作虛論不惟寒戰助元陽痒瘍方思固氣分縱有似熱正由寒寒極生熱古論定毒即留連總為虛治毒亦須多還養正

呻吟不寐鼻精煩累日不解毋屢结眼封日久非毒
壅求飲頻頻豈火渴推之疑似且無差明明虛症尤
易識知其虛寒看輕重不早圖必虛脫

論補血

問痘如何當補血色不榮兮嫌淡白囊殼僅僅非空
飄囊竟空兮補何益盤暈歸附亦不厚竟若無盤難
轉易補血之功較氣難氣主神兮彼屬體點點有形
難捉致長養工夫由乎素放點一見色欠紅便慮成
漿漿不濃漿若不濃毒不盡毒一不盡多別症即使

收回醫必薄痘痂亂薄疤亦白凡見血虛須預補根
得紅方稱收伺足人漿足收回痂自厚疤得榮人皆血力
始終得血體無虧體若虧人必令寶有孩禀賦素血
虛有見本質多內熱恒有瘟與娘相逢亦有瘟與經
相值又有善奶慣腸紅遠有疹後痢方歇此等皆令
致血虧放點雖紅終憲白血熱宜攻毋問體血虛偏
宜顧本質欲養其虛人必清啓溫潤無燥熱瘟無
癍點離其間燥其體膚無熾熱不則縱使色不紅是
為瘟中血鬱白的是真虛莫與歸耆用酒蒸淮熟地

無鬱用芎反提，大歸來辛香反助熱，付芍酸斂尤不堪，熟地庶幾終膩陽。若使血虛兼滑瀉，歸地潤腸亦不合，惟有嫩鹿茸為良，佐以川芎功莫及，參耆同用亦相宜，由來氣有生血力。

論實表

何為表？腠裡是也。何為實表？固氣是也。氣為一身之衛，內主充塞，外護腠裡。氣虛于內，則餒而不充，衛護無力而致表虛；表虛則腠裡不密，而氣難存養；氣又因虛而致虛，虛而虛愈甚。故表虛之症，客感易侵，已發未發之時若有表症便當疏邪實表以豫防其起發不振起發之後痘瘡之虛象立見便宜扶元固氣以豫防其痒塌之患將來得過半稍可以回即宜與斂合氣還元以豫慮其虛脫之地不拘痘之首尾兒之厚薄但看神情懶倦身體溫涼面顏㿠白二便清利唇口不乾不燥凡此景象按之體膚有汗者是表虛也若有表邪不可專以疏散及見裏薄脚軟色或淡白或嬌紅漿清痂薄絕無燥熱雄猛煩躁乾紅板實壅腫之象即稠密毒盛不宜清涼亦不可專以解毒悉以

固氣實表為先稍兼佐理可也

論健胃

人以飲食為命經云地食人以五味味有所藏以養五氣氣和而生津液乃成津液者誠資生之源成身之本也是以安穀則昌必得胃氣强健乃能受納故人以胃氣為本痘瘡初放便能食者是為裡實夫固為順即不能食毒尚未遠邪害空竅故未之患未足為虞痘若已齊毒其盡行於肌表而內空矣空則宜思儘有不食者其胃弱也何疑至於成漿則一身之

精神發洩於外，一身之氣血耗散於痘，其内先虚矣，尤賴飲食相繼，濟其空乏，庶免有絶。至此猶未作想，即勸勉之而絶不知味，亦不能多，安望其成痂而結局也。宜以保元湯加山藥、扁豆、姜、棗、陳倉米以開助其胃。如身涼體倦，重語聲輕，漿清色白者，保元湯加白朮、木香、當歸、陳皮、姜、桂、大棗、陳冬米，以醒脾之吏。有淡白皺濕如嫩腐皮，頭溫足冷，痂後目無精彩者，前方更加熟附以振之。痘若虛之劇者，不必待其起齊成漿時方思開胃之地，發始之初便當早為之計

者也必須以症為準不見惡形惡色不見一切燥烈之象以症為憑不因毒侵火擾不因一切閉塞之故方可建胃不則不可以常理論也

附一治驗

丁巳先君治一症十二歲皮薄色淡須平腳弱始以透發纔而火熾保元湯加芎歸淮地膏得以成漿至十朝不思飲食主翁疑以過補先君曰果爾漿必蒼老痂必燥硬體或煩熱種種反是焉得云過以縮穀散重以參朮各五錢用腸豁然胃氣大

閒無物不想收心怡治療而愈

論安神

心藏神得血而寧神寧則睡自安安睡而神又足兩相爲而兩相輔者諸病剝而之復皆以睡中來也血虛之體症兼稠盛氣虛者有盡血化痰而血無餘地血熱者有爲煽作炅而侵擾日久皆有以致血空虛而神無所養恍恍惚惚不能收攝而睡何能安雖日靜則神藏臟固主靜靜中之神不守夜不合其藏臟矣驗其症於漿必清於血必薄色必淡白體必溫涼一

切燥熱之症自不相涉即無熱者未必如是然人必
倦乏目必少神重語聲輕色必乾憔一切雄烈之象
自是銷鑠症雖悉皆類多如此一似傾國之兵一似
强弩之末總歸虛論法當以安神散治之兼別症者
隨其症而增益焉要不外以安神為主

附一治驗

戊午一錢氏女年十五適值經後痘出甚密鬆而
囊薄紅淡而乾身體溫和人若失志睡中時獨語
二三日氣血兩虛心神不足之症始以養榮透毒

湯四劑後痘雖起發形與色俱不振四朝即以保
元極裏人參每劑二錢至六錢黃芪四錢至一兩
當歸熟地亦俱重劑服及十朝漿僅七分十二朝
寢食得半痂不甚厚疤欠光澤十四晚徹夜不寐
譫言不清而無頭緒父母疑以爲過補使然果爾身
必熾熱氣必雄猛痂必燥硬渴而思冷脉搏洪數
有力如是不寐方是火毒內擾種種反是虛象以痘
本不足而又值經後明屬心舍空虛以寧神解毒
湯加柏子仁用參四錢二劑即愈

論血虛咬牙

齒者骨之餘賴血榮養而得安榮養而欲及其餘其及亦不易故其生也獨後未衰而即落況血難盈而易虧者也是以補血之功難當養於平素痘瘡初出一點紅即血之體也得血而載得血而發血虛之症八九日後其血悉為漿耗何能有餘地以榮養其餘所以齒牙妄齧而相鬭也此益血虛使然以保元湯大劑芎歸淮熟地更用嫩鹿茸煎膏以補其缺洵斯為良法此必發漿後而見尤無毒火可蹤纔合是症

附一治驗

庚申一兒四歲痘在八朝漿色淡薄而滯根盤紅淡而乾神倦而不容安似躁而不能定身凉指冷咬牙不已兼有戰意勢可立待厥父母呼天號地始事者曾以保元輕而無效余用參三錢芪四錢嫩鹿茸膏淮熟地膏各半盞熟附五分佐以當歸外山查三錢以行其滯連進二頭汁更以大桑蟲一枚服後若時雨之化薄者厚淡者濃滯者潤冷者溫咬牙頓止神情遂開嗣後去茸附前劑分量

減半十二朝左臂發一癰以忍冬解毒湯調治收功甲子以來是症不概見矣

論氣虛寒戰

痘瘡何自而寒戰也寒則陽虛可知陽虛則氣自不足虛劇則戰自作氣爲體之充充達於外則密護腠裏所以爲衛充實於內則元陽中守衛寒不冷所以爲陽痘故得以領達而出毒故得以鼓盪而化漿故得以成熟而貫亦何寒戰之有若氣虛而痘發以有限之氣而周給一身之毒發始尚苦于不振至毒出

一步内虚一步痘得起脹而中空空矣漿未稠濃而發呈已盡頂未滿足而力量已虧其不寒戰得乎故氣虚之痘於放點時細察其無一切躁熱之症皮薄色淡頂陷腳濶者即宜預防是症須知三禁不宜寒凉不宜疏散不宜過發於放白時便當保元稍兼解毒務合養正以化毒症痘已犯以大劑參芪佐以鹿茸河車精如肉桂寒極而戰甚者更加熟附以回陽然必驗其囊窠飄薄淡白無神體倦人靜甚則錫皮灰白鼓頷搖唇皴湿如湿爛皮者方合是症

附一治驗

余荆己酉仲秋忽壯熱如火次日即見痘細如芥子色似腮脂余是時未諳此道先君以升麻葛根湯加蟬蛻山查牛蒡而升發之二劑後狂煩譫語先君以犀角地黃湯加荆芥木通蟬蛻以大藥蟲一枚三劑後熱即和神即靜周身起脹而頂即白以見囊時毒火之易退聽如此時懷妊七月惟恐裡虛即以保元湯加芎歸淮熟地白芷姜蚕日服二劑每劑用參二錢其如如痘密無縫氣血不繼至

八朝頭面灰白如錫皮通身渾如嫩腐皮無二搖頭鼓頷寒戰非常危在瞬息先君以參芪各一兩芎歸各五錢熟附二錢肉桂一錢熟地膏二盞傍晚投下戰即稍定沉沉睡去至夜半大有轉機醒未思食與粥兩碗不饜所欲次早又一劑午後通身漿足身體和緩不復戰矣前方去桂附參芪減半十朝腐爛作臭膿水淋漓以敗草散收之約用一斗飲食大進神氣日爽以參歸化毒湯全愈論胎前熱劑在所大忌況桂附而重用乎然痘犯大

虛大寒而不權其當務之急勢必不起可有身外之胎乎毋安則予安理養如此又當究其所以宜爾者以其灰也白也濕也皺也身涼而神蕭索也若是元極作戰而混治焉其害可勝道哉

論氣虛作痒

痘症惟痒最惡禁止能定者猶可以修為若身不自主必搔破而後已者是為外剝毒即入裏不治何以辨其為氣虛耶見點之後三日之間頂陷而囊薄身涼而復色嫩者是也然氣虛何以致痒耶蓋氣能

蓄血而使歸附圓淨尤能鼓盪而使血化成膿膿成則毒解尚何瘡之有哉惟是氣既已虛而血當其旺是血有附氣之能而氣無制血之力致血肆溢而不得歸附焉能化血而令化膿血味且鹹醃蝕皮肉而瘡自不能已矣治瘡之法一見其象即以保元湯加姜（僵）蠶白芷隨症宜加而佐之庶杜患于未萌之策如瘡已作瘡用黃芪而助氣稍加白芍以制血其瘡即止鋪紅如錦者又當量加生地荊芥以清徹之患用大麥麩以鬆透其毒面上破傷者急以胭脂膏封貼

肢體難禁者以荆芥穗研末搽于紙條內點火焠之或以炒黃豆盞許一色乘熱撲之或以茵陳為末與爛紅棗同搗成餅燒烟熏之亦治標之法也

附一治驗

嚴貢生兒一公郎三歲出痘于壬戌八朝清漿未半而痒沸禁止不定面錢破碎眼將露縫大便艱塞盡少垢多日去三四次囊窠嫩薄體不燥熱紅暈則肆溢如霞身無安放所謂氣虛血旺者非乎至頻解多垢總氣虛不能化毒毒不成膿而放垢

從便出也急以胭脂膏貼其兩顴用淮生地五錢安置其血人參三錢黃芪四錢振以作其氣姜蠶白芷天蟲為催漿托頂之佐白芍五分表其遊行山查四錢木香三分以行其滯礙脘投服即睡着夜半又一劑次早盤即歸附漿即肥膿眼纏堆脂正面堆沙便亦以減半嗣後收之痂靨不脫保元清解易若破竹收功

論脾虛作瀉

痘疹氣虛初朝以至七日候一身之氣血盡發於外

内已空虛嗣後之成漿收斂所望于將來者是在人事之調劑以繼之須知氣虛者陽虛以陽虛之症而陽發于外內之溫養可知脾喜溫而惡寒者也既失其養宜預防其泄瀉之患魏氏之保元陳氏之異攻宜量度而取之者矣若已泄瀉則真元傾減毒必乘虛入裏反攻于內變症蜂起危孰甚焉亦必察其輕重緩急而因應之如第不實者可以參芪茯朮陳皮木香甘草姜棗以實之如滑瀉者前方加肉菓訶子以止之如不惟囊薄而且皺不惟色白而且冷手指

精冷者氣血中空虛劇也前方重以參芪如鹿茸少許鵝屯以振之其或四肢厥冷搖唇鼓頷而寒戰者此元陽幾脱之象也前方加桂附回陽反本以奪之是症與治必詳察真確而後施無不當若臟次仲之症是一驗也其或體熱燥烈煩渴乾紅焦紫痛楚艱塞等症即次數無度純利清水此是熱毒下利不可言焉駾青也自甲子以來脾虛泄瀉之症間或有之不概見矣惜乎知之者寡也

又一治驗

馮素若一公郎三歲其時丁巳痘出甚密人靜身溫囊殼不老頂白而不肥盤紅而乾淡六朝眼合不緊鼻塞而鬆起而少脹夫固已見氣血兩虛矣七朝滑瀉日去三四次淡黃其色口渴不已停飲于中宮水聲漉漉又見土虛不能制水矣始事者因燥渴乾紅且囊殼無漿不敢實脾恐益其燥不知燥而實者火燥金也宜制陽光而金自平燥而虛者土不生金也宜固中央而燥自解況痘賴氣煦血化而成漿氣血之源在于脾胃今瀉而身溫

渴而停飲紅而乾淡囊薄而靜種種不足見乎其間焉可齊其末而不揣其本也以實脾固本湯用参二錢加黄芪三錢隨姜棗連投二劑轉機及半又二劑十轉其七漿不甚濃卻亦堪回嗣以五味異功散加防風白芍收結而愈是症今不概見矣

救偏瑣言卷之九

論痘變症有不常不居

痘於察形驗色之外其虛實寒熱則據症矣然形色不一症更繁多一形而數症因之者有之一色而諸症出焉者有之症之所以謂變也症固繁多而變又有變中之常變中之變常者與形色相符依日期而至其症着見明顯變者首尾偏峰與形色兩截其症深藏隱伏如痘屬血熱而實症迭乘痘屬氣虛而寒症稱發此變症之常也假令痘本實而症若虛痘本

虛而症若實此變症之變也發前而各症多端發後而本症雜出此發前為實發後為虛之常變也故標而即餒之不振結痂而猶熱毒留連此偏枯偏溺之異變也踰常不容作聰明假變不可傍症護氣虛劇者無症不虛血熱劇者無症不實常症即愚者易知變者即知者當之尚不細細參合一一端詳亦有未易明焉者矣虛實寒熱之症自古有之但虛寒多而實熱者少實熱之症發前猶多而發後尤少至虛實寒熱之變似實熱而虛寒者容或有之似虛寒而實

熱者未之有也自甲子以來大運在於相火故標以
至痘疹虛寒之症十不一二鳥毒烈火十居八九似
火似實之症百中無一似虛似寒之症無不皆然症
至於實熱而似虛似寒非至極不爾以至極之症工
力有一未盡尚兼并於九仞今是非之界不之明辨
工力先無所施矣貿焉從事以規則是傍不裂以非
為是而妄投湯劑也乎矧誤用溫補人所易從不至
覆敗不已如此殘害生靈何其殘毒總由於是非莫
辨余故列似是之症詳辨于後庶不至諸燕而南向

也

痘症變幻總論

痘莫暴乎血熱血熱之痘發見者易知隱伏變幻者難測色似胭脂便艱譫語狂煩躁亂唇烈燃腫頰紅面赤發渴不已皮燥肉腫痛楚難堪形圓頂綻一迎眸而莫掩者至於血熱反常似虛似寒人不知之矣有身涼色白者有皮薄頂陷者有昏沉如倦者有四肢厥冷者有寒戰咬牙者有瀉後頻解不食者有斑後而夜不成寐者有痘後汗減不已者此等症皆似

虚寒而孰知非血熱之劇不至如此益緣熱伏于內毒藏于中以故難以測識所謂陽極似陰火極似水者也據其色猶必合其形驗其外猶必參其內內外詳辨各有未悉更復察其神情脉理則其所疑似而隱伏者自莫能逃矣氣虛難辨者亦有之終不若血熱之變幻多端令人莫得其故且痘至疑難人多疑其虛不疑其實況痘易趨于補者失補而致誤者猶少推此慘害生靈迷而不覺倍于虛者十居八九敢以似虛之症辨之以鳴同患此成敗之關生死之界

未必無小補于痘也

論火毒咳牙

咳牙屬血虛症固有之不知毒火潛伏于肝腎者與血虛者更甚毒火雖盛暴厲而發揚者當無是症即伏而在肝臟者亦不患是惟在肝肝則藏血而養筋骨在腎腎則主骨而生肝還以血養是猶唇齒之邦兩相輔而兩相需者況肝應春陽腎應冬藏升沉之臟兩受其虐而失其和齒其妄劇而自齘矣猶是齘也虛者聲鬆彼則聲緊虛者在於寐後彼則於欲點

時而即相爲痘當初放即血虛者血於何耗而使及此則其受虐於毒火也可知不必辨其形色症狀神情而已昭然矣但察其痘色嫩紅而熾熱者以清涼攻毒飲減紅花以涼解之痘色乾紅或紫滯而身不熱者以涼血攻毒飲以透達之不拘嫩艷乾滯熱與不熱凡有諸般痛楚及内症出暴者以必勝湯嫩艷者減桃仁紅花地龍乾滯者加紫草以攻逐之有出而未暢者通加大桑蟲蘆筍以透之成漿後者通以化毒丹調入牛黃珠末以解之至痘之日期體之厚

薄不可執而論也如王含叔之癥一證矣不精治驗

總　毒大深潛腎與肝　升沉二臟擾何安

訣　齒牙相戛聲何慘　透解潛藏伺貼然

論血熱作痒

諸痛為實諸痒為虛又云氣愈虛而愈痒所以然者以氣本虛毒原不熾氣虛則正不勝邪無以剿化其毒而固然也以故治痒之法必從補氣有血熱毒盛而痒者又相戀矣蓋熱毒壅于皮肉氣為遏鬱血被煎熬氣非不足也錮之則陷于無用血非自熱也灼

之則迫其遊行血味且鹹遊行皮肉痒之所以作也以清凉攻毒飲減紅花量用大黄重以石膏生地以凉解之以殺熱毒之勢庶氣血不受邪虐氣得以化血血得以成膿何患乎痒之有哉是謂實者虛之正訣乎實者也今人不審虛實執古方而泥成說凡遇痒症概以參芪投之不應責以補之力薄遂思重劑以勝之氣不受補而毒火愈熾愈熾而痒愈甚矣嗟夫何異抱薪而救火也然果何以辨其為毒火耶曷不觀形與色內與外之呈見乎同一色也虛則白而

實則紅即同一紅也虛則嬌而實則滯色之不俟已
散然矣再觀其形虛者皮薄而濕實者皮厚而燥按
其體膚有溫涼熾熱之殊察其神情有倦之躁亂之
異一一殊途種種各別更或兼之於痛楚或熱如炮
烙者前方重以大黃或色若胭脂諸般失血者前方
加桃仁正而稍有擦意不拘破與不破即以化毒丹
調入油胭脂內用綿紙貼之須令嚴防勿使抓破破
而血得成流者稍幸無恙破而乾赤皮如剝去者無
可生之理矣凡放點時熱一如炮不分界地或燃紅

或紫艷即當預為之地重以涼血急以清火內症稍狂者尤宜速與蘯滌不可臨渴而後井也外有調護過煖助火而致痒者急令撤其重圍或減其衣被處之清爽而症自安在黃憲副一公郎作證不贅治驗

總訣

實痒紫艷或嫩紅　燥烈皮瘡毒火擁
血被煎熬氣被遏　輕宜涼解重加攻

論熱劇寒戰

痘瘡寒戰似無區別孰知有先後之分開虛實之異先寒後戰者寒極而戰虛劇之象也先戰後寒者戰

極而寒熱劇之象也故戰不可概以寒視寒不可概以虚論也凡虚寒戰前已詳其概矣更以熱極作戰戰極而寒者言之火之爲火其性甚烈其發甚暴善散而不受遏鬱火雖熾而發見者徧體皆熱矣雖熱而身靜以火得順其性也熾而劇則遏鬱矣鬱則拂其性矣以暴烈之性欲達而不得達則氣血與毒火五内搏激其能免身之不振戰乎猶之水沸乎火也身雖戰振其面必赤其體自熱戰之不皆出乎寒也明矣火鬱固戰過鬱則寒是熱劇反見水化如强酒

於不能勝者反為酒所寒矣酒性豈寒者哉夫亦因其過而致反也身雖惡寒肢雖逆冷其氣必雄其神自躁〻痘必紫滯脉必沉數有力寒之不皆出于虛也又明矣凡血熱之〻痘熱極作戰不問別症不拘首尾熱如炮烙者以瀉黃散主之量症加減如身體反涼更喜溫煖者熱毒深藏固閉也以散火鬆毒飲羞冬加炒黑麻黃二分先達其伏毒火鬆透身必熾熱方以瀉黃散清之或兼諸般〻痛楚或窒竅失血或熱如火熾皮肉腫硬者不拘熱與不熱必用大黃以宣暢

之底不至毒火内擾而至攻潰也

總　寒戰陽虚目古云　熱極水化水知音

訣　若還悞認陽氣脫　火上重油禍匪輕

附一治驗

一兒三歲痘在八朝膿漿滿足盤暈嫩赤忽生振戰褚席皆動搖其身熱如炮此亢陽作戰也以清涼攻毒飲用石膏五錢生地八錢黄連一錢大黄五分減紅花地龍犀角加姜一小片以行重寒之劑連投二頭汁其戰即止又二劑紅暈漸淡至十

二朝熱得和平收功弗藥

論熱毒下利

痘出於肌肉而脾為之主脾氣實則精神內固而外旺痘必易出易漿易靨若泄瀉則脾弱而內虛矣痘必有應至不至之虞變症由此而出而脾顧不重哉以故泄瀉之痘一切寒涼清解之劑在所必禁然非所以概熱毒下利之症也熱毒太盛其毒不能盡行肌表熱必留滯而內擾害內實不受邪侵注於大腸大腸為傳送之官不受毒害而第逼迫于中頻頻下

利雖若與泄瀉之相似而實與泄瀉不相侔瀉者滑
而不禁彼則艱而閉塞瀉者溏而不實彼則凝結如
膠亦有純利清水者或穢氣之不堪或便色之雜出
或眉皺而腹痛或躁亂而不寧辨痘之色輕則乾紅
而重則紫滯驗痘之形輕則鬆綻而重則板實即在
收靨結痂之日何莫非餘毒之使然視其痂皮則燥
硬堅其體膚則燔灼口內或膩而成瘡目睛或紅而
有障如是而投於香燥止塞之劑不猶之欲北路而
南轅者耶獨其故而清其源輕者解毒鬆滯重者清

火攻毒使毒火不至内擾而腸胃清寧便不止而自止脾不實而自實矣若以瀉治毒火愈熾愈壅七日前立見乾枯焦紫而腫發無望矣七日後餘毒無歸胃氣閉塞喘急煩躁而終斃矣貿貿焉見其頻解而不究其所由亂施死於我之所不解也

總訣

熱毒衝腸便自頻　直腸傳送毒難侵

頻頻欲解仍艱塞　誤認脾虛終内攻

附一治驗

朱元卿一長公幼時痘犯血熱之症自放點以至

成膿極甚涼血解毒清火漿甚濃厚至收靨時大
便愈頻日去二十餘度至次日難以數紀乳母與
婢輩者以穢惡不堪嫌以寒涼太過而然焉知熱
毒下利之理果因寒涼身體不宜熾熱唇口不宜
焦裂神情不宜煩躁痂皮不宜燥硬今種種其驗
脾豈虛寒者乎以瀉黃納穀散加地丁金銀花貝
母服至十四朝右顴頰起一大癰如桃大便即止
諸症減半更以牛黃一分珠末二分調入化毒丹
內用貝母湯送服十六朝膿自口出前方減生地

加連翹甘草十八朝全愈是症難以筆記聊附其一以證其概耳

論胃熱不食

症不思食固有胃弱而不納者尤有邪熱犯胃而不思者要其虛與熱之別總以症為憑以症為準症屬氣虛為虛症屬血熱是熱更參之於當下之症與見前脈悉一一而詳合之自無不得矣不可以日期為則以發前為實發後為虛尤不可泥于胃强則納之語而概以虛論也概以虛論固不可與語道拘于日

期亦非為調元之手也何也氣虛之症發雖未行其中氣已虧乎不足血熱之症發雖充滿而清氣尚受夫邪逆又有自放點以至成膿飲食不減至發後而胃氣忽閉者發豈未化而毒輕已化而反重耶蓋痘之始終合天地四時之氣前七日其毒升發起脹自內達表猶春夏生長之令毒不太盛者其毒得盡行肌表胃氣自清其故飲食如常七日後其毒成膿漸斂自外收內猶秋冬收藏（臟）之令毒得盡淨而收胃氣終清若毒有未盡之症隨火斂是謂火禍非正收也火

毒內斂胃得給于思食乎其症臊雖老而紅暈未收

血雖結而焦燥難脫身多壯熱脉自洪數與胃虛不

食遠隔參、商凡症身熱未和紅暈未收紫雖極老不

可與斂若與斂之不啻胃受火閉一項般般餘毒不

可勝紀矣務宜重以生地佐以黃連丹皮荊芥牛蒡

木通甘草熱如炮烙盤暈撤紅者更加石膏俟其火

毒清解聽其自收自無不開之胃如以始為熱而終

為寒始為實而終為虛一以參朮姜棗之類以補之

如火益熱矣今之不食之症往往如是若不審繼窮之

症概比老之郎一可鑒矣外有飲食過多或痰凝氣滯與夫寒邪阻塞暑熱干犯者皆令不食此症外之雜症非氣虛血熱之所致也然以神情症狀并日逐調護而審其故瞭然于心目矣治驗不贅

總訣

百凡飲食最為先　不食應知各有緣
胃虛不食身凉靜　胃熱人煩體自炎

論火擾不寐

症有夜不成寐在七日前者人皆知其為邪熱內擾至成漿後者皆責以心虛矣豈不曰血化成膿而血

爲之虛耗膿成毒解而邪熱俱已消融不知血虛而火毒不甚熾者理固然也深藏猛烈者漿非不足而漿不能盡其毒火非不減而減未能罄其藏外雖成膿結痂而内之餘炎未盡臟腑未得清寧况心爲君火以火遇火較之餘臟更不能容且當收斂之時非若漿前發揚之候此蓋以被火灼而然身必壯熱人必躁擾或燥烈痂或燥黑症亦不能枚舉種種皆顯是也較之心虛不寐者自是迥别明者察其毒盛則解之火盛則清之或透肌或涼血俾邪熱得以減

越有發之癰疹而安者有發癰毒而寧者有於疤内復泛而得熟膿者是皆毒有所歸而神自清寧矣尚有有夜不成之寐乎若以安神藥必收斂是猶執熱而反令躁渴矣若錯當見小愛之症一證矣不附治驗

總訣　火擾不寐始曾聞　驚後猶云論似新　烈火燎原非易滅　莫輕斂表與安神

論渴有虛實

咽喉乾燥則渴然乾與燥有虛實之分乾者虛而燥爲實　皆屬肺病咽喉屬肺肺屬金金生水而畏火金

虛則不能輸降下之令猶之但露不降水乏其本華池乾涸而渴從之其渴稍飲即止頃又乾喜熱而惡冷聲音低小脈必微緩法當以補液湯生其津液而渴自止實則金被火爍虛燄如爐正液所竭而肺更何言其渴百杯未足俄頃又燥喜冷而惡熱聲非啞而即厲脈必洪數法當以清金解渴湯制其烈火而渴自解虛與實之別辨有未確更合之于神情症象與夫症之形色一一而參考之自無不得其真矣

總　渴有咽乾肺底虛　金虛補液自相宜

訣 熱火刑金咽更燥 火清方得救華池

附一痘渴治驗

吾郡吳二公祖一公孫四歲痘稠密而氣血兩虛五朝以保元湯加當歸滋地而得成漿終不肥濃八朝發渴頻頻思飲與之盞許即拒飲頂又乾身熱不壯神情懶倦便亦不實以補液湯加芪术姜棗服及十朝渴得漸解脾氣亦實減訶子黃芪加茯苓白芍十四朝眼目俱起紅障多淚以奏凱和解飲減當歸牛蒡加甘菊穀精草調治收功

附熱毒發渴

同袍沈岸老一痘症放點以至起脹乾紅晦滯手着手陷者半身冷而神却躁煩腹痛欲解不解此毒火過熾使然以鬆肌活血攻毒服及五朝大便連去四五次火毒不鬆身卻壯熱而神靜色轉深紅發渴不已重以攻毒清火八朝放白成漿淡變為順與一不斷者同事惟恐灌寒繼至減大黃石膏二劑前症復然更多不寐而渴更甚仍如前方十四朝漸安渴解十六朝調理收功

附首尾熇熱發渴

顧韞翁老先生一公郎，今年老也，痘出四歲，扁血熱毒盛，紋豔色似胭脂，漿老盤猶燄赤，結痂焦硬乾黑，始終壯熱煩渴，初朝即以凉血清火攻毒進藥，甚艱服，不及半，致熱毒難清，痘得進半黃，以毒散不拒，日服錢許，自七朝服至十六朝，熱毒漸減，幾一月始得全愈。熱渴難解如此，若魏氏論渴云火非虛不發，一以保元湯加麥冬、五味，欲壯水之源以制渴光，理固有之，其可以概施也耶

論汗有補瀉

汗者液之派也腎之液由毛竅出者為汗汗之是亦水也可知其本於肺之通調四布而得潤乎一身滋養四體猶之白露下降草木欣榮是水藏則存而為液疏則洩而為汗涸則皮毛枯澀鬱則肢體浮腫寒則凝熱則沸液汗之故也亦多矣但以症療之汗而言症順則存而色潤氣虛則疏而汗洩火沸則汗湧如淋不可專以氣虛論也症如淡白無神身溫體倦種種合乎氣虛者當以實表為主否則氣既已虛而

復汗淺於放標時發必不振繼必平陷痒塌寒戰灰白悉如蜂起當以保元八珍湯減枸杞加白芍五味以收之如其紫色乾紅煩渴壯熱者以其火擾于内而致水沸于外也不拘首尾當以清涼攻毒散以清徹之外有無熱之症調劑得宜不爲毒害至痂落時而有此汗者是餘毒無所容以汗而解也驗其因汗而適快者是也固不宜斂亦不宜清惟以忍冬解毒湯減紅花加當歸足矣不可以過求也凡火擾而水沸者七日前而誤斂之鬱毒閉塞必成内潰七日後

而誤斂之餘毒不解輕則纏延瘢敷重則一簣之虧矣

總訣

痘汗如何云表虛　身溫淡白不充肥
紫艷身燒為火沸　一虛一實少人知

附一治驗

一女七歲痘未見點壯熱如焚靜則燥哭如烟一轉側而汗即治衣襪頃即燥動即復然次日見痘細密如麻紫艷與攢紅各半煩渴躁亂以涼血攻毒飲減山豆根加紫草服及四劑顆粒分明而汗

即止五朝頭面肥潤上朝通身放白行漿自上而下景象頗佳但烈熱如故絶不思食神情尚楚前方服至十朝胃氣略開夜卧將半頭面收結緇色乾燥身上將靨而紅暈未收熱終未減前方減紫草服及十三朝通身復汗如蒸愈過時而燥熱等症與夫癈食神情蒙蔽之象頓開矣方易前方以忍冬解毒湯調治收功然變幻之症難以悉載能以數項推類以盡其餘庶不為似是者悞矣

救偏瑣言卷之九終

救偏瑣言卷之十

論結痂

痘瘡行漿三日後期至九十朝其得膿漿飽滿氣足血收此湯極化淦為痂時當收結矣始于人中以及兩顴鼻準漸至地角以至周身未及巔頂足脛次第收結之痂如鎔蠟初凝厚而滋潤是謂珠結毒盡解矣其餘可知不須調劑有等氣虛之痘得補成漿漿終淡薄至此雖云收結痂皮飄薄神色枯淡者謹防精神不繼鮮克有終以保元八珍湯減川芎加山藥以

濟其匱之更有上虛不能制水溼潤不斂漿水腐白頭溫足冷者前方減熟地加河車膏茯苓白朮以助其收結如便不實而胃弱者前方減當歸熟地加茯苓陳皮白朮渴者前方減枸杞加麥冬五味膿不熟者減黃芪加棗仁腥紅花少許餘可類推所謂痘後無窮症總歸虛治者此也有等血熱之痘稠無慮地得力于清解成漿速成一片腐爛作臭煩熱猶在嫩赤猶存餘邪陽太旺不得陰氣收斂而不能成痂者以清痂快毒湯減蟬蛻主之外以金蟾散收其熱

毒亦有同于血熱浸淫日久至後氣血虛耗不能收
結驗其煩熱退聽神情懶倦腐爛處肉地與漿水淡
白者是也以保元回漿散主之外以細茶末以清其
肌表至有梟毒烈火血熱之極非不極其清解其如〻
烈熱未減紅〻暈未收膿囊便有斂意〻謹防火禍以成
倒靨以清涼攻毒飲重以生地石膏主之庶不至焦
痂黑靨令毒復歸于內更有從前失治漿未成熟血
暈如〻霞竟為烈火燔灼已成倒靨焦黑如〻煤平者如〻
螺靨陷者成煤坑間有老〻痂〻黑硬如〻鐵如〻此等象

若變症雜出皆毒氣内攻所致不得目之以釀成毒
解而作虛論也毒擾于裡外以必勝湯倍用生地復
以大桑蟲以攻發之熱熾者加石膏黃連根下腫硬
者貼以消腫膏得盤暈漸淡漸收平陷者鬆懸硬者
潤或泄之泡或補空或發癰疹癰疔毒仍達表可慶重
生凡血熱之症自朗稀疎者必能成漿漿必肥濃第
慮缺未清收靨可畏耳是症因其漿濃且以日久誤
認以為回頭不食者以之開胃不寐者以之安神發
渴者以之補液下利者以之實脾如此等類從其斃

者不可勝紀矣僅記其一以爲觀鑑云爾
韓人穀兒去年有一公郎三歲痘十二朝飽不思食觔拙脈惕徹夜不寐始事者以胃弱心虛以宿夜胃受驚恐藥以安神開胃而愈甚邀余往視痘痘甚森淡萎熱尚如焰盤擘焮赤膿囊大半爲烈火燔灼而焦死者螺靨神情散亂而毒已歸于内矣其未變者稍鬆圓綻肥黄余曰是痘熱毒未清未宜收斂以致痂如螺靨黑而又薄是倒靨而非正收也余何與友毅然曰君不見其膿之滿足耳膿

老但是當回愉然信為無恙余遂別是夜即斃

附一治驗

潘梅老五歲一發痘疱血熱十朝壯熱未和朦成未熟紅暈未淡而即乾收疱如火焠兩顴平斂亦燥而薄而稍赤雖始事者亦知其為熱毒已清解於前矣第清而未暢次日又便利作痒似乎補瀉難施謝事去矣勢在緊卯但血熱尚熾症必因之自無兩局以滌餘救苦湯減大黃紅花加地丁生地外以牛黃一分珠末二分即以之藥調送兩顴以

櫚脂膏封貼服二劑而痒定四劑後平陷亦起燥著黑轉而滋潤矣減青皮加金銀花至十四朝熟和神爽大便頓止寢食俱安遂以忍冬解毒調治收功

論痘靨

易痂易落收局之佳境然易痂有凶有吉易落有吉無凶以邪毒盡淨而無餘毒煿炙痂故得一收便落其痘大都榮潤肌膚大都滑澤亦有痘白不榮陷而凹下者此因氣血虛之而然非因易落而有此象也

以保元八珍湯主之外此有爬肌抓肉累日不脫者有擦去疤有血迹者有褪去兩邊中獨留一線者有半揪未半脫際者有日久方脫而疤凸起者有仍沿浮皮揪撥者有身褪而頭面不褪者或有血疤或紫黯或黑黯或似茄花色者痘疤不一皆為毒火煿炙所致身熱溫和無甚變症者涼血解毒而清散之身體壯熱而多變症者攻毒清火重以涼血而散解之輕則泛疤發癰發疹而愈重則發癰發疔而解痂落之際症亦多端總以痘為準餘毒作祟治毒為主毒

盡元虛保元為要從有實中虛虛中實亦權其緩急輕重而因應之不可遺其重且急而反泛務其輕且緩也若執以痘後無實症總歸虛治誤之甚矣

論餘毒

餘毒者痘瘡未盡之毒也痘瘡毒化而成漿漿老而成膿膿成血盡而毒解氣血虛者血不患不盡患漿不成膿膿成而毒盡矣熱毒盛者漿不患不老而患血未收血收而毒解矣氣虛之症行漿時或失于内托托而尚有未足或人力極盡而氣血其如虛劇幸

不至灰白平陷漿益不能老而成膿餘毒有所不免矣血熱之症行漿時或失于凉解或依傍日期而解之不早或憲寒凉太過而工力有未暢或循規則而反投温補或極其周豳而毒火其紅雄烈幸不至紫陷乾焦而膿或板黄即鬆而或燥即潤而紅暈尚有未收或收而未盡帶火收結餘毒尤有所不免更有甚焉者矣症有氣虚血熱之分順逆險三途之異而餘毒亦然驗其毒不紅腫身凉體静或神情懶倦其得飲食進而睡卧安毒且小而小且軟痛楚不甚者

痘虛而順者也以參歸化毒湯而調治之

毒若大而白平而板不能起發愁容可掬靜而忽躁

神情倦怠涼而忽熱未幾復涼能食而不能強能睡

而不能熟寐而目有神神思能定此痘虛而險者也以

加味內托十宣散治之庶得以潰而成膿而毒其化

解矣

毒不拘大小按之板實白而帶青神思昏倦痛楚難

支兩目無神口出涎沫體欲靜而不得聲欲出而難

揚此痘虛而逆者也不治

血熱之辨何如有發瘄有發疹散于周身布于四體一發而即身涼體靜神情舒朗此血熱之順者也其未發之前熱必不免睡必不寧瘄必老色必燥而血必不全收神必旺而氣必粗此發瘄發疹之機也不諳者以膿成可以收斂以收結可用調補致毒不得發洩往往有輕而變重重則有不可知之患矣不拘已發未發均以消瘄快毒湯而一清徹之可無不瘳矣

若瘄則毒聚矣毒併於一處而發勢必潰而得解其

毒紅腫發於四肢面肩兩腳熱不甚熾寢食如常亦
險而順者也以活血解毒湯主之
發於兩顴腮後胸背環跳等處身體壯熱痛楚殊甚
毒大而且板則險矣然得板而不硬大而紅腫熱雖
壯而體不燥痛雖甚而不至難支飲食與夜臥居半
亦無大害以前方加地丁白頭地龍并蜜湯調服賽
金化毒丹以治之
發於百會太陽少腹上下及穀道湧泉等處板而更
硬紅而帶紫更有凝結成疔形似螺 肉毒黑而堅根

深入肉不拘是癰是疔燥熱如炙飲食不思徹夜不寐此陰而逆者也癰則內服賽金化毒散外即以此散調入油胭脂內以綿紙攤貼中留一頂疔則用銀針挑鬆四圍亦如癰之貼法不必留頭次日有膿水來用軟綃拭乾將此散糝入四圍仍以胭脂膏貼好又次日復如此法候其疔根出竟以此填滿復貼之以疔淨長滿而止二毒通以必勝湯治之庶可保全生命

藉令發于咽喉當心腰膝不論小與大疔與癰癰則

按之硬而青黯或紫黑疔則大如錢聲啞氣促神情躁亂兩目徬徨如畏刀鋸如見狼虎惡聞人聲惡見人形或身凉而乾噦或身熾而肢寒症難枚舉凡此等症症即屈指可數而癒無遺亦禍不旋踵矣

外此毒聚于肝則目起翳障或兩目焮腫內背膿血淋漓或有如豬膽汁有過期不開均以撥雲散治之不可點洗外治之法眼科規則之劑以療之毒必不消火必不散而眼廢矣

留於脾於上則唇裂焮腫堆結如煤動即血流血即

燥結於下則注入大腸下利惡垢猶之滯下之疾如
漆如膠有純下鮮血痛楚不堪若以瀉治則枉死矣
以滌除救苦湯治之便血者加生地血紫滯而堅凝
者加桃仁艱塞之極者倍大黃滑利痛極者亦如之
更加赤芍
留于胃則口內生疳或牙齦腐爛甚則穿腮落齒漸
入咽喉名為走馬疳一日爛一分十日爛一寸以忍
冬解毒湯加黃連山豆根元參桔梗以治之外吹消
疳解毒散

有熱毒上壅巔頂諸陽會集之所時值炎天與惡熏蒸潰爛生蛆者以清涼攻毒飲治之剪其髮去其蛆以金銀花煎湯淨之或金蠶散或黃金散研入冰片青黛而外治焉

有餘火留于肺津液不能上行咽喉乾燥音啞而發喘者以清金飲治之毒鎖咽喉者不治

時值隆冬表邪未盡風邪與熱毒鬱于皮毛至收靨時發出如炎天沸子名為水珠毒以清肌散毒治之

餘毒般般總不越一虛實中來也虛者真元不繼實

者邪毒留連瘄至收痂一身之精神久發皇于外況體之實者且虛況虛者乎此時火清毒解而擬調治詎不甚然即毒有未盡僅屬強弩之末補中帶解亦無難事至若仍然清解復用寒涼猶然爲蕩滌似屬理之所無而實勢所必至斯亦難矣故治瘄難治偏峰之瘄尤難偏于虛者難于始偏于毒者難于終漿前恐攖其毒而孰知不豫則癈漿後防其虛脫而孰知當如除惡者矣人言百日是瘄蓋謂惡瘄有潛藏之毒也虛實之辨必究其真不令有似是之誤斯爲盡善

如毒色白而身涼者，似虚合之于唇裂迸血，非虚也；蛕解不食似虚，合之于腹痛乾呕，非虚也；羸瘦日久似虚，合之于氣雄壯熱，非虚也；寒戰咬牙似虚，合之于面赤燥熱，黑硬乾之痂，非虚也。毒色紅而時躁時熱者似實，合之于兩眼倦開，重語聲輕，非實也；便閉思飲似實，合之于唇白而潤，不見裡急，非實也；多言妄語似實，合之于四肢不舉，重語聲輕，非實也；餘毒不一，合之于平而塌，涼而軟，非實也。似是之症，非語言所能盡者，惟在于會心者得之，得其真實真虚而更

權其緩急輕重治餘毒無餘遺矣

附一氣血兩虛餘毒治驗

己未有一陳氏子四歲痘甚稠密而且一二齊湧出但得分珠頂平脚塌囊薄色淡人靜身涼種種犯氣血兩虛之症四朝乘氣血尚未離散即以保元湯人參一錢芪錢半加芎歸淮熟地山查六朝頂起而囊不蒼蠟紅而色終淡眼欲合而未緊翼將塞而猶通進不勇著汤退速前方倍以參芪加河車鹿茸二膠方得行漿絡不能肥九朝寒戰漿色

膏仍前方重以參四錢芪六錢更以熟附六分肉桂四分漿轉肥濃十朝漸收漸結痂食漸安見景象得轉以艱于進藥姑恤停止十二朝忽眉宇不開是晚卧不能安次日曲池二穴俱發一二癰其色淡白按之不熱掃之痛甚以加味內托十宣散四劑後方紅活三日後不潰亦不退以參芪僅錢許而故淹滯如前重以三錢一劑即潰左肩與右脇又起一毒紅腫且熱以毒未盡故復發此得氣血振作故熱而紅腫是期十八日矣前方減參芪俱半

以胴脂膏塗貼留出其頭漸消平復聊記其一以見大意血熱之餘已散見于前不贅

娠婦痘

娠婦出痘乎頭輕鬆者以安胎為主兼治其痘是自病以未治之之謂也其法不外于保脾養血寬氣道清子宮等項然放標時則以寬氣為重而帶升發氣鬆則痘亦易透升發亦無病于胎兩全無害之道寬氣如陳皮川芎酒製香附大腹皮蘇梗或蘇葉升發如蟬蛻桑蟲荊芥牛蒡山查桔梗甘草乾葛或升麻

之類起齊候則以清子痘為重而帶凉解清則與痘適宜凉解與胎適合有益行不悖之妙如黃芩山梔生地玄參甘草清之屬也如連翹牛蒡木通黃連荊芥山查凉解之類也行漿時則以保脾為重而帶排膿痘之成膿本于血血之根本出于脾保脾正催漿之地如茯苓白朮砂仁陳皮甘草保脾之要劑也如人參黃芪木香糯米大棗姜蚕白芷催漿之首藥也回漿時則以養血為重而帶斂陰胎之所養全賴乎血血之所有皆耗于漿補血且得陰收之義如當歸

白芍丹參以補其不足如茯苓米仁防風甘草以助其收結擇取金銀花牛蒡連喬玄參貝母等味以稍解毒此蓋謂其常非所以論其變也藉令瘡犯氣虛囊薄腳散者豈得拘于胎前毋氣滯而必以蘇梗蘇葉子荆芥乾葛無論矣錫皮皺塌者豈得拘于子宮宜清而必以黄芩梔子子連喬黄連無論矣更有頭溫足冷或自寒戰者豈得拘于胎熱則動置桂附而弗講乎僅以參芪苓术何能砥柱也藉令瘡犯火毒烈火血受其殃者如紫艷紅紫色失血內陷等症

氣受其虐者如貫珠攢聚等形躁亂燔熱等症勢必制其亢攻其毒今氣血歸于和暢乃得化而成膿若泥于百病且安胎惟知胎以血養血以脾統而不治其毒必得胎前之毒不治而自解則可不則任其燔灼聽其內攻可有身外之胎乎痘症本輕妄投重劑胎必受之胎損而母亦隨之矣痘症惡極劑雖極重毒其受之毒解而胎自安矣凡病權其輕重緩急重在務本不得專事其末急在除邪不得迂務其本得其要領總歸一道

附一失治之戒

有一許氏之室懷娠四月身忽大熱如火不一日而見痘稠無隙地細碎如麻躁亂不寧胸膈迷悶痘滿子逆所可取者色得微紅耳猶在初見余欲攻毒導滯兼清肌疏透庶幾内毒不鬆得分顆粒未必非挽回之一機也厥夫惑於不韻者之言執意不欲予辭弗藥九朝而斃而胎卒墮其所以墮者豈胖虛血弱之故烈毒内攻熱血煎熬臟腑且潰而胎有不墮乎況小產者亦多矣何常墮而必

痘則如其墮也以毒而痘亦以毒也歟

附一懷娠出疹治驗

一友朱良老其閫懷娠六月出疹于隆冬躁亂不寧煩熱如火道中一友以寬氣養血安胎爲主於以甘桔牛蒡蟬蛻荊芥疏肌透發三朝疹非不透熱終如火煩渴不已嗽而增喘徹夜無眠至五日不惟不寐并不能就枕不惟喘急并不能出聲面如土色目睛直視手指厥冷渴想西瓜六脉絶無影響其娠追下小腹痛楚難禁身無安放立刻可

斃舉家但願得母無恙足矣余殆棄藥惜其未得一對病之劑覺有不惡爲熱腸所迫以大黄五錢石膏一兩滑石生地各七錢炒黑麻黄三分佐以赤芍丹皮牛蒡荆芥地丁木通甘桔以蘆笋煎湯代水二劑後諸症稍緩徧覓一大西瓜陸續以濟其渴又二劑其疹又透諸症減半而娠不進下矣前方減麻黄仍以二劑面顏頓轉喘定而得伏枕熱渴亦殺大半娠卽安然但咳嗽不止前方去大黄赤芍丹皮減石膏滑石及半加沙參花粉黄芩

金銀花二劑熱渴俱平胃氣大開據垂甚重症幸而復生尚須調理見安和而遂弗藥越數日後娘復不安但不進下飲食減半復有餘熱口内生疳以消疳快毒湯減蟬蛻丹皮赤芍加金銀花天花粉佐以消疳散吹之全愈是症所用湯劑據常格胎前所大忌者而得既保其母并安其娘見有病病受不第無損于胎正見所以安之之訣疹與痘雖異其所異者惟氣虛症耳若烈毒之症原同一軌今是症但留其母猶畏大黄等味利害並存尚費

躊躇竟爾子母俱全凡志醫者可不深思而潛玩也耶有懷娠而宜峻補回陽者若余荆之症可徵矣不贅治驗

痘後調護宜謹

痘後表裡俱虛調護悉宜加謹一有疎漏以實投虛病即終身不拔非細故也最要有五一節飲食飲食不節脾氣受傷脾係一身根本之地精神生發之源有因過飽終身不能多食者有為一物所傷終身不能一見者有因偶爾失調致脾氣不實遂成痼疾者

皆能致肌肉不長面不華色然此尚屬日後久遠之慮曾有東林陳九嶷兒當年一公郎痘已收功喜食圓眼因過愛而不之禁縱及觔許遂致腹脹如毬喊不絕〻一懷抱而更加喘悶以手扶其脇下坐于膝上而已極其撫摩而不稍息以和脾宣化歛擬及三劑不效舉家徬徨追悔無地余思藥雖對症賴脾運化時喊戕及一晝兩夜神其敝矣仍以前方加參三分助脾運化外以山查二兩煎湯代水服及逾時兩眼朦朧有睡意因得漸漸懷抱竟爾睡着自午及申

醒餘大解極多所食未化者幾半遂得開與調理而
愈幾乎有意外之變飲食不謹如此
一防客感瘧痢初起腠理開洩直抵筋骨臟腑六淫
易襲起居一有不謹輕則傷而重則中非泛常感冒
可例恒有寢食如常神情如故絶無介帶而卒然昏
暈者其由此也若韓尺老之長郎可鑒不贅治驗
一戒煩擾瘧後精神盡發于外縱得歡容笑口僅脫
離苦境之象精神氣血尚未之復必得静養可致儘
有憂而不當者戲弄而引之致其喜以為喜不知傷

其神矣即房闈舉動亦當以靜為貴去年胡漢老三歲一長郎痘方初起時值炎天以房不寬暢移于廳後左右紙窗日光耀目痘眼初開何堪當此照耀也余令以青紗蔽之嫌氣悶而弗聽且頻頻煩擾非弄其笑即以換衣撲粉殆無寧刻欲其適體不知傷神何地矣若此論之全不入耳次日兩目上竄牽啓鼓頷而斃

一體寒暄天時冷熱不常痘後之體又難調攝衣服之間稍冷即傷襟過煖即傷氣或驟寒而不之加驟

熱而不知減寒與煖大人不覺痘體受之較常人十倍矣有因寒而即寒熱似瘧者有因熱而即神情昏憒者難以悉指由不體寒暄之故也富貴之家過煖更什居八九不知過猶不知也

一戒好潔潔房中幃帳裀席自是宜潔至於痘兒之體自頭面及身以至手足任其穢則穢任其臭則臭究其所以日久而穢臭猶存者以收斂之局未盡也收斂未盡精神猶在于肌表而未還元欲滌其穢而反以滌其神如之何其可也更有可畏者體膚柔嫩猶蛻

皮蜕骨之餘輕則皮毛若刺重則喘氣入裡喘急腫脹可立而待有一兒痘將一月其母愛潔竟濯之以湯而且暢其浴次日徧體浮腫喘急而莫救可不慎歟

一痘前諸瘡宜急治

諸般瘡癤在痘前者務宜急治必愈為貴萬一與痘相值痘即極順降而為險矣險自可知以痘之最惡無如外剝外剝必由于癢瘡則未有不癢者痘即可免而瘡為之招連痘亦沸然矣或得蒼老稀疎間瘡

而出者即癢或一时禁止設若稍忍其必遠瘡四畔攢集其巢以瘡為壁矣水從之下流毒從之達發也至痘起脹時浮浮一片無分瘡痘一擦而身無完膚矣雖有善者何能濟其患哉世人不諳者多恒置而不問有誤認瘡痘總是一毒反暢其發以為稀痘之計不知痘係交媾慾火之毒感于娘之先者瘡乃成孕之後受母腹之積熱或生下後濕熱流火所發與痘絕不相侔累日經年何能致稀一痘亦有瘡後而果稀者適相湊也與瘡何與又有無稽之言云嬰兒體膚柔

嫩瘡藥一及滲入骨髓發〻痘不出舉世訛傳誤人不淺但治瘡有法當以漸而施先於胸腹次日肩背又次日四體結末頭面治其一緩其三周而復始以愈爲度乃爲良法不則治之太驟柔體不勝反致變矣不可不知

附治驗

余甲寅生一兒百日内生肥疥瘡纍時亦惑于人言而不敢治漸漸通身布滿無容針隙地日夜啼號乳食減半余思〻痘固當慮尚在日後而況未確

瘡毒如此猖獗危在旦夕孰緩孰急當務自在選
合掌丸如前法治之內以忍冬解毒湯減紅花加
黃柏生地倍參治及半月而愈後來出痘頗密而
透發甚易人言不足憑如此

嚴琢菴先生吾宗倜如弟奕啟兄諸公郎俱百日
內生胎毒瘡其瘡成羣成團中低陷而圍浮突宛
如梅毒目之可畏有遶臍者有在耳畔者有遶肛
門者餘處難以數紀俱以牛黃八寶丹五分一丸
日進二服外以化毒丹調入胭脂內一一貼之週

時一換，更佐以忍冬解毒湯加羌活、倍參、黄柏、桃
仁、赤芍，減紅花，與丸間服。乳母忌魚腥、麵食、姜、椒
爽欬子幾百日而愈。嗣如子愈而復發，幾及兩載
而痊。惟嚴先生所藏牛黄金光寶色，川牛亦不偶
者，内服與外治兩倍于二子，不及兩月全愈。嗣復
出痘，皆收功無恙。
藏顧渚老先生孫廣師兄之子也，生僅胎先下地
者三朝，便生毒瘡，細似針沙，赤如紅霞，三日後連
成一片，一擦而膚剝去，徧體如焚。以痘前瘡當任

三十

其生不事醫藥十歲朝即斃其次焉者於十朝後亦發此瘡與之前無異予曰是瘡於母腹中受積熱積毒而發名為血霞瘡治之不早有性命之憂不但不利于痘也余言及此追悔無已云初生者昨已斃于瘡矣今治之一月無恙予余授雙仙化毒丹并牛黃八寶丹二方一治其內一治其外而愈厥後出痘何嘗受治瘡之累如此治驗難以筆記聊存一二以證焉爾

誤治之戒

吾鄉有爵尊望重年逾五旬者一鄉紳止有一公郎兩月内生胎毒瘡與前三症宛肖竟憑老嫗婢尼之言以症前瘡宜發不宜醫反令乳母食魚鮮雞笋以發之甚瘡日盛延一不韻者以是瘡似梅毒與大人梅瘡同治用川椒一兩全蝎五錢與奶母假道于乳亦云吾冀震拔其毒服及過半其瘡愈大圍愈突陷愈深隙地復增血點細瘡無不徧滿熾熱如火膚赤如霞目紅口燥徹夜煩擾邀予往視勢猖獗矣以兩月嬰兒如是之毒如是治法不

覺為之愉然予大戒其乳母忌口急録牛黄八寶丹方令速修合將如治三家之法治之容或一劑挽先以消癍化毒湯減蟬蛻之劑後福癥之勢亦得稍緩嗣復聽卜云爻象無咎但別有大醫以余方為廢紙老姬輩仍復王張將所餘寒涼之劑罄盡當忌之物大啖遂至不救惜哉

失治之戒

姚世兩老先生三歲一愛瘡將愈矣惟兩小股至足尚未結靨而痘繼之九朝漿及下部痘與瘡疣

成一片浮浮癬沸十朝愈甚而股皮擦和皮剥去痛狀可慘惜頭面及身成之痂過半因兩足作楚連垂成者亦歸于敗十一朝而斃痘之戀也如是夫

論大黃

有客過余而問曰伏火伏毒非清解之能事攻之固不容已矣然大黃之力斬關奪門為蕩滌之將軍元氣毒火當之尚爾退聽於氣血則獨無所虧乎氣血若虧孰為領載孰為化解而終始其功也予曰不然有病則病受病受其藥則銷鎔在邪毒邪毒銷鎔則

氣血不為邪毒桎梏而融通灌溉于經矣不第於氣血無損正以救護氣血之地也邪正相乘一負則一勝負既在此則勝自在彼但當衡其輕重所重在補養正則邪自除所重宜攻驅邪則正自復何虞氣血之受損乎

蕩滌之法古来不數見也間有用者不過錢許至三錢一劑至二劑要不出便閉者方用便利即止若錢許以至兩許自放膽以至蕩滌甚至瀉利者用之而便方實有純利清水而攻猶未已是豈索

隱行怪好奇亦異哉奈世運變遷甲子以來痘瘡迥別于前是年曾有一痘磊落粗錠肥紅光澤圓滿如珠目之者咸贊其為狀元痘予摸其身熱如火口中乾燥予思痘象固佳不宜熱渴如此謂其父曰是痘氣血強壯又得內無伏毒外象故好然熱渴太甚火毒非輕速宜凉血清火不可懈也此人全不之信不事醫藥至九朝帶火乾收燥硬焦痲有如瀝青盤暈肆溢有似紫霞喘急躁亂而莫能挽矣以如是之痘縱失醫藥亦何至於此地乃

竟以一熾熱一臟渴之嫌，便同於逆。可通而推之，熾熱而更順陷者當何如？順陷而更紫滯者又何如？紫滯而更稠密者又何如？稠密而更加貫珠堆簇者又何如？貫珠堆簇而更內多惡症者又何如？是知清解所不效者，當破其凝滯之毒而佐之以清解矣。至破滯而不能取勝者，當進而攻其伏藏之毒而佐之以散達矣。故雖凶惡，攻之而起脹得以清徹，則已起脹未應攻之而成漿得以暢遂，即止。乃至有收結而始盡淨者，有二浴二療而始霍然者然其所以然者原非有怪異也前之毒盛者至起脹時毒盡發于外所謂毒出一步內虛一步至行漿時痘稠密者惟有氣血不繼故必以保元為要一失內托必至白陷灰陷錫皮皺涅氣離血散而敗今有毒盛者恒多伏藏于內輕則內擾重者內潰內擾者猶可以清解疏達而起即有不應為瀉之而自鬆透矣若內潰者臟腑糜爛藥即金丹亦為無用而況清解乎故內毒甚者無論發始半途即結尾收成餘殃未殄當如除惡務本必期于盡

但盡之之法又當察其輕重緩急而因應之不可執成見于我也純熟於此不特險之重者得以轉危就安即鄰于逆者施功於已發未發時儘可挽回若腰如被杖時喊不已溼竅失血蚕痲蚊逆紫背浮萍纏腰兩截托腮鎖項膝毛倒豎稠密細碎面目豫腫等症前賢往哲列于不治之條皆可以起尤宜治之於早乘毒無定位內未受攻乃克有濟若至三日期其內已受攻亦無如之何矣

論石膏

石膏名為白虎湯火泡燃桐油調敷痛即如失性果何如其寒也人有言疹要清涼痘要温芩連犀角尚不敢輕投恐傷脾胃用之而且兩許更有始終不撤不惟無傷於脾胃而更得益焉何也喜温之說前人言氣虛之痘若犯血熱熱而且甚者内煎熬而外沸騰五内之地輕則恣其銷爍重則為其焦枯蓋以先天毒火火而出之於毒不啻一熱而已毒而濟之於火其猛烈當何如也石膏雖大寒僅足以制其亢寧有餘寒而傷及于脾胃乎儘有落痂之邪火邪盡淨

復起乎覩目生翳障但有未盡之餘不見有過寒之症總不越有病病受若使中病即已不必盡劑容可過乎哉何為中病假令身熱如火者熱和為中大渴不已者渴緩為中紫艷焮紅者紅活為中何為未中如口熱如爐空竅失血唇焦舌黑狂煩譫語其勢未殺病猶未中雖多何畏焉藉令泥古方拘日期論劑數則誤矣

論豬尾血

諸血居補惟此血最活動而捷則凝結之瘀所以產

婦女多有食之取其能破敗惡露也論痘非血不載非血無滯況補血之功不易何反取其破敗為哉毒鬆透者血得載毒而出痘雖稠密色必紅活自無凝滯之患若毒火雄烈萌動即熾血遇之即凝結而廢矣血本載毒者也廢則連血亦為毒血矣不第此廢為毒已也一有廢毒并周身之血悉為此毒攝伏而不得灌輸於痘以故痘有空殼以故有與肉色一般此痘之最惡者也如女人懷娠通身之血朝毓于娠上乳下經皆絶響矣不則天下有無血之孩乎其次則

乾紅晦滯紫艷乾焦或蚕痱蛟迹種種皆內瘀之符也然此瘀非猶夫血塊癥瘕之類無論小大皆係穀身之毒但小則日期緩大則日期迫耳緩則桃仁地丁紅花赤芍亦能取效迫則必需于此豬血固能破瘀而出自尾尖尤為活動緊開之處而且取破血下流之義得冰片為佐開通腠理通達內外結散而外滯疏此瘀一活則一身之血皆得灌輸于痘而立轉紅活矣是以血活血猶之以血補血草木之味焉能及焉如用之輕必盞許重則四五盞或十數盞方

可取效如方書所云一二點此亦習聞而未能經驗者也

論濁陰

何為濁陰無價散雞矢醴人中黃人中白童便秋石金益散金汁糞青女人經布男婦裩襠之類均為濁陰辛甘為陽苦寒為陰輕清為陽重濁為陰此等穢惡尤為陰中之陰濁中之濁症犯烈火苦寒所不能勝非此莫制予孟兒喉間忽然腫痛身即躁熱如焚俄頃而音聲即啞咽傍有兩蛾相對如圓眼大先以

蘆刀刺之令出惡血色甚紫滯予見勢重即以大黃石膏黃連荊芥牛蒡生地甘桔木通連服二頭汁不應滿腹如火炙不醒人事前方用大黃五錢生地石膏各一兩日服三頭汁如此服過三日勢不稍殺而且日甚燈與幃帳相去丈餘畏明若刺口中譫語音啞不知所謂如此三日所服之劑水之灾不予思陽光烈火非苦寒所能熄馭也遂想濁陰以勝之濁陰之中無如雞矢雞矢之中惟糖而若乾醬者爲最此又濁中之濁陰中之陰能治疔瘡立效其濁陰無匹

可見取有尖頭者佳以六一散調為丸如菉豆大另以六一散一二匙研入冰片少許為衣以掩其臭且得以開洩毅脈用燈心湯送服一二刻後從未燥熱如火怒爾身體振戰汗洩如漿發出一身惡疹與牛皮癬一般自來疹子無痂及回後徧身脫下痂皮如厚油紙而諸症悉愈若非此品斬將搴旗以奪之諸藥終歸無用一奪其勢諸藥亦與有力焉濁陰能制陽光先言堪世則矣人畏大黃為將軍在胃為白虎此症用及各有觔餘如水交不賴此開先而始奏效

所以藥貴對病寒熱攻補是在用之者何如耳

瑣言備用良方

清肌透毒湯　治痘瘡已發未發為風熱所感腠裡阻塞者此湯主之

荊芥穗三分　乾葛八分　前胡一錢　桔梗四分
甘草二分　山查二錢　蟬蛻三分　加姜一片

直達透肌散　治痘將出未出無甚外感亦不至內傷但身熱腮紅眸子眊焉者此湯主之

蟬蛻　山查　陳皮　前胡　葛根
加姜一片　嫩芽頭一個

溫肌透毒散　治痘已發未發爲寒邪固閉者此湯

主之

防風五分　麻黄蜜炒黑三分　川芎八分　蟬蛻三分

山查二錢　桔梗三分　甘草二分　陳皮六分

加姜五分

寬中透毒飲　治痘已發未發而飲食內傷者此湯

主之

山查三錢　青皮六分　葛根四分　陳皮五分　前胡八分

萊菔子七分　吉梗三分　蟬蛻三分　麥芽一錢

加姜三分

疏肝透毒散　治痘前驚跌而發搐者此湯主之

姜蚕炒四分　蟬蛻二分　薄荷二分　鈎藤六分　青皮七分

木通三分　前胡六分　山查二錢　羌活四分　荊芥二分

加灯草一分姜二分

清熱解毒湯　治痘放點乾紅色滞壯熱煩躁者此湯主之

荊芥穗　紅花　蟬蛻　木通各三分

牛蒡子一錢　丹皮　青皮各七分　生地二錢　山查二錢

滑石三錢 前胡七分 地丁四分 黃連六分

加灯心一分

調中湯 治未痘時先因吐瀉裏虛隨感時行見痘目眶低陷神情困倦者此湯主之

人參五分 陳皮四分 蟬蛻三分 川芎八分 甘草二分 扁豆一錢 枸杞一錢 穀蘗六分

加姜二分 大棗二枚 此權宜之劑也精神稍醒即當加減

凉血攻毒飲 治痘毒火內伏煩渴躁亂身體反凉

痘色紫滯焚紅徹夜無眠者此湯主之

大黃二錢 荊芥穗五分 木通四分 牛蒡 丹皮

紫草各一錢 赤芍八分 葛根七分 蟬蛻四分 青皮七分

生地四錢 紅花四分 加燈心一分

鬆肌通聖散 治痘滕裏阻塞血凝氣滯窠粒隱隱於肌肉之間痘色乾紅晦滯神情悶悶者此湯主之

羌活 荊芥 紫草 紅花 木通

赤芍 地丁 青皮 牛蒡 山查

蜂房　當歸　防風

加蘆笋胡荽

清涼攻毒飲即瀉黄散　治痘瘡大熱如火紫艷深紅煩

渴顛狂者此湯主之

石膏三錢至一兩　黄連一錢至三錢　大黄三錢至六錢　木通

紅花　荆芥穗各四分　牛蒡一錢五分　犀角磨汁三分

丹皮一錢　青皮七分　生地五錢至一兩　地丁一錢

加灯草一分

清暑透毒湯　治痘值酷暑神情煩悶不時唅舌大

渴思冷飲然汗出或身涼如暑瘧癆淹滯此因暑氣閉塞故也此湯主之

陳皮 厚朴各四分 葛根三分 澤瀉 香薷各五分

黃連七分 滑石三錢 青皮七分 蟬蛻三分 甘草四分

扁豆一錢 加灯心一分

疏邪實表湯 治瘧屬氣虛皮薄色淡身涼體靜兼有表邪外表者不拘發前發後此湯主之

黃芪 防風 荊芥 甘草 川芎

白芷 桔梗 加姜一片 胡荽一錢

必勝湯　治痘血瘀氣滯窠粒實而不鬆痘色滯而不活或乾紅或紫黯或斑點諸般痛楚或貫珠或攢簇毒火兩伏此湯主之

大黃小劑七分至三錢大劑三錢至一兩勢急者以一半同煎一半臨起投下　青皮五分至錢半　桃仁二錢至四錢　紅花五分至錢半　赤芍錢半　木通三分至八分　荊芥穗三分至錢半　葛根三分至錢半　生地二錢至兩半　牛蒡七分至二錢　白頂地龍三條至廿一條　紫花地丁小劑三錢中劑七錢大劑一兩五錢　蟬蛻二分至六分　山查大劑一兩五錢中劑一兩小劑五錢　蘆根三兩　三味煎湯代水煎

既濟湯　治痘大毒太盛時值隆冬閉塞此湯主之

荊芥穗　麻黄去根蜜炒將黑地上出火氣　葛根　石膏

黄連　大黄　蟬蛻　牛蒡

一加姜二片芫荽一錢陰陽水煎

清金攻毒飲　治痘毒壅于肺聲音不清喉間痛楚

煩渴壯熱痘不起者此湯主之

桔梗　甘草　牛蒡　大黄　玄參

前胡　枳殼　山查　蟬蛻　姜蚕

山豆根　荊芥穗　加灯草一分

涼膈攻毒飲　治痘熱毒壅于上焦胸膈煩悶壯熱發渴揭衣棄被痘色紫艷焮紅者此湯主之

大黃　黃連　石膏　荊芥　地丁

條參　黑山梔　赤芍　生地　桔梗

木通　甘草　牛蒡　薄荷　枳殼

加灯草一分竹葉三十片

消癍快毒湯　治痘有夾疹夾癍膚紅如醉者此湯主之

連翹　條參　生地　牛蒡　木通

蟬蜕　丹皮　荊芥穗　黄連　甘草
地丁　赤芍　極熱者加大黄
加灯心二十莖
窮源透毒散　治痘瘡毒火深潛累日不起色有乾
紅有紫滯或煩躁或昏沈身體不熱者此湯主
之
大黄　青皮　穿甲　紫草　歸尾
地丁　木通　牛膝　羌活　荊芥
紅花　加蘆笋十株

錢氏百祥丸　治痘瘡黑陷便閉裏實者

紅芽大戟不拘多少煮極軟去骨日中晒乾復于原汁中煮盡汁焙乾研末水跌為丸粟米大每服十丸至二十丸研赤芝麻湯下

神應奪命丹　治痘瘡毒盛透發不起者

辰砂一兩裹于白紗內外配升麻麻黃各五錢紫草連翹各一兩四味同入紗囊中於砂鍋中用新汲水將桑柴火煮一晝夜取出辰砂研末仍將煮砂藥汁將綿濾清晒乾為末聽用

麻黄不去根節蜜酒拌炒焦色地上出火氣八分
蟬蛻洗淨去足翅一錢紫草酒洗三錢紅花子一
錢五分真蟾酥五分穿山甲酒拌炒一錢五分共
研細末用豬尾血杵爲丸桐子大週歲者一丸二
歲者二丸其餘三丸爲則酒漿化服厚蓋取汗擇
天醫生氣日合

散結湯　治痘血濇氣滯色乾紅而囊不鬆者
青皮　羌活　赤芍　紫草　地丁
山查　荆芥　升麻　川芎　木通

牛蒡　丹皮　加蘆笋十株鮮芋頭三箇

養榮附氣湯　治痘窠囊蒼老歸附不厚而淡白者

當歸　熟地　川芎　紅花　生地

甘草　加姜一片

實氣飲　治痘血至而氣不至歸附則厚郛殼不長

或平或陷而不克肥者

丹皮　荊芥　青皮　山查　穿甲

牛蒡　木通　赤芍　姜蚕　蟬蛻

加蘆笋十株臨服和大桑蟲

滑榮散　治痘氣至而血不至郭郭飽滿而根窠晦者

紅花　歸尾　紫草　丹皮　荊芥穗

地丁　牛蒡　木通　赤芍

加地龍三條臨服加猪尾膏半盞

滌邪救苦湯　治痘毒火下注大腸邪毒逼迫欲解不解毒垢穢臭無倫者

黃連　大黃　牛蒡　紅花　滑石

木通　蟬蛻　荊芥　澤瀉　青皮

赤芍　山查
　　加灯心二十莖陰陽水煎
萬兩黄金散　一名無價散　治痘瘡氣爲毒滯而陷
　血爲火灼而黑者
人糞　猫糞　猫糞　犬糞
　　臘月收取四糞乾結者用瓷罐火煅黑存性
　　爲末各等分研細以蜜水調敷服每服三分
　　至七分
猪尾膏　治痘瘡細而麻亦實而不鬆黯而不活諸

般惡形惡色惡症累日不起者

取小雄猪尾尖血少則蛤殼多則一盞以銷紋净

每盞和梅花冰片二厘即調于煎劑内服以症轉

為度如小猪不得即大者亦可

養榮透毒湯　治痘症瘡血虚淡白并囊窠不起者

桔梗　甘草　當歸　川芎　熟地

紫草　山查　蟬蛻　木通　穿甲

加蘆笋十株

蜞針法　治報痘有紫硬有黑陷有歪斜并諸痘内

色紫黑根腫硬獨大于眾痘者用之
取水蛭大者於于患處將蛤殼合于蛭上用軟綃
束之吮出毒血次以藥胭脂膏封貼如無此物以
銀針挑破令奶母含金銀花汁以吮之

散火鬆毒飲　治毒為火鬱不能透發色紫滯而囊
不鬆者

荊芥穗　丹皮　木通　連翹　防風
赤芍　露蜂房炙各　紫草　青皮　牛蒡
山查　加燈心半分

平順清解飲　痘至起齊不犯氣虚無甚血熱稍用
　清解者以此湯主之
桔梗　甘草　山查　姜蚕　木通
連翹　紅花　牛旁　白芷　生地
　加灯芯米百數粒
托裏無憂散　痘至六七日身不熱痘不燥亦不甚
　紅囊不充肥者以此湯主之
黄芪　人参　甘草　姜蚕　白芷
桔梗　當歸　川芎

如炒法來　大棗

賽金化毒散　治痘内有伏毒啼號不已經日不起

并發癰發疔者以此散用蜜湯調服痘若搔傷

或攅簇堆聚或報点繁惡乾焦紫黑板硬等象

悉以此散調入油胭脂内用綿紙做如膏藥樣

以貼之

乳香　沒藥各一錢出汗研細配衆藥　川貝母去心炒　雄黄

黄連　天花粉生用各一錢　大黄半炒半晒各二錢

甘草生七分　赤芍炒二錢　冰片半一分　牛黄二分

珠子四分研極細以無聲為度

保元八珍湯　治痘一切氣血兩虛囊薄色淡身涼體靜頂平頂陷漿清皺軟者此湯主之

人參　黃芪　甘草　當歸　淮熟地

川芎　枸杞子　山查

外加姜二片　炒糯米百數粒

回陽返本湯　治痘氣血虛劇皮薄漿清錫皮灰白虛偶寒戰者此湯主之

人參　黃芪　鹿茸酒炙劉片用酒煎膏配藥　當歸

川芎　肉桂　甘草　山查　熟附

外加大棗二枚

實脾固本湯　治瘧脾虛滑瀉此湯主之

人參　白朮　茯苓　木香　廣皮

訶子　炙甘草　肉菓完穀不化者加麵裹煨用

外加姜棗

納穀散　治瘧神不煩熱不熾瘧不燥而飲食不思

者此湯主之

人參　白朮　茯苓　廣皮　山藥

炙甘草　外加陳倉米大棗煨姜

瀉黄勒穀散　治痘邪熱犯胃唇口燥烈口中臟渴甚至舌起芒刺嘴黑如煤燥後身猶壯熱種種燥熱而不思食者此湯主之

石膏　黄連　生地　丹皮　木通

甘草炙用　生甘草　牛蒡　山查　荊芥穗

重者加大黄　外加燈心

補液湯　治痘津液不足而發渴者以此湯主之

人參　麥冬　五味　訶子　桔梗

甘草

清金解渴湯　治痘金被火爍而咽乾口渴者以此湯主之

石膏　生地　黃連　桔梗　荊芥

甘草　牛蒡　連翹　葛根　天花粉

加灯心　淡竹葉　片

安神散　治痘後邪毒淨盡心虛不寐者

人參　棗仁　茯神　甘草　當歸

麥冬　白芍　柏子仁

加灯心 蓮肉

清宵庶畫飲 治痘邪熱擾亂心神不寧夜不成寐

不拘首尾以此湯主之

黄連 丹皮 生地 木通 甘草

荊芥穗 黑山梔 加灯心竹葉

硃砂六一散 治痘出炎天煩渴不寧或熾熱紫艶

心胸煩悶者

嫩滑石水飛淨六兩 生甘草為末，桑皮紙篩過，一兩 辰砂澄過，五錢

凉灯心湯調服或雪水梅水俱可

金蠶散 治瘡潰爛不收和皮脫去以此散撒在瘡上 合兒眠上蚕以綃袋盛之通身撲之亦可

取黃牛糞天晒燥拌在糠火煅黑存性研细用

滑肌散 治瘡漿延串潰紅暈未收壯熱未和以此散包於絹內撲之

滑石六两 甘草二两 菉豆粉三两

為極細末用

水楊湯 治瘡板實不起發或攢紅或紫黯八九日不行漿甚至有作痒者以此湯浴之

取水楊柳連枝帶葉剉斷四兩長流水十數杓煎十數滾去渣將三分之一傾于脚桶内以手探之不可太熱亦不令太温先以應服之藥服之而後浴其湯漸漸添下添後以紬絹收乾適時以灯照之隱隱鬆浮漿脚動矣冬月宜於帷帳中更備脚爐旺火于兩旁不使寒侵爲妙○此柳生於水灘四月間遶有其柳不生旁枝長者三尺許粗者如細篠其葉較垂楊葉尚厚帶有白意至五月葉下開細細紫花者是也名水楊柳非忍冬藤亦非葶

間柳樹也須預備風乾得用其性最能活血脈利

筋骨久人有患拘攣手不能握足不能步者用酒

煎服不能酒者水煎其效有靈氣

保元回漿散 痘有身疼體靜漿不滿足膿裹漸涸

至收靨俱是不齊此湯主之

人參 當歸 甘草 黃芪 白芍

米仁 茯苓 炮姜 棗

活絡透毒飲 治痘收靨時熱毒留連悉容可掬將

來餘毒在所不免卻不易來者以此湯預活之

羌活　紅花　荊芥　牛蒡　木通
當歸　牛膝　蟬蛻　青皮　連翹
外加地龍

忍冬解毒湯　治痘疹初起大局無虞疤少榮潤熱火清和防餘毒竊發者此湯主之

金銀花　土貝母　甘菊　荊芥穗　牛蒡
紅花　甘草　木通　連翹　地丁
外加胡桃

撥雲散　治痘後熱毒在肝兩目通紅甚至起障生

翳者以此湯

生地　黄連　木通　荊芥穗　穀精草

甘草　赤芍　羚羊角　大黄一分至三分

木賊　甘菊　金銀花　羌活　望月沙

加灯心　白芙蓉葉

消疳解毒散　治痘後牙疳

薄荷五分　兒茶一錢　冰片一分　人中白三錢

天花粉一錢　甘草五分　青黛水澄一錢　黄連五分　牛黄一分

珠子二分　雨前茶五分　白硼一錢

研極細以無聲爲度先以濃茶拭淨方吹

加味内托十宣散　治痘後餘毒白而不紅平而不起按之不熱慈容可掬此本氣血兩虛漿不滿足而致乎毒也以此湯主之

人參　黄芪　當歸　牛膝　金銀花

甘草　白芷　羌活　紅花　木通節

川芎　皂刺

加胡桃二枚

回漿合宜散　痘瘡血收漿足則無燥熱之症以此

湯歛之

白芍　防風　米仁　甘草　茯苓

山查　扁豆　加大棗

温粉撲肌散　治汗出不止者

黃連　貝母　牡蠣粉各五錢　粳米粉一升

共磨細末包于絹内撲之

百花膏　治瘡收靨燥熱，痂皮濺起作痛者

蜂蜜不拘多寡，大約四兩，配大黃細末一兩，和滚湯攪勻，以舊翎拭之，痂亦易落

快肌膏　治痘值炎天膿漿燥實徧體如霞煩熱如火身無安放者

生大黃晒燥爲末一兩　敗草散五錢　調入豬膽汁宜薄不宜厚以鵝翎輕輕間拭之不可通身塗滿

牛黃八寶丹　不拘已痘未痘嬰兒諸般惡瘡惡毒

此丹有靈氣

牛黃二分　珍珠四分　硃砂水飛五錢　川黃連土炒三錢

犀角　羚羊角各三錢　雄黃透明者五錢　青黛水澄三錢

川貝母炒三錢淨　冰片二分　琥珀二錢　羌活炒三錢

伭參五錢瓦上焙成脆燥乳香 沒藥各三錢共出汗盡

右十五味如法製為細末聽用外將煉淨金

銀花二兩 甘菊一兩 甘草五錢 胡桃肉二兩搥碎

紫花地丁連根帶葉理淨加長流水五碗砂

雜青苦剉斷二兩

鍋內慢火煎至及半取汁將渣絞乾以綿濾

清藥業火熬膏入煉熟老蜜盞許再熬至粘

筋將前末和丸每丸三分一歲左右者日服

一丸三歲左右者日服二丸蜜調服

奏凱和解飲痘瘡收痂厚而漸潤寢食俱安可以弗

藥而調理和解者以此湯
金銀花　土貝母　牛蒡　山藥　二兩
山查　荊芥　當歸　人參　甘草
加核桃肉蓮肉

參歸化毒湯　治痘餘毒留連氣血虛弱何以取驗
淡白不振身涼懸困者是也
人參　當歸　黃芪　甘草　金銀花
牛膝　紅花　貝母　山查　皂角刺
白芷　加胡桃肉

和脾消化飲 治瘧後飲食過傷氣壅飽悶味減不已者

廣皮 萊菔子半生半炒 前胡 卷麯炒

大腹皮去黑翳黑豆湯泡洗 麥芽 山查一兩至二兩煎湯代水

僊仙化毒膏

麻油二兩 錦紋大黃一兩剉片 麻黃去根五錢剉斷

將二味入於油內煎至如煤之黑取油去查於水

盆內頓出火氣 將煮熟雞蛋十箇去白取黃於

小銅杓內細細搠碎熬至黃沫泛溢纔而焦黃至

極焦黑者烱將起油將來矣漸有漸逼以盡爲度
亦於水盆內出火氣與麻黄油合併濾清聽用
復用大黄一兩一半晒燥一半與風化石灰同炒
炒至石灰如桃花色去灰取黄地上出火氣共爲
細末加松香五錢爲末入于蔥管內用羊絲紮蔥
口于銅杓內煮蔥黄熟去蔥取松香爲末　川黄
柏去粗皮　五錢一半晒燥一半將豬膽汁炙透
共爲細末　青黛水飛五錢合前藥總調于藥油
內其搽法如搽合掌丸以漸而施

痘疹折衷

〔明〕秦昌遇／撰

提要

《痘疹折衷》，明秦昌遇撰，抄本。南京中醫藥大學圖書館藏，開本高二十三點五厘米，闊十二點六厘米。每半葉九行，行二十五字，上下二卷，首爲夏東步康熙八年（一六六九）序文，次爲凡例，無目録。卷首題「雲間後學夏之升（東步）訂，天都陳維坤（子厚）閱」。全書朱墨圈點句讀。

秦昌遇，字景明，華亭人（今屬上海松江區），號廣野道人，棄舉學醫，官至太醫院御醫。生於萬曆丙子年（一五七六），卒於崇禎辛巳年（一六四一）後。清人王宏翰《古今醫史》曰：「棄舉業習醫，精幼科，得望色知病之學，治療有異見，世稱神醫。」秦昌遇撰有《幼科折衷》《幼科金針》《幼科醫驗》《痘疹折衷》《大方醫驗大成》等著作。

是書爲痘疹專著，約成書於一六二〇年。上卷「秦子曰」介紹了痘疹的診斷、辨析、治法及用藥注意事項。秦昌遇認爲痘疹用藥，不應拘泥於或寒或熱，而是「寒熱必以時論」，應「推詳脉候，因時制宜，因病進藥，則宗陳氏（熱藥）、宗劉、張（凉藥）皆可也」，因此「凉熱補瀉全要活變」。在治療上，秦昌遇提出「首尾不宜汗下」，但又提出「不可太執」。此外他又總結了如何觀察痘的形色、老嫩及判斷痘之善惡等方法，列出痘後飲食起居、痘後用藥禁忌，并特别指出婦人出痘診斷及用藥禁忌等。下卷詳列水泡等二十三種兼證病因病機及診治，并附升麻葛根湯等四十餘首古今經驗方。後附痘疹玉髓圖像，六十二張，説明不同痘的症狀、病機、治法。

《痘疹折衷》全文收録於明人施沛《靈蘭集》。清人周中孚的《鄭堂讀書記》及清康熙二十三年（一六八三）《江南通志》《同治上海縣志》等方志均有記載。《中國中醫古籍總目》還收録有清嘉慶六年（一八〇一）經藝堂刻本。（房玉玲撰）

目録

[一] 班：當作「斑」。

[一] 攻：當作「功」，後同。

序

夫醫之為道相成也非相違也後人執其一說言人人殊曾無折衷焉是何醫道之違哉病之來也如人面之不同而醫之治也如舟車之各至若夫炫其岐緒紛其論說不本靈素以為之準其害皆可以殺人而幼科為尤甚此我秦先生不囿於方各因其時各因其人未始謀其有合也機識所指曠若同歸其常也簡左足以述古其變也聰明足以服物爰成折衷三書俾宇內醫者翕然知所歸邃居恒診視出奇無窮先生之學原不盡乎醫即以醫求亦未嘗不可以見先生也憶予十齡昔遘奇疾[illegible]先生相遇陽垣間

視旦夕霍然時予雖幼心竊欣欣嚮往焉己亥春以仲氏嬰沉疴始得日趨函丈或篝燈丙夜或立雪侍從親沐宗風既深且渥不可謂不知己也昔卜商面授尼山西河之教遂以名家予幸知先生而其書顧不能表彰焉用是日夜疚心戊申春旅寄鴛湖獲交子厚陳子亟欲購先生之遺書以公天下予不禁慨然曰大方之症有據幼科之病無端而痘疹之治更難測也陳文中錢仲陽而徽後先生其誰與歸余抱茲念久矣匪陳子其曷克傳之遍先梓其痘疹一書更附圖翼以行使後學知所矜式夫然後知事固有不相違而相成者是不可無述也予既仰先生之風而又樂子厚

之能相與有成也敬爲之申曰昔太常朱先生之刻是書也爲經濟之津梁今子厚之梓是書也爲嬰稚之司命予樂得而從事焉以庶幾告無愧於先生云爾

康熙八年天中月雲間後學夏之昇東步甫漫識於雲林山房

痘疹折衷凡例

一集中諸論皆述前賢大經大法更參以近日切近精實之語間或附以己意成篇皆係素所經驗非虛說也

一魏氏順逆險三法千載不易之定論第法太拘而詞太約恐有按圖索驥之誚今廣而推之雖定以十四日爲期其間吉凶

悔吝則一覽無遺矣

一證治之法不過為後學設繩墨大約以十五日爲準其間活潑之機全在吾人自用慎弗執古方以治今病也

一看痘人出痘時百般小心結痂後飲食起居遂致懈弛往往有九仞一簣之嘆故有痘後禁忌之論

一古人補瀉之方原備之以俟後學參酌而用者也奈何世醫不辨虛證似實實證似虛妄行補瀉多致夭折論中雖不能悉辨大約近世習俗所用已備録用藥禁忌條矣

一痘中雜證證治論載之甚詳深恐略而未備另擇痘證最急

者重復著論二十二首詞雖鄙俚惟欲發明其理而已
一集中論辨有發前人之旨而不嫌于因襲有出一己之見而
不嫌于獨創玩之則確有根據行之則實有成驗非飾浮辭
以要名也識者鑒之

甲木胆乙木肝丙火小腸。丁火心戊土胃己土脾香。庚金屬大腸辛金屬肺。壬水屬膀胱

癸水腎藏。

新刻秦景明先生痘疹折衷卷上

雲間後學夏之昇東步訂

天都　陳維坤子厚閲

痘原論

秦子曰自古談痘原者、議論多端、各有確見、余未暇辨惟論淫火所致者、此言最切乎理、内經曰諸痛瘡瘍皆屬心火、張子和曰瘡瘍癮疹皆火之用而根於心、則知痘之發、為火也明矣、然曰淫火者何哉、心鑑云乾道成男、坤道成女、男主乎精、女主乎血、故知乾坤交會、二五妙合、無慾不成、無火不動、精之行、血之就、何莫非火之所為則先天形始成時、其火毒已中於象體矣、斯時也、感之輕則輕、感之重則重、無聲無臭、豈可得而測之哉、然必待時而發者何也、蓋天地之淫火、與人身之遺毒、同一橐籥相扇、而動如水流溼火就燥、雲從龍、風從虎、自然之義、然又有同室同眠、有出有未出者、何也、因人之正氣所勝客氣、一時不能相搏、故有出有不出也、間有終身不出者、必其人原感火毒不深、或曾患瘡疥、或曾出赤痘、雜出其中、不覺其痘非不出也、或又以母懷胎之時、不畏禁忌、恣意所欲、好啖辛酸、過食炙煿、其氣搏於胞胎之中、故兒受之發為痘瘡、此更不察乎理之語矣、此等之毒、兒若受之、生下、或為

瘡瘍瘰癧或為驚悸丹瘤者有之至若痘瘡受氣於父成形於母爾我分受其咎焉可槩責其母乎此淫火之論當不辨而自明矣

或曰痘疹出於漢後而痘書亦未聞有出漢之前者豈淫火之及上世之人獨未之染耶予曰凡有血氣者莫不有此火毒但一授一受之間火有重輕感有深淺當時之人風古民醇未琱未琢雖賴此火以成形然一點太和之氣陽施陰受不過同其自然之理而已即有此證亦輕而不自覺也降而末世以酒為漿以妄爲常以欲竭精耗散其真父精母血俱受此火遞相傳習代復一代莫不受此災患之苦至人憐焉乃著痘疹一書以救世亦不過象形

以名因理立論因證立左以救世不覺世愈澆漓痘愈慘酷方書競出各執一科以成名非上古無而今世有也若爲從外國而來尤妄矣予故曰非關天之所爲寔係人之自造不然何故有一家之中一身之內所育兒女即有稀密輕重之不同虛實寒熱之迴異耶

諸醫用藥寒熱必以時論

秦子曰古之治痘者各有心得不可輕議其偏如文陳中用木香散異攻散峻熱之藥丹谿發揮其誤然然有用之而獲捷効者劉河澗張子和則專用黃連解毒湯白虎湯升麻葛根湯等寒涼之

劑然氣虛者往往無益有損此豈古人之用藥迥別有如斯哉各因所值之時所犯之證而爲之處方耳後之宗陳氏者多用熱藥宗劉張者多用凉藥此刻舟求劍之道君子誠能億度寒暄推詳脈候因時致宜因病進藥則宗陳氏可也宗劉張可也焉有執之病哉秦子近治一富家之痘本火證以解毒清熱之劑連服八九朝而漿得灌倘有痰嗆火證之纏綿乃正氣不虛邪氣倘實禁服參术時也是日因强其食而傷脾即瀉酸餿數行傍晚隨作渴塌癢此火毒雖因之而洩然暴瀉而津液驟脫也急用異攻散以大劑人參煎湯連服二劑瀉止而漿復充滿結痂乃知一日之間

而虛實並見、凉溫雜用譬之良將、用兵奇正間出雖有智人莫可測度方能前驅取勝、若畏首畏尾少遲時刻即便取敗不救機其可不活潑潑乎

痘疹未發宜預防論

秦子曰善治痘者期于未然所以前人之于痘疹防微杜漸無不曲盡其意焉假如冬令風寒水冽迺天地正氣閉藏之時也反得和暖是寒暑不得其正小兒係純陽無陰以制之熱停于胸胃至春陽氣發生與伏熱相搏必發痘疹龎安常云冬若和暖春必發痘正此之謂也此時有熱證者或犀角以凉之紫草以消之三豆

飲以解之有平素虛弱者參朮以補之向有積熱者消積圓以平之庶卒然傳染永無他證纏綿之苦而元氣一培又無勝任不起之虞矣此乃預告瘡家調理之法也至若痘疹時行之處小兒受此傳染之氣必出者十有八九未出之前最要調護得法弗令多食以傷脾胃弗令脫著以感風邪弗令驚跌以損動臟腑予屢見其雜證之後痘難振發驚跌之後痘勢惡烈耳慎勿視為泛常語也

痘疹與傷寒傷食初證相似而實不同論

秦子曰瘡疹發熱與傷寒傷食大略相似傷寒從表入裏只見一經形證痘證從裏出表五臟之證皆見如呵欠頓悶肝證也乍凉

乍熱手足稍冷多睡脾證也面燥顋赤咳嗽噴嚏肺證也驚悸心證也骱冷耳冷腎之平證也已上諸證獨見多者主其臟之毒時甚治之者要識此意又觀心窩有紅色耳後有紅筋赤縷或身熱手指皆熱惟中指獨冷男左女右乃知是痘證矣然此亦不過大法耳總之時氣傳染者爲多每遇身熱而晝夜不凉更兼睡卧驚悸或嘔吐而足冷便是痘疹然傷食者此證或一見要當臨證時細辨之也

痘疹用藥凉熱補瀉全要活變論

秦子曰全書以痘疹治法久無定論喜行温補者不問其人壯實

槩用丁桂薑附參芪朮芷之屬以致皮肉潰爛咽瘡目昧傳諸惡毒不可治者多矣喜行涼瀉者不問其人虛弱槩用芩連梔檗紫草犀角金汁大黄芒硝之屬以致脾胃傷損嘔吐瀉泄不食癢塌而死者多矣予深痛之故詳立治法先察色脉以審病勢次定歲氣以觀時候如果天令嚴寒形體虛瘦六脉微弱或曾經大病而未愈或初起吐瀉交作此當從虛而治宜行溫補使正氣勝而邪氣退也如果天時暄熱形體壯盛六脉洪數飲食如常大小便秘此當從實而治宜行清涼解毒之法使邪氣無留滯之患以為正氣之賊也如是而更視其痘之形色加以活變之法庶無遁情矣

更有虛實相似之證最未易辨寧可暫停藥餌再視其病之的確。方可投劑倘苟且以應之縱然僥倖得生難免日後變遷之患矣慎之、、

痘疹首尾不宜汗下亦不可太執論

秦子曰凡痘疹將出已出之後不可妄用汗下之藥。蓋汗則虛其表而難起發下則虛其裏而易倒陷。誠古人深戒之言亦至當不易之論但亦語其平證耳。若遇風寒外襲應出不出則汗劑亦可用也如大便連日不行煩悶狂燥不與下之寧不失人之性命哉則是下劑亦可用也但能消息虛實與時權變斯可稱通醫矣于

卷

曾遇痘出三朝不見起發而以麻黃乾葛連服而獲愈者又遇大便堅閉煩燥不能出而以大黃芒硝下之而頃發出者治法全在變通不可執一也但表裏虛實必先詢問其平日起居服食之何如以合出痘時之表裏虛實則洞燭其腠理之疎密臟腑之强弱當汗當下了然自明而用藥自無差悞矣一兒痘後衣被太煖感寒發熱便結無汗劑中用發散如麻黃二劑而發熱除乳母因而慎加調護倍增衣被釀成內熱唇燥面赤大便四五日不能去因而腹痛作嘔遂用三黃加減一劑而便通諸證悉平

察痘之形色

夫形者痘形也始出之形喜尖細而漸發榮滋長惡伏陷而客似針頭隱如蚊迹起脹之形喜綻突充肥惡平塌倒陷養漿之形喜歛束完固惡嫩薄塌癢收疕之形喜痂如螺靨而惡如麩紙之薄黏著不脫也

色者痘之色也始出之色喜淡淡桃花而漸加紅潤、惡淡白乾紫而日漸無神起脹之色喜根紅光澤而頂白鮮明惡根雖紅而散亂不附頂雖白而灰滯無神養漿之色喜漿水漸厚成膿蒼老而黃惡白嫩乾灰倒靨而黑收靨之色喜蒼蠟而漸如栗殼惡麩色乾枯破爛而難痂也疤痕之色喜紅潤而突惡淡白乾紫枯滯也

察痘之老嫩

夫痘喜老而惡嫩、如蒼老嬌紅色之老嫩也堅厚虛浮形之老嫩也濃濁清淡漿之老嫩也堅實軟薄痂之老嫩也老嫩之故衛氣主之經云衛氣者則以溫肉分充皮膚司開闔者也衛氣强則肉分堅、肌膚厚、腠理密、而開闔得也所以收斂禁束制其毒而使不得以放肆故色蒼而蠟形緊而實、漿濃而濁、痂厚而乾、自然易壯易靨、雖有邪穢、不能害也、若衛氣弱則肉分脆皮膚薄、腠理疎、而開闔失也、所以不勝其毒而毒得以恣其猖狂之性故色嬌而紅形虛而浮漿清而淡、痂軟而薄易破難痂不待邪穢而自壞矣

縲

審痘之善惡

夫痘有五善七惡。五善者：飲食如常，二便清調，一善也；紅活綻凸，頭面稀疎，二善也；痘出身涼，睡卧安寧，三善也；語聲清亮，動止安静，四善也；口舌滋潤，漿濃疕厚，五善也。七惡者：煩躁悶亂，譫妄恍惚，一惡也；嘔吐洩利，飲食不進，二惡也；乾焦黑陷，癢塌破爛，三惡也；頭面預腫，舌刺唇裂，四惡也；咽喉腫閉，嗽嗆聲啞，五惡也；寒戰咬牙，腹脹喘急，六惡也；四肢逆冷，空殼無漿，七惡也。已上三論乃出傳心録中，其間吉凶悔吝大槩已備于三論之中矣。若更以魏氏順逆險三法以別明之，則庶乎洞然明白而無悞矣。

痘疹要明五運六氣

秦子曰吾身之氣與天地相為流通故痘疹之發要亦感天地之氣而成則運氣亦在所當知假如甲己化土則為土之運土受暖而不受寒宜加溫劑以助之乙庚化金為金之運金宜清而不宜燥宜加平劑以清之丙辛化水則為水之運水欲暖而寒則凝宜加熱劑以溫之丁壬化木則為木之運木性寒又怕燥宜加和劑以平之戊癸化火則為火之運火宜寒而不宜熱宜加凉劑以解之然此亦非定論不可不知亦不可固執須參之以氣血虛實後佐以此法斯得之矣

五運圖

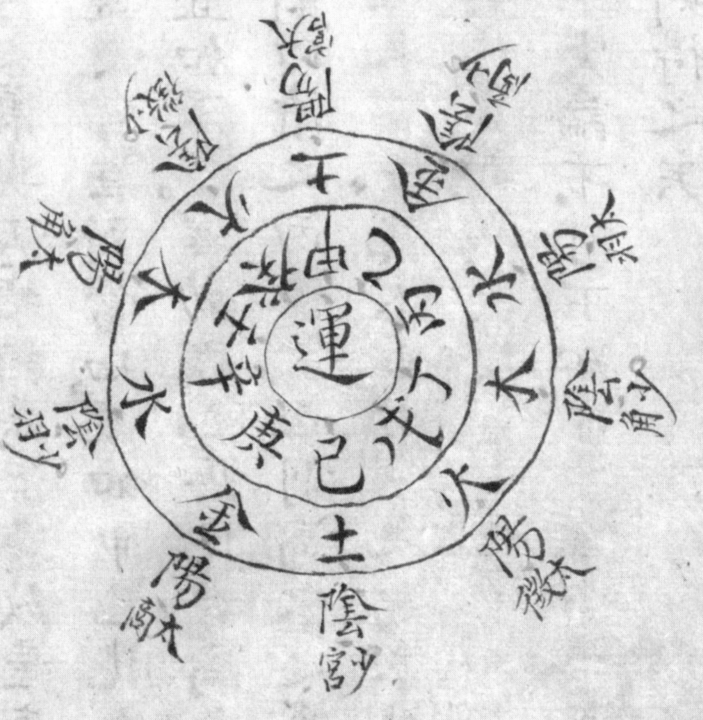

天干有十配合則爲五運

子午卯酉年
少陰君火陽明燥金司天在泉宜清之
辰戌丑未年
太陰濕土太陽寒水司天在泉宜温之
寅申巳亥年
少陽相火厥陰風木司天在泉宜凉劑以和之
司天主上半年
在泉主下半年

六氣圖

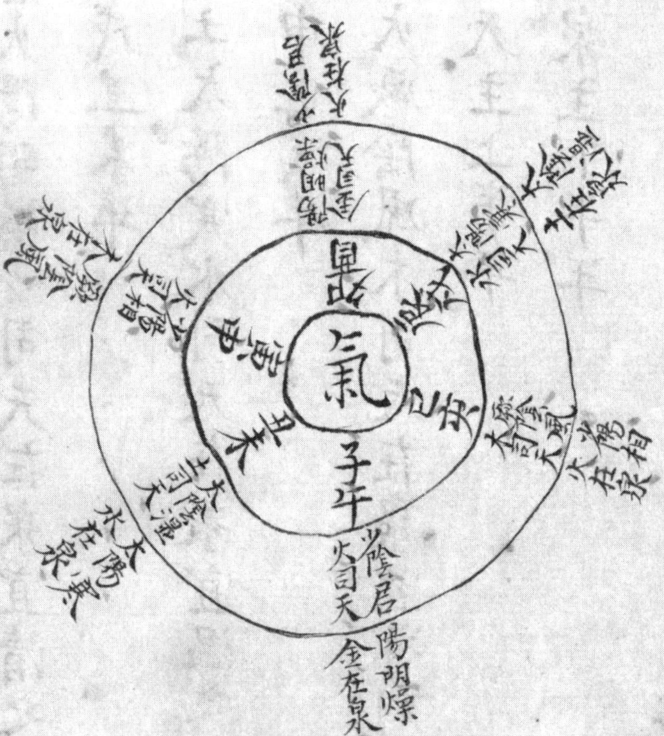

地支有十二配合則爲六氣

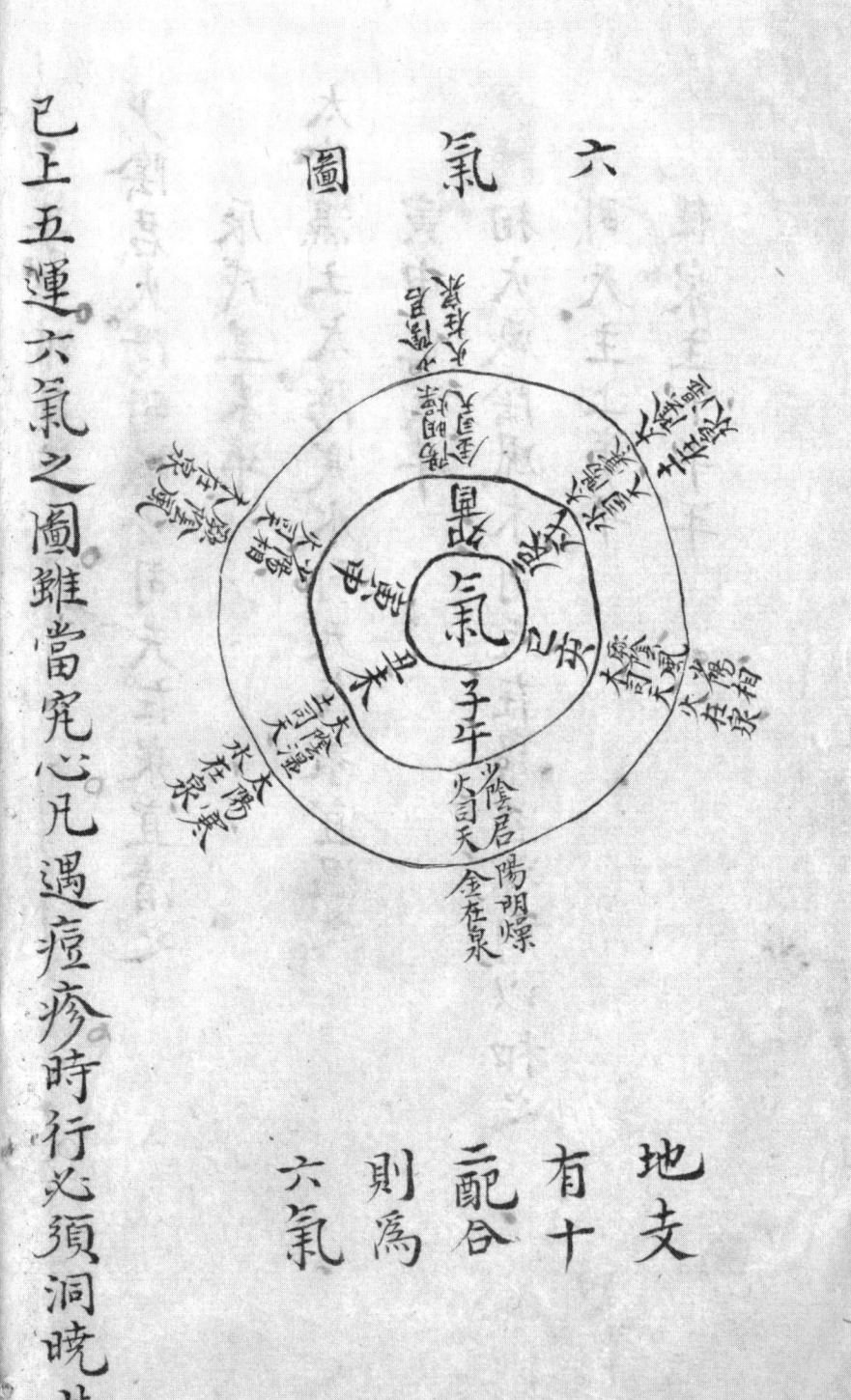

已上五運六氣之圖雖當究心凡遇痘疹時行必須洞曉此圖不

獨治痘其傷寒時疫瘧痢等病證俱宜叅看故内經云必先歲氣
毋伐天和又曰先立其年以明其氣但不可太拘因患痘之人自
有寒凉温熱虚實羸瘦肥厚之不同及寒暑春秋之各别天時人
事合而觀之庶無偏失之虞矣

發熱時起每日順逆險至十四朝論

順

微〻發熱三四日後報痘即身凉或驚搐甦即見痘人事安寧飲
食如常二便如昔痘出必順

逆

壯熱昏亂譫妄顛狂喘脹吐利煩燥失血或腰腹痛甚驚搐不止

一熱即出者痘出必逆

險

乍寒乍熱一二日報痘而熱不退雖雜證混擾而便調安枕痘出

雖險可治

放痘第一日候

順

初出部位其形尖細色如淡淡桃花身微熱人事清爽飲食如常

睡卧安寧二便調和無雜證順也

逆

初出形平塌色乾紫喘脹悶亂煩燥不寧譫妄恍惚吐瀉噤口飲食不進二便秘澁或身一熱而齊湧出或如痱瘖者逆也

險

初出形雖粗肥如饅頭樣雖稠密而紅澤或赤色或淡白少神或雖順而間乎内傷外感或雖險而為雜證壅遏急治之可生

放痘第二日候

順

先出者漸長次增者亦尖綻如珠桃花光澤相去二三寸一顆者

縱出亦稀内證如前順也

逆

先出者反平塌次出者成叢後必密如蠶種紫黑乾枯内證如前

而驚搐不止者逆也亦有因雜證壅遏氣血不運而為形色逆者

有之

險

先出者不長次出者二三相竝必密而重或淡白或赤色當辨氣

血虛實治之可生

放痘第三日候

順

陸續漸出先出先長次出次長大小不一尖圓光澤根窠紅活堅實磚搘漸加明亮内證如前不治自愈

逆

先出者稠而平塌次出者隱隱不起紫黯乾枯諸痘未起間有痘點如漿先黄熟頭目預腫内證如前治之無益有因内外傷而表裏壅窒不出不可不辯

險

雖稠密陸續出來雖頂陷跟脚歛束雖險惡内證和平或夾疹夾

斑治之可生

放痘第四日候

順

陸續出齊先出先起脹尖綻光澤跟窠緒活內證如前不治自愈

逆

先出者漸平陷次出者亦平塌根血散亂灰滯紫黯內證如前雖

治無益

險

雖勻朗而頂陷少神雖稠密而綻凸紅活日漸生長或形色雖順

而内證不平或形險惡而内證中和宜辨虚實而治之可生

放痘第五日候

順

先出者先起脹次出者亦漸起脹尖圓光澤根窠紅活堅實碍指

日漸生長内證如前不治自愈

逆

稠密無縫發之不起平塌灰滯根窠不活或紫黑枯槁内證如前

治之無益

險

雖稠密平塌而能食便調。人事安寧形色雖順而內證不平。當辨虛實而治之可生

放痘第六日候

順

不拘稀密粒粒成珠起脹綻突根紅頂白紅似雞冠白似脂膏以具漿勢此氣尊血附心鑑曰氣尊血附者生內證如前不治自愈

逆

雖根紅頂白紅似鮓血白如枯骨平塌灰滯此毒參陽位又內證如前反加嚥嗆聲啞者不治

險

雖起發而嬌紅嫩齡或赤色過頭或血雖附而不肥白或險惡而内證和平急治之可生

放痘第七日候

順

不拘稀密人中两傍先行漿諸處日漸生長跟紅頂白光澤明淨稠者目閉而稀者不閉内證如前不治自愈

逆

漿勢不行色如尾灰或紫黑乾枯根血不附稠密而目不閉内證

如前此氣血乖離毒不化漿故不治也

險

雖行漿而內證不平雖不行漿而內證中和當補正氣以勝其毒而邪自化矣

放點第八日候

順

不拘疎密面漿充滿色黃如蟹腹中身俱行漿四肢起脹光澤內證如前不治自愈

逆

空殻無漿灰白塌陷或雖行漿癢塌破損而不能復灌禁之不止
摇頭扭頸目閉唇裂如證尤前不治也

險

漿不易滿瘡色少神雖作癢而欲人搯之雖破損而復腫灌形色
雖順而内證不平雖險惡而能食便調當審虚實治之可生

放黠第九日候

順

正面漿俱蒼老如黄蠟色而有結疕之勢身中漿俱充滿四肢行
漿内證如前此爲氣旺拘血化毒成功不治自愈

逆

空殼無漿或雖行漿而痒破不復腫灌腫消而目反開張內證如前反加寒戰咬牙者不治

險

漿雖充而不易蒼老便溏少食或漿半足為火迫而收之太急或漿充滿而潰爛雖收或空地而後出贈痘當辨虛實而治之可生

放痘第十日候

順

先蒼老者先收痂乾圓堅厚如螺靨色如栗殼者為上、漿極充滿

頂破堆聚如桃姿者爲次中身漿俱蒼老四肢充滿内證如前順也

逆

漿雖行而不蒼老痒塌破損或雖結疕如麸紙之薄淡白無神内

證如前治之無益

險

漿充而不易蒼老或破損而復灌結疕或内傷而吐利或外感而

身熱宜審虚實治之

放痘第十一日候

順

正面中身結疕如前先結先脱四肢漿俱蒼老内證如前不須服藥

逆

結疕如麸淡白無神身肢破損如無膚之木内證如前又唇口腫破逆也

險

停漿不靨或痂結雖順而少食便溏或疕紫黒而二便堅閉或足潰爛難收黏席黏衣經曰熱勝則肉腐宜辨虛實治之可生

放痘十二日候

順

正面脱靨痕色如桃花紅澤身肢俱疕内證如前不須服藥

逆

疕結如麸薄黏著不脱雖脱而形色乾枯身肢破損只如無膚之木内證如前治之何益

險

正面痕色雖順身肢疕結如麸其痂不脱此脾虚而氣血不充不能填滿肌肉滋益皮毛令痂得脱也宜調脾養血治之可生

放痘第十三日候

順

正面身肢俱脱黶痕色如前惟額上與膝下收遲者何也曰頭爲

諸陽之會自額而上陽之陽也陰氣不逹足爲陰純自膝而下陰之陰也陽氣不行二氣每每收遲無慮也

逆

内外證如前治之無益

險

痕色乾枯而能飲食索飄而尚有神或色順而便利或麼爛而痱蝕或餘毒而疔癰或爲目疾或外感内傷治之可生

放痘第十四日候

順

痂疕俱脫盡或足靨尚未脫或不易結痂者何也曰足收靨獨遲者此常候也蓋天地之化生于陽者成于陰痘始見于頭面者生于陽也而足獨收遲者成功于陰也痕色內證如前順也

逆

疕雖結而不脫疤雖紅而不潤聲啞喉嗆便溏不食目閉無神昏聽不醒者逆也

險

痂疕不易盡脫或有餘證變遷詳見痘後雜證中治之

已上日逐證候乃治痘之常期也如毒勢淺氣血盛飲食如常確

守禁忌亦有三四日便行漿八九日即愈者何待十四日也如毒盛氣弱食少氣候乖張調理失度有綿延十日外行漿二旬後收拾者又不止十四日也其間或有雜證之混擾則痘之不易生長收拾而綿延日久者不可一槩取必也治痘者其可拘其日數哉

發熱三朝證治

一痘疹非熱不出若微熱不渴大小便清調此肌表之熱非裏熱也不必妄治若身熱如火瘡勢稠密其毒必盛宜解毒兼利小便以升麻葛根湯加連翹桔梗防風荆芥木通燈心之類治之

一發熱之初或吐或瀉者皆由毒盛而奔越也謹防斑疔在内不

可驟用止澀之劑宜透肌解毒使毒得外出則吐瀉自止矣若久不止者大是危證如脾胃弱者治用五味異攻散加川芎升麻之類亦有傷食吐瀉吐必酸酸瀉必糟粕上下反欲其通利略加消食等藥

一發熱而增寒壯熱者乃風邪在表宜升麻葛根湯加防風荆芥等治之或痘毒留連于腠理欲出不出亦能發寒熱也升發之愈

一發熱身肢骨節俱痛者乃肌表感六淫之邪不散耳宜羌活湯主之亦有毒攻發不透而作痛者

一衂血不止乃心主血血熱上衝于肺廹血上行而為衂也經曰

邪從衂解又曰火欝則發之以升麻葛根湯加荆芥牛蒡子治之
痘透衂止愈
一熱盛腹脹喘急便秘狂煩口噤不醒極係危證切忌輕自投劑
亦有風寒壅遏腠理堅閉者以葛根湯加升麻桔梗蟬蜕山查枳
殼蘇子選而治之使其邪從汗散候痘出而諸證自愈也
一小兒遍身見點如蚊咬謹防熱毒為風寒所遏與傷寒發斑者
同用葛根荆芥防風桔梗前胡枳殼等治之慎勿以蚊迹蚤斑刺
期皃蘇而不治之也亦真有蚤蝨蚊蟲所傷者不論
一小皃發熱及見點時兩目忽然紅腫此證往往無害乃風熱上

攻也以芎藭散加蟬蛻荊芥防風治之為善
一小兒搐搦竄視此毒自心經而出乃痘欲出而搐以升麻葛根
湯加鉤藤蟬蛻木通枳殼治之○發二三次者不妨○若屢發不止者
惡候也
一初發熱腰痛如折不能坐立此折腰痘也乃腎虛醞毒所致○速
以荊芥防羌桔芎甘之類發之如蚤斑或口鼻出血者不治
一發熱時遍身作癢此客冒風寒封閉腠理也發汗則解以升麻
葛根湯加蟬蛻荊芥防風川芎治之
一發熱時妄有所見譫語昏睡或煩躁者此毒邪犯心心為熱迫

其神浮越而然也宜葛根湯導赤散加木通山查蟬蜕主之其痘即出而清爽者吉若連綿不止䫇魄将離不治矣

報痘三朝證治

一放點紫色或黑滯而腰背痛不止者不治

一放點青色如豆大不起凸此名冷疔凶也肌肉成塊紫黑者凶也紅斑如錦紋者遍身如蛇皮者如疹如痦者俱逆候

一報痘點而口中腥臭者乃毒乘肺胃煎熬潰爛而臭也速用清金解毒加甘桔連翹蟬蜕治之若喘急失聲嗆者凶

一痘疹已見形而嗆不止口唇焦黑面色枯槁此胃氣脫絕毒

伏于內凶也

一痘隱〻不出面白神疲微熱飧泄此脾胃氣虚不能送毒也以五味異攻散加川芎升麻蟬蛻木通陳米服之

一耳前紅腫如桃此癭毒也以葛根湯加荆芥防風牛蒡甘桔若腫起痘起者愈若膿潰痘陷者凶

一見點而驚搐不止此心血不足邪因而客之危證也以茯神遠志加四物湯少加起痘藥治之使其搐止為順○驚出于心○搐屬于脾○傷食者亦然○以山查枳實之類治之

一痘中碎密如麻子者此夾疹也（看本集夾疹論）有痘中虚肉鮮紅成塊

者此夾斑也（看本集夾斑論）二證有吉有凶當究痘之形色而斷

一痘出喘急腹脹煩躁便秘譫語不寧此毒火盛也法當用承氣湯通利之如便通利不可用也一見痘而痰喘壯熱煩渴此肺胃二經實熱也以前胡枳殼芩連治之

一痘雖見勻朗紅澤而腮邊或左或右有青紫腫塊而熱盛煩躁者即金鏡録所稱兕腫以難瘥是也謹防其發痰喘而不治

一痘纔出二三日而間有膿泡此非奪漿也乃未至而至謂之太過名為賊痘日後不能貫汁為不治

一痘未出齊而痢下赤白此血熱毒盛之痘兼有食積于平素耳

以葛根湯加山查麦芽川芎當歸芍藥主之

一痘未出齊而手足摇動狀似寒戦者乃似寒而實熱火之象也宜葛根湯加以平肝之劑

一痘左半身稠密紅澤右半身間有数點乃左屬陽痘發于陽順也宜照當法治之

一痘右半身稠密厌滯平塌左半身間有幾顆乃右屬陰毒發于陰逆也漿雖行恐不能收斂

一痘出諸處俱匀朗紅潤而腰圍轉稠密厌滯腰痛坐卧不能此毒乘腎經名纏腰痘不能成漿者凶又有諸處匀朗紅澤而腰間

攢簇如盞許厥滯者凶

一痘未熱先出二三粒至五六朝而後煩躁發熱睡卧不寧者一名毋痘一名報痘乃感痘之癘氣先發之于外也其痘必平塌宜以針刺破敷以四聖膏爲善

起脹三朝證治

一痘初脹時頭面紅腫如瓜狀者頭面浮腫如錫餅形者皆爲不治若未發而先腫及已發而皮肉平搷者亦皆不治

一痘起脹時而吐蚘虫者乃熱毒拂鬱于胃因不能食其蟲爲熱所逼但聞食氣即上湧吐出也此證多有不治痘色光澤者無妨

一痘見紫色而不起脹此毒盛壅遏以紫草紅花蟬蛻犀角地黄加升發之劑使紅潤起脹而愈
一起脹時有大而黑者名曰痘疔以針挑破吮去惡血以油臙脂點入痘内加鮮毒藥治之若疔少而根窠紅活者可治○疔多及根血不活腰背胸前多者不治
一起脹時不食引飲乃毒壅脾胃也極是險證若胃素弱者而然○宜以調補脾胃内托治之或食反吐者用陳皮和胃氣
一痘不易起脹反加痰喘嗽甚飲食入口即嗽而吐出者危
一起脹時痘不光澤而無神者倍用人參

一寒戰咬牙四肢逆冷者輕則用薑桂重則用附子

一痘瘡作癢者不論虛實俱宜用殭蠶白芷大約未貫漿時而癢者多屬火不必治之

一熱水瀉者用四苓散亦可然不必如此治

一大便閉結內有實熱而不起脹者宜加黃芩紫草門冬當歸○若大便利口發渴者此內虛熱也宜四君子湯○若不渴而大便利者此內虛寒也宜理中湯○若氣實為痰所欝而不發者宜黃芩枳實○

一起脹時要防痘疔如灰白色中至大頂陷者為疔亦有遍身隱隱不出起者須要辨頭面背腹胸脇或有初起至大頭焦者是也

失而不治則有口噤不開狂躁不寧或嘔吐泄瀉身熱悶亂者此
因一身毒氣盡朝此瘡以致遍身不能起發遲則毒氣攻心而不
治者多矣速用銀針撥破以四聖散點上即時紅活而痘瘡起矣
貫膿三朝證治
一灌漿時内却無水而乾涸空虚此氣虚伏陷也人事清爽飲食
如常者倍用保元湯加官桂川芎。若脹喘嗆瀉煩悶外剥者不治。
一瘡頭有孔膿水漏出堆聚乾結。其色灰白如天疱。此名漏瘡。乃
不治之症一有清水非膿無事自破水出而乾黑不成痂者凶
一痘稠密白色。而昏睡不醒。妄言譫語。乃心血太虚神無所依而

然以保元湯加當歸茯神棗仁如服藥不醒者不治

一養漿時大便下血或下黑糞或昏睡不醒或多睡者盖心主血血虛邪因而入心故有此證也如毒未出盡宜犀角地黃湯加安神之劑若毒盡外出當純用補托主之

一養漿時驚搐不止宜以養血佐以安神若服藥不醒仍加昏亂者不治

一貫漿時漿半足而煩渴熱甚引飲不已此虛甚也宜倍人參煎湯頻服

一貫漿時而嘔噦不止漿不能充滿此毒入內攻土敗之象也速

以保元湯補托漿滿者不妨漿不足者不治

一貫漿時有壯熱發渴舌乾唇燥若津液不足者宜多用保元爲佳若痘色乾紫或重裀厚被或紅鑪煖室因而及助其内熱者宜速撤去以黄連牛蒡少加催漿之劑

一貫漿時癢破不已若能食便調以保元湯加川芎或桂托之能亡

一貫漿時面目浮腫灌結疕爲妙若增寒戰咬牙或破處乾陷者危

一貫漿忽然倒靨而色灰白泄瀉煩渴寒戰咬牙此氣血虚寒以異攻散治之若治之不止反加昏悶者死

一貫漿滿足而身痛不已乃諸痛爲實以芍藥陳皮山查治之亦

有因痘而血虛者則仍用保元湯以佐之

一貫漿時忽然痰喘氣急便實此因肺氣實熱而過于補益也以枳殼貝母天花粉治之如便溏而然者乃係虛證須當大補

一貫漿時忽然泄瀉漸而漿縮者皆由脾土有虧元氣下陷故也須倍用保元以訶子肉菓混之以參苓白术散益之或用升麻以升提之能食而漿復充者吉

一貫漿足而膿俱紫黑熱盛便秘此乃血熱毒壅以黃連、翹治之

一貫漿足而不易蒼蠟色者乃脾主結痂脾弱之故也宜保元湯加芍藥陳皮使之收厚靨者吉若靨如麸薄者以參苓白术散主

之要防餘毒

一貫漿時成作癢爬搔潰爛此火溼併作也脾屬土而惡溼溼熱浸淫故癢而潰爛也譬之禾稻將收宜燥其田以流溼調脾收斂之劑後加腫灌成疕為吉

一貫漿時痘色灰白溏泄厥逆此元氣虛憊陰陽不接而四肢為之厥逆也以陳氏異攻散治之

一貫漿時昏睡不醒便溏能食此脾虛倦怠而昏睡也以歸脾湯加芍藥山藥苡仁蓮肉治之

一貫漿而多黑血者乃脾肺二經皆有熱也宜破血凉血以歸地

紅花蘇木丹皮犀角芩連天花之類三服之後黑血化爲黃膿而收全功矣

一貫漿時有紫血泡者亦是肺有大熱皮毛者肺之合也熱毒在肺故傳于皮膚之間宜歸地芩連甘桔杏仁之類收靨三朝證治

一漿滿破損而潰爛者乃正氣不足法當補益使其腫灌成瘡者吉亦有補托而後出贈痘于空處者此乃正氣不虧神氣不散故復出于外極爲逢凶化吉如無贈痘又不能復灌漿者凶

一過期不結痂此熱毒鬱蒸陽氣太甚無陰以歛之宜用清凉解

毒收靨之劑又有因泄瀉而元氣外耗陰氣太甚無陽以歛之以木香異攻散等藥治之

一收靨時而瀉水穀不分完穀不化此毒氣反逆水穀脾虛不能制之以參苓白术散加肉菓芍藥共為末煎獨參湯調下

一收靨時外腎膚囊赤腫通明此乃膀胱熱甚毒氣流于小腸而然也用車前子加化毒之藥用外敷藥亦可

一收靨時乾黑黏著皮肉不脫身熱煩渴睡卧不寧此乃毒火彌熾謂之火盛則水竭以地黄黄連加連翹牛蒡治之火漸消而諸證平亦有手足發毒而愈者曾有一醫認其氣血不足也大補益

之延至十六日而不治
一收靨時内復潰而生蛆虫此乃陰陽之氣鬱遏而生所謂氣化而生也法用花椒湯拭之并用清凉收斂之劑而愈又有蠅集而生者乃自外而入所謂形化而生也治法雖同但要謹其幃帳
一結痂如麸乃正氣不足不能化毒耳宜補中托毒使發毒可也
一收靨後咳嗽咽喉不利宜以甘桔湯加貝母牛蒡玄參治之
一收靨喘急腹脹而謂倒靨者不治若漿如期而死又厚此必傷食所致法當消毒
一將靨之際寒戰咬牙口渴聲啞大便溏泄小便清利此寒證也

宜木香散或理中湯等以温之雖有身熱口渴此爲虚熱之故乃
瀉多亡其津液以作渴也宜四君子湯加木香乾薑之類

結靨後餘證

一靨後身熱咳嗽聲啞血痰鼻衄此心火乘金越出上竅以黄連
解毒湯加門冬犀角丹皮牛蒡知母主之

一痘痂脱盡正額一痘潰而不歛若臭而聲啞悶亂者不治又有
痘痂脱盡頭上一痘不歛忽癢甚而出蛆一團以致聲啞悶亂者
亦不治

一痘後潮熱譫妄者乃氣血兩虚所謂火從虚發之義以保元湯

加歸芍黄連治之
一痘後自汗不止痕色淡白此陰陽俱虚以十全大補湯治之加
棗仁爲妙
一痘後能食而身熱便閉口渴此乃胃中蘊熱也胃熱則消穀治
宜去胃中積熱否則鬱爲口瘡等證
一痘癰之證必出時或不能盡發或頭粒細小四五日不灌漿而
即焦或發時漿不能足或收靨結痂如麩薄此皆毒猶未盡必有
内攻臟腑之處必使脾胃壯盛堅固使毒内無可容之地然後奔
走于曲池委中肩骨之處而爲癰未成膿者法當解毒已成膿者

補托以決之潰爛者益而歛之若遍身流注清水奔流延綿不已者不治

一痘後有疔者乃氣血不足毒不能自散故聚結成形若疔結于四肢而不近臟腑慎宜治之此證必用四聖膏或生肌散敷之使疔根潰出為愈内須服解毒養血之劑

一痘後往〻害眼皆因頭面痘密膿水膠固或破爛而復腫灌毒火鬱蒸内攻于目或痘出火盛成就太遲或過服辛熱或失于清觧或喫辛辣或逼近火氣或厚衣衾或客冒風寒或恣食煎炒炙煿皆能害目治當活血解毒禁用點眼

一痘後目赤而腫乃心肝二火上衝于目以犀角地黃湯加胆草連翹草决明大力子治之

一痘後目患羞明而不紅腫此腎水不足血少神勞也宜壯水之主以鎮陽光以補血藥加六味丸服之

一痘後口舌生瘡或牙根潰爛者皆由餘毒不解乘于陽明熏逼上焦而然也宜犀角解毒清胃之劑若唇腫面虛及穿腮潰齒者凶

一痘後咽喉腫痛有二皆由餘毒留于管籥或過用辛溫補劑以致毒火刑金不能清肅而成內鬱積熱相搏而為化火火性上炎

而咽喉為出納之門户故使腫痛耳經曰欝火可發又曰實火可瀉必先鮮散清利如甘桔牛蒡連翹射干黄連知毋門冬玄参之類選而治之

又有脾胃虚衰則元氣不足坎離不交不能使水升火降故火炎無制得以乘其土位其勢上騰結于會厭故為痺而腫痛也經曰一陰一陽内結謂之喉痺又曰虚火可補宜補益而兼治之宜用理中湯加减或六味地黄丸料加知毋麦冬玄参甘桔之類

一痘後心煩而不得眠者因心中血少元氣虚憊也宜温胆湯加人参棗仁遠志茯神辰砂石菖蒲之類

一痘後身熱不愈或用退熱藥不能効者或熱退而復熱者此乃表裏俱虚陽浮于外陰伏于内也宜用温平之藥治之此正治反治之法于此可見矣宜四君子湯加乾薑之類治之若口瘡唇裂而赤如粧六脉虚數此虚火上升之故内真寒而外假熱水極似火證也以理中湯加木香冷服之

痘後飲食起居禁忌

凡痘結痂之後往往父毋便生懈怠不慎謹護至于危殆不救者多矣蓋小兒五臟六腑四肢百骸痘後未盡還元精神氣血肌肉脾胃咸未充實風寒最易冒感若投之發散之劑則精神愈耗飲

食易傷投之以消導之劑則脾胃愈蕩藥石之所難療保佑之所當周故葷鮮煎煿忌而不食能杜瘡痍之患糍粽生冷禁而不食能免傷食腹痛反悶脹之楚辛辣酸鹹忌而不食能免痰嗽汗出哮喘之病肥甘油膩忌而勿嗜能免齒疾脾泄之疴眼鼻勿動其痂能免鼻齆眼弔之醜行坐勿使太早能免腰疼脚痠之咎此而忽之未有不生他證者又有諸般穢觸及尸氣觸者宜用中和湯加減治之其驗如神如此不獨為父母者所當謹省即調治醫人亦當究心留意諄諄告戒使其遵守勿失方為人之司命也

痘後用藥禁忌

紫草金汁性多沉寒有等虛紅難起之痘狀似血熱若悞服之不惟痘疹陷伏且能傷損胃氣致有泄瀉癢塌寒戰咬牙之禍如果紫色煩躁作渴者可暫用當歸生地養血滋陰之聖藥世多用之以治血虛之痘殊不知血虛者氣必先虧用之不惟無補于血而有滑腸助便之患如果血熱便難者方可用麥門冬天花粉用之以治痘中煩渴咳嗽極當然脾肺虛而嗽瀉而渴倘悞用之其疾益甚

芍藥性寒收斂痘後用以助結痂者今痘中腳散往往用之豈知寒則凝斂則滯為有發生滋長之益耶初起腳潤者暫用一二劑無害

人牙燥熱而屬腎最能起痘如黑陷而毒氣入腎者立應若血虛氣弱灰白癢塌及索色乾枯者用之則有肉裂皮迸之慘

穿山甲極能攻托痘毒要分部位如頭面欠起宜取頭上甲用背部欠起則用背部甲下部欠起則用下部甲隨其形像炒燥研細入藥同用取效最速

蟬蛻有治癢發痘之功五日之內可用若氣虛作癢又灌漿時發癢俱當禁為其能損真氣以參芪補之其癢自愈

升麻葛根用之于將發未發以解利肌表自然出快若表虛自汗大宜禁之日後外剝痒塌皆從此起宜慎

牛蒡荆翹用之于熱毒則効如病後出痘或脾胃傷損用之必致耗散氣血反不出快而生變證

芩連等類用之于痘後解毒亦是定法有等陰虛發熱虛火上升目赤面紅者妄行施治其病反劇當行從治之法以温補之

参苓白术散用之于脾虛滑泄者應手而愈若邪熱作瀉或挾熱有積者用之反致喘滿煩躁必須細察不得亂投

硃砂雄黄鎮墜之劑冰片麝香走竅之藥凡痘疹初起有驚搐者丸錠藥內悞用之不惟鎮壓其毒使痘難發且香能入竅反致引風入骨古人譬之如油入麵斷不可解正謂此也

百祥丸内有大戟乃膀胱經藥也膀胱與腎爲表裏毒氣入腎其瘡有黑陷青乾之色及腹脹者服之立効使腎中之毒從膀胱而泄也若灰白頂陷者悮用之其害非淺

陳氏木香散内有丁香官桂乃治肺經之寒白术半夏乃治脾經之溼如有此證則中病之藥矣若無此證則何處消受耶

當歸散三黄熟艾湯乃黄芩黄連苦寒之藥也脾肺有熱用之則効若無此證尤如悪寒而入水其害更甚矣

錢氏白术散若氣虚胃弱脉無力者用之必効若氣實而脉有力者服之則胸膈飽悶氣反短促絶食而不治者有之

猪尾膏用之以治痘瘡陷伏極為神劑又不若用新殺猪心血同研片腦為膏服之更覺効捷

婦人出痘

秦子曰婦人出痘其所難者胸背四肢不能縱觀經行胎產不能細陳全憑細察詳問蓋痘疹多用氣血為主若初發熱及痘生長時經水應期而來應期而止氣血雖循其度無足過慮也然氣血未免走失亦宜滋養之劑為主其未及期而來又過期不止此乃熱迫其血血熱妄行過其常度治宜清熱解毒涼血為主其血自止若初發熱生長之時經行應期而不行此雖不可輕動其血然

亦宜防蓄血內攻當鮮血室之毒若痘正起發成漿經水應期而來不止恐陰血虧損而陽氣虛弱不能充灌宜補托清熱為主

一娠婦出痘最防熱毒侵損胞胎治宜清熱安胎以防墮落漏血等證

一新産後而值出痘或痘生長而值産蓐其時瘀血未盡新血未足恐血虛不能任毒治當大補氣血縱有他證以末治之

一痘正出時值經水應期而來適然間斷煩躁作熱譫妄昏憒此邪入血室與血相搏分爭而然也以升發解毒活血之劑治之

一痘出時非經期而月水適來不止此乃痘之毒火內熾迫血妄行而然以犀角地黄湯加紫草蟬蛻牛蒡治之使熱清毒解而痘

得出經水止方無變患若久遲則内虚瘡陷而變成危證矣

一娠婦出痘正起發養漿時而墮胎血去過多以大劑保元湯加當歸阿膠艾炒黑乾薑治之若人事昏憒伏陷者不治

一娠婦正養漿而正產其痘順者以保元湯加川芎當歸益母草山查治之

一產婦出痘不易透而熱甚煩躁狂言譫語此毒太過而壅遏也以川芎當歸加紫草黄連蟬蜕甘草牛蒡治之

一產婦出痘隱隱不易透精神疲倦血去不止此氣血兩虧以川芎當歸益母草炮薑人參升麻治之

一産婦出痘雖稀而去血不止因而倒靨者不治
一産後出痘形色雖順而痰涎壅盛者宜變行清觧之法如不効者此陰血虧損不能制陽火也宜六味地黄丸料加當歸麦門冬治之更要防其氣虚痰壅者以大劑參耆托之則痰不治而自愈
一婦人新婚後出痘雖順而腰痛不已此陰血虧涸宜地黄丸加温補劑
一痘愈後最忌房事
一方産之後或半月十日之間適逢出痘此于有血氣者不同宜照常治之不必妄為之慮反致變悮不測但宜專補氣血為主可

也

一婦人初痘時及收靨之時胎落者多見無事惟初發熱時胎落者多致不救蓋血氣衰敗不能逐毒而出也

秦景明先生痘疹折衷卷上

新刻秦景明先生痘疹折衷卷下

雲間後學夏之昇東步訂

天都　陳維坤子厚閱

痘後雜證論

寒戰咬牙

秦子曰：寒戰咬牙之證，諸書立論，各執一偏。如博愛心鑑，則曰表裏氣血兩虛，以七日前寒戰為表虛，以七日後寒戰為氣虛，以咬牙為血虛，而陳文中不論前後，槩以異攻散、木香散加官桂、丁香治之，此真一偏之見矣。而金鏡錄又止分七日以前為熱，七日以後為虛諸論雖確然亦未盡其善蓋寒者有之而熱者不少虛者屢見而邪氣實者亦間或有之此機不在於我全在活法變通而後可也然如何而治之必也審冬夏之節令看嬰兒之厚薄驗痘色之紅白察二便之秘利診脉色之遲数觀起居之静躁內外表裏判然明白于胸中如此則安得有適情耶如見痘色淡白或皮薄頂陷身涼而静惡寒不渴大便利小便清長脉來沉遲者此屬寒也肺氣虛寒則為寒戰胃血虛寒則為咬牙並宜倍用保元湯加川芎肉桂煨薑或木香甚者加附子泄瀉者加訶子肉菓以佐之如痘色紅赤或紫黑齊湧掀發身熱煩躁惡熱作渴大便秘小

便澁赤脉来洪數者此屬熱也故陽明胃熱則為咬牙太陰肺熱則為寒戰治宜四物湯後黄連解毒湯加連翹玄參紫草犀角門冬甚若加酒大黄以利之已上二證見于七日以前者其治易見于七日以後者其治難然亦不必拘熱予見七日後寒戰咬牙晝夜不止此為大虚之證然能睡能食者急須大劑保元而佐以薑桂等劑便瀉者速用止澁之方使其漿水灌滿縱有前證可保無虞慎弗以七日後為危證竟棄之而弗治也

癢塌

秦子曰癢塌之患痘家最忌因氣虚則癢痒甚則塌此不易之論

故黃石峰曰氣失其衛痘自作癢然血虛亦有致癢者不可不知丹溪曰血不榮于腠理所以癢也柳真虛曰血不能滋灌痘癢雖釋則氣血之虛俱能作癢予見癢塌之痘居稠密者多四五朝形色雖見起發至七八朝殼薄漿清燈光水泡痘形雖綻而血不歸附純白不榮手足擾動而作癢不已破塌乾焦而無血咽啞泄瀉之證互至形綻者氣不虧也純白不榮者血不足也此可見血虛亦有癢塌之患先賢所謂毒者譬之貨也血者譬之船也貨盛船窄何以能負載蓋血虛必致癢虛甚則不能載毒而癢塌治法當于未癢塌之前用保元湯加芎桔速進數服尚可保全或曰血虛

何不用四物湯補血而廼用保元湯氣家藥也庸知血虛益氣先聖之良法也所以甘溫之劑舉世皆泥為補氣而不知甘能養陰此又陽生陰長之妙理若用四物湯為補歸地能滑腸芍藥能酸斂求其速効豈不難哉間有擦破者宜以赤石脂一兩煨熟白石膏二兩共研細末敷補患處此亦外治之一法也若作癢而悶亂煩躁語言不聽禁之不止搖頭扭項手足舞亂者毒已內攻不治之證矣

水泡

秦子曰水泡有溼有火有肺熱有脾虛有氣不足或氣有餘或索

黑泡之別其溼者或向曾感溼或飲水過多脾家受損流入皮膚滲入肌表而發水泡是也宜保元湯多加車前木通茯苓之類有火者痘四五朝之前煩躁不寧頭面乾紅色滯乃毒盛火熾火不能炎上水不得潤下搏激于皮膚之間而為水泡譬之沸釜之中其下之火盛必為之發泡也宜清火解毒以紫草犀角金汁之類選而用之有肺熱者蓋皮毛乃肺之合也熱毒在肺因皮毛受損并其膚間之津液俱發為水泡也宜托漿中加貝母門冬之類有脾胃虛弱不能制水以致水溢皮膚之間而為水泡者防其發瀉其候必腸鳴或作渴並宜用保元湯及參苓白术散

氣有餘者乃氣分毒盛以致津液上蒸隨毒所出而發為水泡也
宜生發劑中佐以山查陳皮之類
氣不足者其色必白而無清水宜倍用參芪加桂主之至若發為
黑紫紅泡者乃血熱之極其毒未出而賊邪先為之病也宜涼血
解毒大劑投之擇其紫黑者剔破而諸痘灌漿者亦能可生若反
加痰喘煩燥而痘色焦枯則不治者多矣
大抵已上之證縱使飲食如常身無所苦然往往日後多有變證
若起發而殼中出水者此氣至而血不隨也或窠囊浮脹中合清
水如水泡之狀者此血氣俱虛不能制毒反為毒逼漸變癢塌也

治此諸證最要察其起居飲食隨證調治慎勿恃其無虞反取謗

怨也痘中間或有水泡幾粒者因邪不能勝正亦無大害然托漿

之中槩防發癢之劑為要大都水泡多者後必發痒漸成倒陷之

證耳

渴

秦子曰渴有數條不可不辨心鑑云三焦者水穀之道路津液者

乃氣之精化而流通三焦以制火者也今曰渴而乾者係火盛而

津液枯竭耳然此亦總其大綱之論也詳細如左

有發熱時便大渴者此毒氣萃于陽明乃熱淫于內而毒未能宣

發于外也宜葛根解毒湯主之
如痘已出或起發或收靨一向久渴不止者倍加人參門冬之類主之
有泄瀉而渴者乃精液下陷而然也宜四君子湯加訶子肉菓以寔脾上甚者佐升麻以提下陷之氣
如不能食而渴者此脾虛也叔和曰口乾饒飲水多食亦肌虛由脾胃素弱不能為胃行其津液故渴也治在上焦以參苓白术散主之
如能食而渴者肺熱也經曰心移熱于肺傳為膈消由心火上炎

秉于肺金薰蒸焦膈傳耗津液故渴也治在下焦古人雖以人參白虎湯加黃連療治然莫如麦冬黃連人參之為尤妙也如陰虛火動而作渴者諸論中俱稱不治為其血屬陰血虛不能峻補難取効于一時其宜四君子湯倍加當歸黃芪少加官桂以補不足之陰

有痘後身熱大渴夜多呻吟或腹痛或腹脹者此餘毒未盡乃氣凝毒滯謹防其痘毒之發宜連翹牛蒡金銀花及人參貝母而少佐以橘紅山查大腹皮木通之類大抵痘中諸渴悉宜照證加減不可擅食諸水菓及水漿生冷使寒凉傷胃便有變證百出之禍

聲啞失音

秦子曰痘之前後聲音最宜清朗然其候有聲啞有失音之别有痘初出客冒風寒痰壅而聲啞者宜疎利為主有漿足而聲啞者乃氣道不清也宜甘桔湯主之有痘初出咽喉初小而不覺及至成漿壅塞以致氣道不利而聲啞者痘收自愈有胃實聲啞者必口渴熱甚大便秘結其瘡欠起發宜三黄湯主之有心火刑肺而失音者肺屬金主聲金空則鳴寔則啞乃火氣上薫于肺肺氣脹鬱故竅塞而無音也若七日前失音不治若七日後失音者乃内瘡先熟先靨則咽喉漸寬毒氣漸消聲音自亮也或内本無瘡因食

辛熱或悞服熱藥而致失音者急用甘桔湯牛蒡子湯加玄參連翹葦治之有毒歸腎而失音者其痘必黑陷不起乃毒攻于內會厭不能開闔不治之證也有喉舌潰爛而失音者乃初出時失于調治以致咽喉腫塞毒聚于內呼吸不能飲食不進而成壞證也亦不治

水嗆論

秦子曰水入則嗆者乃毒壅咽門也蓋咽門司飲食通于口入于胃今咽門為痘所傷則水不得溢入會厭會厭掩而不納故氣逆噴出而嗆然遇飲水或藥則嗆若穀食有担自能咽下非若水溢

以犯氣道㝎七日後見者不必治之外痘結痂而嗆自愈若七日前見者乃熱毒壅遏漿水不能行于肌表最爲逆證故先輩預以甘桔湯加牛蒡玄參荆芥門冬之類安有此患哉一兒痘後作嗆不止餘無所苦飲食亦進惟鬱鬱不樂之狀音聲不甚清楚父母以爲飲食如故也不宜藥與至三十朝後竟以潮熱痰喘而不治乃知痘後發嗆亦要細心調治慎勿以不治自愈而貽後悔也

腰痛

秦子曰腰乃腎之府一身之大關節也痘瘡發于四臟而腎無留邪則血氣流通而無此患若發熱之時腰痛不絶見點一二日則

青乾黑陷或反閉不出此毒氣留于腎而不發越十無一生之證若情竇開後覺腎虛而痛若速于扶元氣中加杜仲龜板枸杞之類治之不愈者凶若女婦正值經期來而腰痛者雖稱凶證亦無大害多服芎歸自愈但要升發痘子而已又有六氣乘虛而感有感寒而痛者有感溼而痛者有挫閃而痛者有瘀血蓄而不行作痛者但要醫者慎加細察對證投治可也近視一女十四歲形體肥大發熱一日即見痘標煩躁作悶不食而赤腰痛如折天癸尚未至余曰果爾則腰痛諸證乃火逼經行之兆非真腰痛也純用解毒生發之劑天癸適至痘亦無恙此等腰痛又屬于火更非前

證可例也

喘

秦子曰諸證雖云皆屬于火然虛實之辨迥然不同不可不知也蓋肺為五臟之長為心之華蓋心火一炎則肺葉焦舉氣即不利而成喘况薰之以毒邪相干乎此痘必乾紅色滯腹脹便秘而為邪寔之證大都難治法當清火解毒利氣以前胡枳殼湯服之或亦有生者亦有初出而噴涕鼻流清水而喘者此風寒客于肺家而然也和解自愈亦有因食而傷穀氣蒸而為熱上乘于脾者消導則減有瀉後而喘者乃元氣下陷虛火上擁下氣不續此脾氣

不足而然宜四君子湯加寔脾等劑而佐之以升麻柴胡以提之
有吐後而喘者乃胃虛不能制伏相火、逆上冲而然也治宜六
君子湯主之〻有過用補劑而生痰喘者宜加破氣之劑以消參
芪之滯有痘太密以致鼻塞而口中氣促似乎喘而非喘也不可
一槩而治

痰論

秦子曰内經云諸氣膹鬱皆屬于肺〻氣鬱則生熱〻盛則生痰
痰者乃津液之所生也今痘出而有痰者由毒火太盛榮衛蔽塞
氣血濁敗凝滯而成故爲痰爲嗽而嗽中作聲也有風痰客肺、

氣不能通陽邪欝爲熱而生痰者宜散風順氣爲主有漿水不足反生痰者乃毒氣倒陷于內氣逆而成痰者爲難治須要補托爲主不受補而痰仍舊者有過能飲食損其脾氣失其徤運之常不能致化精微而肺生痰者治宜調脾爲主有氣實而悞投補益有氣虛而過用參蓍氣滯而生痰者俱宜順氣爲主或有紅爐暖閣蒸發而生痰者或衣被太厚蓄熱而生痰者或喫厚味蘊釀而成痰者俱察其緩急輕重標本而酌治之可也

失血論

秦子曰氣爲陽血爲陰夫陰陽不可偏勝偏則致痛此自然之理

況痘疹一證始終全賴氣血滋養今痘中有諸項失血者何哉蓋因熱毒之氣泛溢無歸則血亦隨之而走泄乃氣盛傷血毒載血行諸書雖云鼻出無忌乃云斬關而出不犯其内然去之太多榮氣日損日後亦成癢塌故凉血和氣之劑亦當急用至于口中吐出者經中咸斷為不治之證而泰予隨證調治屢屢奏績此無他惟詢驗其平時飲食起居及臨時風寒暑火之感能因時加減而已至于失血之證痘色身然慘白少神而欠起發如初起時佐之以生發之劑候有起意便宜速進參芪較平時用藥預期先用一兩日不可照常五六日之期方進保元也此亦素所經驗若大小

便俱出者痘瘡内不動而自出者此皆毒火内攻臟腑敗壞俱成不治之證惟從大便出者間或可治然亦有由向時瘀血停留今為火毒逼迫而由且為其元氣足以勝之故雖見腰痛而痛後便見起發雖見煩躁而躁後便能飲食便能睡卧或煩躁呻吟不止或不能睡卧或痘不能起或有紫黑斑點則雖無血證仍係不救治之何益耶痘疹前五日悉宜用犀角地黄湯若血出不止加炒蒲黄藕節及炒黑側栢葉如衄吐時宜加童便溺血宜加滑石木通大便出宜加炒槐花及炒黑荆芥穗之類

夾疹

秦子曰夫痘已出而另有稠密細小如麻子者此為夾疹痘心鑑云痘毒之發被風寒蔽塞腠理熱毒擊動腑毒故與痘併出此亦無妨于痘之證也蓋疹出于腑痘出于臟臟屬陰乃為積受之地其受毒最深腑屬陽而為傳送之所其受毒尚淺故痘之始終每以二旬日為限而疹之消長一晬時而已可不從其急而先治之乎經曰急者先治治宜先散其疹而後治其痘疹不散則痘不起疹一散則痘勃然而莫之能禦矣若疹散痘起綻凸匀朗紅潤其勢吉矣若疹散而痘稠密平塌灰白紫滯其勢亦陰也故經曰痘夾疹者吉凶相半也又有出痘時或冒風寒不能出汗發而為疹

亦與傷寒發疹者同亦先散其疹而後治其痘也

夾斑

秦子曰夫斑者形似蚤斑有頭粒而大亦有形如雲頭而突色赤成片而無頭粒者乃謂之丹而傳心錄中亦謂之斑總之乃血之餘也因火毒壅遏煎熬陰血血熱相搏故與痘相夾而發之于外急用涼血解毒輕而小者仍加發散涼血則自愈至如青紫黑斑乃毒氣不能發洩之故面腫唇裂十無一生之證予曾間或治之而獲効者因諸色之斑雖見而痘自能起發且能睡而進食宜多服紫草犀角及一切涼血解毒等方此亦僥倖中之萬一不可一

槩施治反取怨于人也

大小便閉

秦子曰凡痘瘡五日間小便欲其流而長大便欲其潤而實則邪氣不伏止氣不病故經曰小便數者大便必艱雖二三日不更衣無苦也如覺小水少則病必進矣故大便閉者由毒火內秉耗損津液以致腸胃乾燥而大便閉也用猪膽導之可宜凉血清火若痘白而色少神不食嘔清水者虛秘也宜專補氣血為主之有醫過利小便以致津液乾涸而秘者宜生脈散加當歸益之又有氣血拘化成漿而四五日不大便者候漿足自利不必治之也小便

赤澀者由火盛膀胱受熱而不利也乃心火移熱于小腸小腸移熱于膀胱以致津液内涸而溺赤澀也宜清金解毒以泄其熱而小便自利矣又有毒流在肺積痰塞其氣道以致上竅閉而下竅不通也宜清肺而溺自利矣又有元氣虚弱不能清理傳道則清氣不升濁氣不降而溺澀者宜補中益氣湯加知母麥門冬主之全在因時致宜也至若灌漿時大便不來而小便一日夜僅有不多者乃一身之津液盡蘊釀其漿毒不必憂治漿足而小便自利也

腹痛

秦子曰原病式云熱鬱于内則腹滿便結而痛今痘未出而腹先

痛者何也由蘊熱積毒與外邪相干稽遲不行欲出而不得出故卒然而痛宜陳皮枳殼乾葛山查甘草防風甚則發厥者隨即加蟬蛻使毒氣得泄四肢温煖腹痛自止矣有實痛腹滿不大便者熱毒火盛氣不得伸也輕則蜜煎或猪膽導急則大黄以通利之不可執首尾不宜下之句反遲悞其證有腸鳴自利而痛此冒寒邪或悞食生冷也宜加煨薑以温之有收靨之後忽然腹痛或嘔或利不思飲食者此乃傷食證也量加消導如無傷食而腹痛煩悶欠安者此毒氣内攻急加解毒和氣不爾則手足逆冷氣促而成不治之證矣又有平時釀成食積到大便時而痛便後而痛即

減者縱有虚證山查白芍之類亦不可缺已上等證宜以脉辨之方知虚實寒熱之痛如六脉至数平而無力謂之虚六脉至数平而有力謂之實数而有力謂之熱遲而無力謂之寒又有六脉数而無力謂之表熱裏寒不可用寒藥宜温熱之劑又有六脉遲而有力謂之表寒裏熱不可用熱藥宜寒凉之劑不獨治腹證諸病依之不悞也

譫妄

秦子曰夫譫多言也妄虚妄也乃妄有聞見而語言無倫也由邪氣熾盛毒氣内攻神識不清所致夫言為心聲心熱則多言聽中

呢喃者熱之微也寤而語言差謬熱則甚矣〻有胃熱而譫語者此必大便久未能去是也其妄有見聞而譫語者為難治為腎主志開竅于耳在目為瞳子毒邪入腎則志喪志喪則耳目妄有聞見故也並宜解毒清火諸書以辰砂鎮神之劑恐未妥當又有成漿之時乃昏〻而睡呼之不醒或口中喃〻妄言狂語如被邪之狀時人不知多生驚恐殊不知此由膿血出多心舍空虛神無所依此名鄭聲經曰實則妄語虛則鄭聲法當養血安神其病自愈以寧神化毒湯及安神丸加減攘之如服藥不醒反加悶亂者不治

驗口唇

秦子曰口脣為脾之竅經曰六腑之華在脣故痘瘡始終以脣口紅潤為吉若脣口腫硬或口瘡燥烈乃毒火乘脾毒聚于中則熱熾于外宜升解以化其毒次補益以培其本若痘出稠密脣口之瘡相黏乾里諸瘡未起脣口先以黄熱而成腫硬諸瘡未收脣口先以焦枯其脣剥落一層又一層者口中臭氣者口中涎如膠黏者魚口者皆凶證也

舌

秦子曰舌乃心之苗一為脾之脈凡痘之始終以舌紅潤為吉若燥黑有芒刺為凶若氣虛火甚津液不能上行而舌乾口燥者補

蓋爲主若毒火盛而舌乾口燥者鮮利爲主若陰虚火炎無制而舌乾口燥者治宜壯水之主舒舌者脾之熱弄舌者心之熱有因唇燥而舒舌欽唇者亦脾土之熱也若舌上純見白胎遇飲食則噎嘔者此毒入于胃爲胃爛之證若内熱甚而有白胎此又不在危證之例宜朝暮以絹裹指攪其口舌但不可太重以傷唇口則飲食有味而兒自能進食矣

驚搐

秦子曰素問云痘瘡出于心驚搐亦由于心錢仲陽云肝風心火二臟交爭而致搐乃知心移熱于肝火風相搏而發爲驚搐痘將

發而兩目忽上竄者乃俗呼為驚痘不妨大體然久搐不止恐火毒甚而不發越亦稱危證金鏡録曰宜平肝木利小便平肝木則風去利小便則熱退而痘自出也用升麻葛根湯兼消毒飲及導赤散治之或痘已出而有此症由熱毒之未解耳搐而痘起者生搐而痘沒者凶亦宜消毒飲合導赤散治之如痘瘡收靨之後而又發驚此真氣虛弱火毒内鬱心神不定不定則舍空而邪氣客之最為不治之證矣以牛黃清心丸主之然寒涼亦不宜輕進也亦有風寒所激而發者有大便秘内有燥屎不行而成者有傷食不能化而成者有脾氣虛弱而作者俱能發搐不可不辨

痘後身腫陰囊腫

秦子曰凡痘靨之後面目虛浮四肢腫滿者此屬于肺因表虛而受風溼之氣致傷脾土土虛不能制水水溢上行故發而為腫也宜加味五皮飲暫用之或腹脹如鼓目胞浮腫者此屬于脾因脾胃素虛飲水太多以致水畜于中滿而不去又或一食脾不能消溼熱內畜宜以利鮮厚朴湯主之若虛脹者不可妄攻宜補中行濕利小便與諸書治法同至若陰囊腫亮如瓠者乃膀胱熱甚毒氣流入小腸而然也急宜清利用車前茯苓牛膝木通澤瀉燈心甘草之類仍佐以寔脾等方

痘毒

秦子曰痘毒之發皆因餘毒太盛更兼榮衛太虛不能運行鬱而不散而成癰腫當其未成功時便宜服金銀花甘草連翹及當歸生地之類其脾胃不實者當歸生地宜禁但以實脾為主如毒盛而勢必發不宜即用寒凉等劑及一切敷藥宜縱之發內用參芪甘草歸芎金銀花助之如氣血弱者倍用參芪加桂主之發癰掀腫能食身熱大便堅而元氣實者稍用生芪加芎歸連翹金銀花生地芎藥甘草荊芥稍加羌活主之外用土南星生為末清水調薄炭火上煮一滚候其質稠秉溫熱時用鵝羽蘸時常付腫處日十數

度不拘時以腫消乃止

汗證

秦子曰汗乃心之液發熱而初出時由心火上炎熱氣内蒸腠理疏通毒氣發越而無停滯丹溪自曰汗不妨葢溼熱薰蒸而然耳決無大害也不必治然汗多而久則榮衛虧損恐痘也難成功禁用防風荆芥及諸升發之藥宜用當歸六黄湯加白芍藥麥門冬之類若收靨之後而汗出者皆由衛氣弱不能歛束玄府宜多服參芪以實腠理有熱者六黄湯中加地骨皮主之大都痘後汗出屬虚證者多補劑中加炒棗仁及浮麥湯爲妥如果天氣炎熱而

汗多者不必用藥但禁扇風可也

吐瀉

秦子曰痘疹前後吐瀉各有不同不可一槩施治凡發熱初出時有單吐者有单瀉者有吐瀉並行者雖不可久吐久瀉然亦不可驟行止法令毒氣上下分瀉也但于催發痘子之中稍加利水止吐不可執痘書而妄用理中湯及五苓散之類亦有感冒風邪寒熱相搏而或吐或瀉量加和解之劑如傷食亦從傷食治如三焦火熱甚而然者則當用清凉解毒之法亦從出後可施若成漿之後而犯吐瀉者則最大忌若乾嘔者更不宜乃衝任之火主衝于

胃係毒氣内攻直犯清道而上也八九朝作瀉者大都屬虛全仗參朮滋補瀉久不止者加以訶子肉菓甚者加以龍骨赤石脂手足冷者附子可用亦有不時作瀉而手足和暖飲食如常者治之雖不能止日後亦無大害此秦子素所歷驗者又曾遇一痘用百般補脾止瀉藥不効後用升提又不効一日夜數十次此藥仍其胃喜其能食也竟不藥而愈乃知全仗胃氣為本信哉

麻疹

秦子曰麻疹乃時行不正氣候暄熱非其時而有其氣傳染而成者也稱之為胎毒則誤矣内經有曰少陰所致為瘍疹夫少陰所

致者乃君火有餘熱令大行言戊子戊午之歲也在人則心主之心火大過則制其所勝而燒爍肺金肺主皮毛故紅色如錦見于皮膚間實心火侮而乘之〻色也又曰麻屬于脾故金鏡録謂毒盛于脾熱流于心乃知心與脾胃俱受其病而發者其欲出之時腮紅眼赤壯熱增寒身體疼痛嘔吐泄瀉咳嗽煩渴是其候也宜服開豁腠理湯使之易出如頭面愈多而精神爽徤且鮮明勻淨氣息和平吉之兆也服前藥即愈矣若紫紅燥暗或未出透身熱煩悶聲啞喘急隱〻不出〻而復隱此危急之兆也急將前方加炒麻黄、羌活之類發之如不出透或喘更甚此爲不治之候其大便堅燥不可輕用藥以下之或用蜜煎猪膽之類導之大便自來其或微瀉者不必治之正假此發洩熱毒也若麻後瀉痢不止此熱毒下陷之故當以五苓散去桂加芩連芍藥木通之類毒解熱退則瀉痢自止不可用燥濕温補之藥古人云可汗不可下可表不可補是矣其壯熱氣促不止者此餘毒留連未盡也用解火清金之劑以竹葉石膏湯加芩連玄參桔梗陳皮枳殼天花粉牛蒡之類咳嗽不止者四物合二陳加瓜蔞桔梗玄參黄芩治之渴則天花門冬喘則蘇子桑皮枳殼可也若出過三日後而麻不沒者此内有實熱也加清利之藥則自解消矣此乃治麻證之大槩也

凡初出之時最忌米穀葷腥之食風寒水溼之氣苟有不謹最為深患間有犯之而獲愈者皆因內稟之實氣外感之邪輕耳不可執此以望僥倖也

附麻疹輕重及不治訣

凡麻疹出時或熱或凉五六日而後出者輕　淡紅滋潤頭面勻靜而多者輕　發透三日而暫沒者輕　頭面少或不出者重　紅紫暗燥者重　咽喉腫痛不能食者重　見風而沒早者重　變痢疾者重　黑暗乾枯一出即沒者不治　鼻扇口張目無神者不治　鼻色青而下糞黑者不治　氣喘而擡肩者不治　麻

後牙疳臭爛者不治

古今經驗方

升麻葛根湯　初發熱腹痛頭疼或咳嗽痘疹疑似之間用之解發　升麻　葛根　白芍藥各一錢　甘草五分

水鍾半薑三片葱白一根煎半鍾服加山查一錢尤易出　天寒甚加蘇葉八分麻黄五分　天炎甚加牛蒡子一錢五分

葛根解毒湯　發熱作渴者用之

乾葛　天花粉　麦門冬　生地黄　升麻各等分　甘草三分

水一鍾煎半鍾入茅根汁一合服之

導赤散　治心經熱及發搐良方

生地黄、木通、甘草炙　防風　黄連各等分　竹葉七　水煎服

一方加人參麦冬目直視煩叫哭加黄連梔子

牛黄清心丸　治心熱神昏良

牛黄二分五厘　辰砂一錢五分　黄連五錢　鬱金一錢　山梔　黄芩各三錢

共為末臘雪調麪糊為丸如黍米大每服七八分燈心湯下

四君子湯　養胃補氣良方

人參　白术　茯苓　甘草　生姜一片枣一枚水煎服

四物湯　養血凉血良方

當歸　川芎　芍藥　熟地黄　水煎服

十全大補湯　補養氣血良方

人參　黄芪　白术　白茯苓　生地　白芍藥　當歸各一錢

甘草五分　川芎五分　官桂三分　薑三片棗二枚水煎服

補中益氣湯　治虛熱

人參　白术　黄芪　當歸　陳皮　甘草　升麻　柴胡

加薑棗水煎服

保元湯

人參子　黄芪三子　甘草子　姜一片煎服　參芪之多寡看痘色虛實輕重而加之

甘桔湯　甘草　桔梗各一錢　水煎服

四苓散　白术　茯苓　猪苓　澤瀉　水煎服加肉桂名五苓散

犀角地黄湯　大便實宜用

犀角鎊万　生地万　赤芍芽　丹皮万　為末三歲三錢水煎服

羌活湯　羌活　川芎　防風　胆草　山梔　當歸各等分

甘草　薄荷各半　水煎服

黄連解毒湯　解火毒治痘中血泡良方

黄連　黄芩　黄蘗　山梔炒黑

水煎服上三味治赤泡俱用酒炒解火毒生用

陳氏木香散　木香另磨冲　人參各錢　肉桂錢　前胡　赤茯苓去皮

甘草炙　訶子肉煨去核　大腹皮黑豆汁洗　青皮炒　半夏湯泡七次

丁香錢半　加姜三片棗一枚煎服

陳氏異攻散　木香另磨冲入服　當歸酒洗　白茯苓各三錢五分

肉桂錢　人參　陳皮　半夏姜汁炒七次　肉果煨去油　丁香各二錢五分

厚朴姜汁炒　附子炮緩急用　白朮東壁土炒各錢五分

每服三錢用薑三片棗二枚水煎服

錢氏異攻散　專補脾胃

人參　白茯苓去皮　白朮　甘草炙　陳皮各等分

為末每服二錢生薑五片棗二枚水一鍾煎服

猪尾膏　取猪尾熱血同入片腦研膏用

承氣湯　大黄三錢　枳實三錢　芒硝子参　厚朴二子姜汁炒　水煎服

當歸六黄湯　當歸　生地　熟地　黄芪炙各一錢

黄芩　黄連　黄蘗各五分　水煎服

歸脾湯　人參　白朮　茯神去木　黄芪蜜炙　地骨皮

遠志去心二分各一錢　棗仁一錢　甘草三分　木香五分

加柴胡山梔名加味歸脾湯

安神丸　辰砂二子　龍腦　牛黄各一分　猪心血為丸

五皮飲　桑白皮　地骨皮　大腹皮姜汁洗　生薑皮　五茄皮各等分

加燈心煎服

白虎湯　加人参名人参白虎湯

石膏乃　知母字　甘草字　每服二錢水一盞糯米五十粒煎服

三黃熟艾湯　黃芩　黃檗　黃連　熟艾

右剉散每服三錢水煎不拘時服

溫膽湯　半夏　枳實　橘紅　茯苓各五錢半　甘草四錢　竹茹一團

右㕮咀每服三錢姜三片棗一枚水一鍾煎至半鍾熱服

大安神丸　血虛不睡者用之

黄連酒浸匁匁半　甘草炙五分　酒生地三錢　酒當歸五錢

炊餅丸如黍米大用辰砂為衣每服十五丸

百祥丸

紅芽大戟去骨一兩　青州棗去核三十个

用水一碗煎水乾為度去大戟將棗焙乾作劑以利為度

參苓白术散

人參　白术　茯苓　甘草　蓮肉去心

山藥各二兩　藿香匁　白扁豆炒匁　薏苡仁　桔梗各五錢

每服二錢加薑三片棗一枚水煎服

中和湯

人參　厚朴　當歸　防風　白芷　肉桂　桔梗

川芎　白芍　沉香　檀香　乳香　藿香　蘇葉　黄芪

甘草　右用無灰酒拌勻晒乾天陰略焙每服二錢水一盞煎半盞不拘時服

三黄湯　黄連　黄芩志　大黄　水煎服

四聖散　真珠五粒　豌豆四十九粒燒存性　頭髮燒存性　為末

右同油臙脂搗成膏用銀簪撥開瘡口以紙撚展去汁以藥入瘡口遍身瘡紅活矣

理中湯　人參　白朮　乾薑炮黑　炙甘草

加熟附子名附子理中湯水煎服

消毒飲　牛蒡炒子　荆芥子　炙甘草子　三錢煎服

一方加黃芩防風紫草鬱金食減加人參

人齒散　治腎經黑陷

人齒火煆為末每個作一服酒調入豶猪尾血三五點加麝香少許尤妙

桑虫散　治灰白紫黑難起者

桑虫不拘多少焙乾為末　每服五分　虛寒酒下　實熱笋尖湯下

救命散　治紫黑斑疔一切難起者

川山甲炒用紫草防風荆芥牛蒡蟬蛻連翹各五錢水煮軟去藥取出以山甲入罐内塩泥封固打火半炷香取出聽用

每甲一両入麝香一分人牙三個火煅韭菜汁淬七次共為末五六日不起者葡萄煎好酒調下小者三分大者一錢未起再進効

當歸散

當歸 赤芍各一錢 大黄七分 甘草 黍 牛蒡 連翹 荊芥各六分 水煎服

秦氏鮮毒湯

發熱之初用紙燃火徧身照察如蚕種赤如蚤傷者急服以解之

枳殼 防風 桔梗 麻黄 蘇葉 荊芥 蟬蛻 山查 水煎服

起痘神方

初隱隱于皮膚難起發者用之

人中黄三分 麻黄五分酒炒 升麻五分 蟬蛻 紫草各一錢五分

山荳根　紅花子　牛蒡子　連翹半（各二錢）　山甲（酒拌炒脆研）

共為末，酒糊為丸，如芡實大，辰砂為衣，薄荷湯下。

仙方消毒化癍丹

平時服之能令稀少，臨時用之亦能易出。

嬰兒臍帶三條（尾上炙脆研）　纏豆藤（一名金絲草，八月間毛豆上取，陰乾，二兩）　黑荳（三十粒）

苦練瓜二條（長五寸，隔年經霜者，燒灰存性）　山查肉（一兩）　赤豆（七十粒）　神黃荳（一百粒）

升麻（七錢五分）　兔絲子（八錢）　荊芥（五錢）　牛蒡子（一兩，炒）　防風（五錢）

赤芍（五錢）　人參（一兩）　連翹（七錢五分）　生地（二兩）　黃連（七錢）　獨活（五錢）

桔梗（炒，五錢）　甘草（一兩）　辰砂（水飛，一兩）　當歸（五錢）　玄參（七錢五分）

右各為細末，和勻，煉蜜丸如龍眼大，交春分未分時及痘發鄉

城時用甘草湯磨服一丸永無凶危之證修合時宜擇天醫黄
道時日忌婦人鷄犬孝服人

三荳湯　小黑荳　赤小荳　菉荳　略加甘草節煮爛預食之
亦能稀痘如痘毒初起紅腫時以酸醋浸研漿時時以鷄翎
刷上隨手退去如神

治痘後濕爛方　取好菉荳磨粉炒象牙色撲之即愈此方神効
十倍于敗草散宜備用

奪命五毒丹　治痘黑陷倒靨乾枯不起者神効
牛黄二分　雄黄三分　氷片二分　硃砂一錢　蟾酥少許

五味俱研細用獖猪血丸如麻子大每服一丸薄荷湯下一丸立刻紅活

開豁腠理湯

陳皮　防風　荆芥　桔梗　枳殼　前胡　乾葛　甘草

柴胡　羌活　升麻雖可加亦要看時候而用之

已上方乃逐日必用其古方之効驗者尚未盡其十之一悉備于痘疹全書内茲不編入

治痘畜疤神方　用活鯽魚一個鹽泥固煅研末乾者菜油調敷濕爛者乾搽屢施驗也

秦景明先生痘疹折衷卷下終

痘疹玉髓圖像

諸經面部位之圖

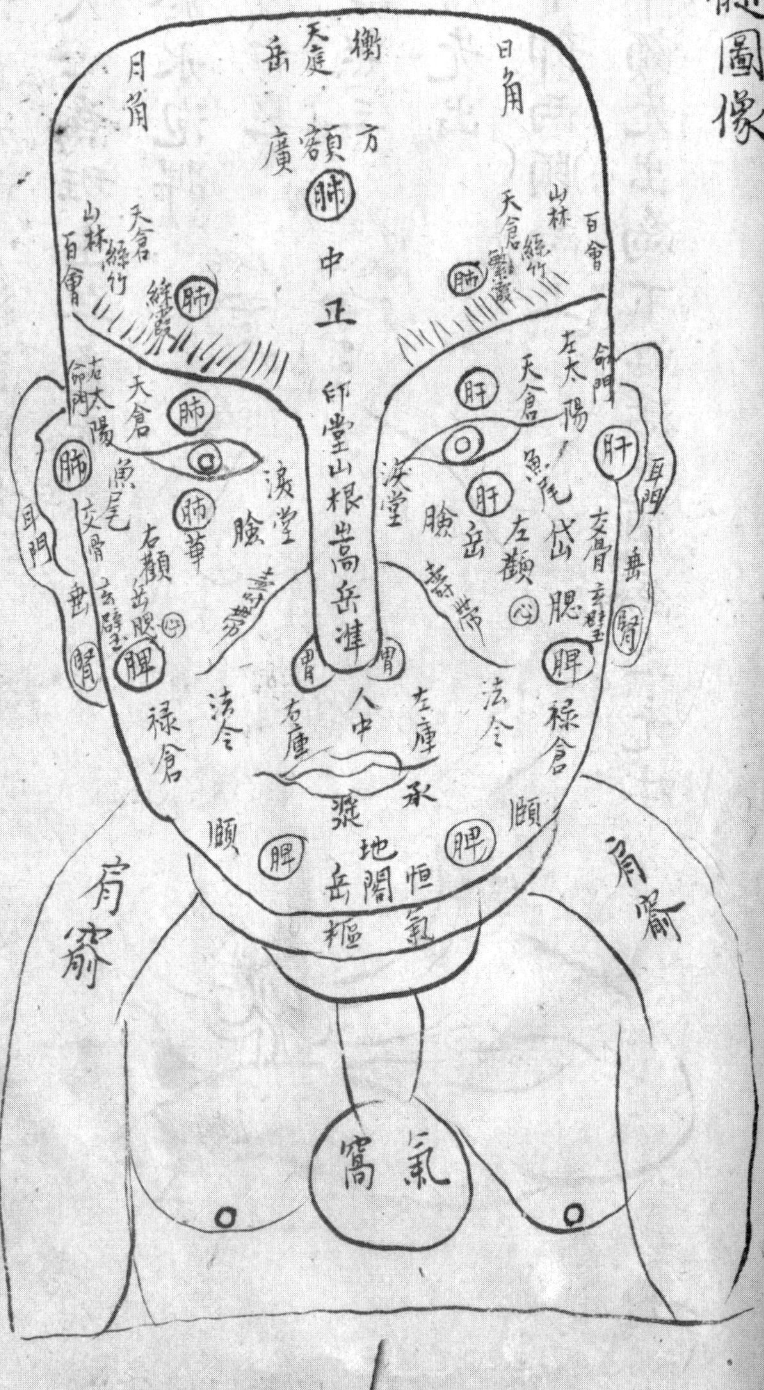

肝為水泡色青而小肺為膿泡色白而大心為班主血色赤而小次於水泡脾為疹色淺黃色次於班發熱三四日後痘先出於面之下部兩顋為上兩頰為中額先出為下紅活光潤為上先吐

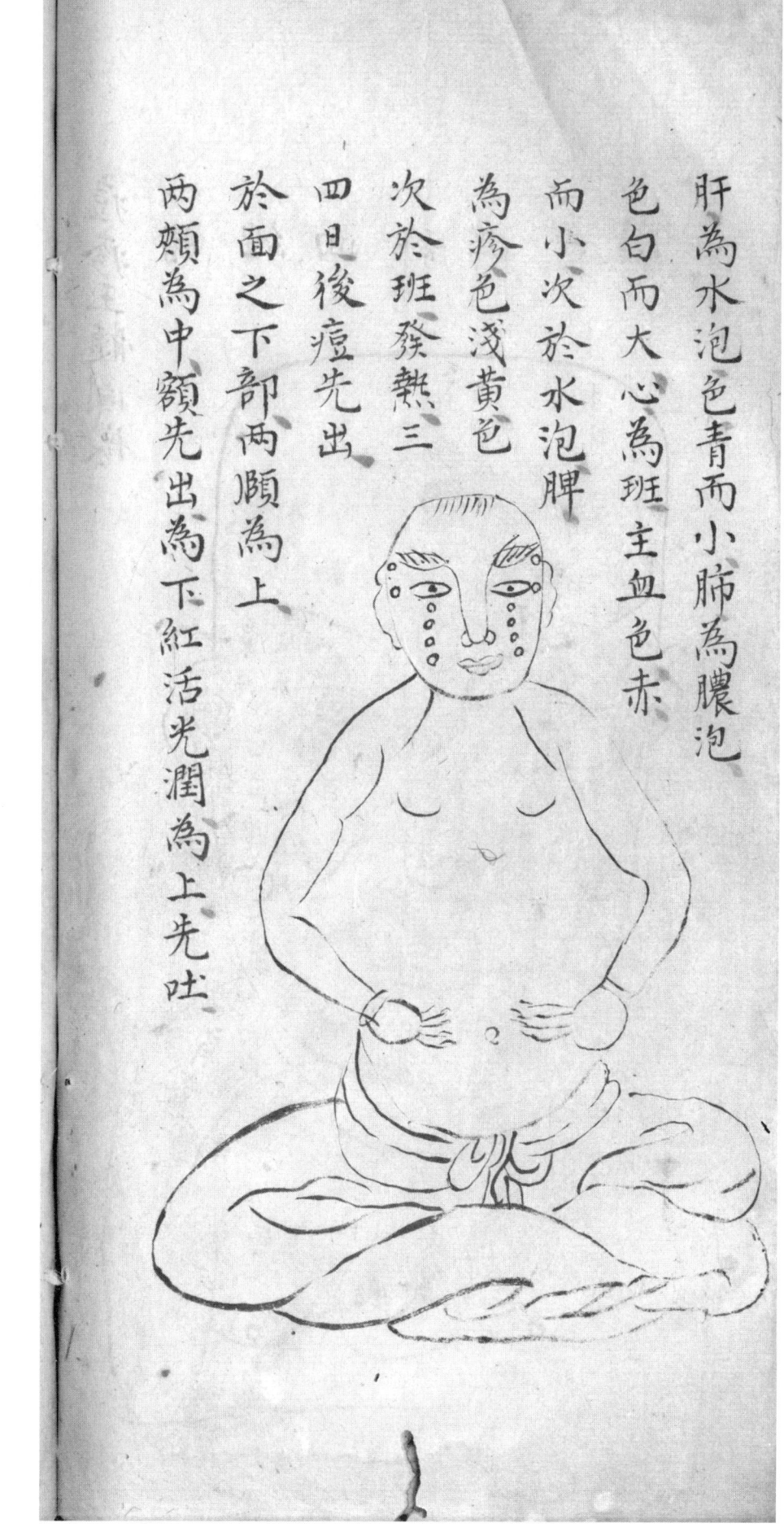

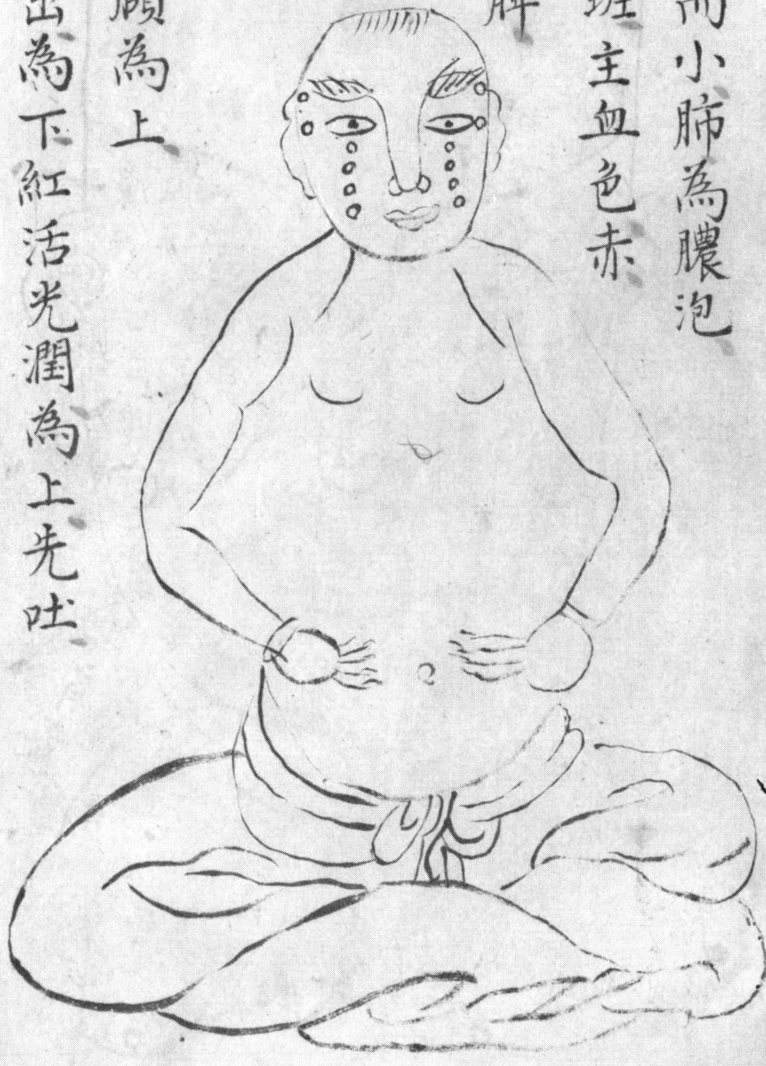

自此以後有九不識

此痘背馳三陰毒輳五俞煩燥讝語惡渴嘔吐火熱其痘似背疽名爲懸鏡一不識也

懸鏡痘

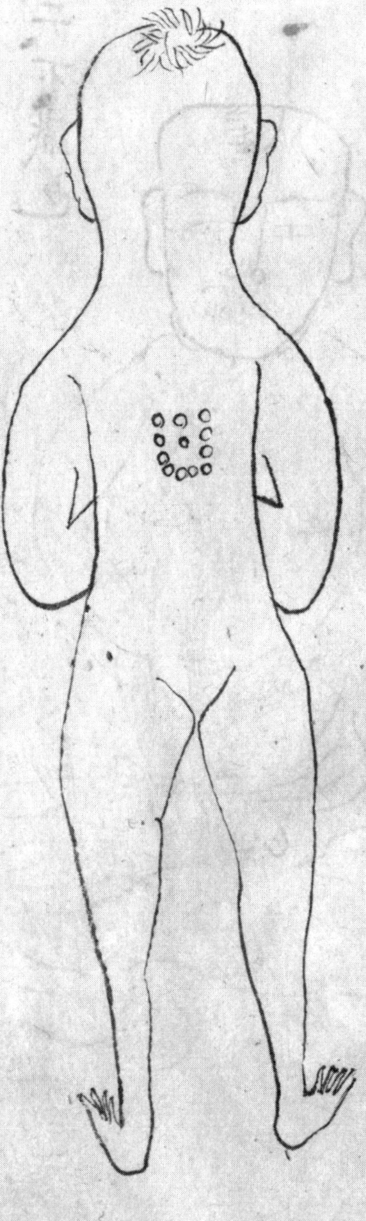

治法　由来懸鏡背疽切莫妄攻先清其肝漸愈也

此痘發於肝經梟毒總歸於左脇一大痘居中四沿小者如珠乾渴煩燥嘔逆不寧名為蝎子痘二不識也

蝎子痘

治法　速用銀針挑去其血以酒和蟾酥服一二厘可漸愈也

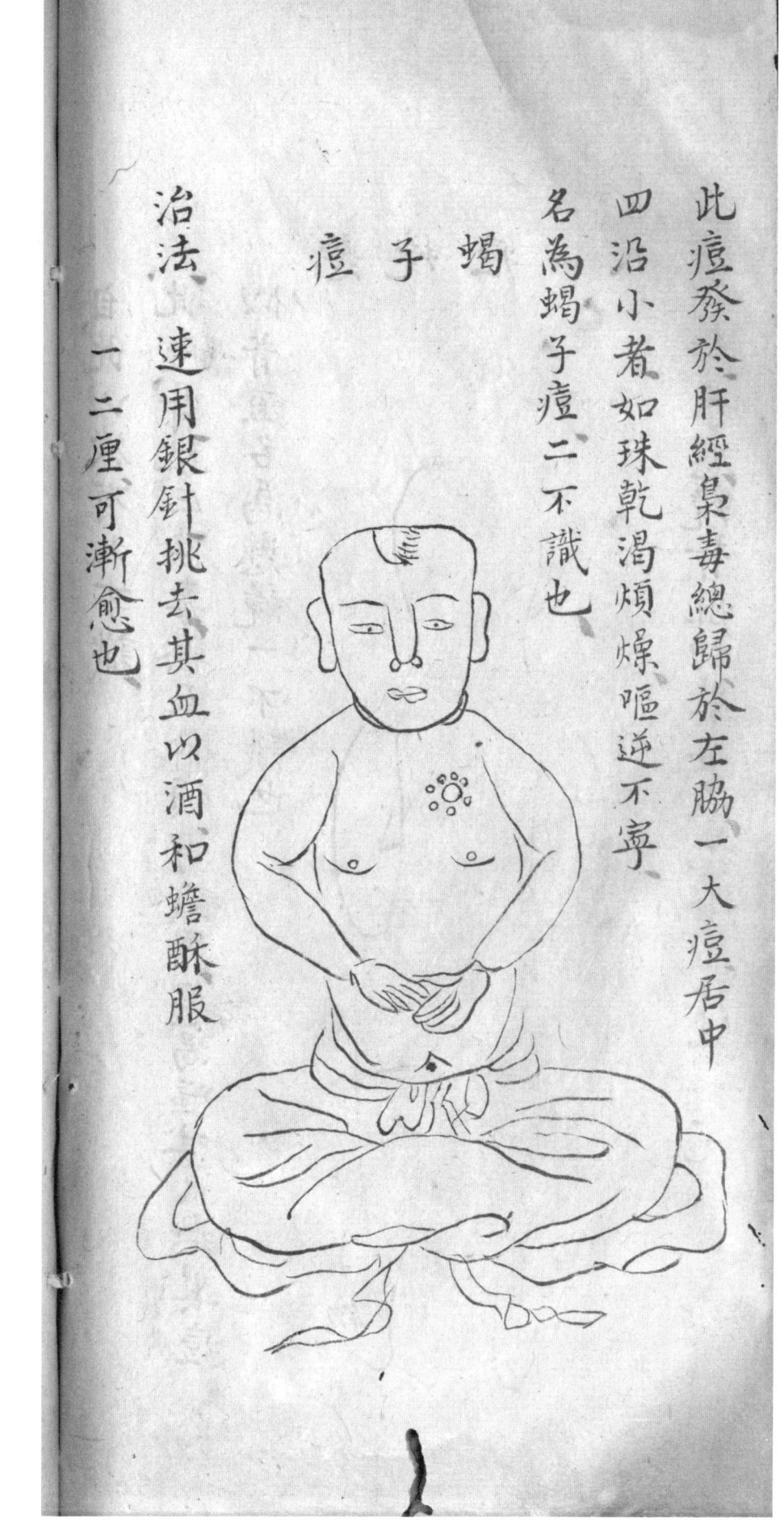

此痘毒總會於諸陽巔峻之處旋繞連纏下部俱無
嘔吐頭痛名為覆釜三不識也

覆釜痘

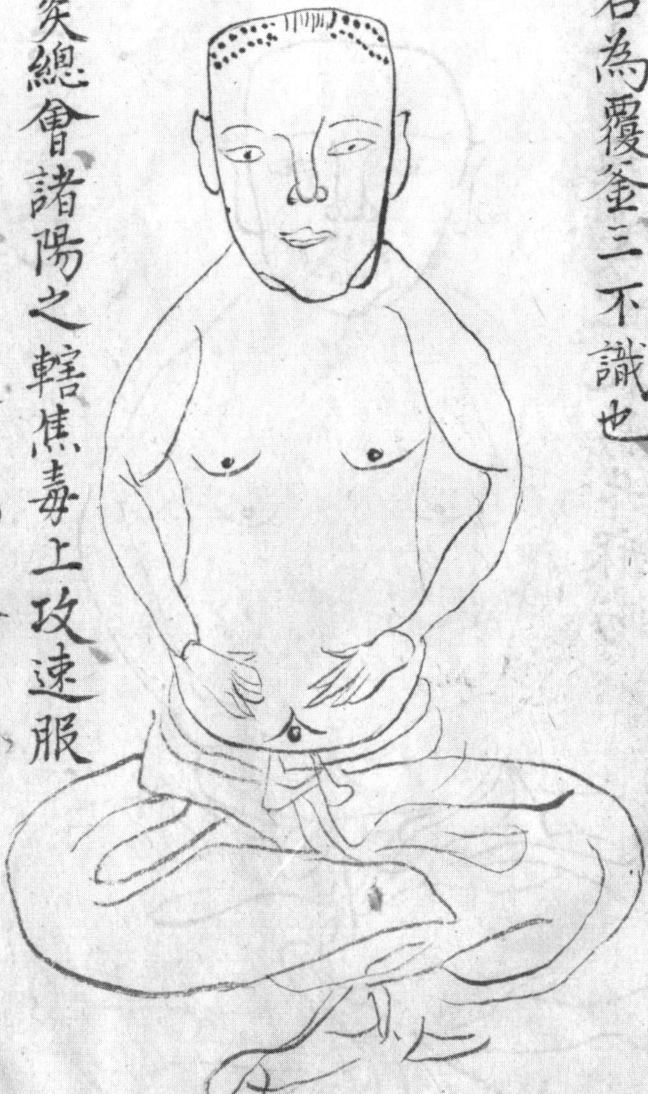

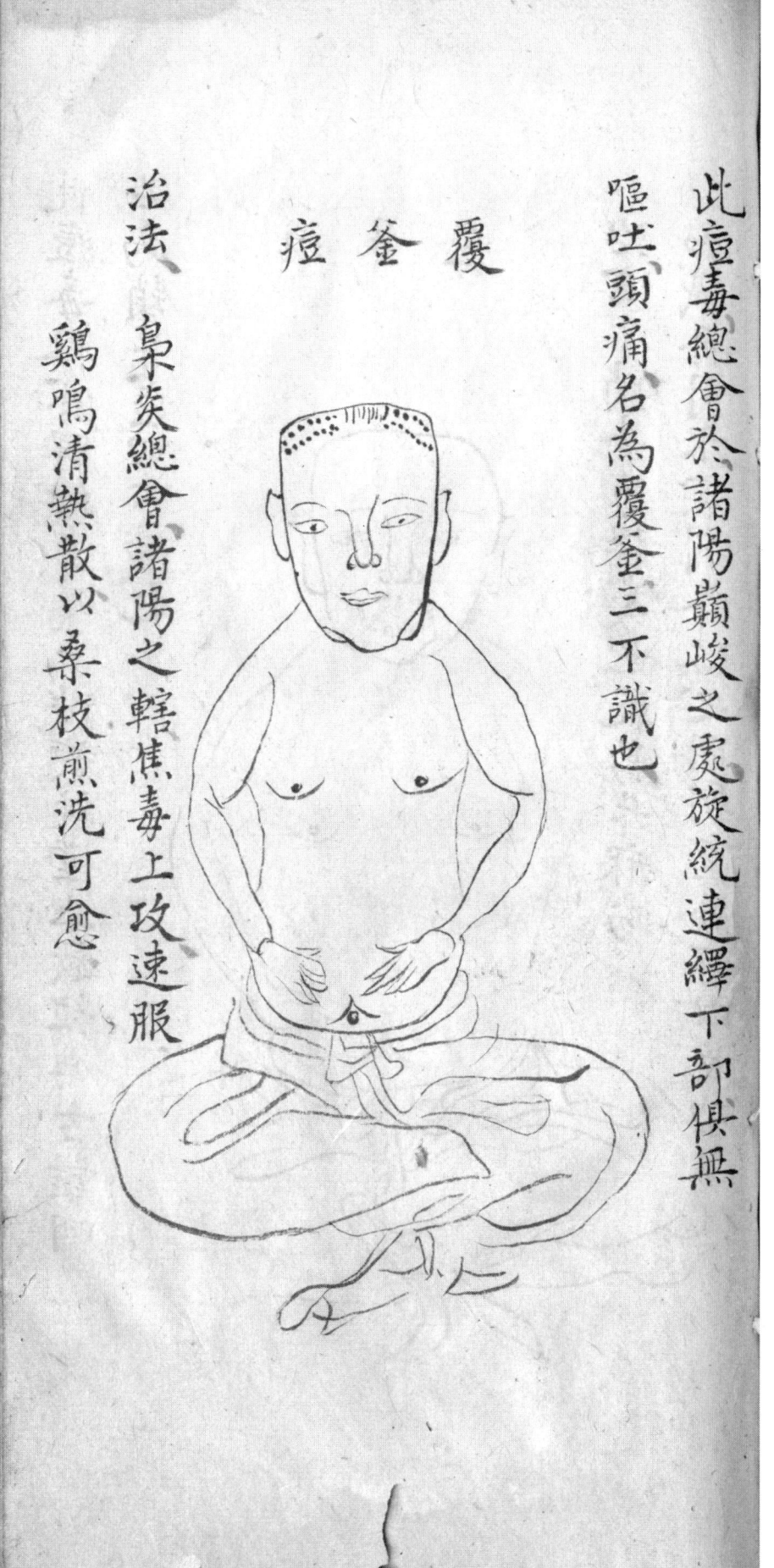

治法
梟炎總會諸陽之轄焦毒上攻速服
鷄鳴清熱散以桑枝煎洗可愈

此痘毒輳於脾絡群聚口沿旋純僅止数粒哽舌難咽名為鎖井痘四不識也

鎖井痘

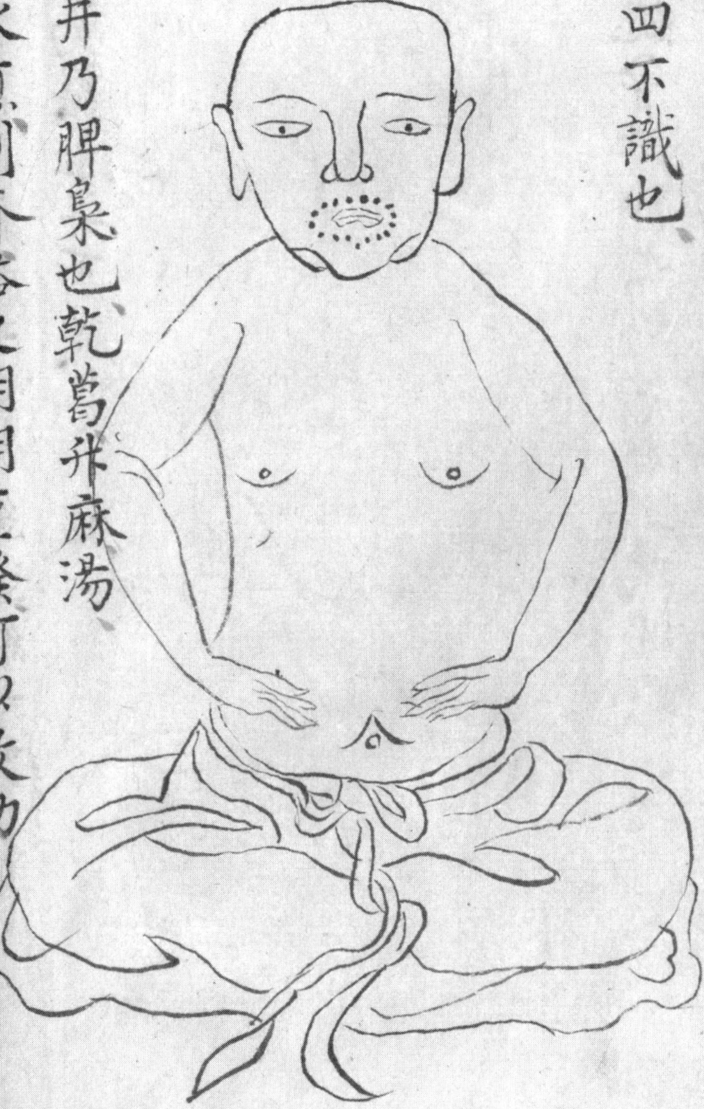

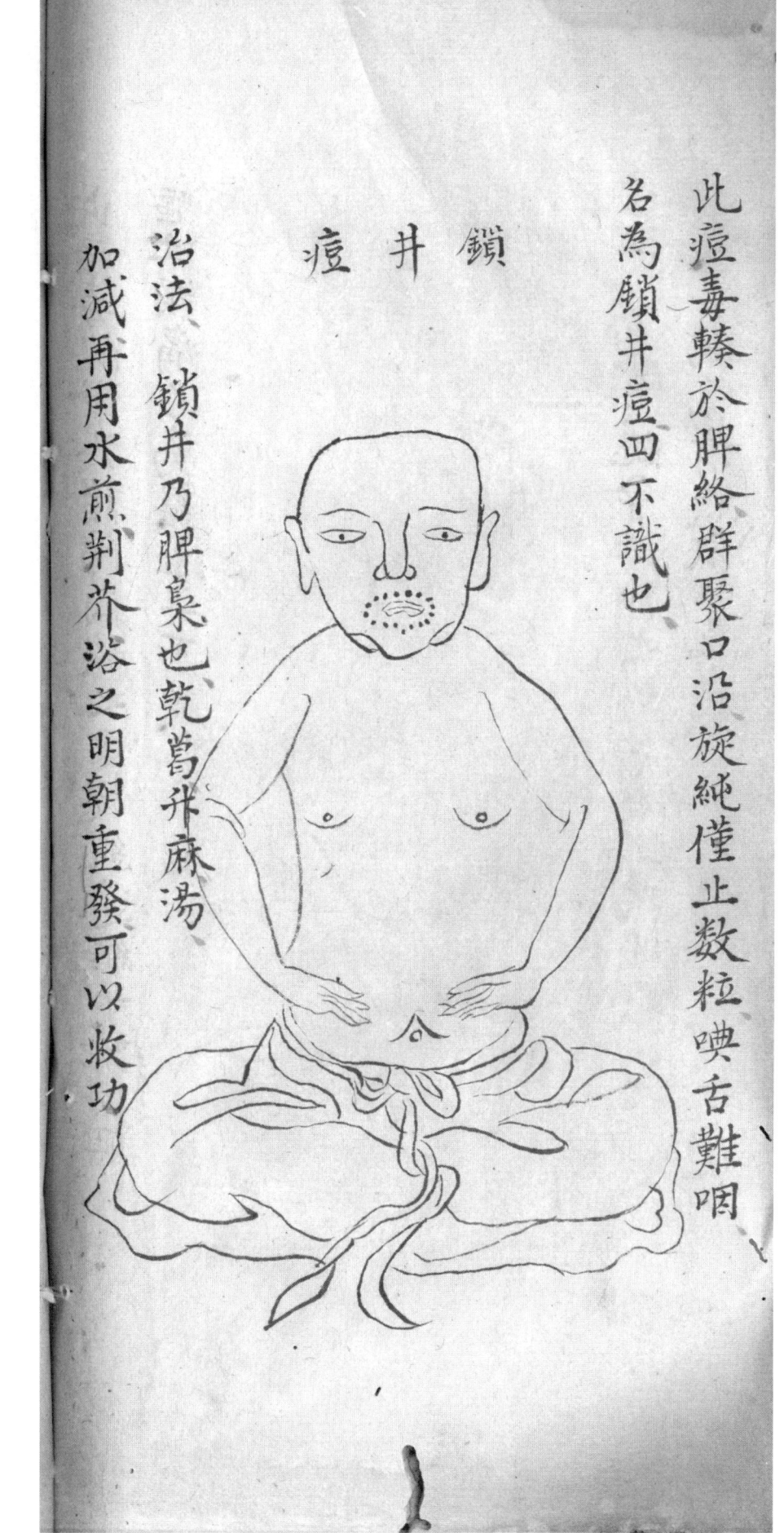

治法　鎖井乃脾臬也乾葛升麻湯加減再用水煎荆芥浴之明朝重發可以收功

此痘毒鬱匿於肺絡弗克標散故先發於頸軸圍圈旋鎖形如瘰癧痰涎縈併眼赤臉紅惡渴名為盤蛇五不識也

盤蛇痘

治法每多誤治命在須臾用升麻飲煎浴或有愈也

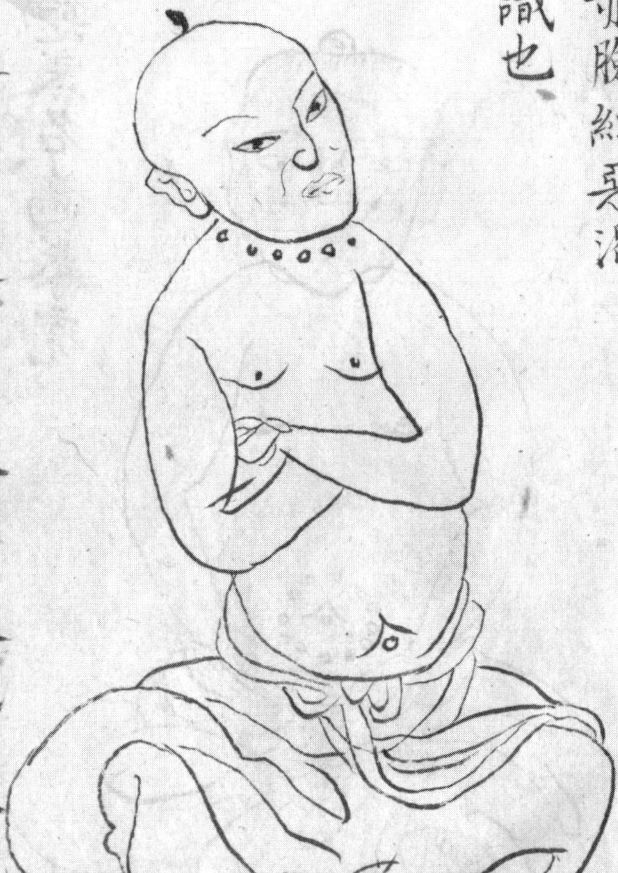

此痘毒輳攻脾胃盤結臍輪左右肚痛洩瀉吐逆手冷惡寒名為豢虎六不識也

豢虎痘

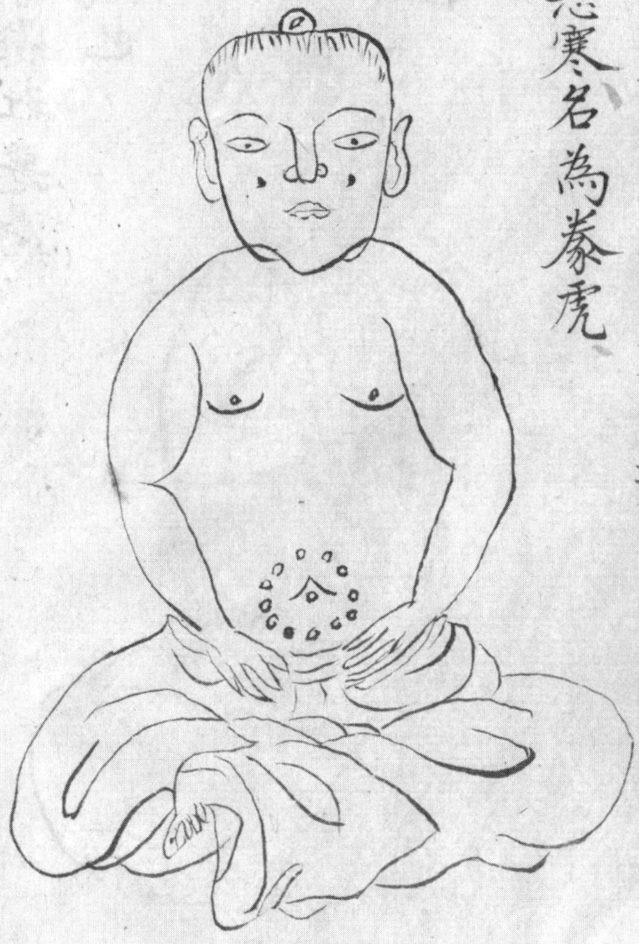

治法　豢虎之狀似疳須連進升麻飲再服鷄鳴散自安

此痘經心連腎毒蓁玉莖小腹悶脹便溲而赤乾渴火烙

名為元蚯七不識也

元蚯痘

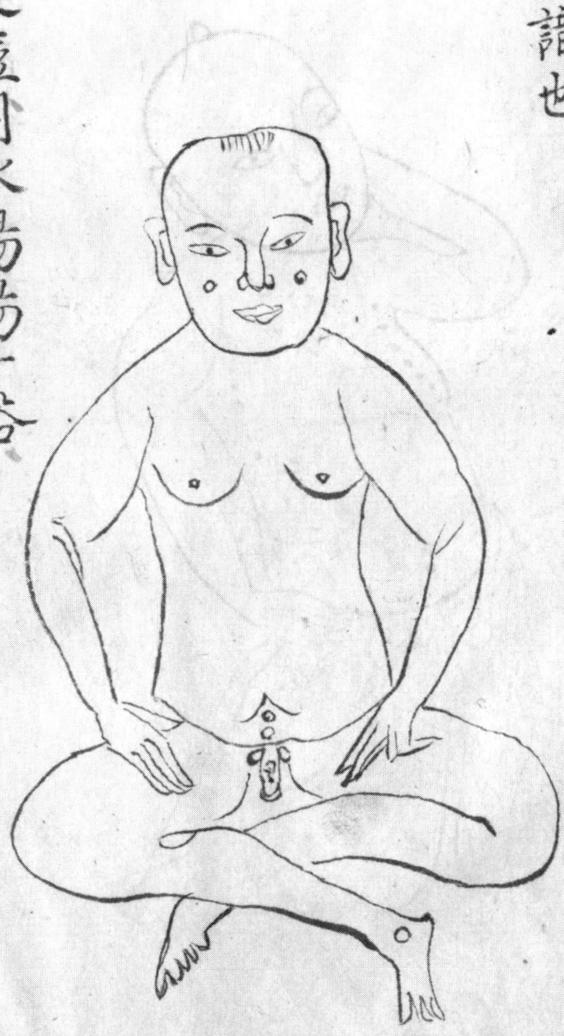

治法　元蚯之痘用水楊湯一浴

升麻托裏或臻奇效

此痘經於陽明輳於兩腋中窩圈鎖十五六顆手臂垂痛口吐涎沫惡熱臉赤名為掩八不識也

一掩月痘

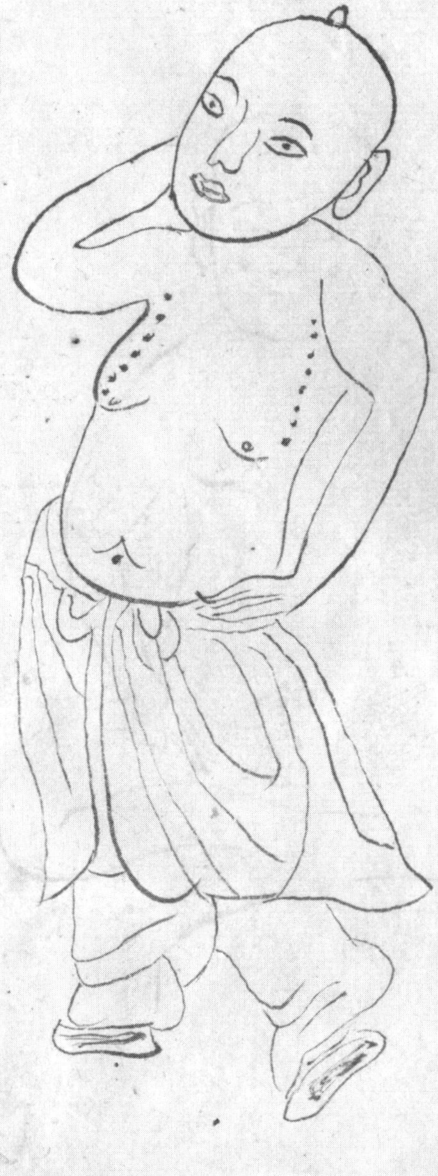

此痘經於脾毒輳於陽明兩掌心四五顆連聚碧眼煩燥名為卷阿九不識也　按兩掌心名勞宮穴屬心胞絡經此云陽明經當再考正

卷阿痘

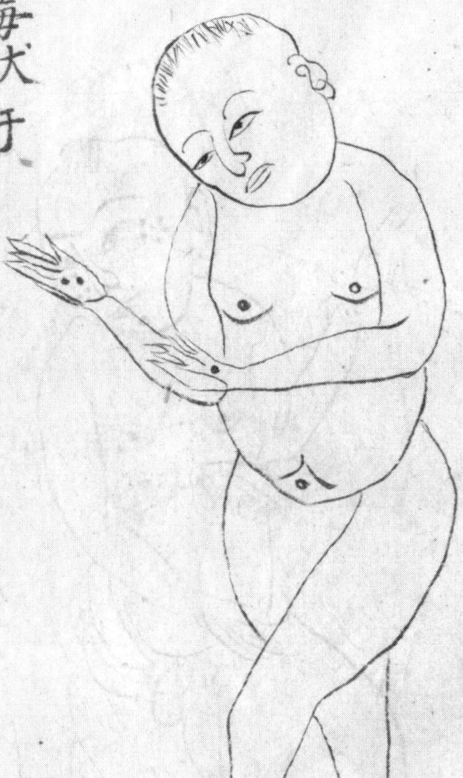

治法卷阿梟毒伏于陽明吐瀉無日夜須用木通煎酒服之或有三春之麗也

臉屬心部兩
臉痘如箱珠
則下部痘如
桃花紅必美
潤而無損顴
屬心部兩顴
紅潤光澤心
經之美痘也

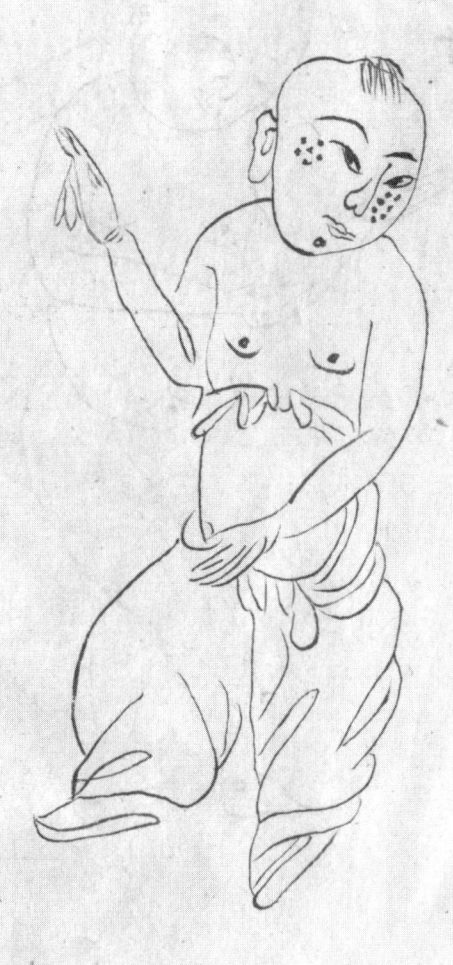

兩顴屬心經未三日而顴骨先灌漿者誠為芝生午位生全之兆也

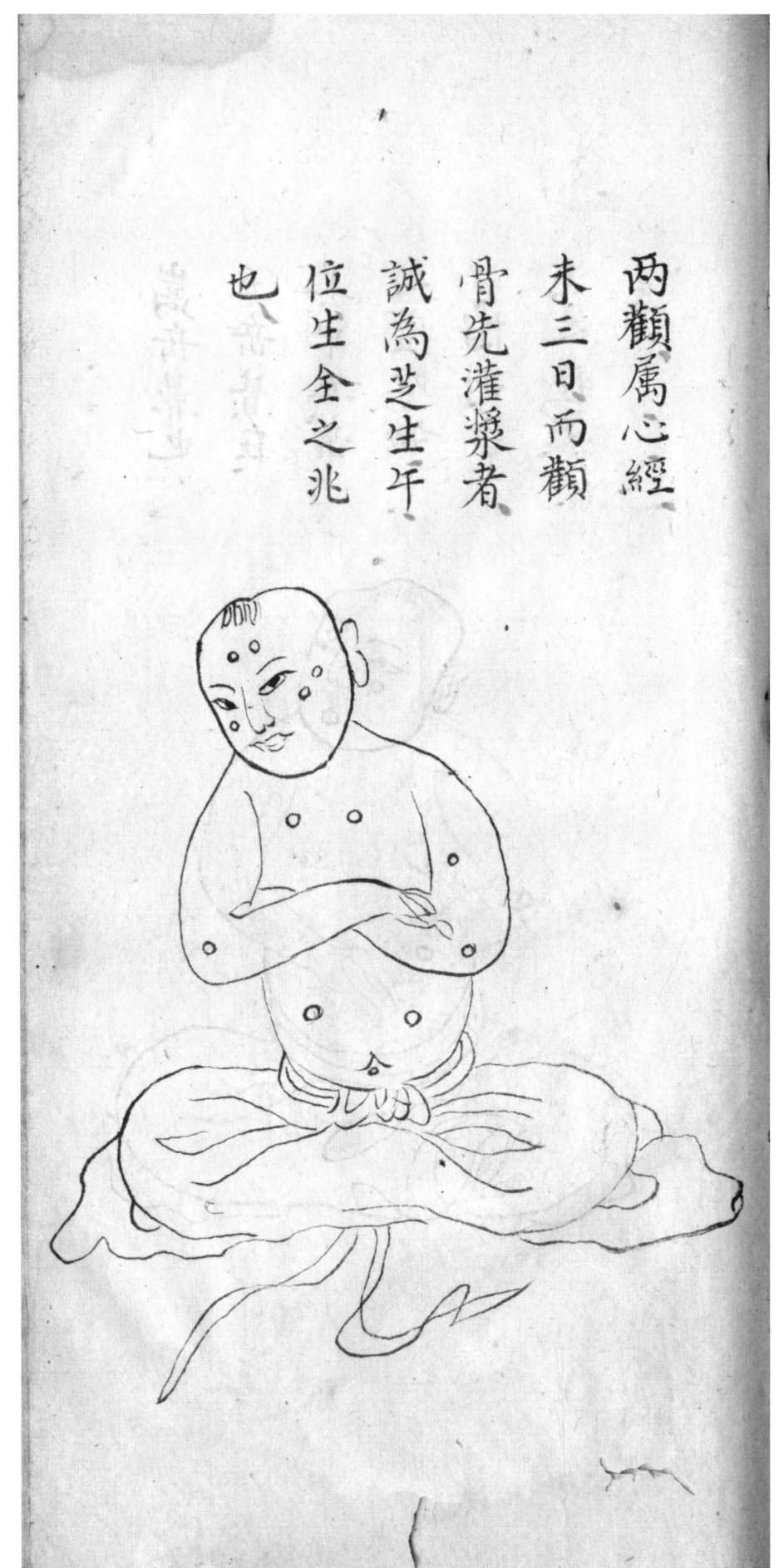

嵩岳鼻也五岳皆在其中五岳之痘吐如石榴則手足之痘必美

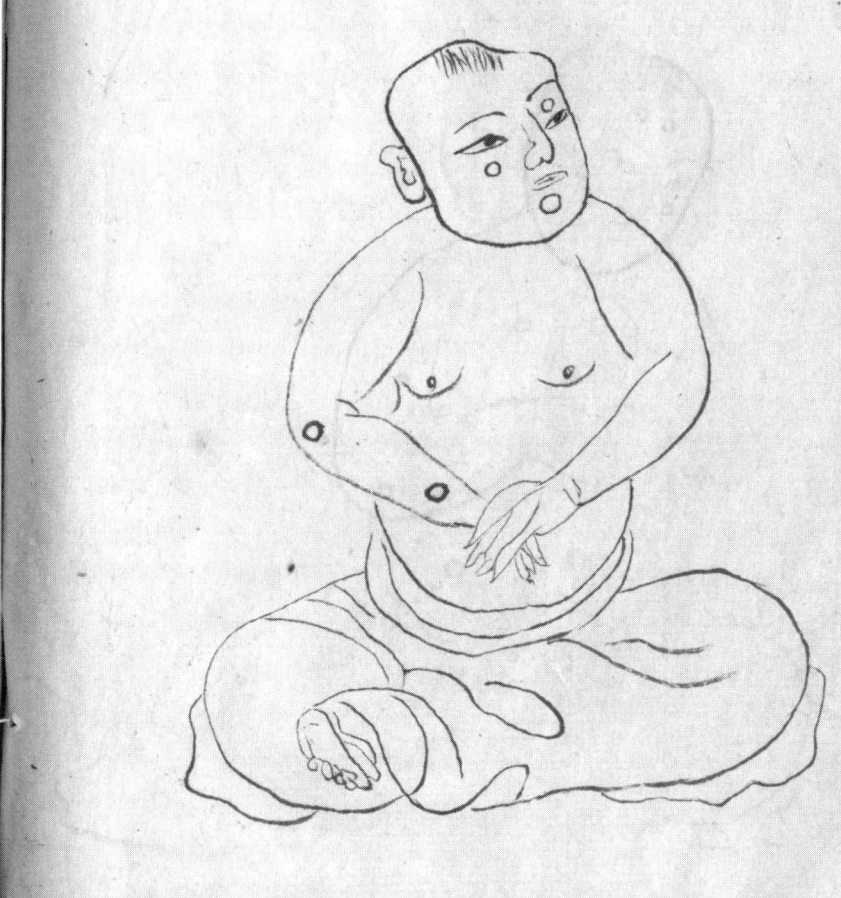

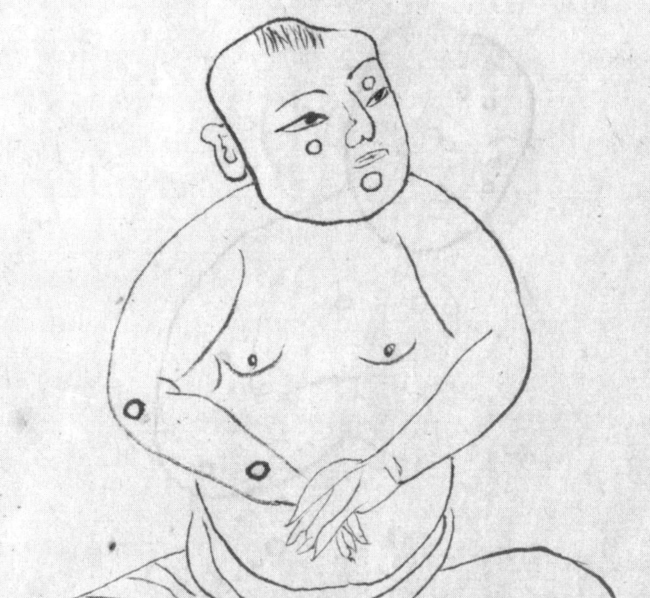

五經高處
痘出少而
色赤主神
安好食

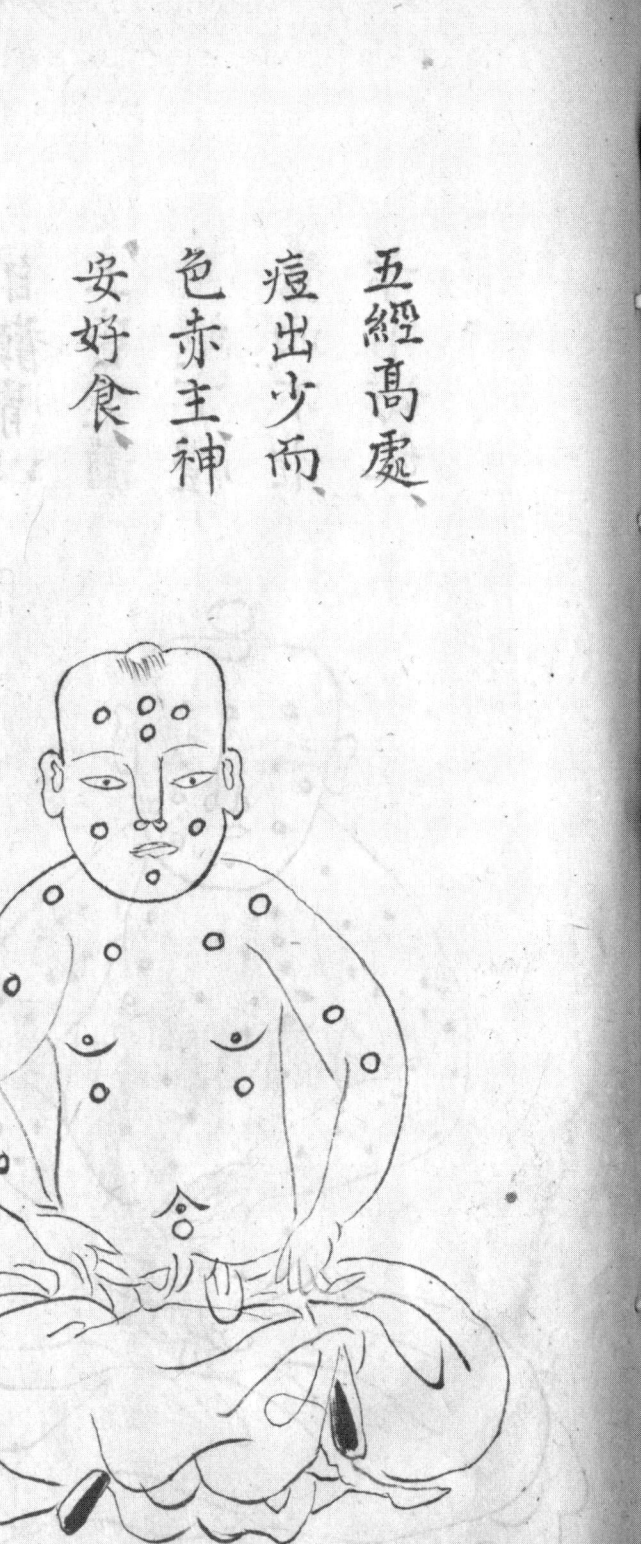

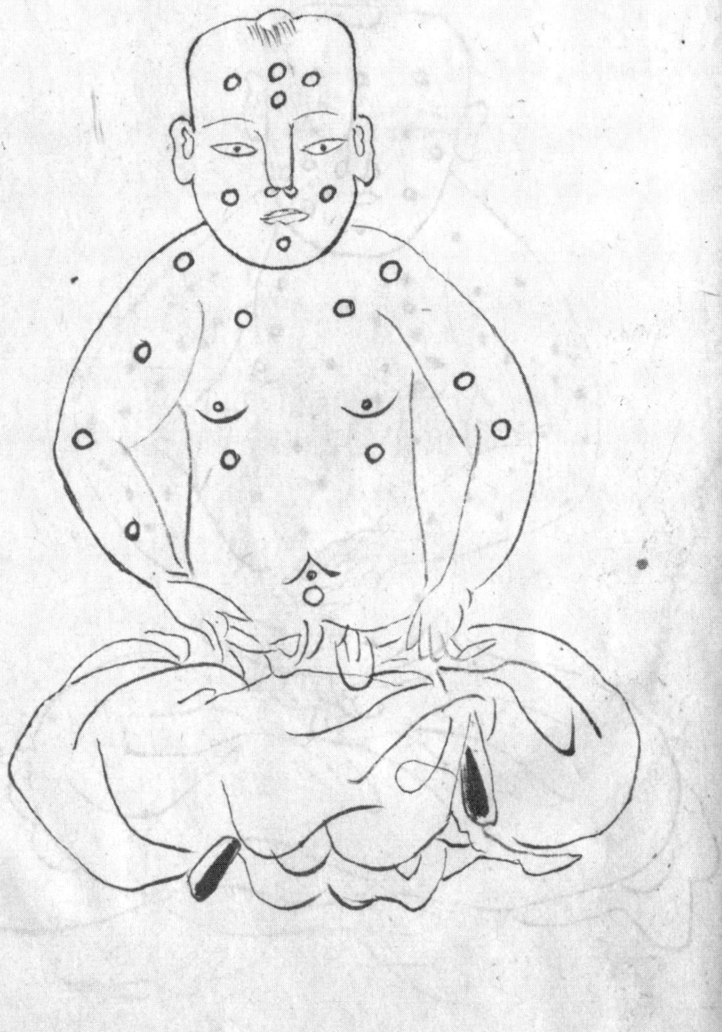

自顴骨以上皆充滿足縱下體囂而不灌亦不妨也

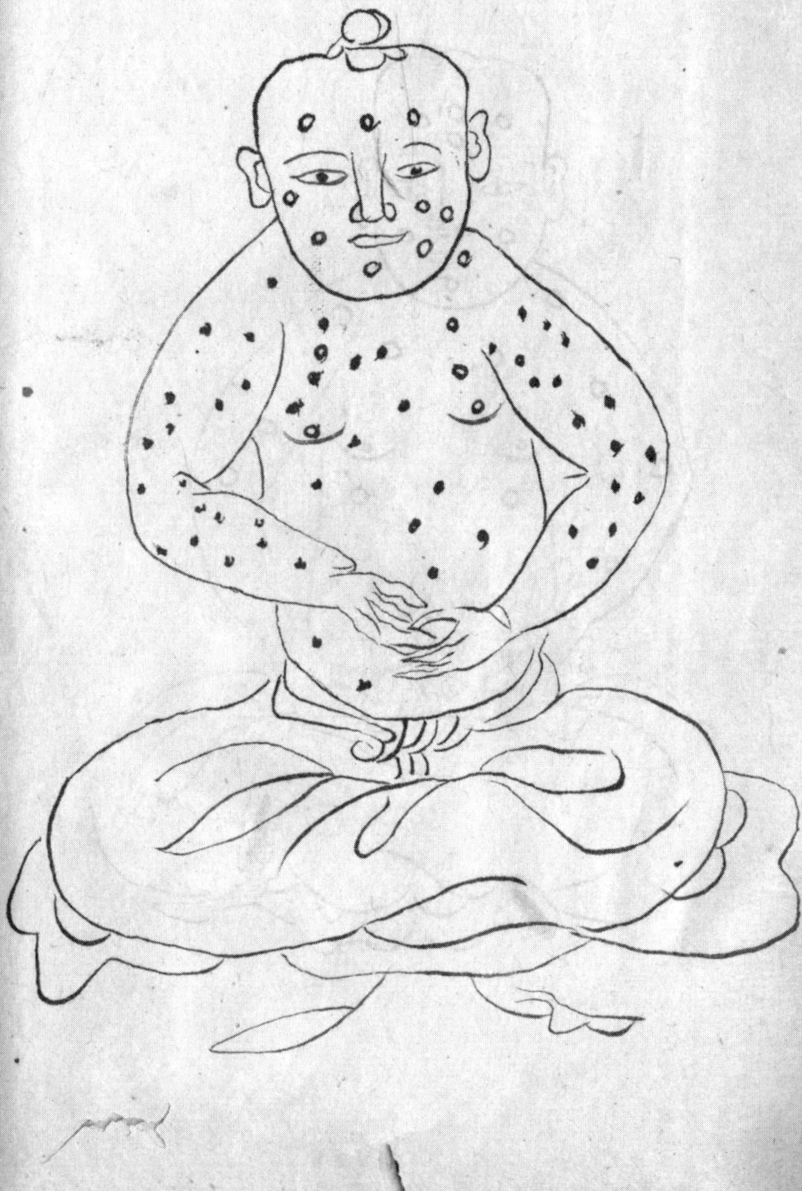

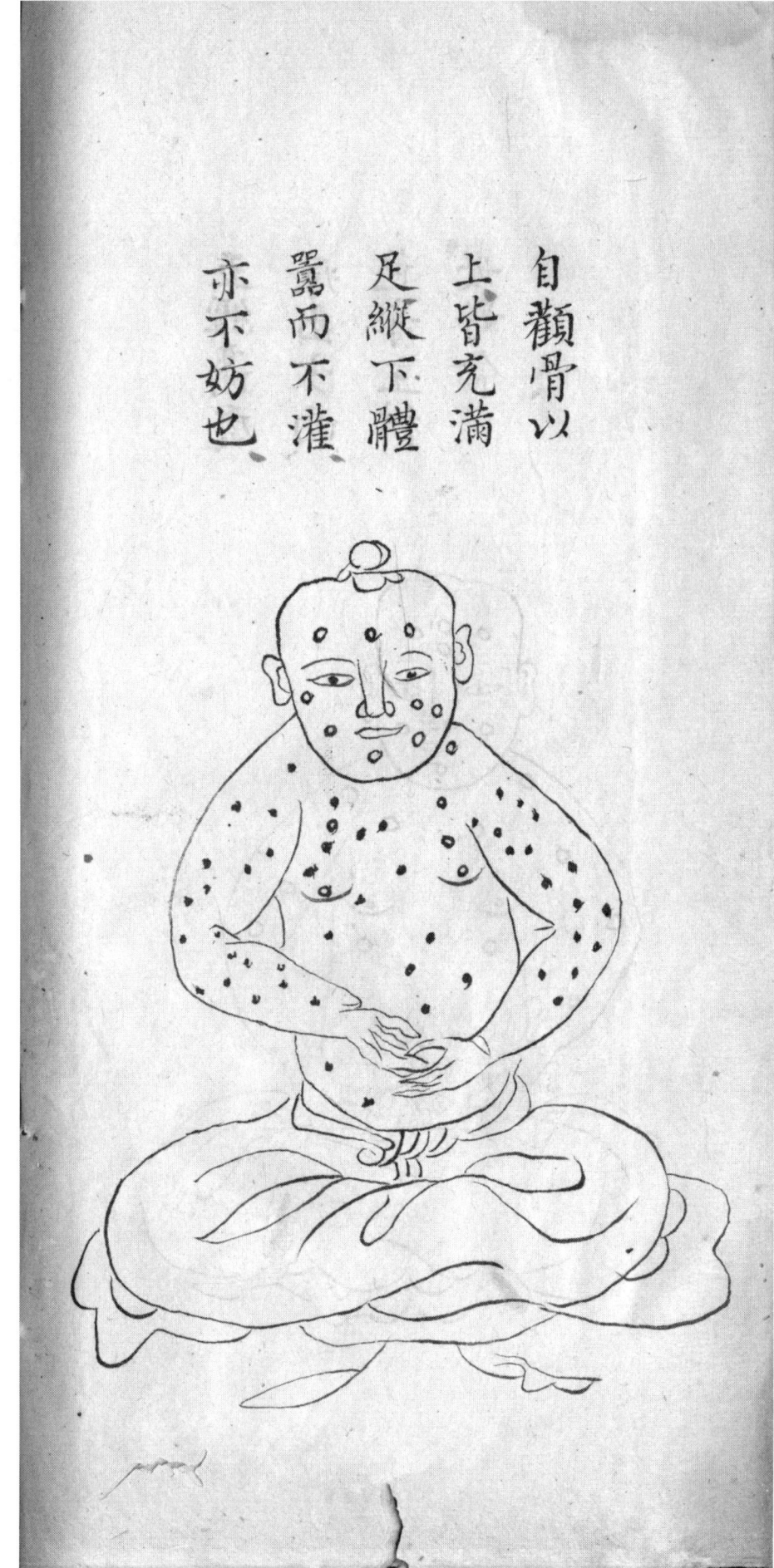

自背座以下
皆充灌滿足
上則嚣而不
灌宜速治之
遲則凶

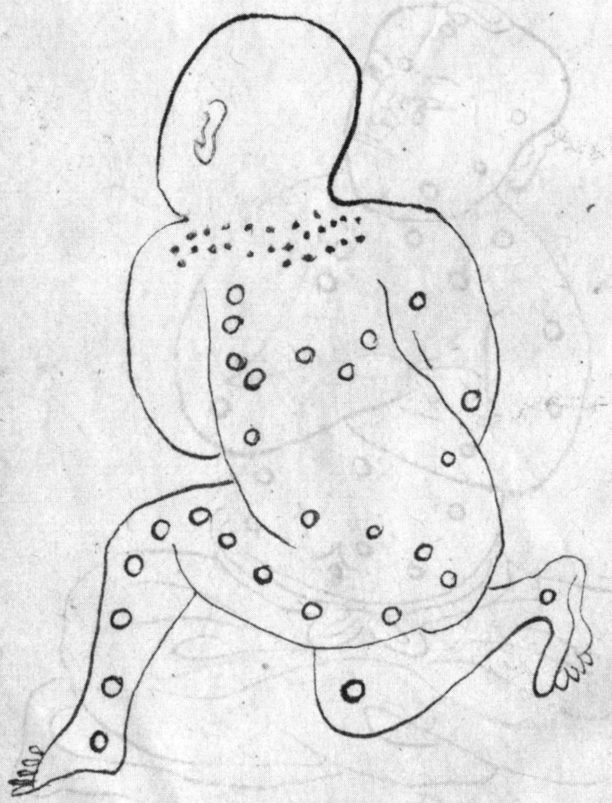

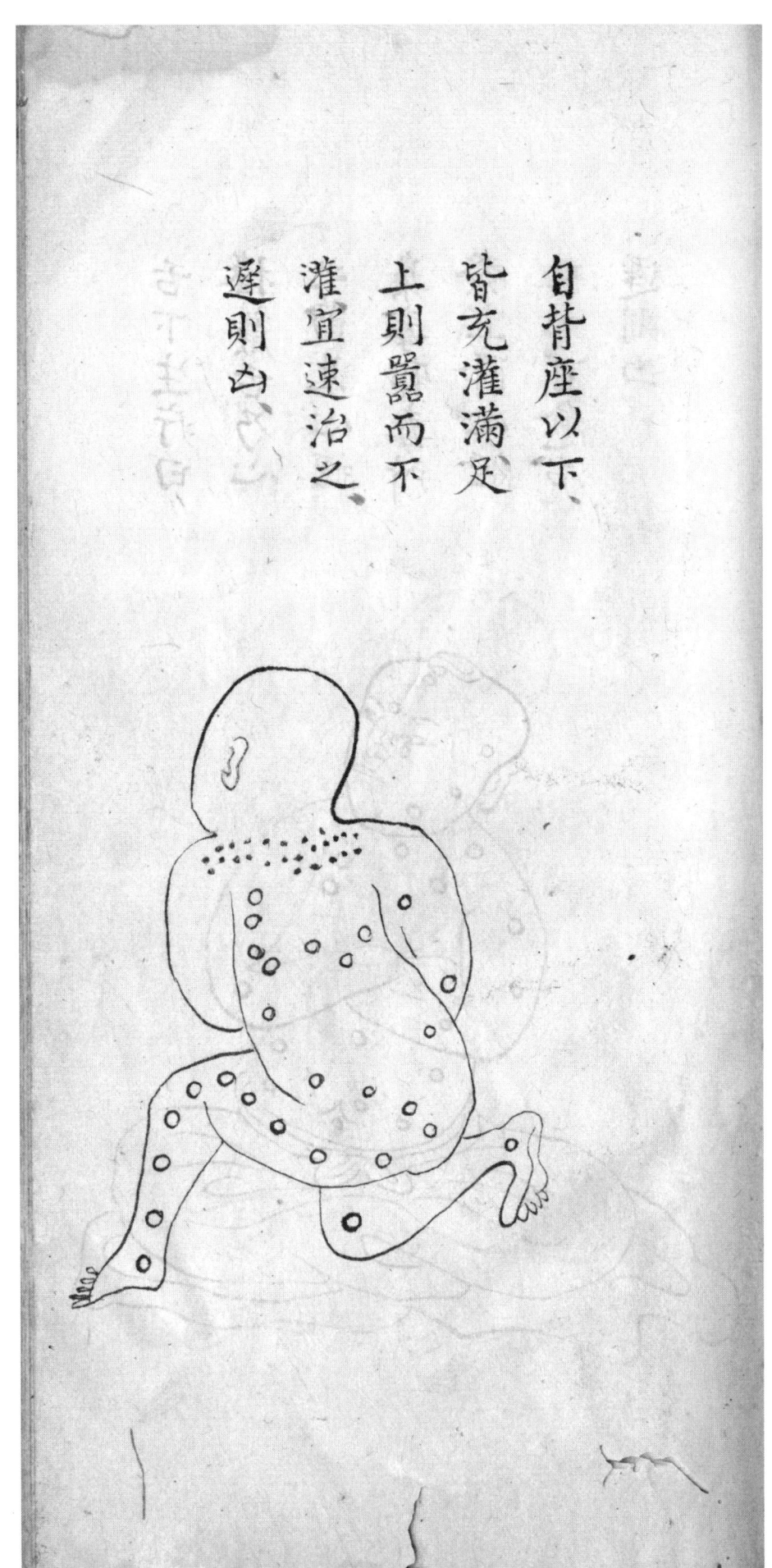

舌下生疔曰捲簾舌乃心之苗此心經臬毒邪毒所發宜降心經之火可愈治遅則凶

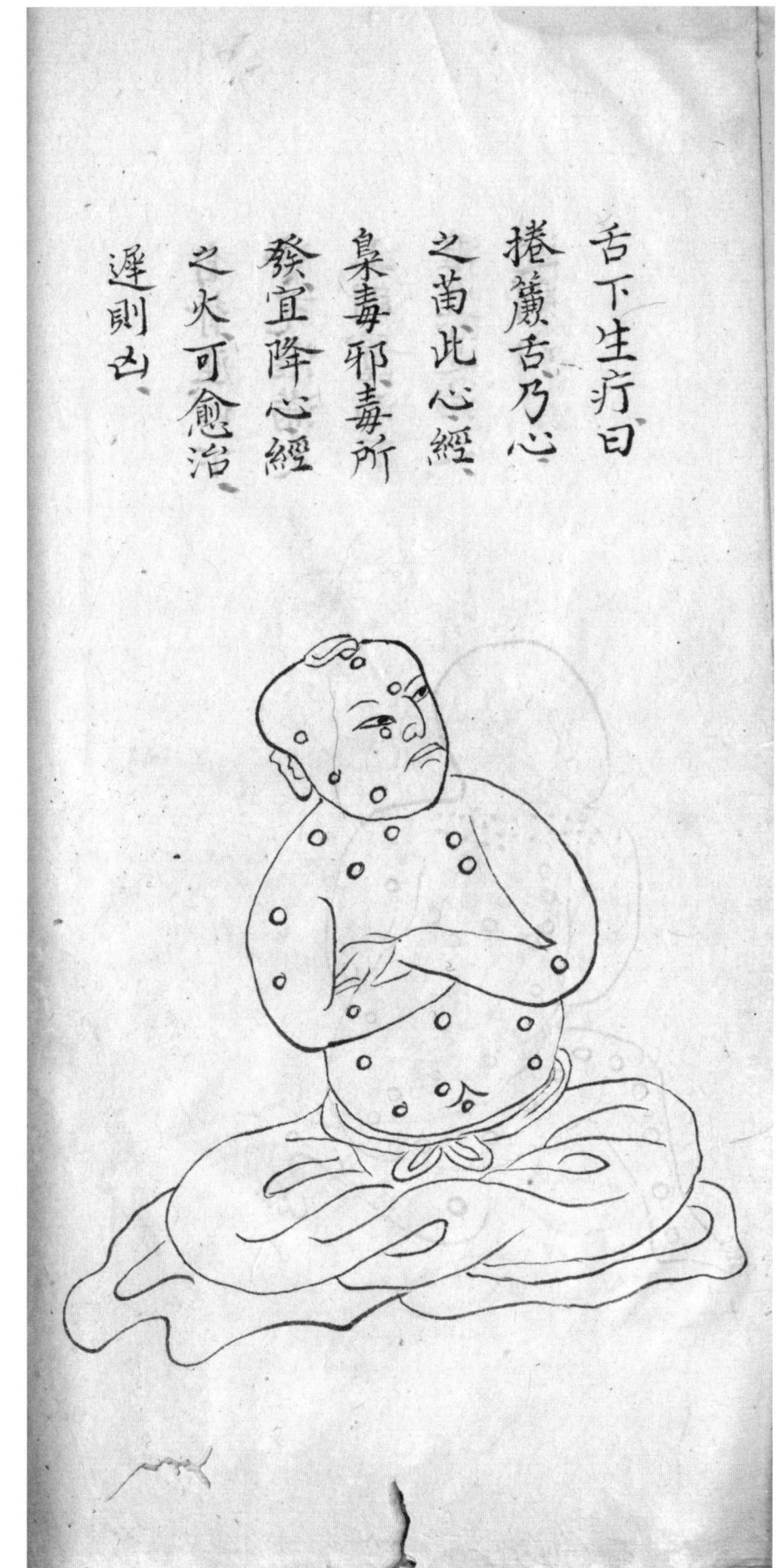

两腋下疔曰燕窠亦心經臬炎所發須逐少陰之邪火

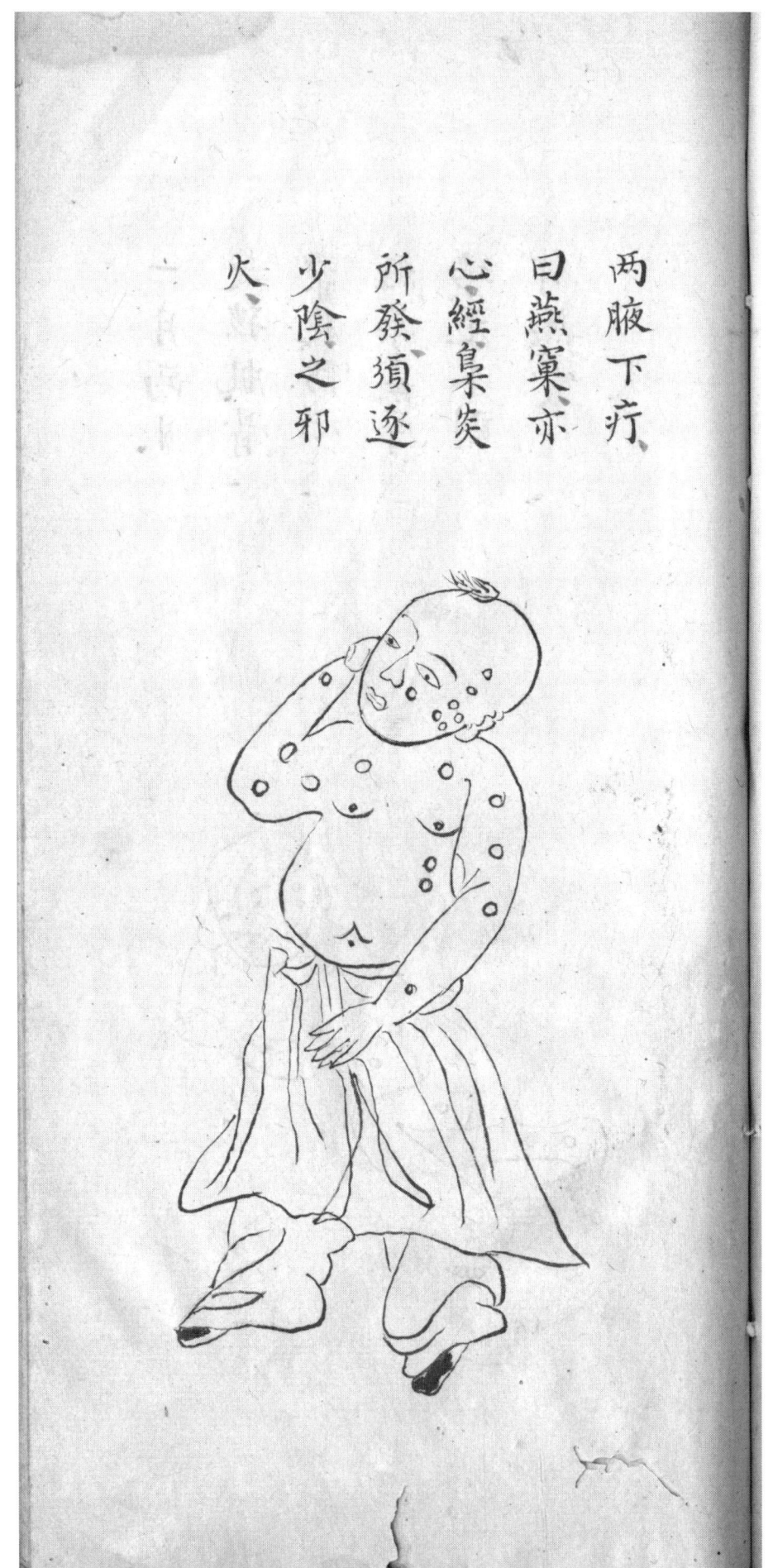

一月兩月之孩肌骨柔脆防心經梟毒厚培元本則可無憂

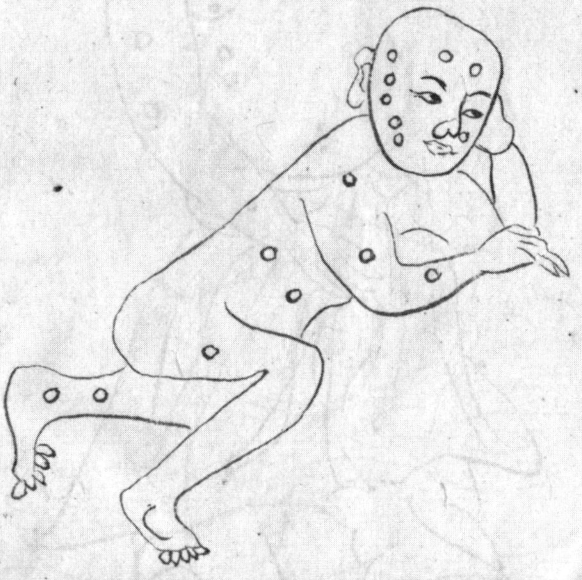

五岳地勢
穹窿痘必
於此先見
陽毒之正
傳也吉兆

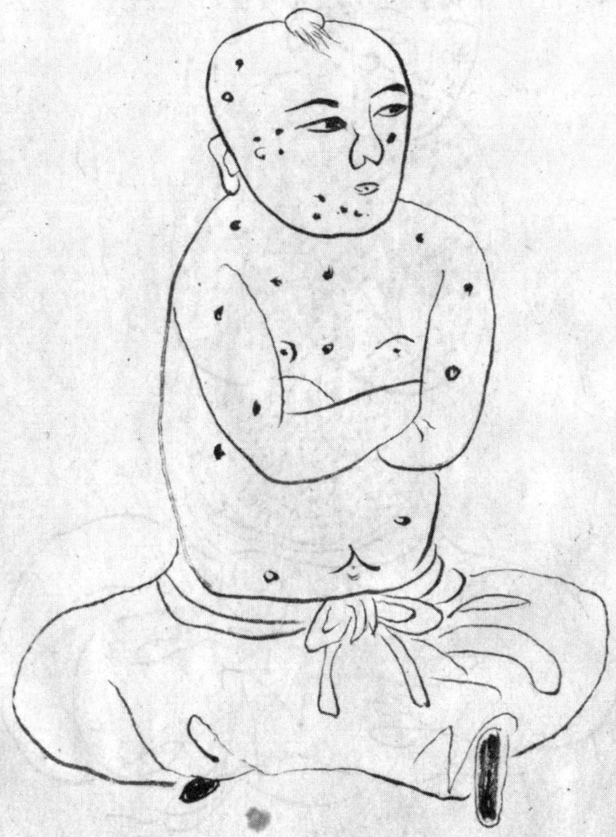

不論部位經絡之先後一發便齊者凶如萬馬之齊奔也中必有一大痘先出餘痘隨出

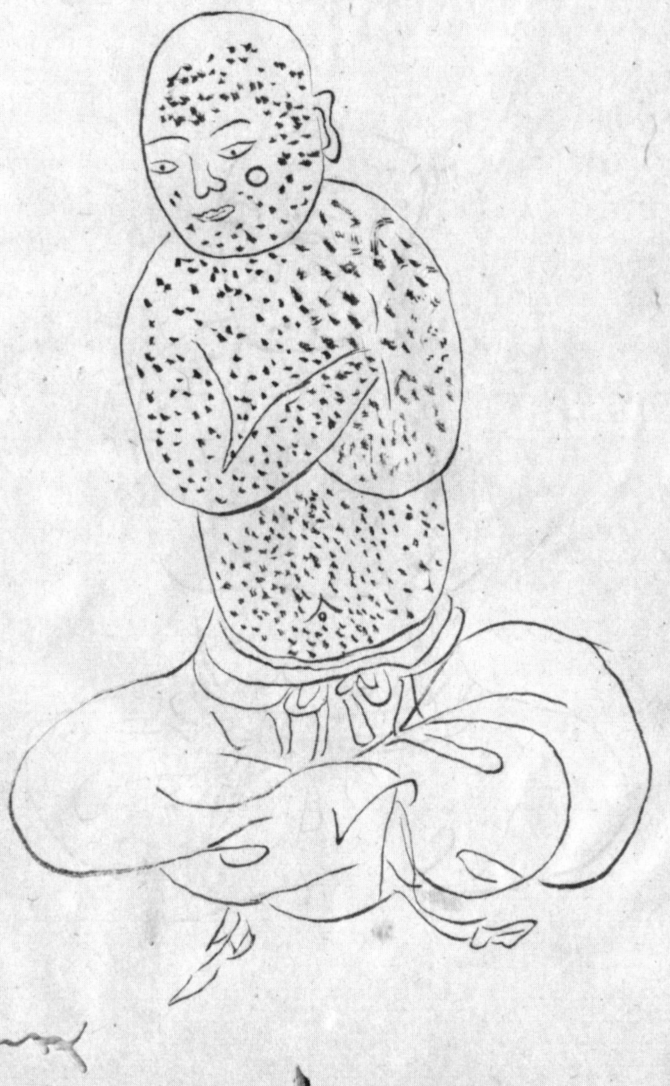

五經關煞要轄之地有一點疔毒或紫或黑名片花落經必遍身之痘皆瘻大凶

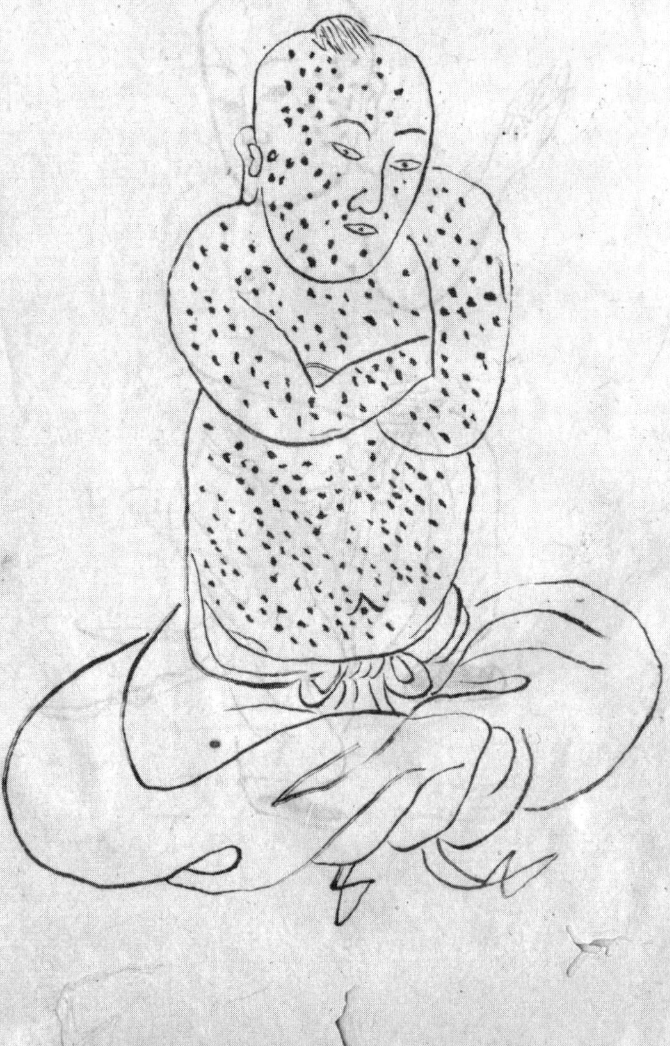

六七相連爲遊蚕兩顴心部也顴臉遊蚕痘必椒皮而難救三四相連爲叠錢大指食指之間為虎口痘如叠錢則痘必難愚峻

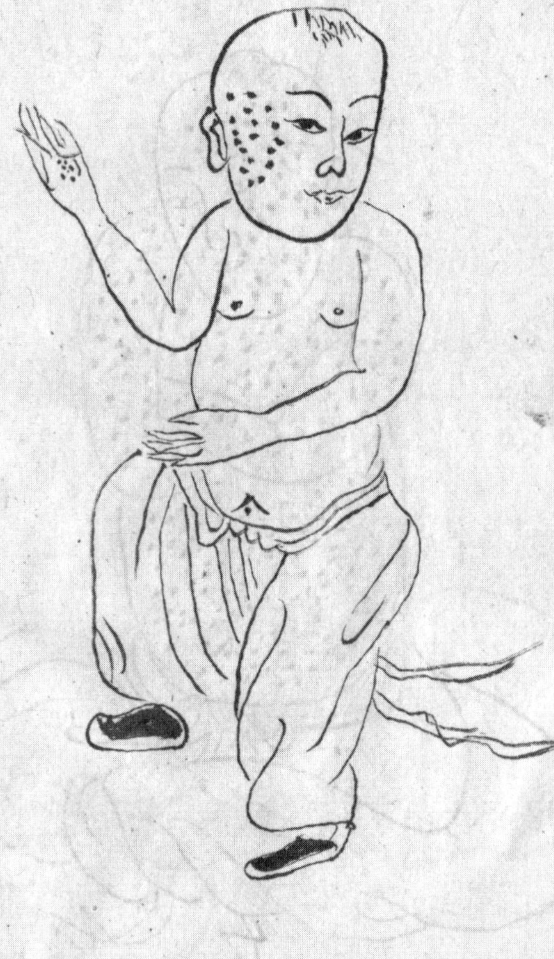

心爲火腎
屬水心犯
腎腎犯心
是水火相
激痘必盡
𤸷凶

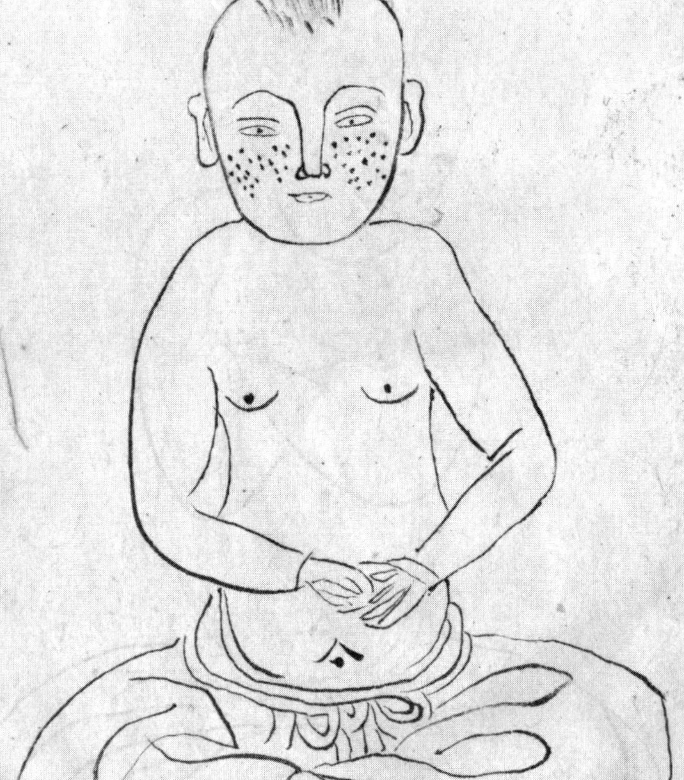

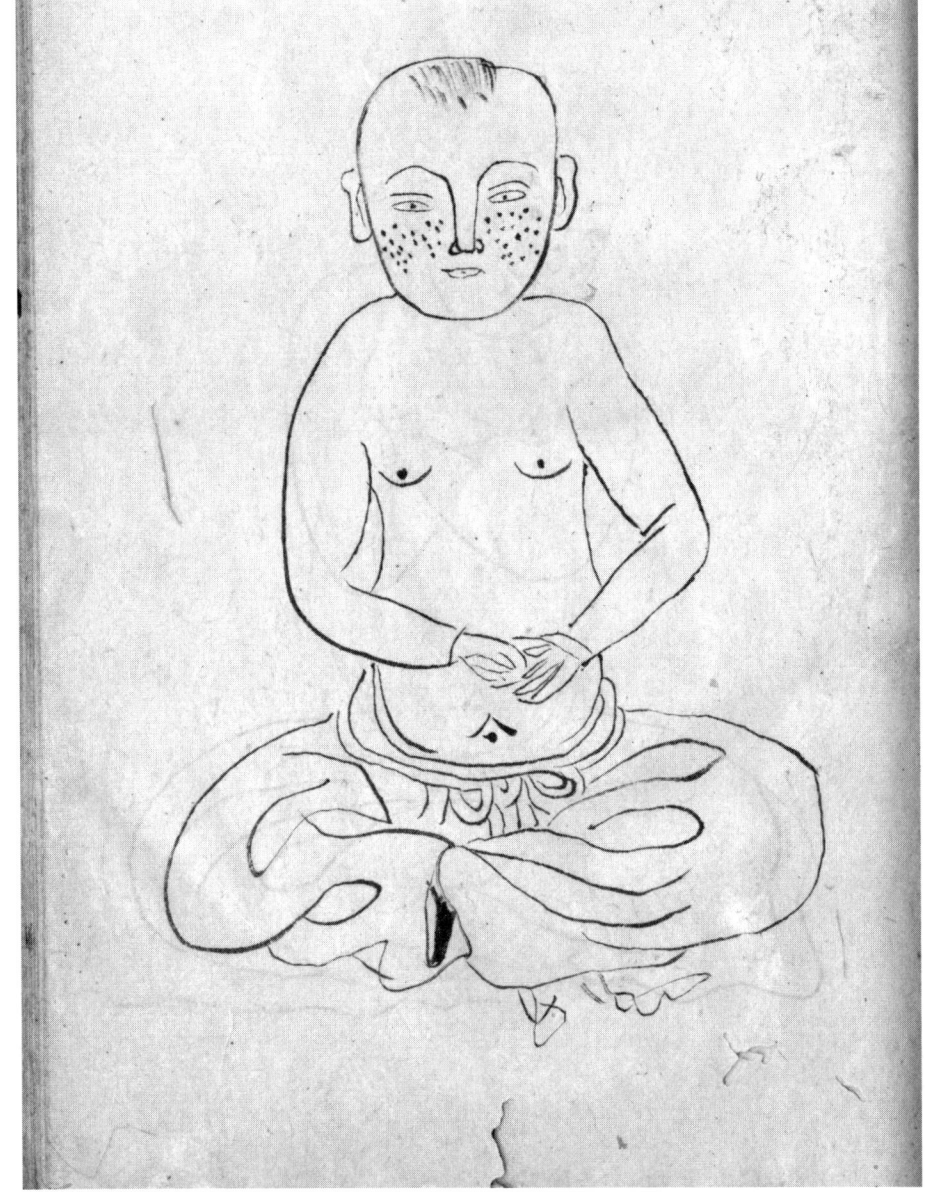

心犯乎胃
胃火炎梟
故頭痛汙
湧棄痘也
速治

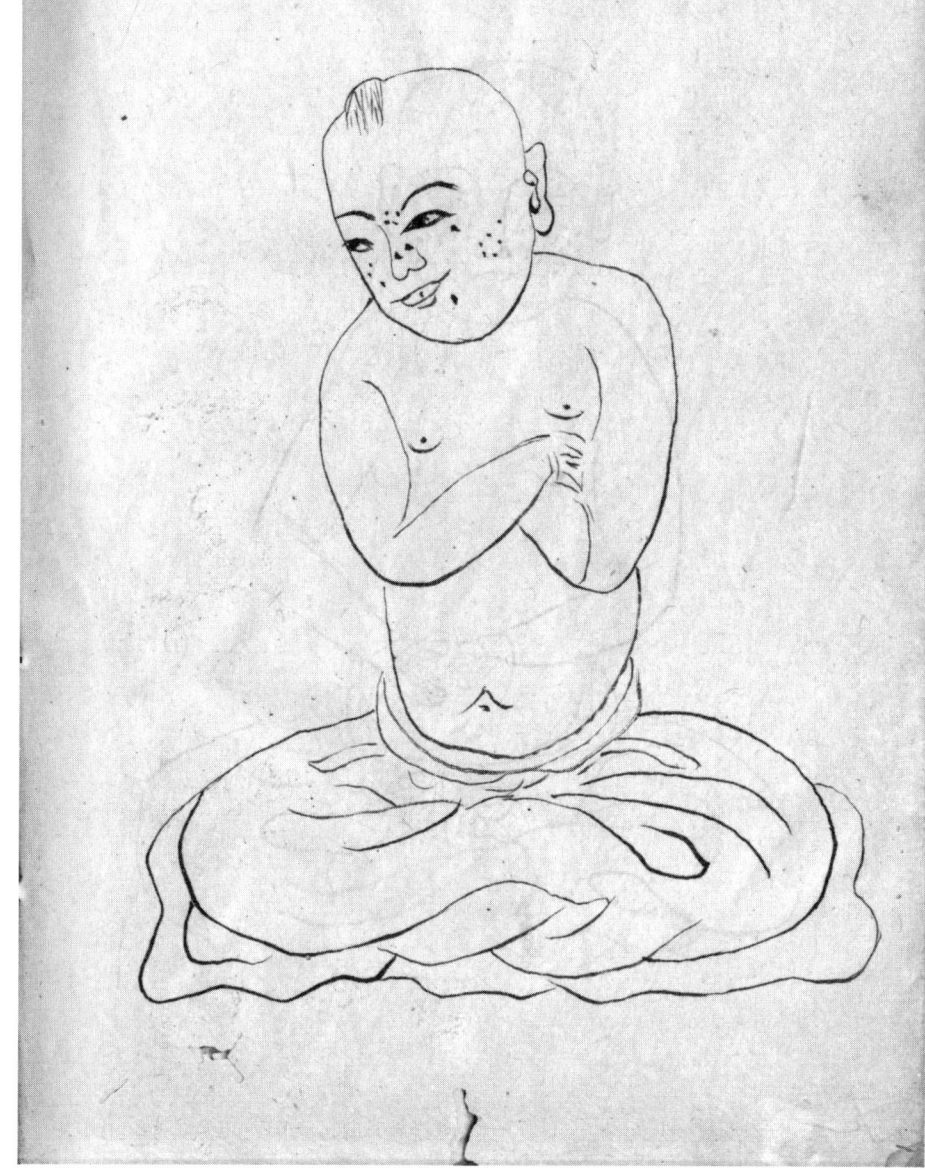

肺犯乎脾脾火爍金故吐頻身熱亦稟痘也速治可生

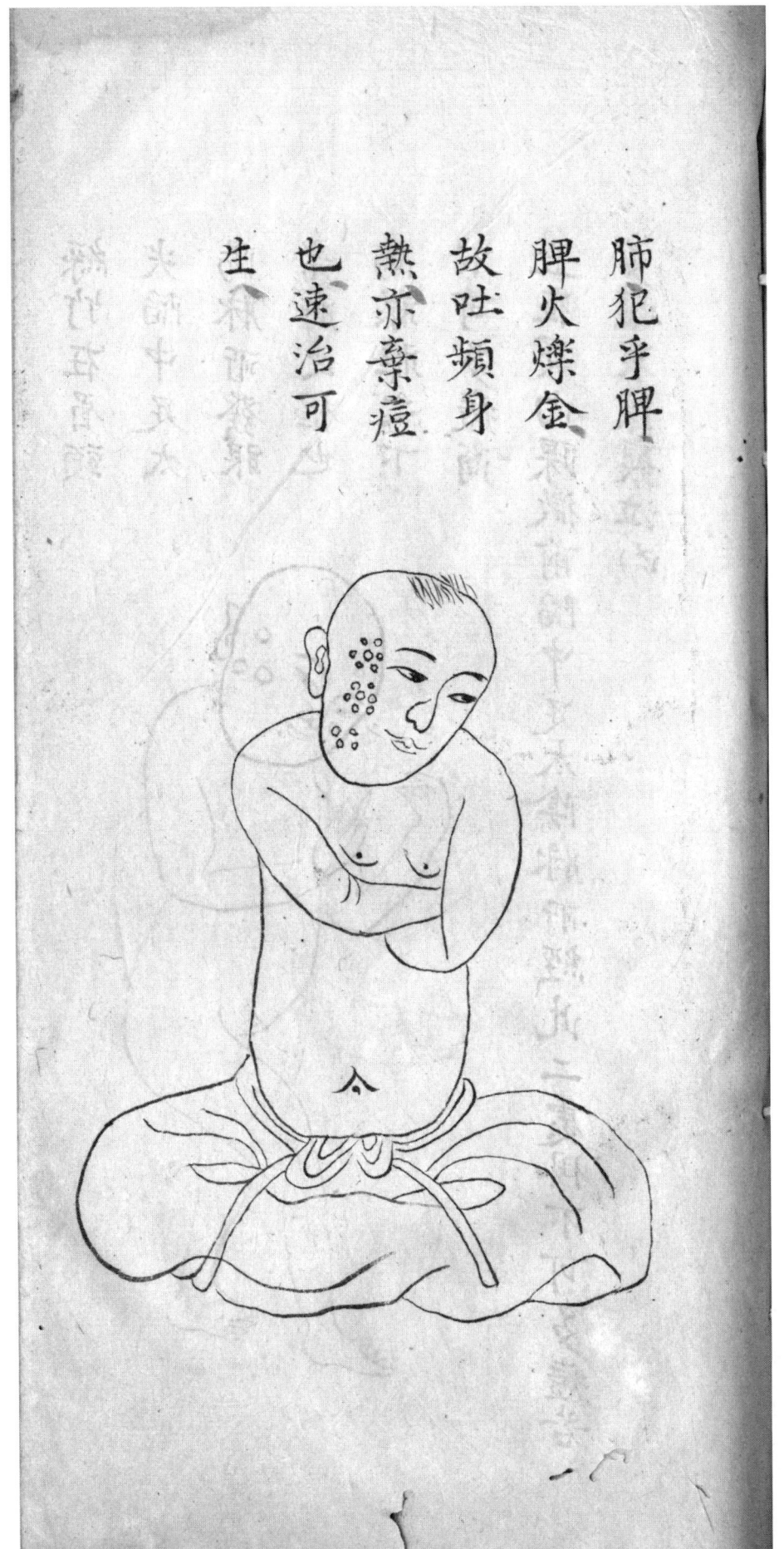

絲竹在眉頭尖陷中足太陽脉所發眼者肝之樞也兩眼眶之下不可多痘啇丘在足内踝微前陷中足太陰脉所經此二處俱不可多痘若多痘衰猿聚泣凶

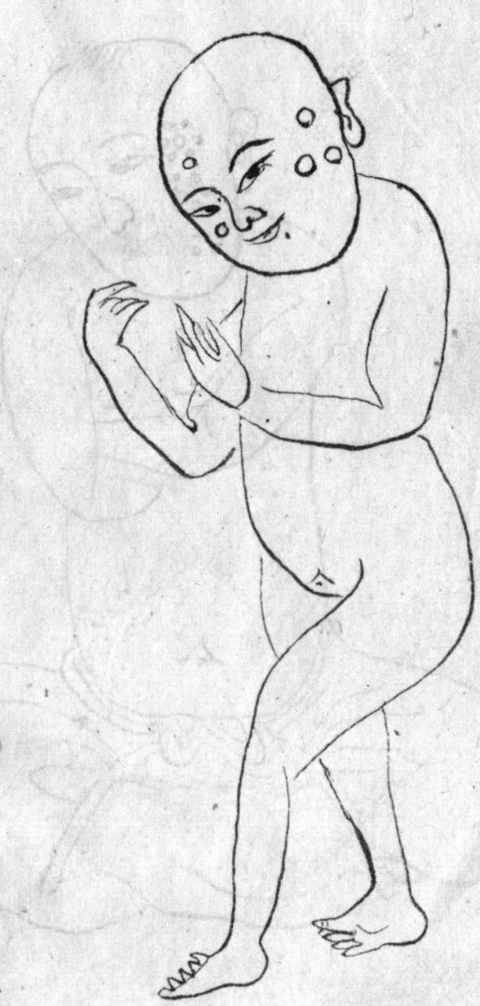

青田肝部也不可有鶴猿聚泣

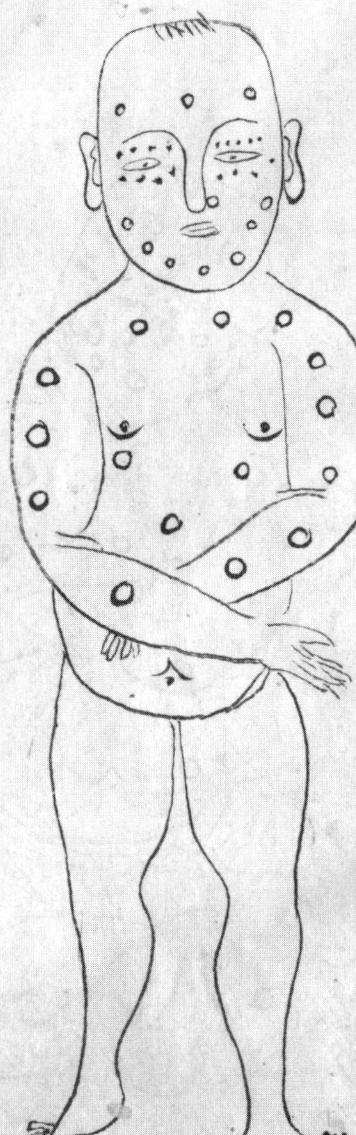

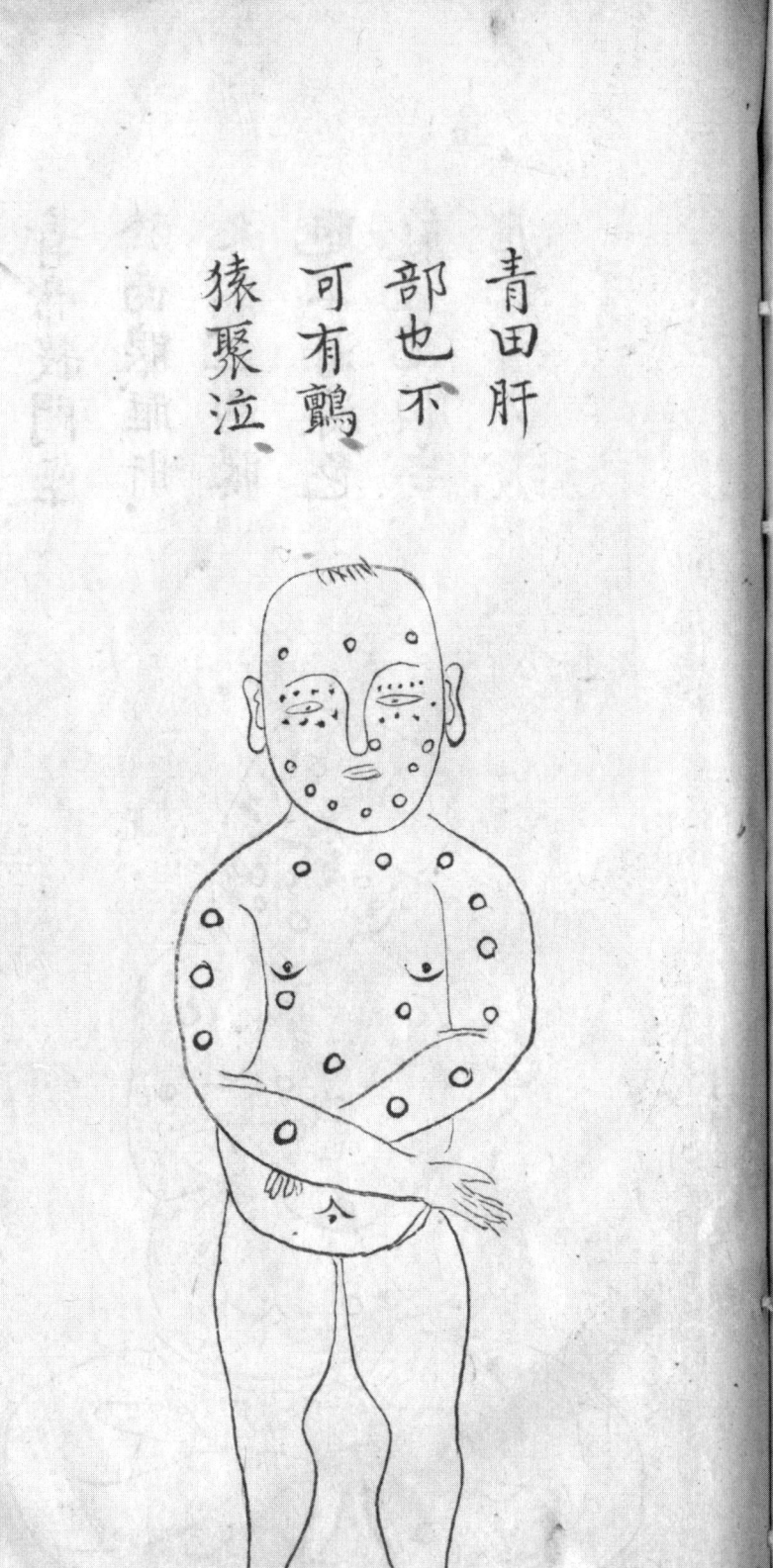

青帝發門座於兩眼眶肝之關也兩眼胞上浮綠色氣血充順吉兆也

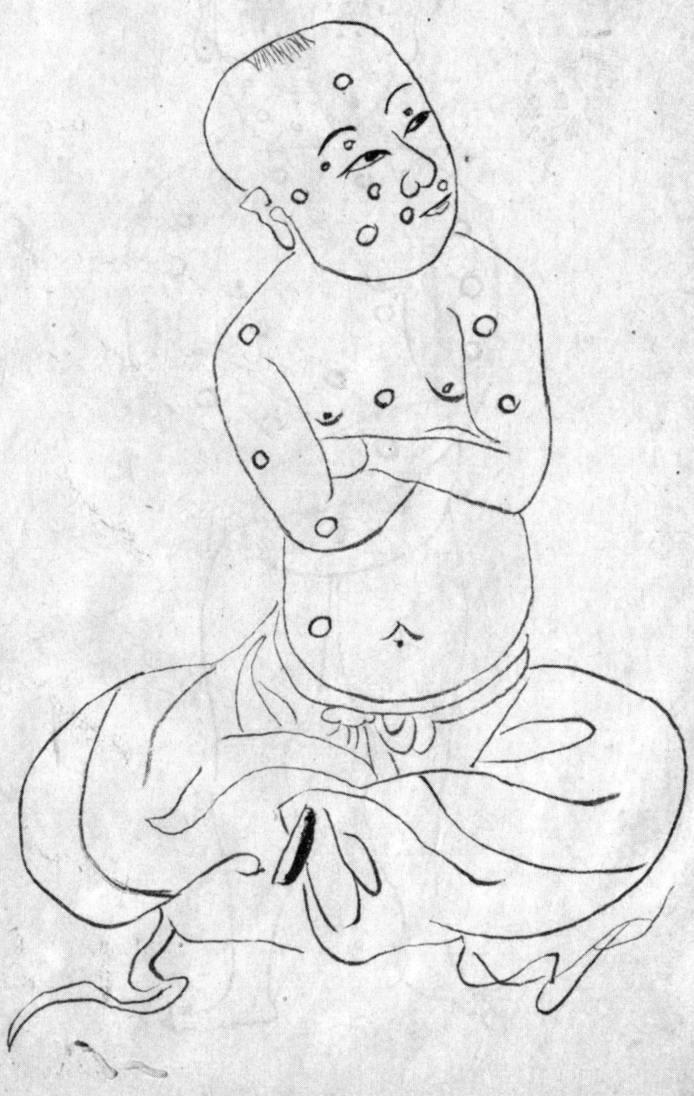

眼為肝竅血之宗也封蛤肝榮花易充滿若見灰煤知為死兆如流清淚定屬生榮三日蛤者易充易灌

五日蛤者難充難黶蛤而灰煤者死之兆蛤而流淚者生之徵

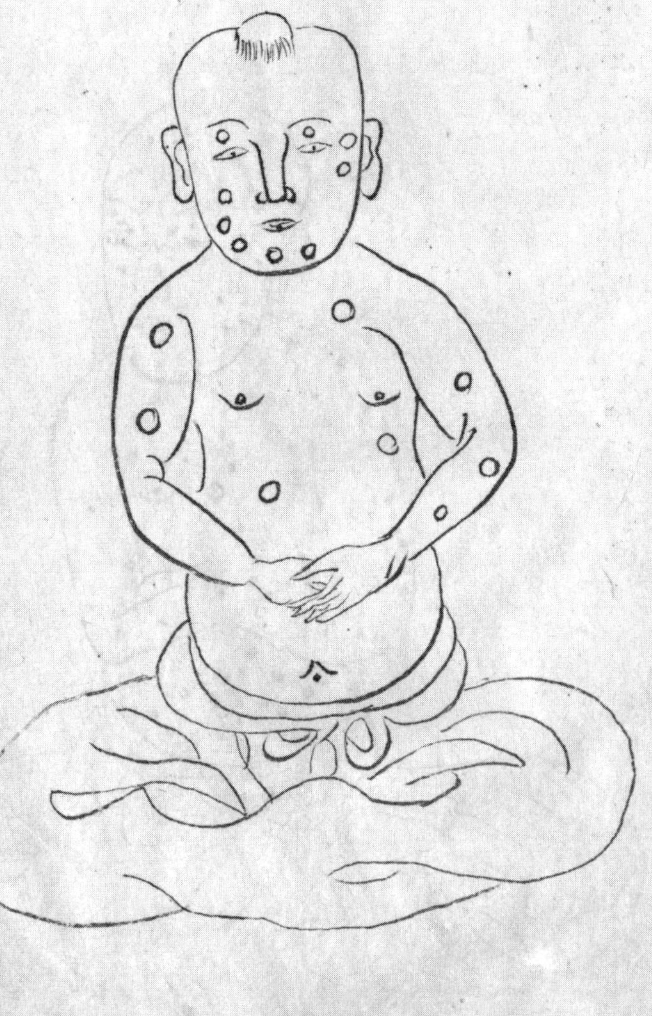

眼乃肝之關煞紫黑則梟毒攻衝肝木受傷凶

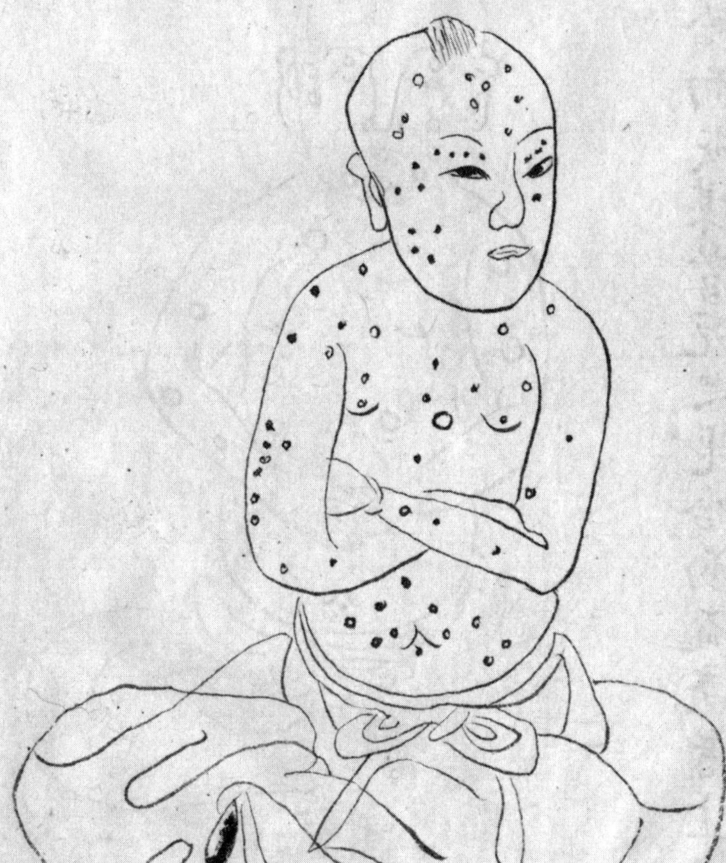

眼乃肝之煞
門忌盤屍之
形海棠之色
尚可救藥黑
陷椒皮鐵葉
皆為危症也
大凶

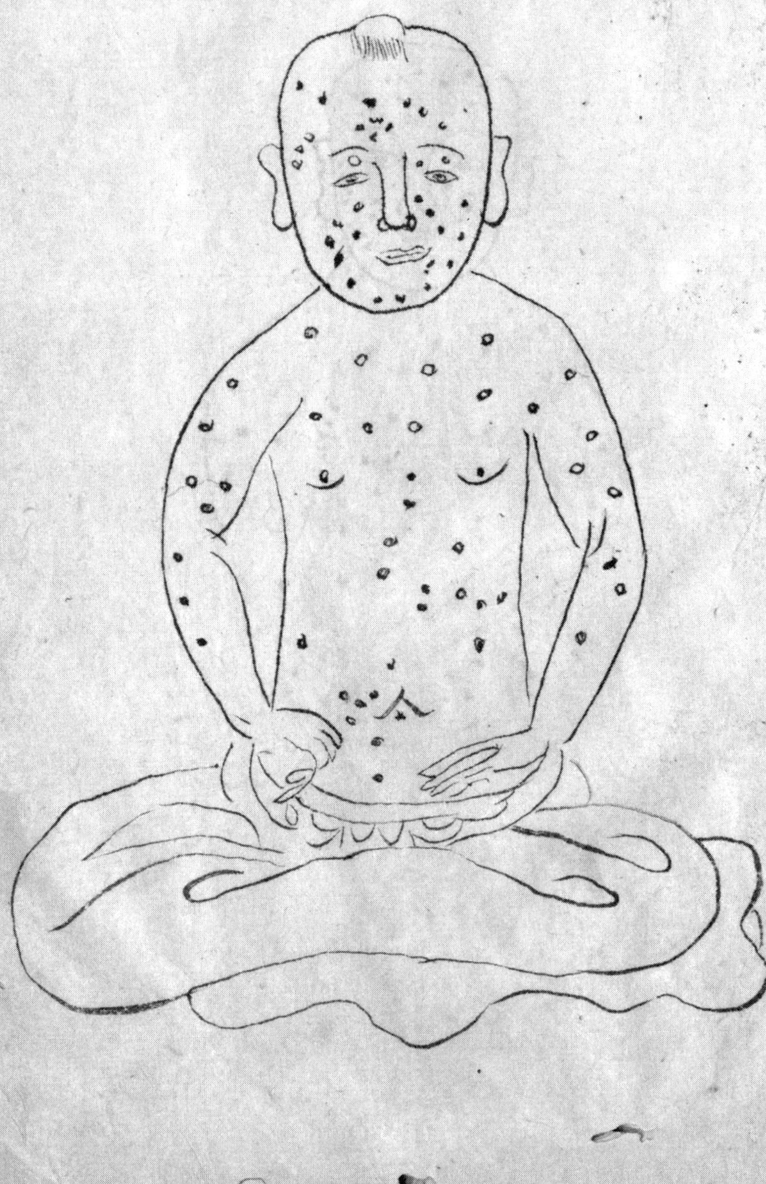

兩眼不封則五氣散而痘不起少則不妨痘多而眼不封則肝傷而枯竭睛翻則肝絶陰氣重而陽亡死在旦夕

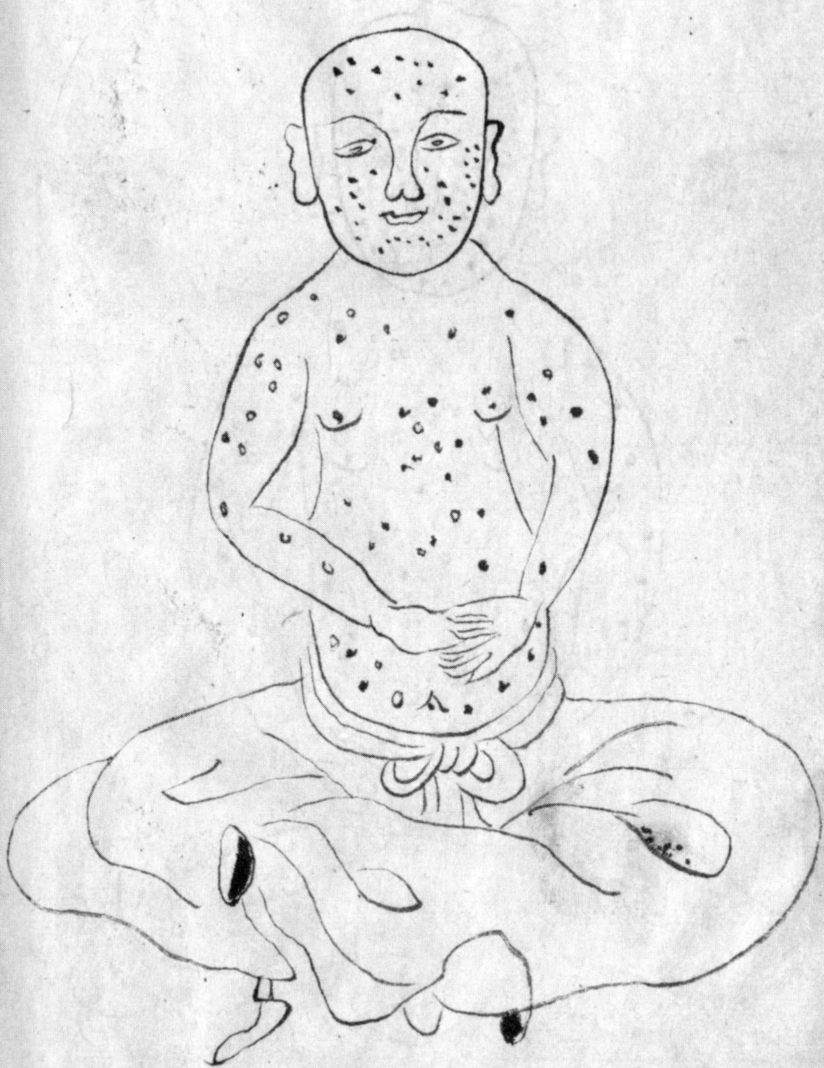

肝犯肺肺犯肝二經相犯金木相尅皆主不吉

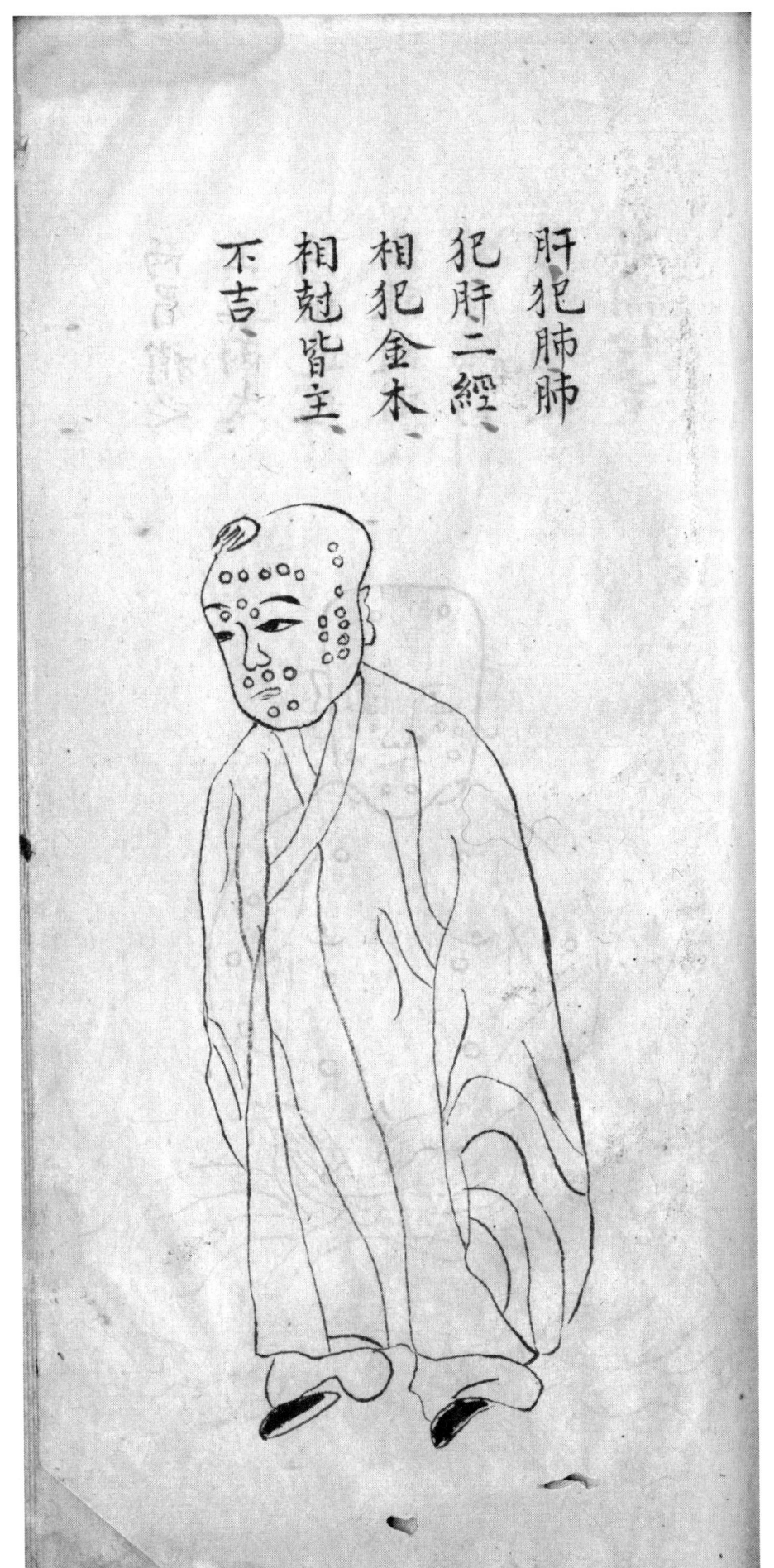

兩眉梢之上與兩太陽相近痘若疎朗則六府無虧損之失氣血調和吉

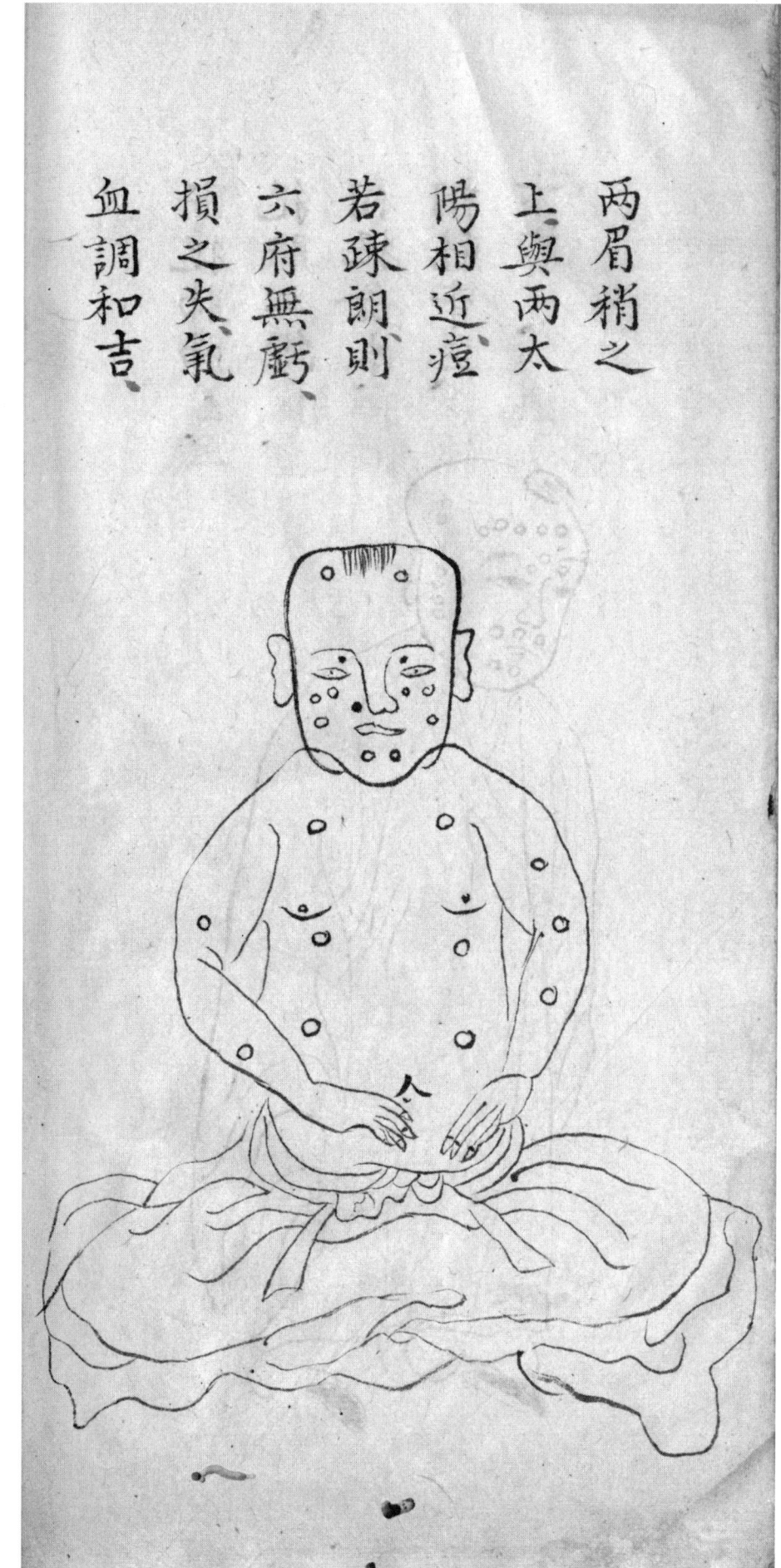

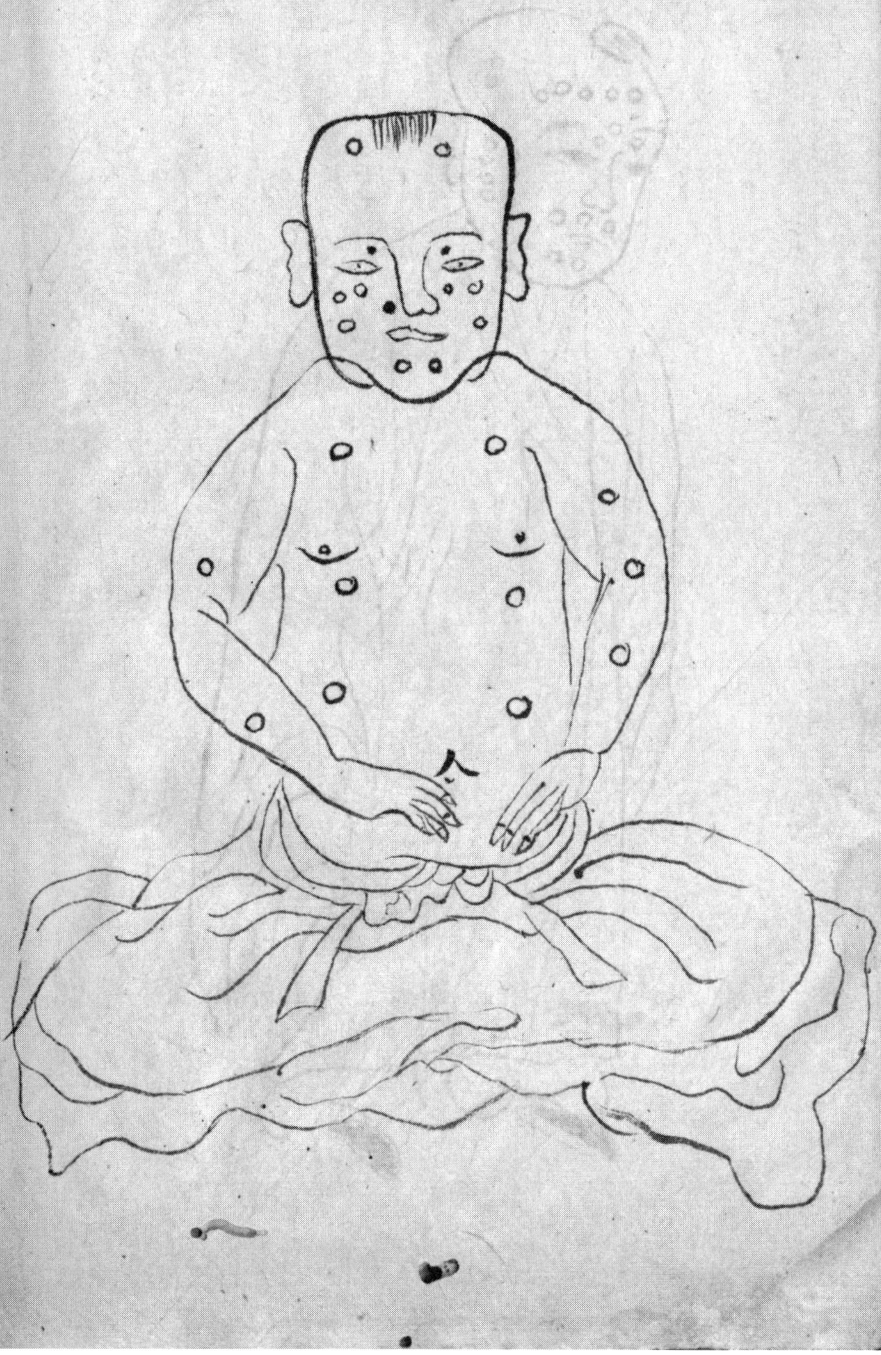

額上痘美兩眼瞎稀少乃吉山林之地亦宜少

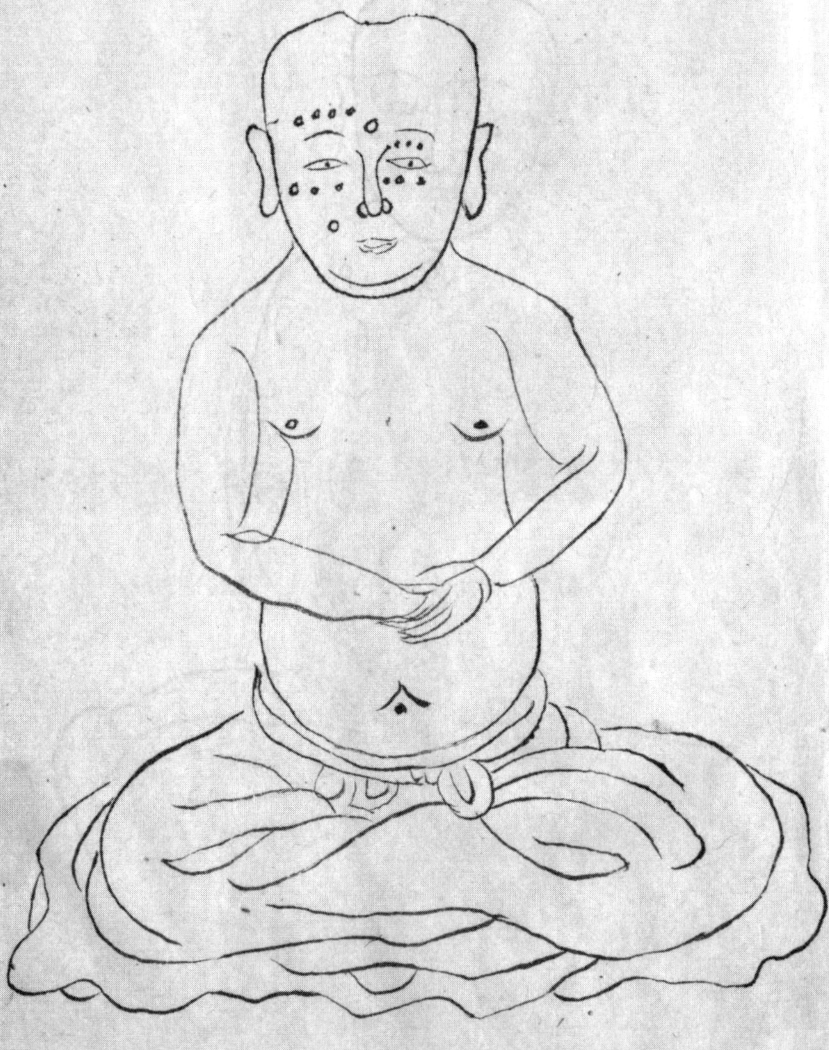

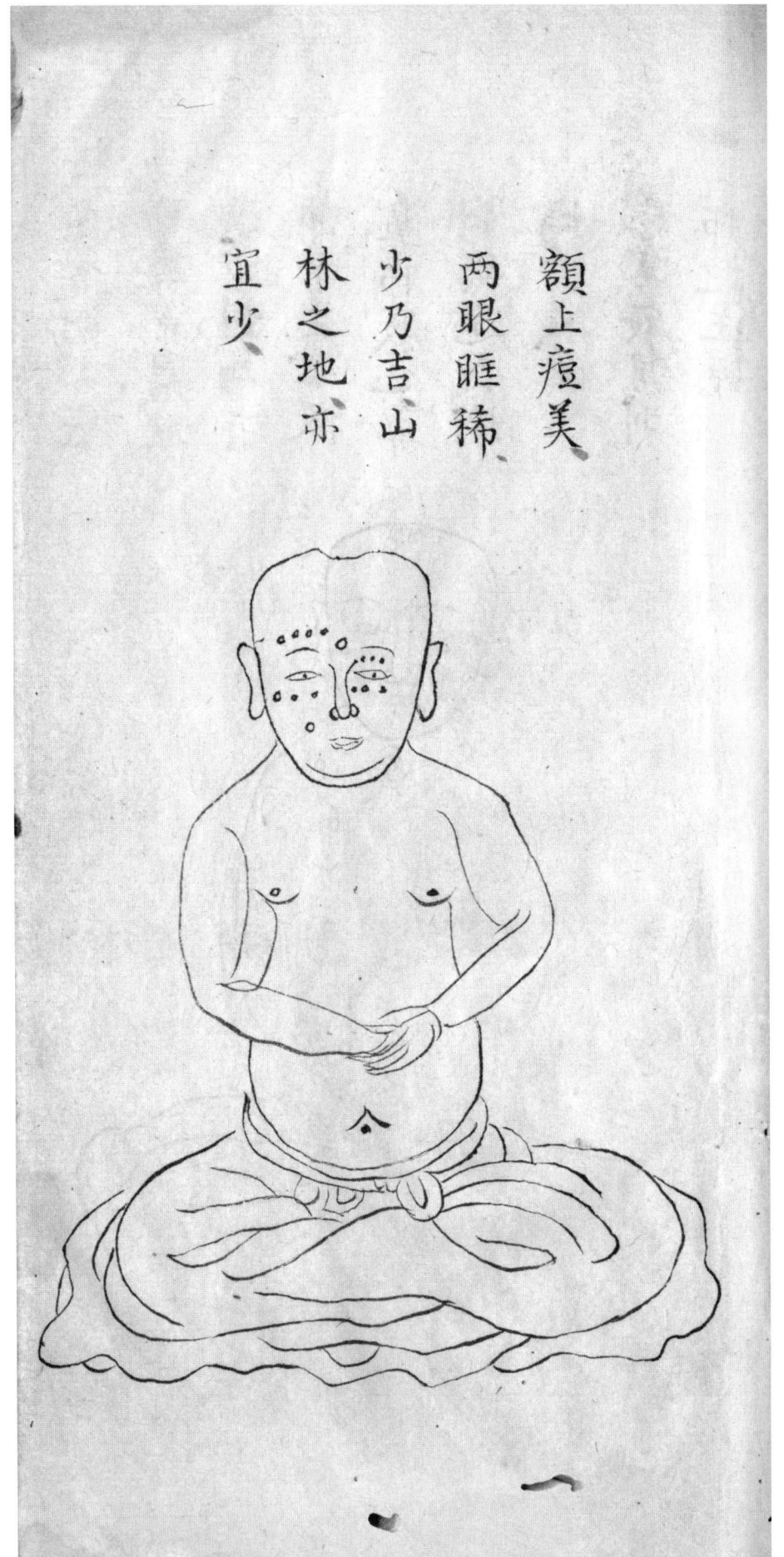

鼻竅封而竅外乾黑者死之兆封而有涕者生之徵鼻肺竅也鼻封須逐去蝲蝪言竅中生痘毒竅黑則肺絕主死

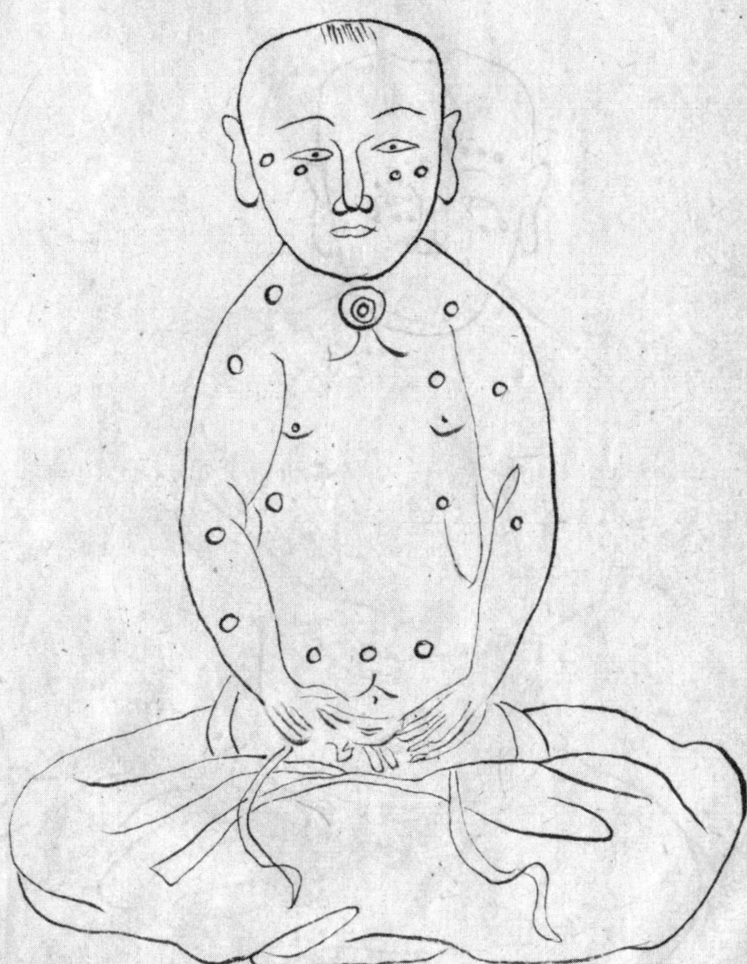

肺經痘纏於鼻沿者必失音而下鼻不固則金失色喻其色之變也

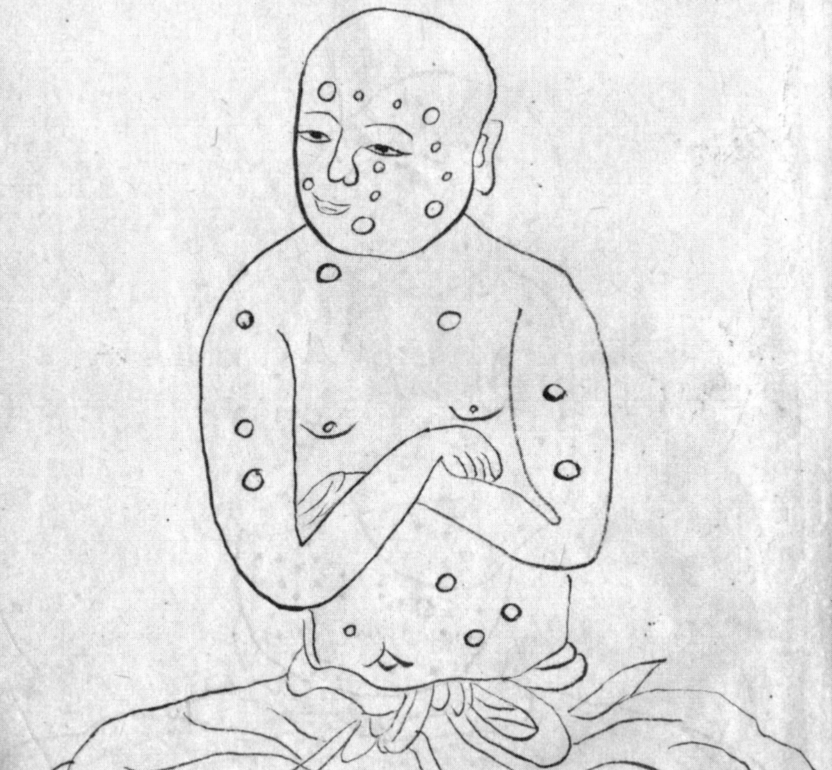

喉突爲陰維任脉所會乃肺之殺門不宜有痘氣突在喉突下窩中肺之樞也三星垂照必主難治

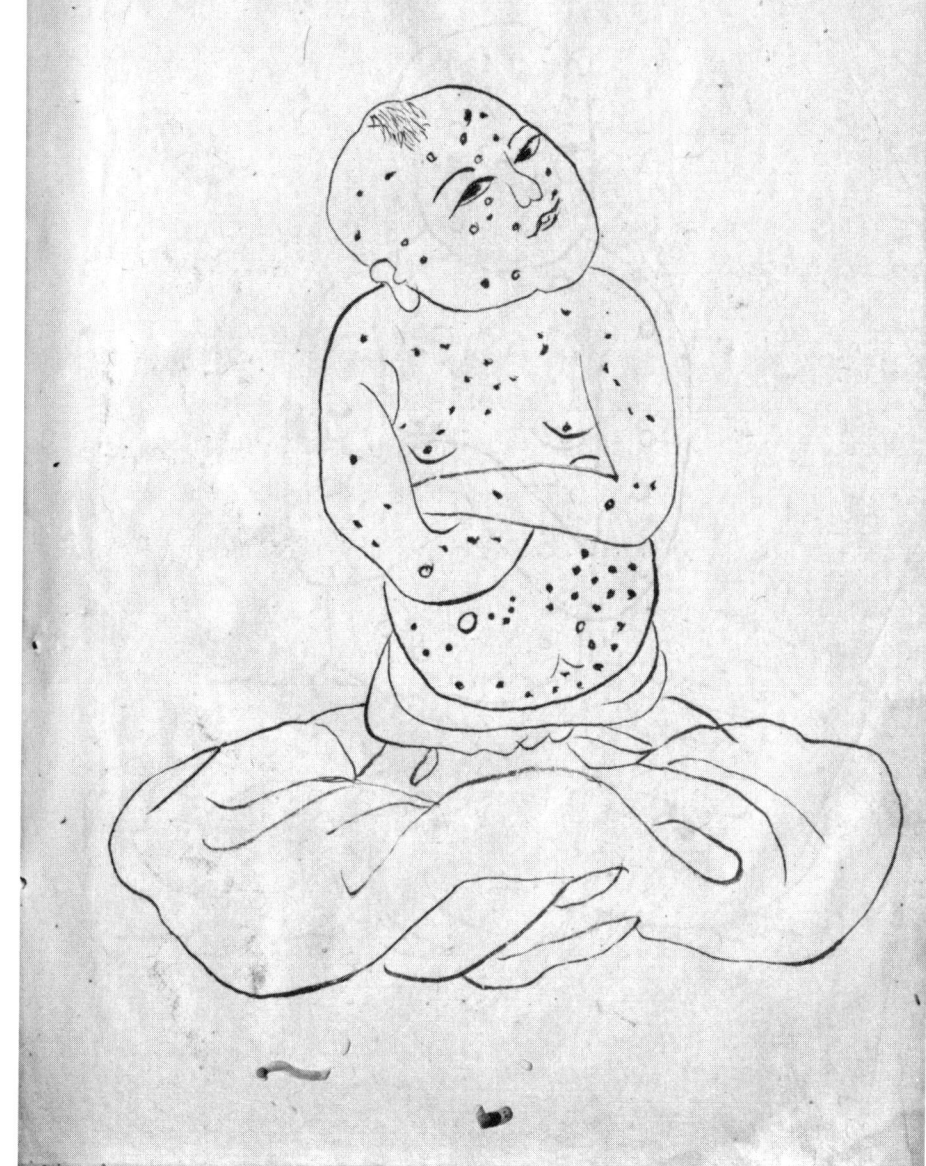

氣樞在頷下近喉處痘連片則氣塞聲啞喉突宜清朗聯搭則肺氣罨濇而有嗽逆之禍

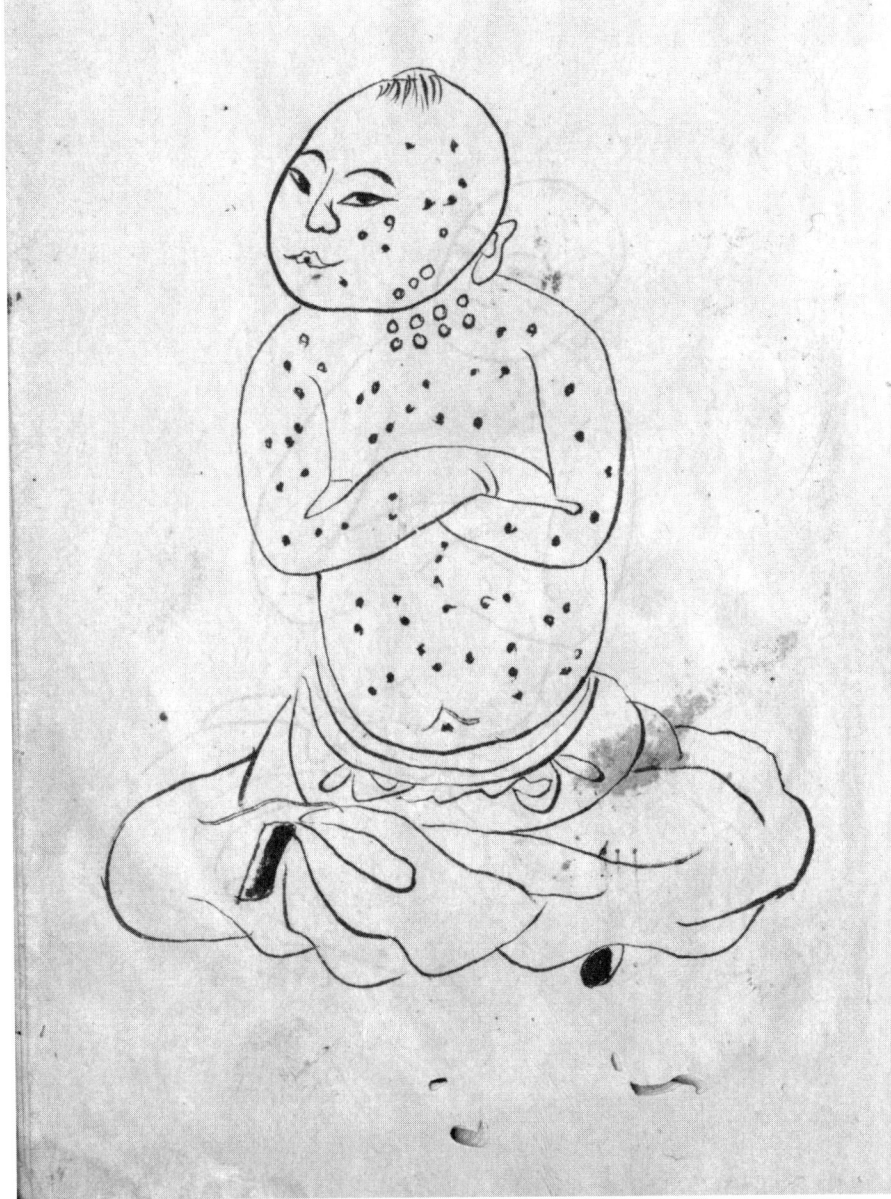

喉咽肺之樞也腸痛咽燥則毒歸腸胃而聲必啞譬之鐘去架則不鳴喻其聲之啞也宜逐脾毒清肺金

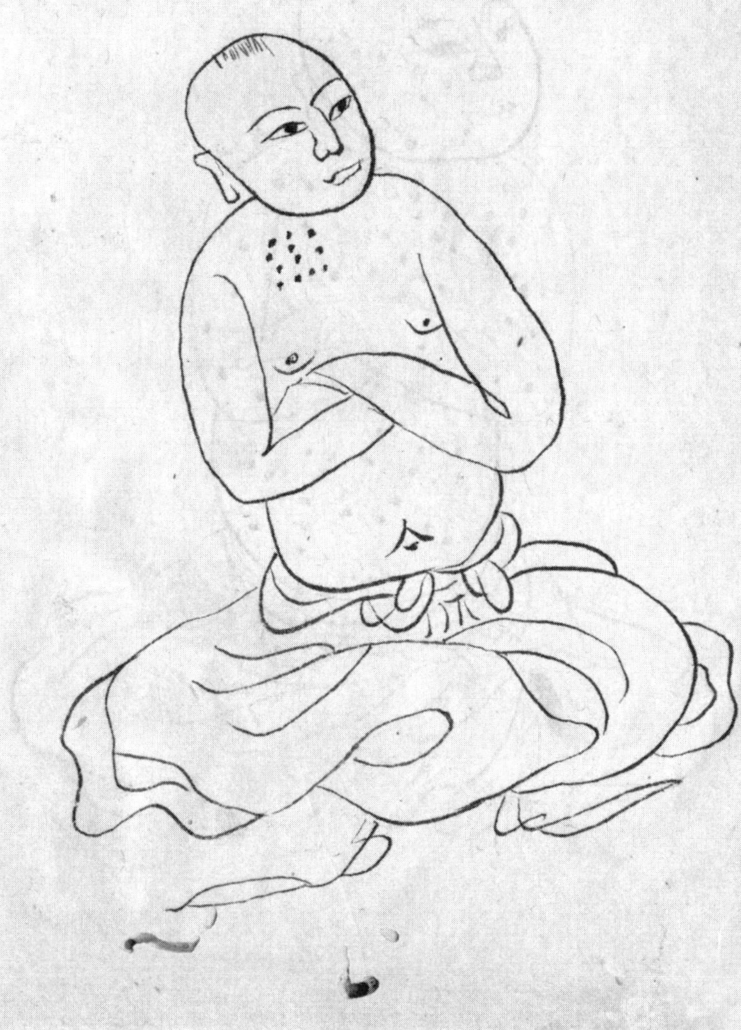

肺之關轄氣
樞喉突氣窩
是也氣樞不
宜有痘臬生
則凶喉澁聲
啞則心肺被
臬丹田有傷
其痘必重

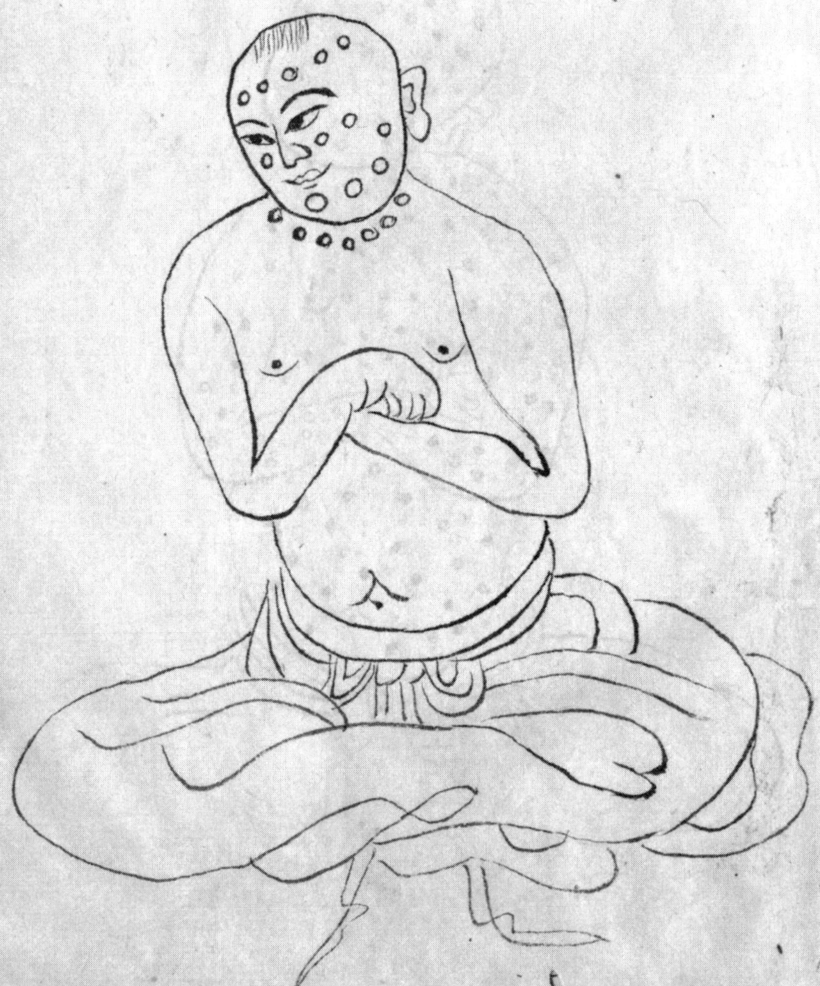

口吐白沫
肺遭心火
熬煎宜速
救氣樞焦
紫身多黑
陥主必死

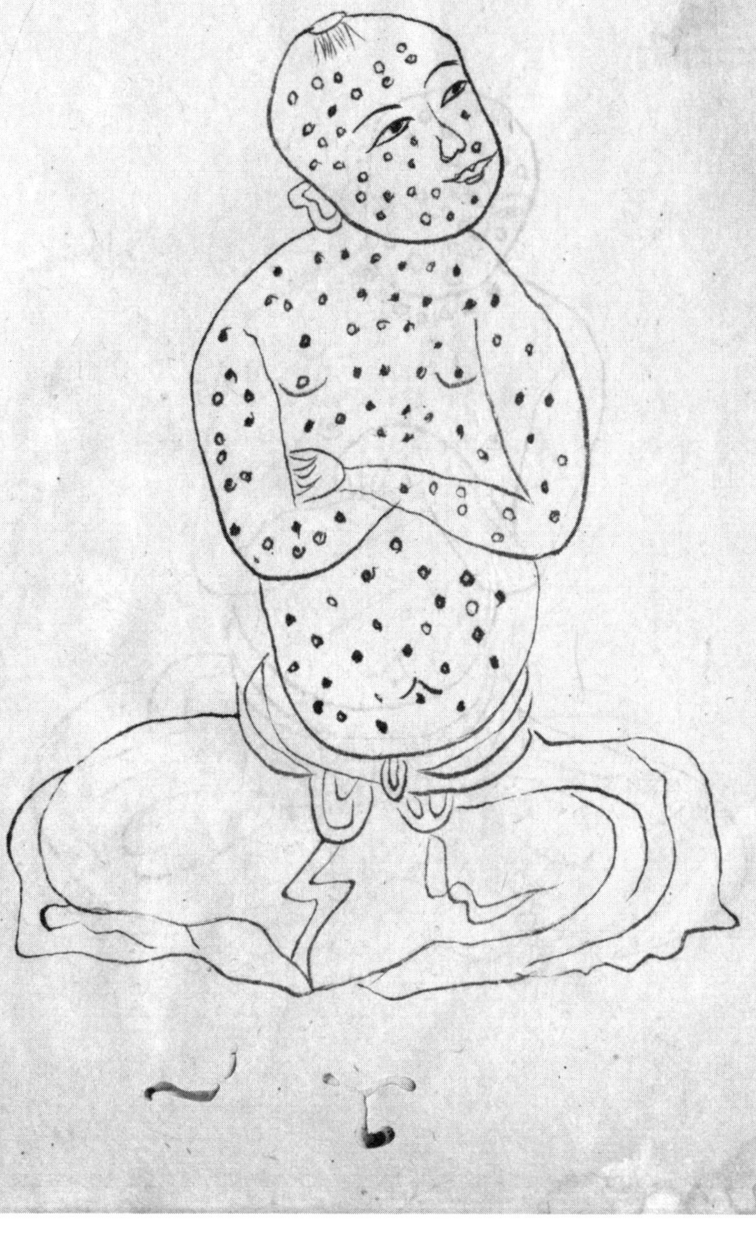

痘愈後而靨瘢中復出名檮杌痘主凶若後項鎖先發縱充灌而必死其凶尤甚

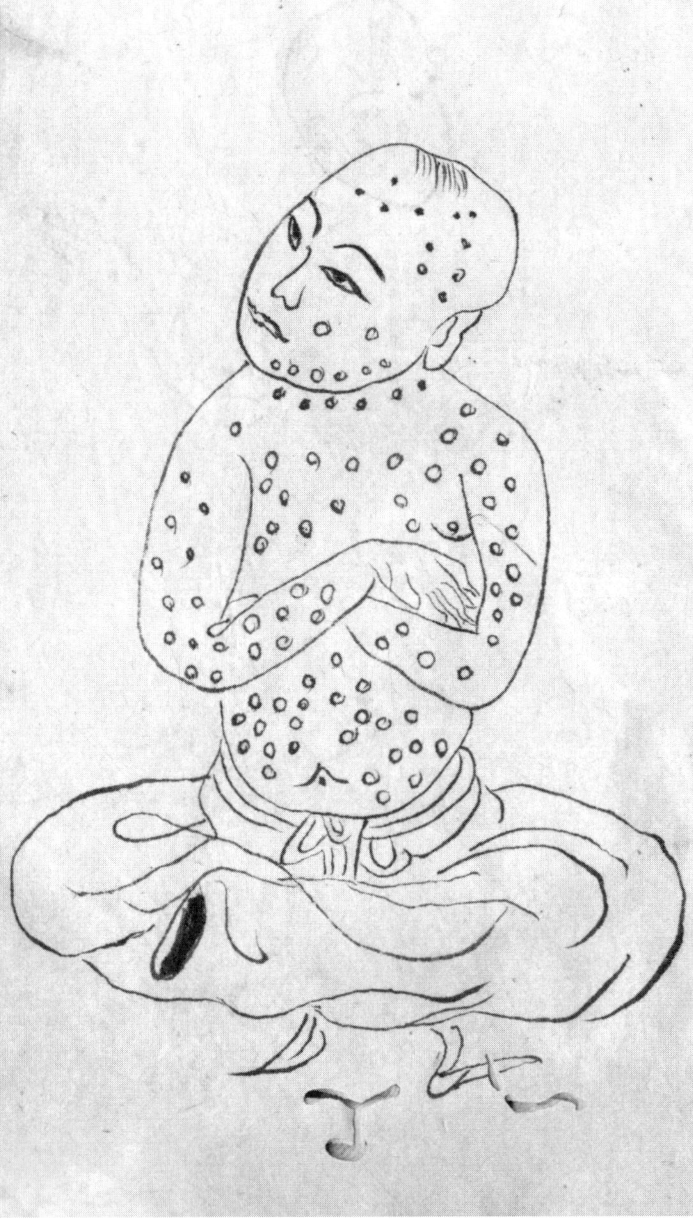

四疔

耳疔速宜挑破眼疔不宜挑揞疔膝疔可挑以藥治之

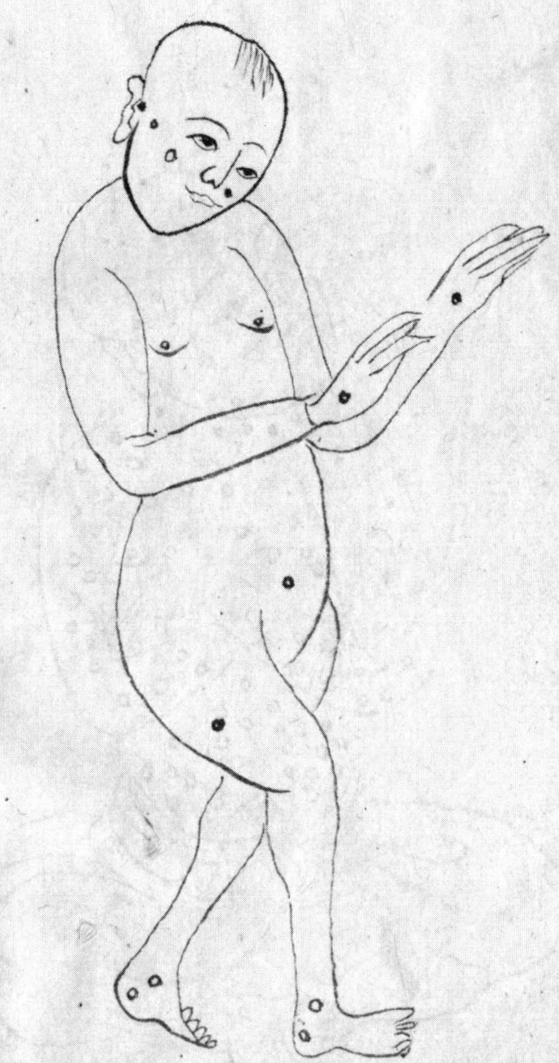

宮
俱脾部痘
如金錢懸
珠則身安
吉兆

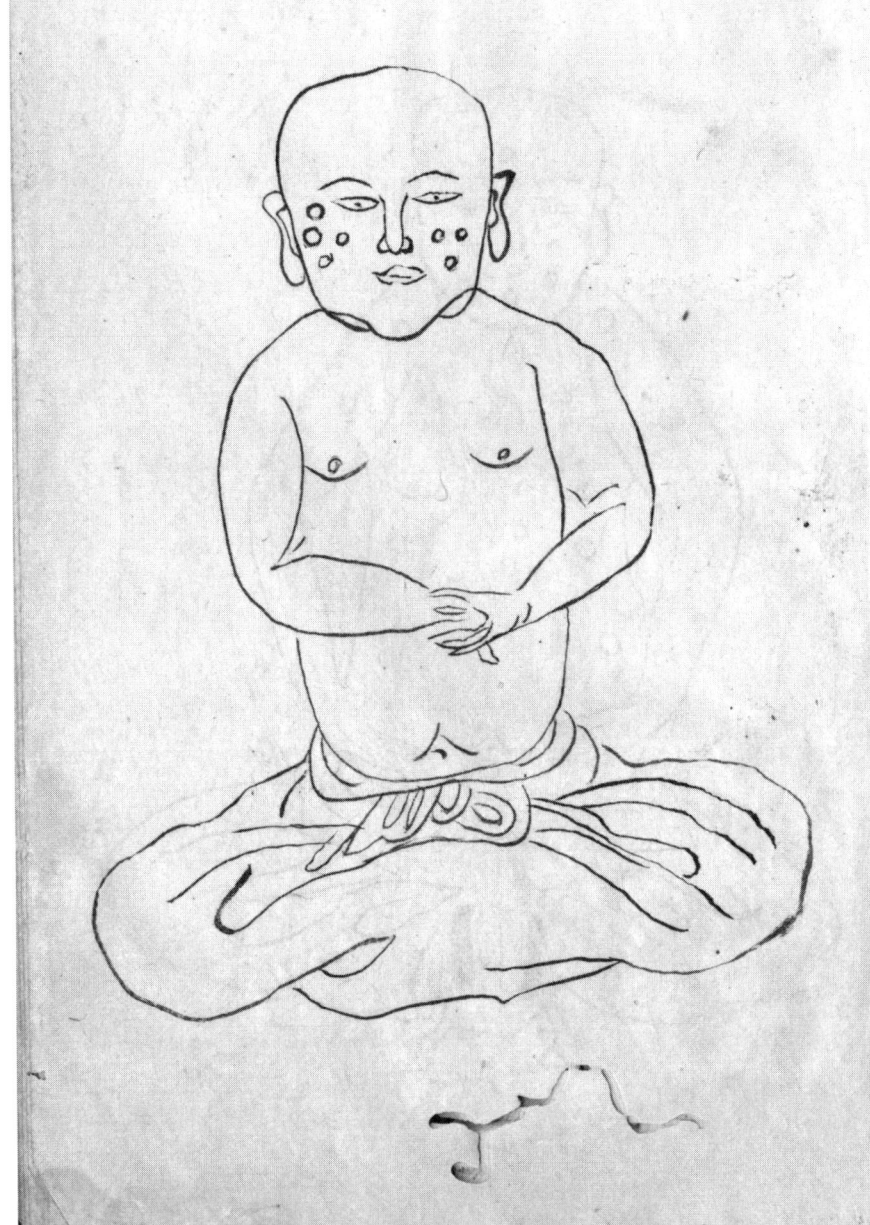

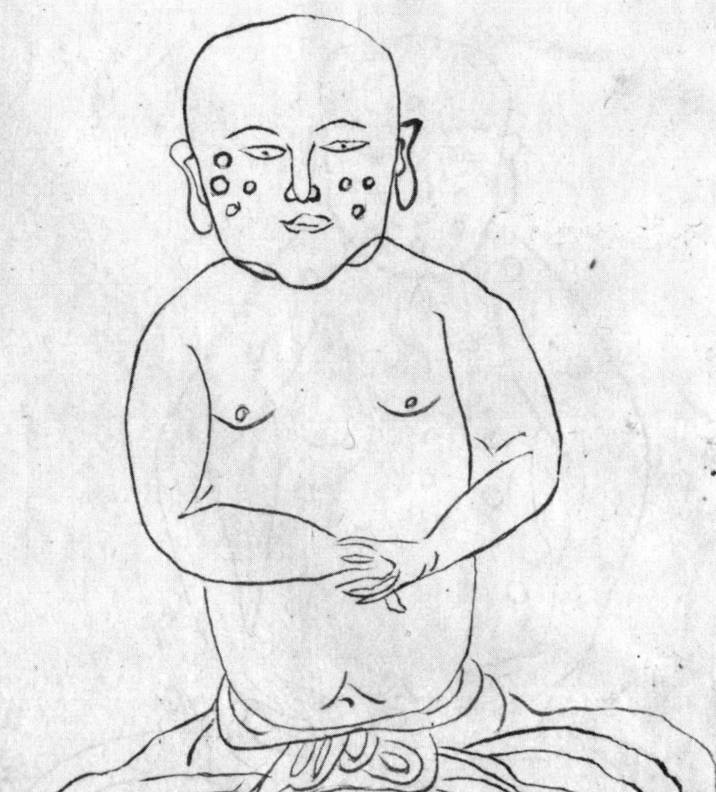

兩天倉在眼角上屬肺兩食倉在唇上屬脾如痘稀朗則五經傳注無他症吉兆也

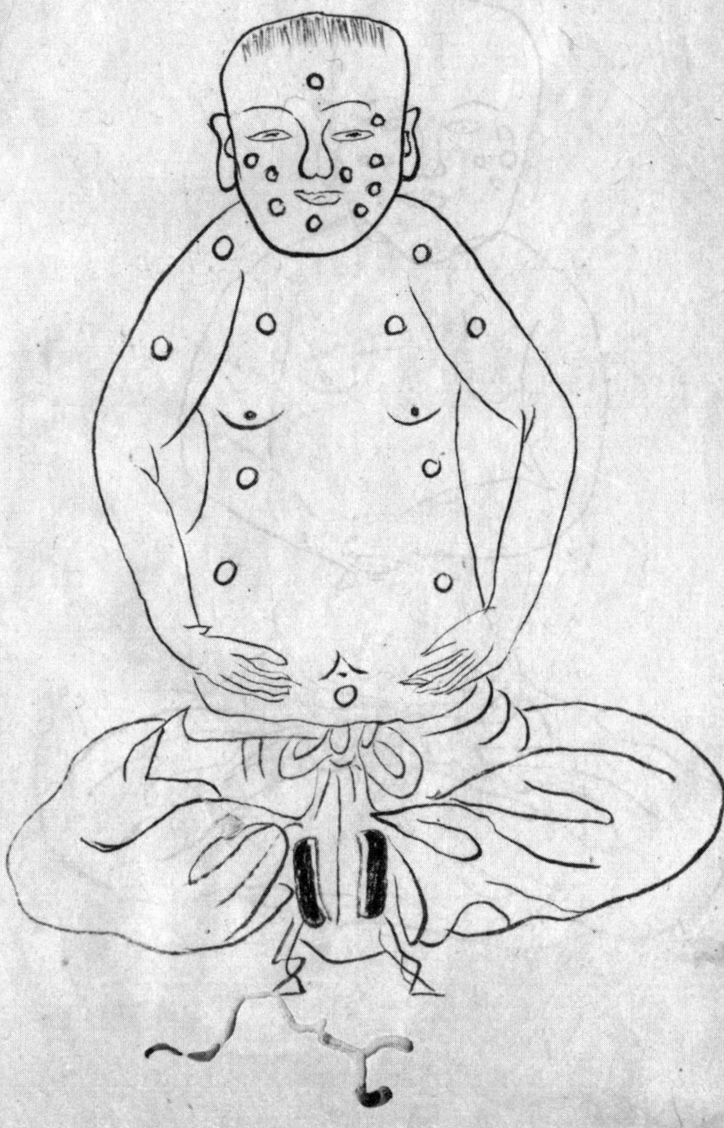

兩手脾之軸痘如金柑脾之正色也中脘在臍上四寸胃之膜手太陽少陽所主任脉所會不攢蜂蠆則脾不受傷而無溏瀉之患

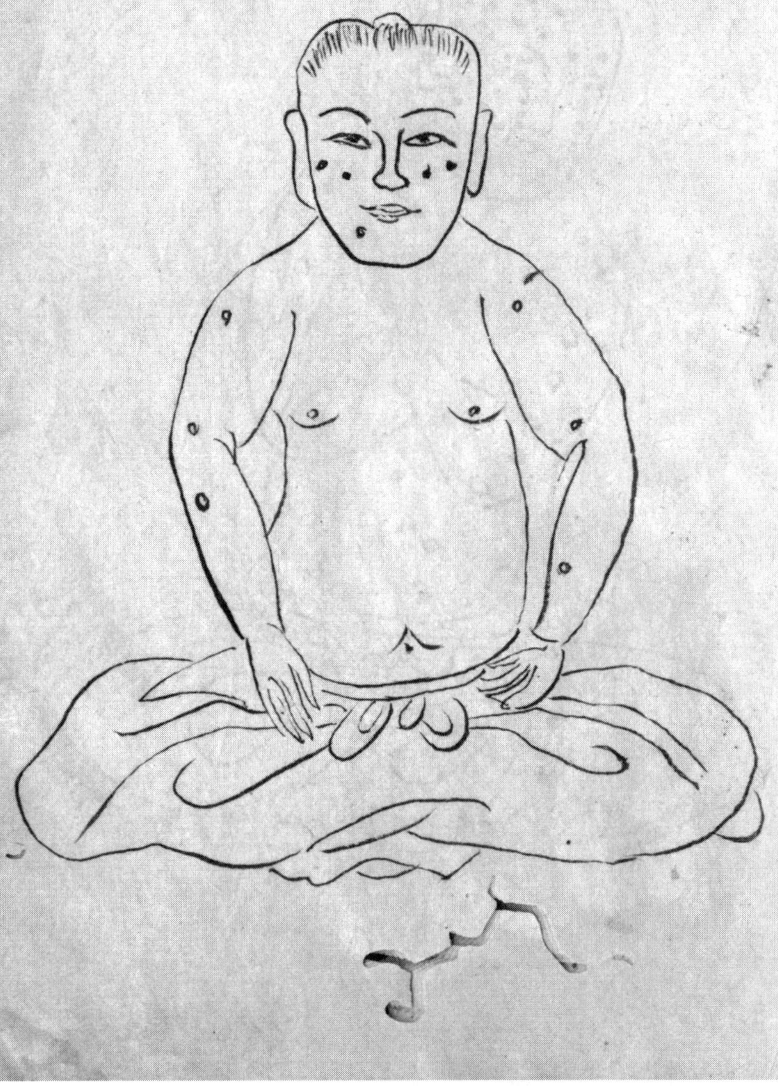

脾胃受傷
氣血俱敗
凶
板黄結臘
瀉逆罹凶

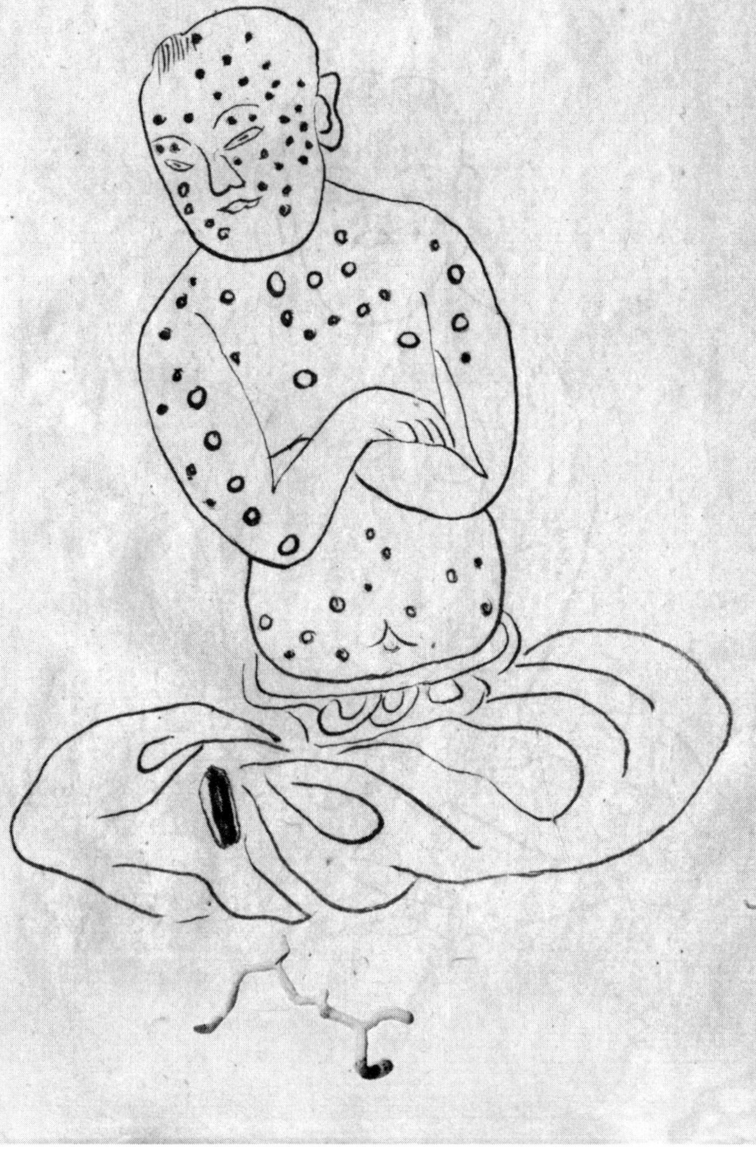

兩顴脾部
也痘出色
如梅白形
似魚鈎脾
受傷必多
泄瀉

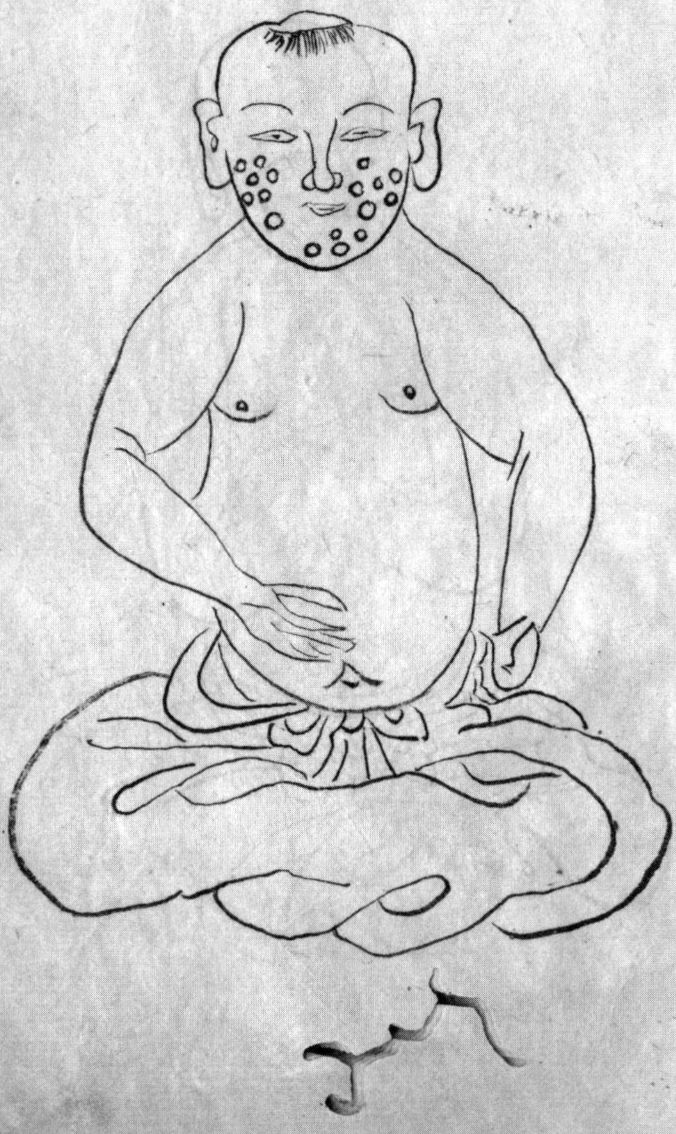

兩腮堆錢則脾傷而泄瀉之危難免宜速治

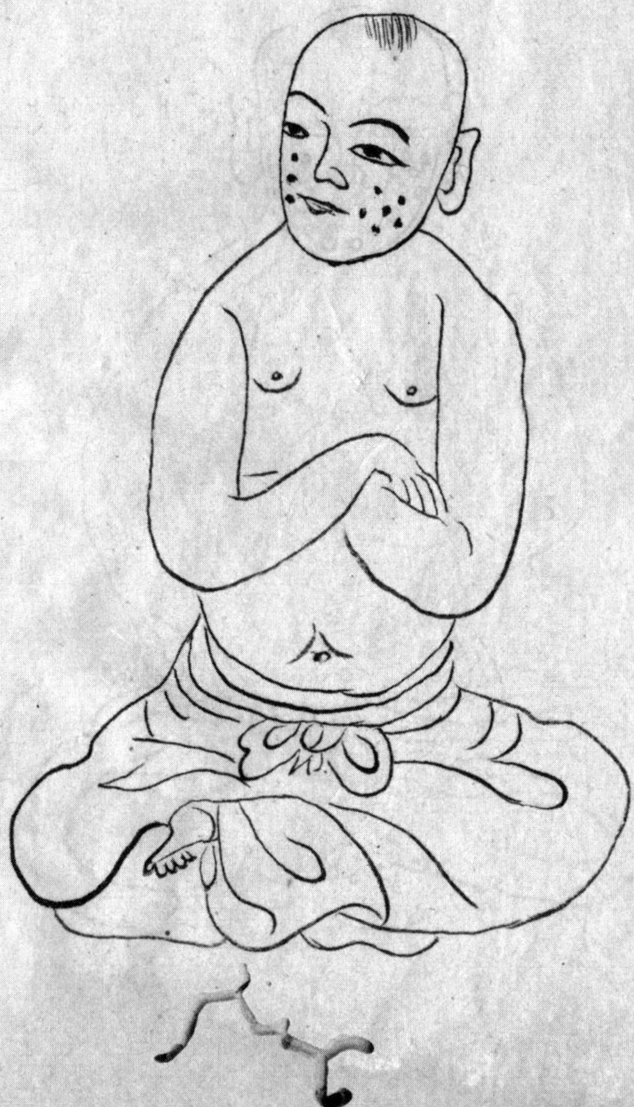

腮井癰腫
則毒必生
於足下陋
谷之處決
不可治也

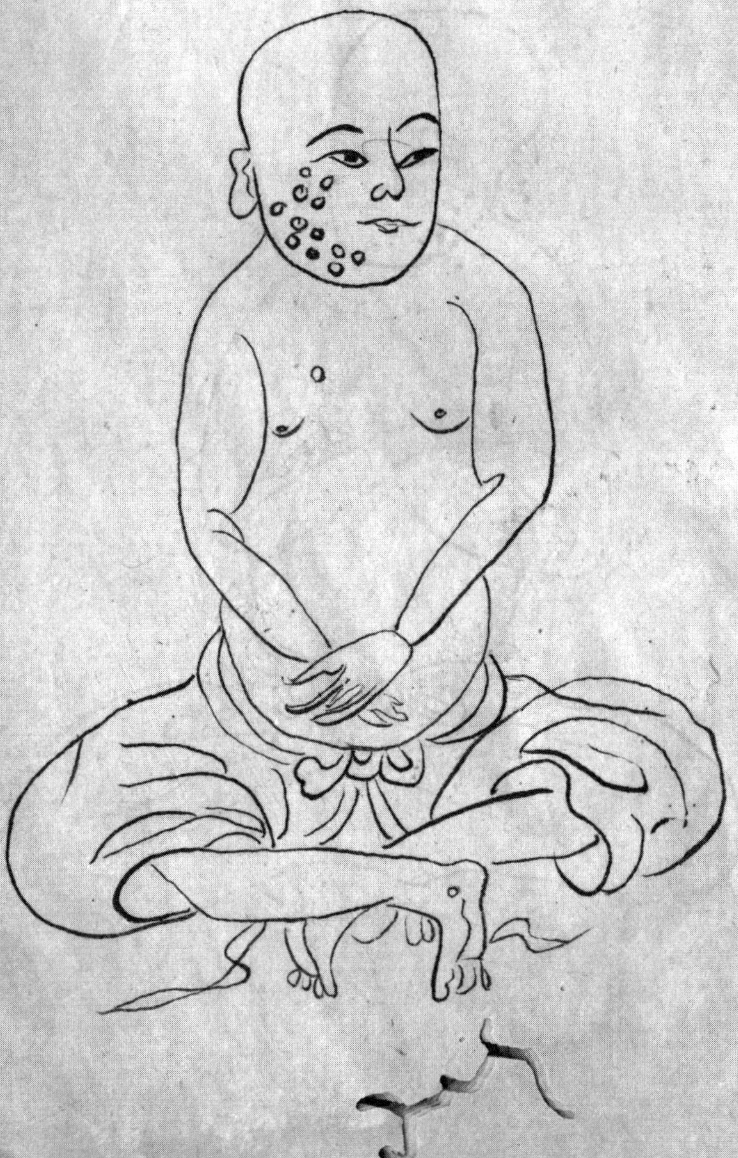

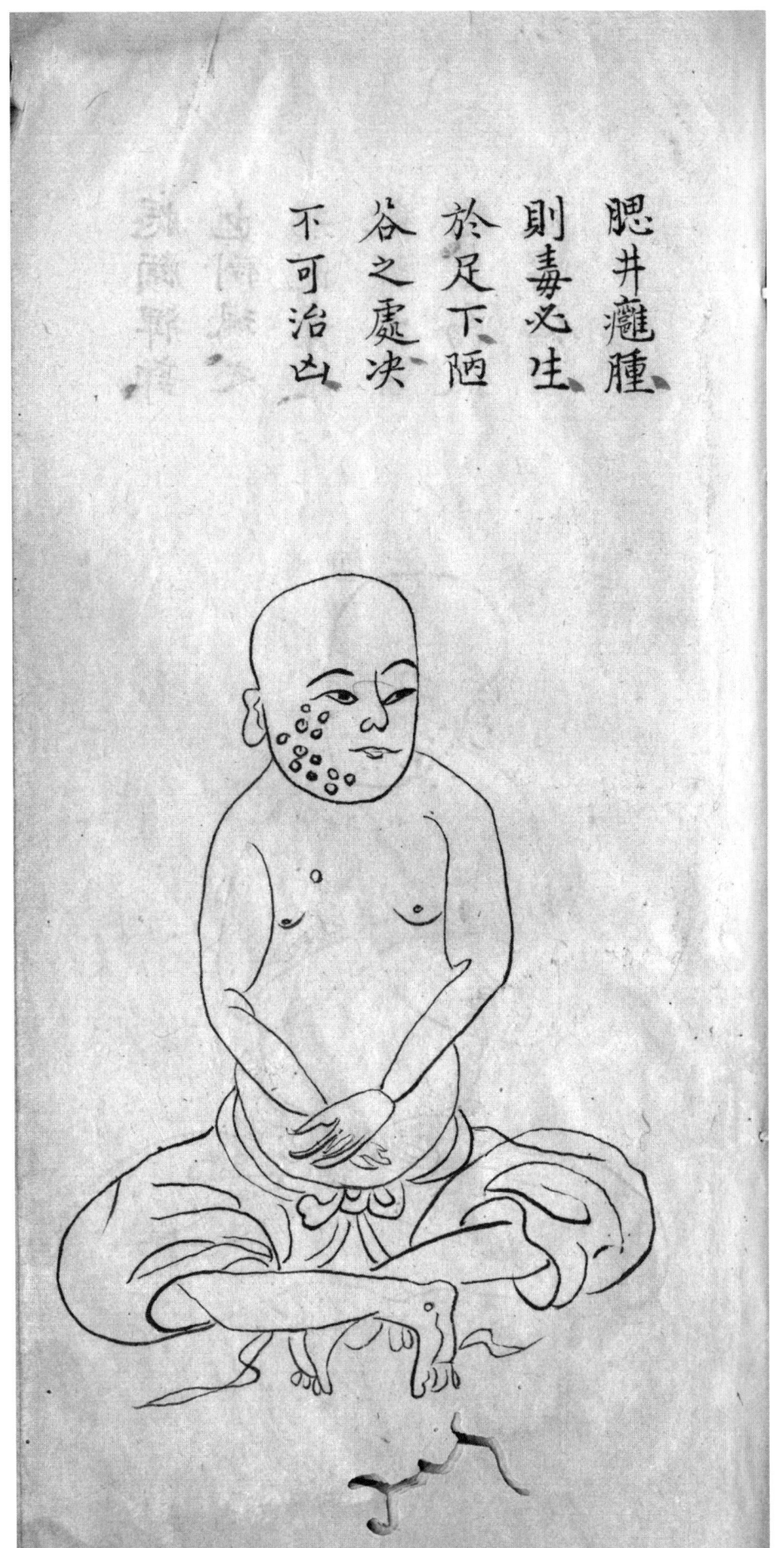

腮顋脾部也倒珮之形此棄痘也脾土崩壞名為鈌蛆嚼粒凶

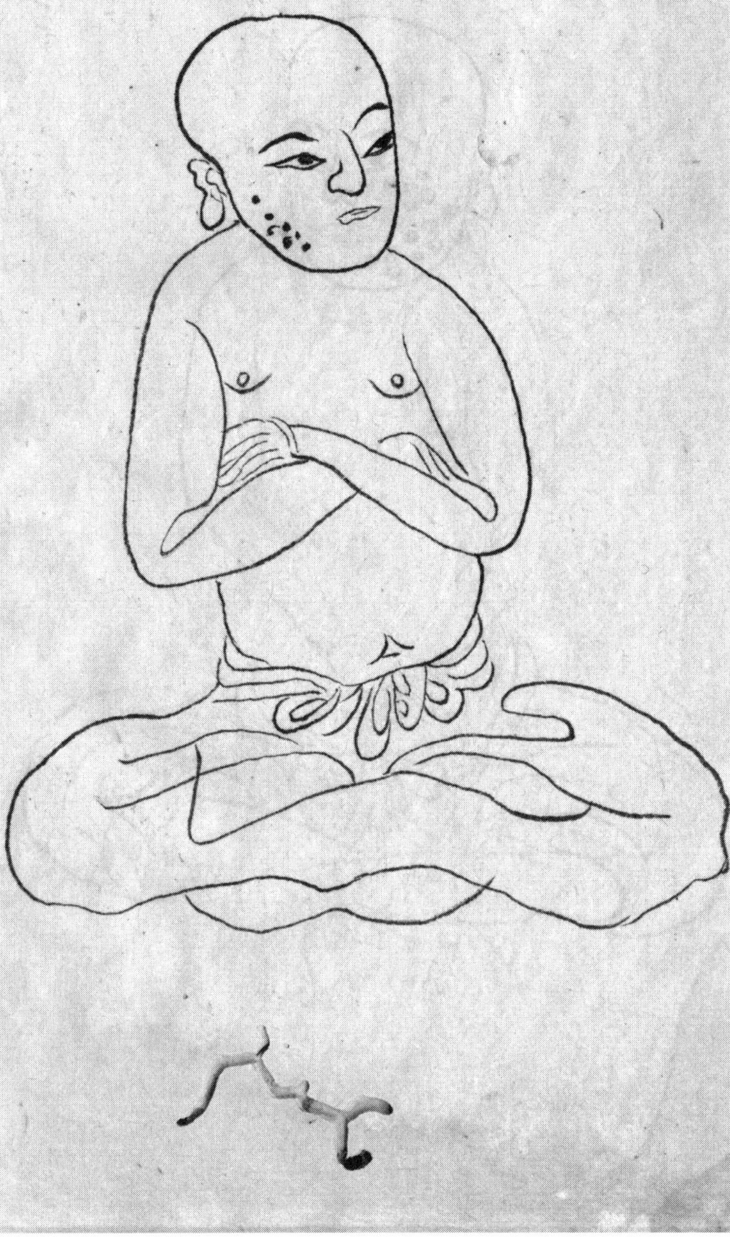

口上下唇
為雙鉗瘡
形相鎖主
不食而死
速與理脾
扶胃可生

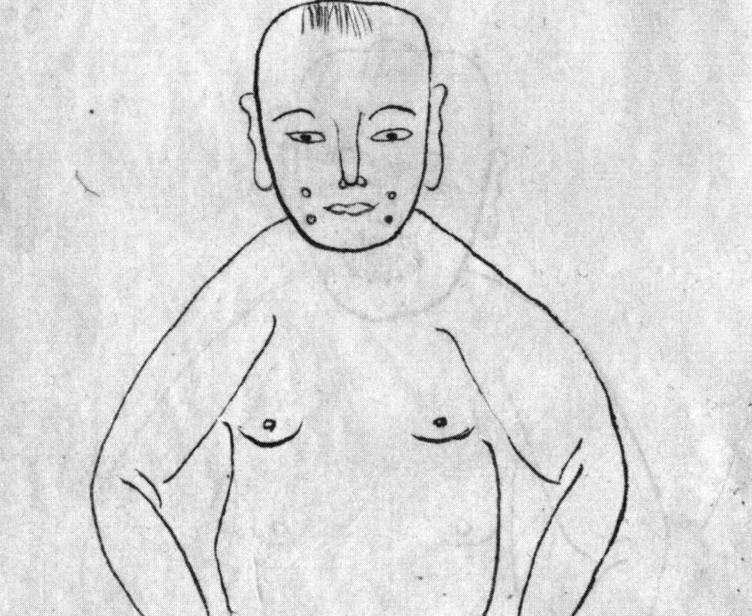

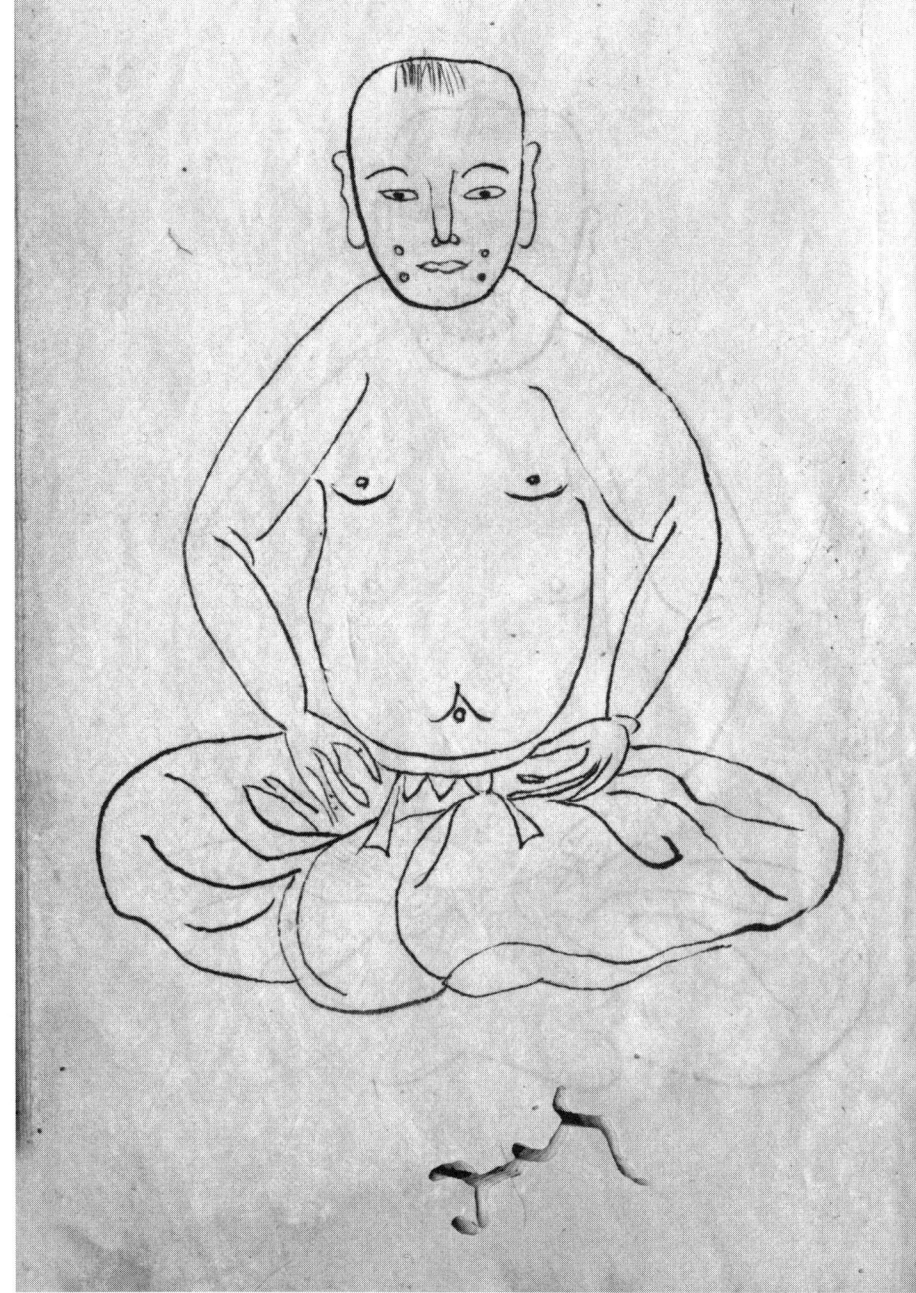

沿口起水
窠則臍封
亦水泡而
脾土壞口
脾竅也臍
脾闌也

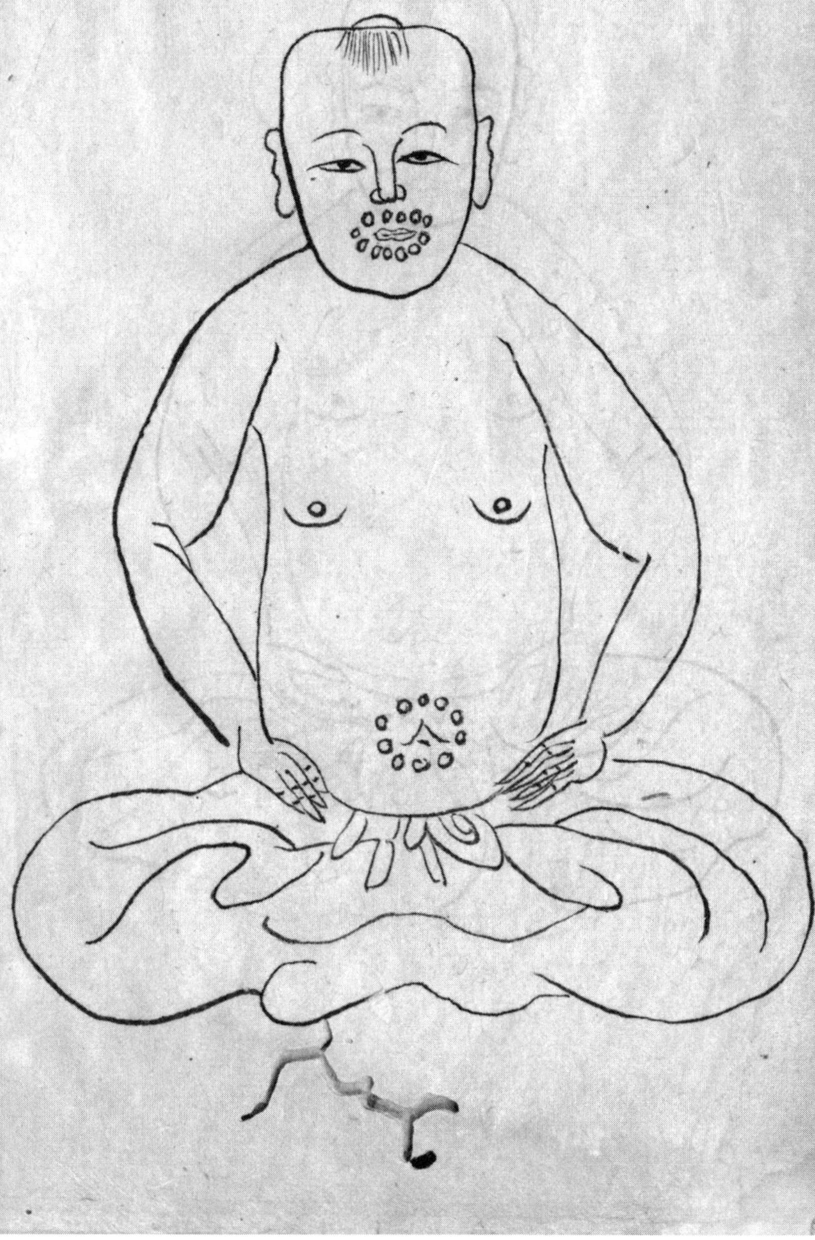

两食倉脾部也痘如嘻子窠則脾失職有嘔吐瀉逆之危

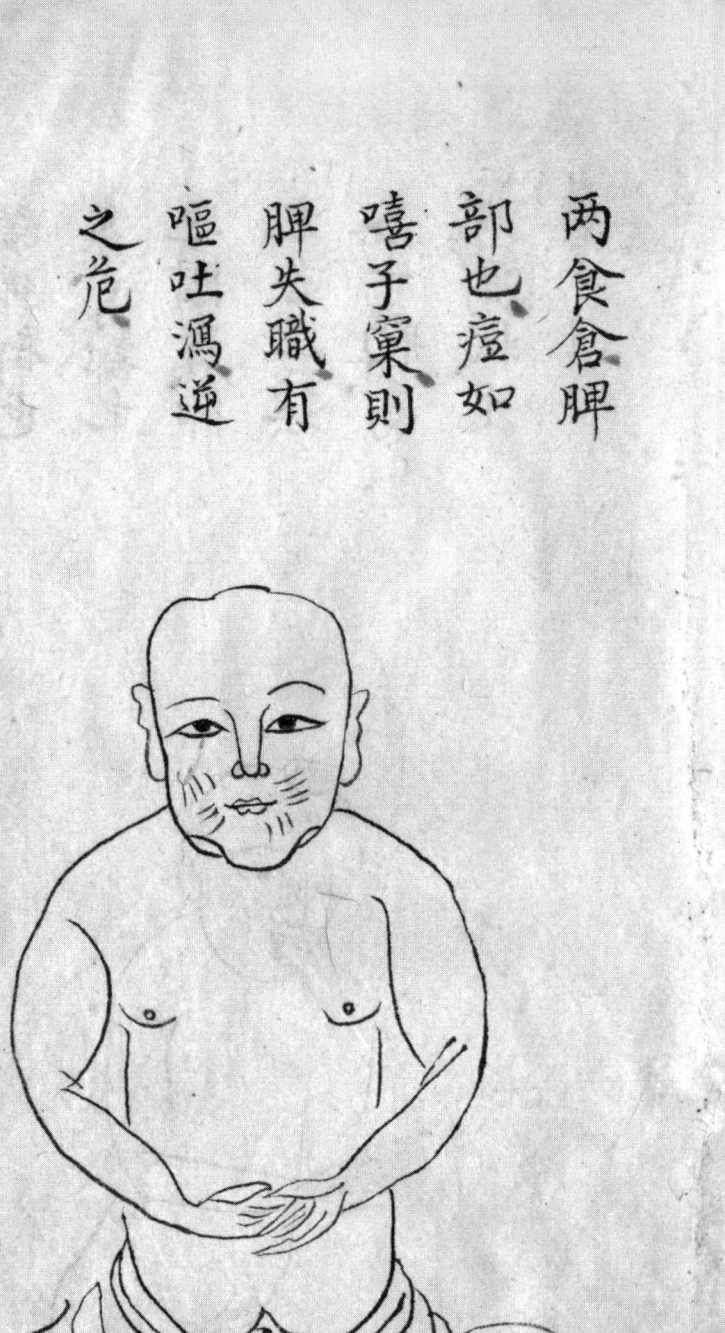

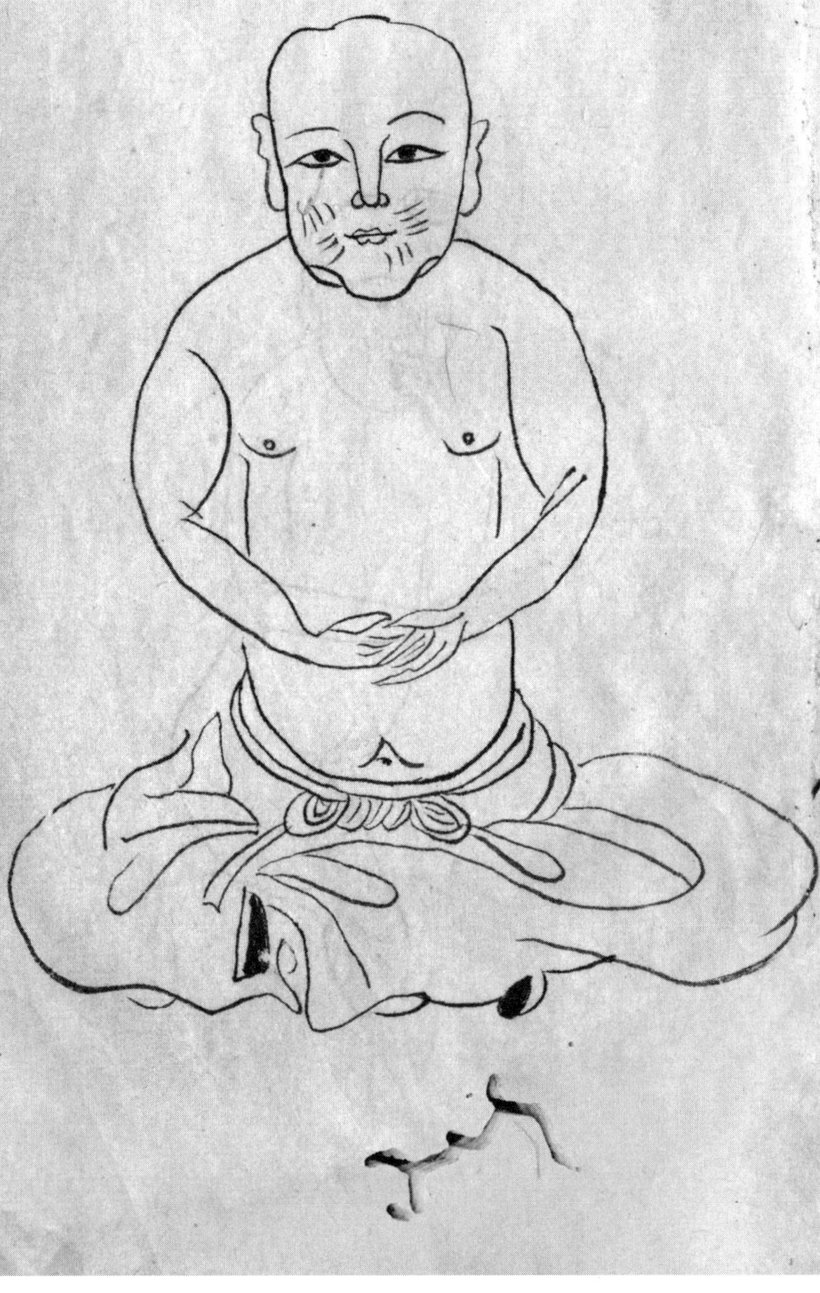

額肺部也
鼻胃部也
地閣腎部
也名三鎮
各一顆高
竦爲狀元

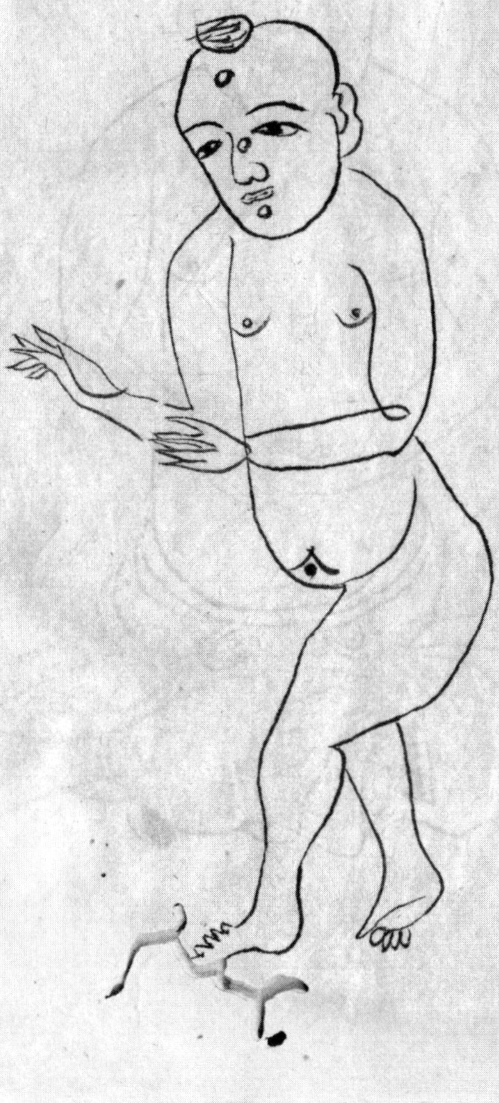

鼻為嵩岳
胃部也鼻
上吐石榴
手足之痘
必美麗

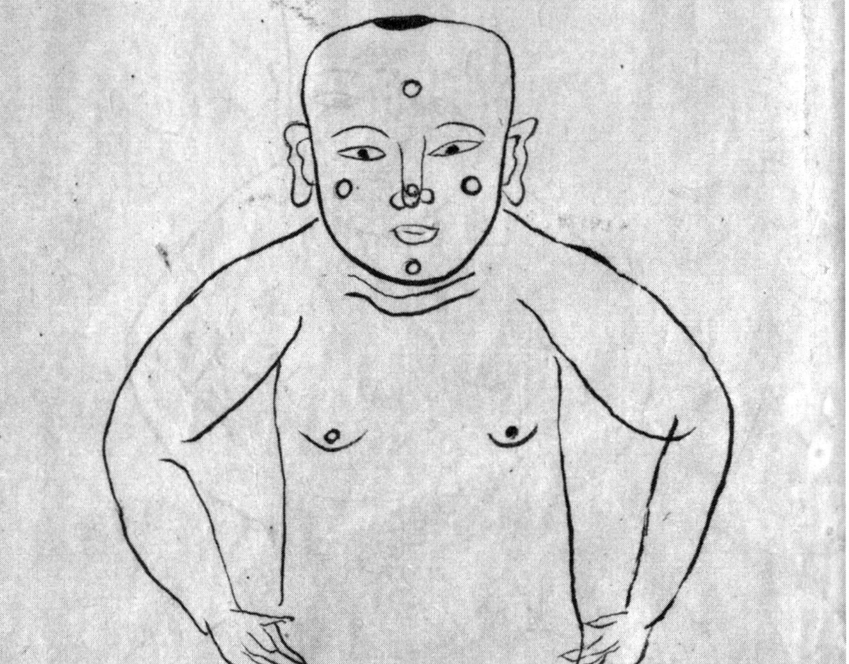

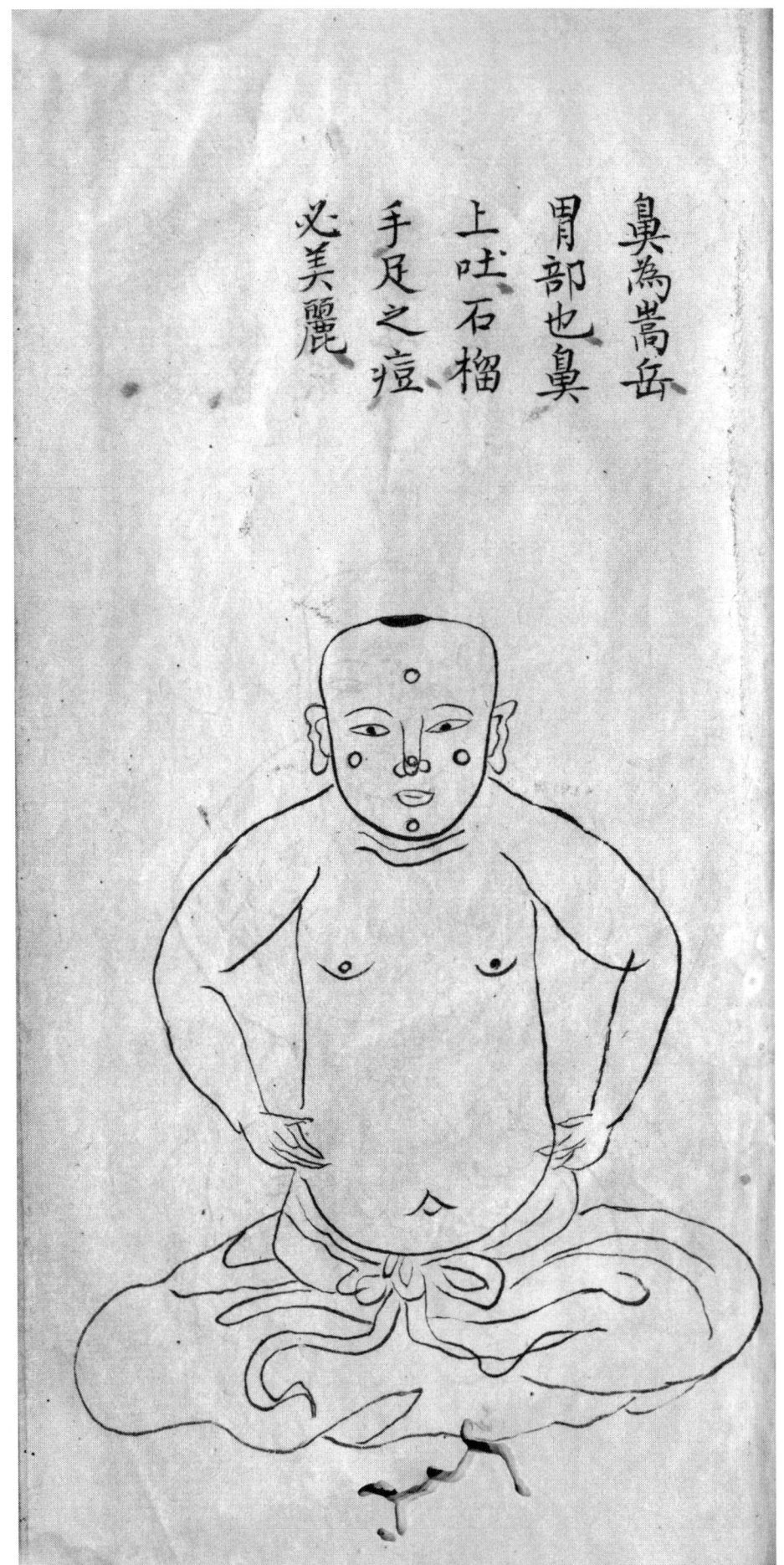

鼻準鼻冲

年壽俱胃

部流裔厥

煤紫泡俱

梟毒主凶

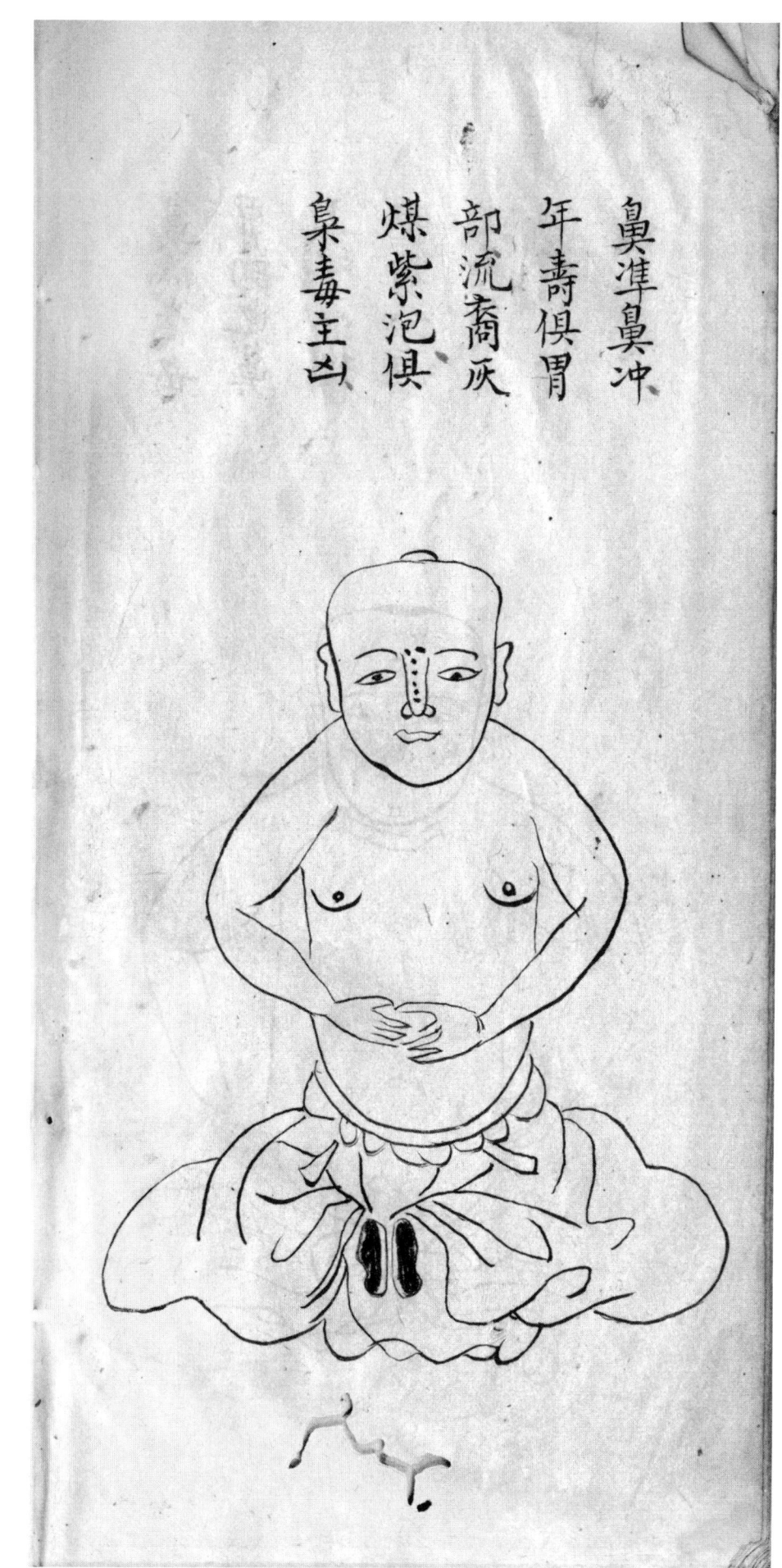

痘一日二日骨髓分點黑不亮者凶黑如漆亮者轉紅而吉陽莖腎之關也上止一粒身必少而痘美氣血調和之美

發腎見黑黑可轉而為紅龜頭一粒如櫻桃氣血調和終不逆

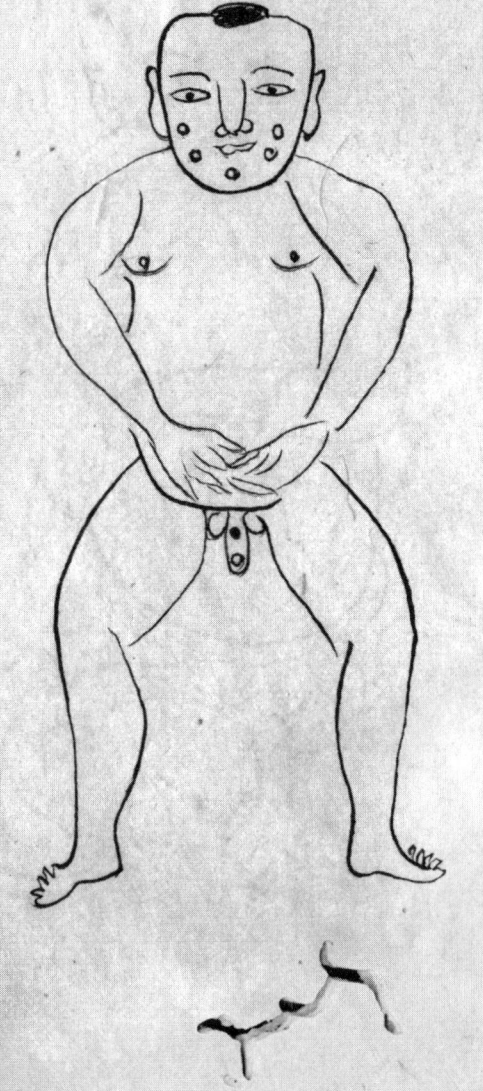

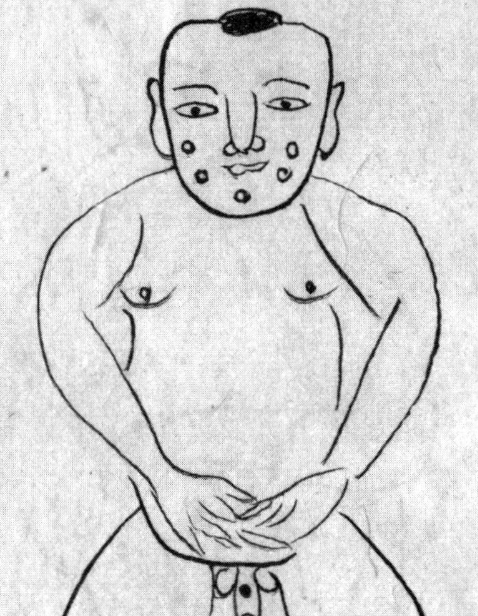

元門兩腎也屬
水男之龜女之
牝疔火不生若
疔生于此大凶
耳孔交骨之前
腎部也生疔名
豢虎其色紫黑
速宜挑破

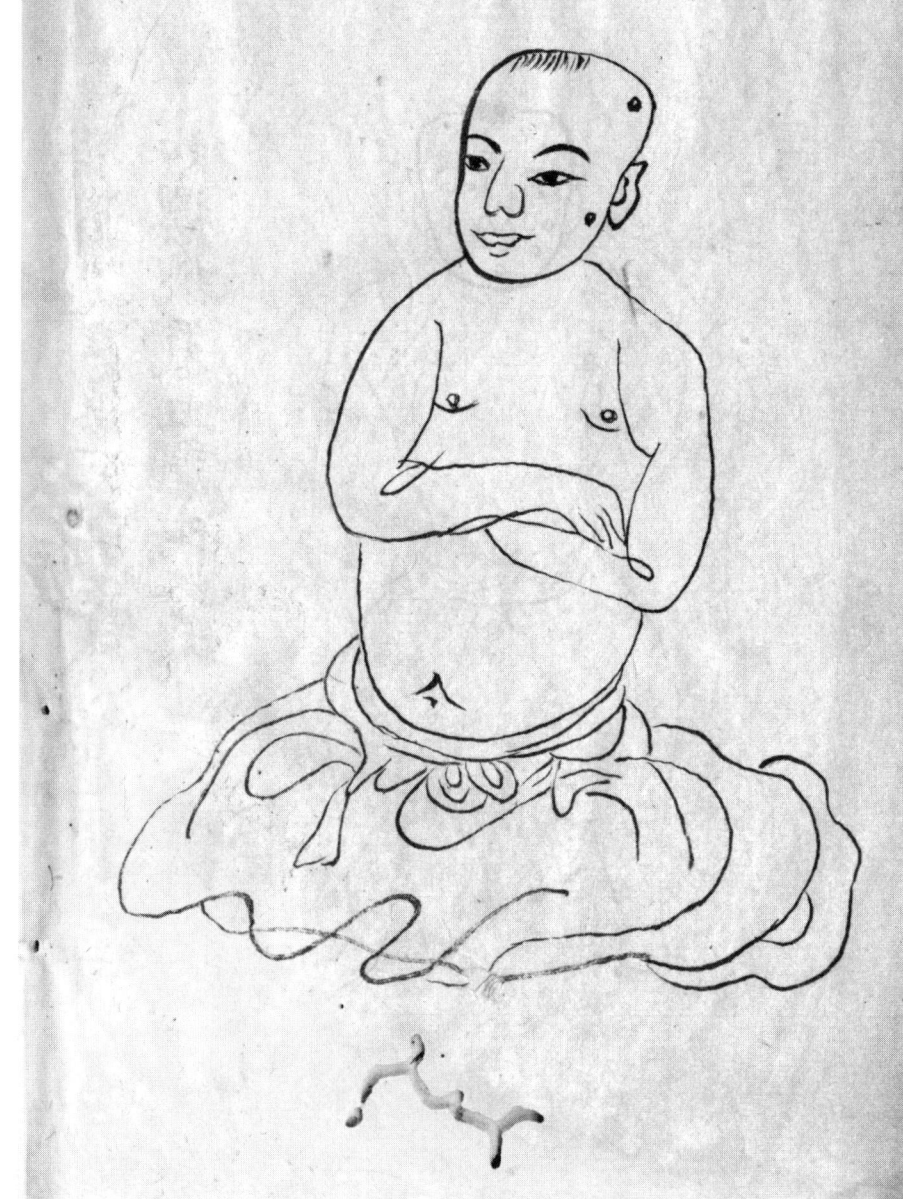

交骨耳邊前一寸腎部也痘治遊蚕焦紫必凸耳邊結為刀梟毒盡發于此雖痘不灌漿可治

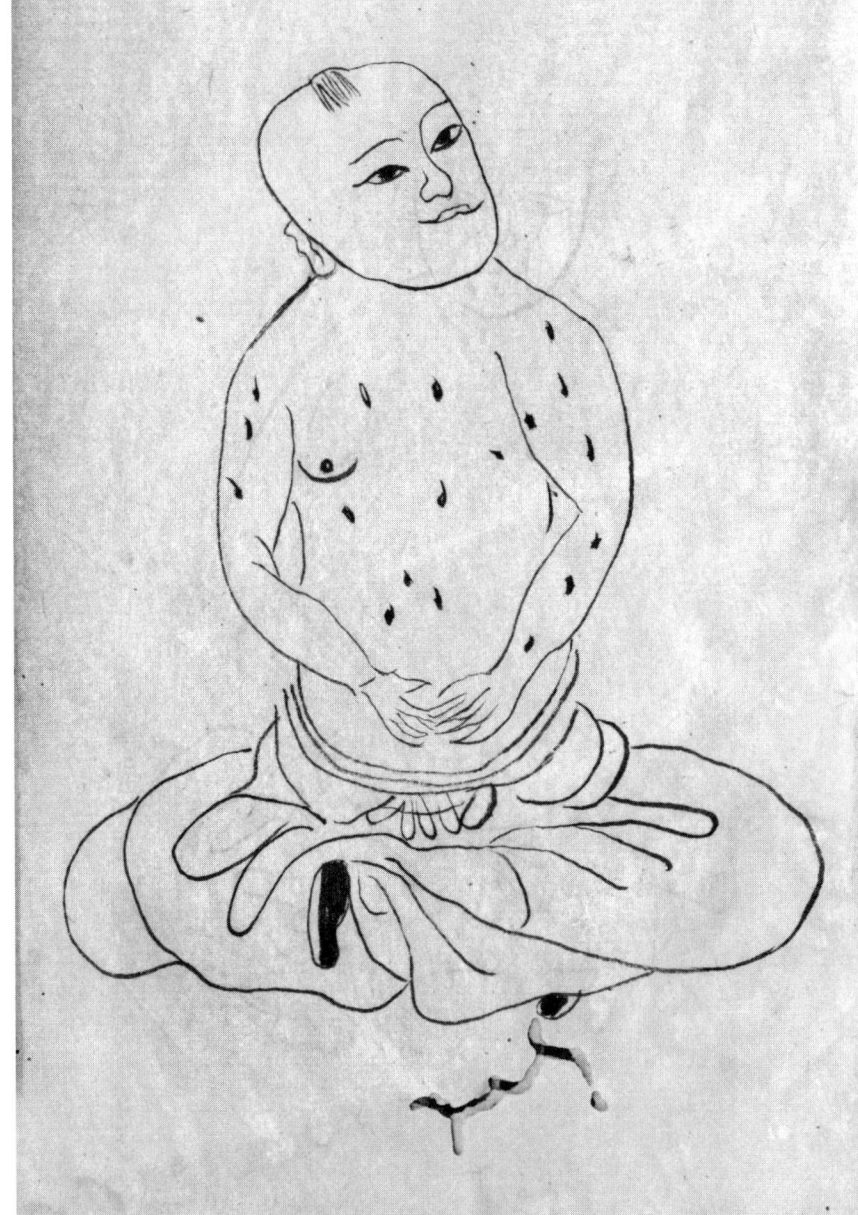

地闊不可先發乃腎之軸也若先發則痘必灰煤陷黑

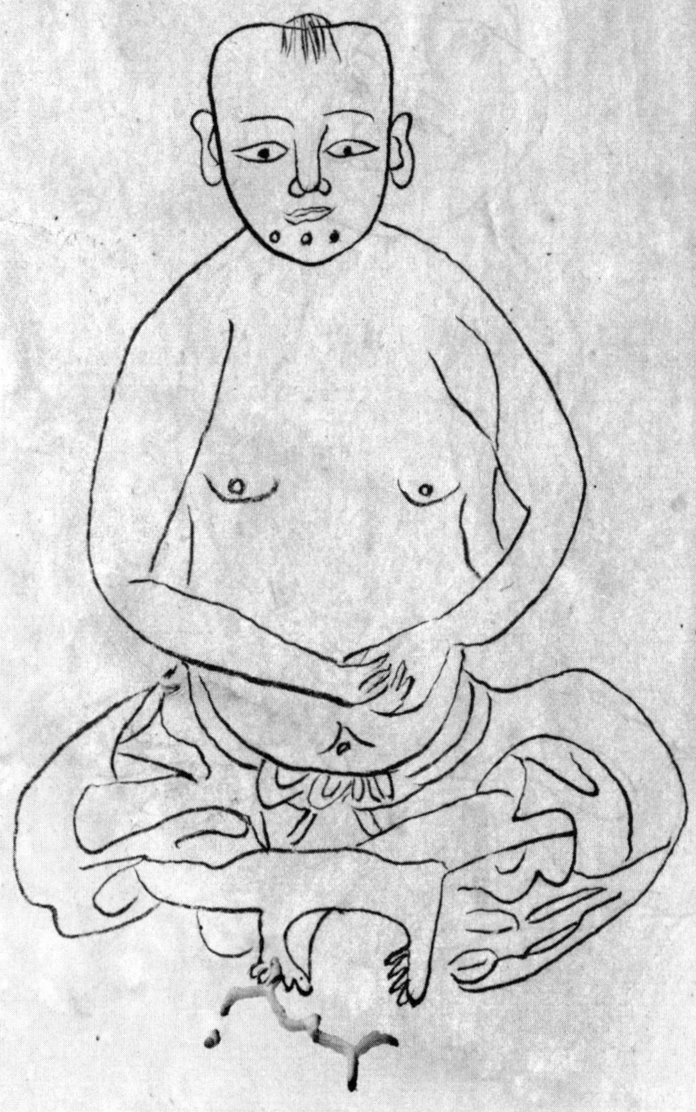

痘科正宗驗方

〔清〕玉怡亭／注

提要

《痘科正宗驗方》，清玉怡亭注。抄本。南京中醫藥大學圖書館藏，開本高二十三點八厘米，闊十二點六厘米。每半葉五行，行二十字。書中有牌記，文曰「痘科正宗驗方，光緒丁酉仲春玉氏怡亭注」。鈐有兩枚閑章，分别爲「忙裏偷閑」與「爲善最樂」。

玉怡亭，生卒年不詳。據書中牌記所考，大約生活於清光緒時代。

全書論述痘證治法、痘證四宜四忌、辨證立法及痘證諸方。書中認爲：「兒科痘症，順者不必治，逆者不能治，惟險症耳。險症治之，得法則生，不得法則不生，是治法之不可不精也。」提出痘證性質屬熱，乃諸痛癢瘡皆屬於熱之故，所以立意先言解毒，開方定用寒凉。主張痘瘡全以發透爲吉，起發必賴氣血滋培，論痘證還需從滋補氣血、疏通經絡着手，并應分清虛實寒熱。

《痘科正宗驗方》内容源於清鮑相璈《驗方新編》的「小兒科痘症」。《驗方新編》博載民間習用奇驗良方，兼收醫家精論治驗，是一部流傳極廣、影響甚大的中醫民間醫藥驗方著作。

是書收録於《中國中醫古籍總目》，未見其他版本。（張永寧撰）

目録

光緒丁酉仲春

痘科正宗驗方

王氏怡亭註

痘科正宗驗方

上

兒科痘症順者不必治逆者不能治可治惟險症耳險症治之得法則生不得法則不生是治法之不可不精也内經未言及今行世諸書皆本之於諸瘡痛癢皆屬於熱八字所以立意先言解毒開方宜用寒凉其小兒父母聞之最爲入耳寒凉似亦應然殊不

知痘瘡全以發透為吉起發必賴氣血滋培方能自内達外齊苗灌漿結痂無非陽氣為之主也寒凉則血滯尅削則氣破血滯氣破毒氣乘虛深入此痘症陷塌之所由来也譬之猪脬即尿胞若欲其脹滿必需以氣充之散其氣立即陷矣此理相同顯而易見痘

之始終全憑氣血但得氣血充足則易出易結血氣不足
則變症百出痘之欲出陽氣蒸騰小兒發熱正是
痘欲見苗斯時氣虛者宜服補中益氣湯血虛
者宜服荊防地黃湯兼寒者宜大溫中飲或大補
元煎察其體氣虛實酌而用之所謂培補氣血

踈通經絡無不立奏全功時師不明此理豈言
用補太早則補住毒氣乃愚陋之見也不知補中
即所以托毒灌根即所以發苗萬無補住之理
且有散藥在内此實先哲治痘之心傳高明者必
以為然淺學者何能窺其萬一要之治痘之法總

不外乎虛寒實熱四字何者為虛寒凡小兒向日氣體薄弱面色青黄唇淡畏寒大便糖而不結小便清白飲食减少或不甚消化等症知腹中火少出痘時必難灌漿亦難結痂氣血不足之故是名虛寒速宜温補元陽以防變症也何者為實熱或小兒氣體壯實飲食

易消出痘時大便結而燥小便赤而澀口鼻中出氣如火惡熱喜凉是名實熱察明果是內熱方可暫行清解荊防地黄湯用生地加大黄一二劑而火退矣然不可以虛火悞認爲實火察虛火實火之法全憑大小便爲主小便清白大便不燥身雖大熱乃是中宮有

寒火無所依浮而在外悮服寒凉亦有此症不得以身熱便認為實火虛火者十中八九實火者數十中一二耳

痘有四宜

一宜補氣真陽充足方能送毒出外以成痘備痘頂不起皆元氣不足之故宜服党參、白术黄芪甘草以補之二宜補血真陰充盛方能隨氣到苗以成漿空殼無膿皆陰血不足之故宜於補氣藥加熟地當歸丹參川芎之類等藥以補之　三宜補脾胃脾土壯健氣血自充飲食減少口淡無味皆脾虛之故須脾胃雙補即於前氣血藥中加枸杞故紙附子肉桂痘瘡自無陷塌之患

四宜察虛實小兒飲食有味二便如常不服藥最為穩當設或灌漿不滿燒漿不乾必察其氣分血分何處虧虛照症調補不可妄用凉藥必口臭臭尿臊便結有實火可據者方可暫行清解

痘有四忌

一忌清熱敗毒胎中陰毒必賴陽氣托送方能發出陽

氣被清陰毒內歸痘之塌陷實由於此是連翹生地黄芩澤瀉等藥非有實火者萬不可用　二忌尅伐氣血　氣血充暢痘易成功尅削下咽中氣虧而毒乘虛深入泄瀉塌陷諸症作矣是大黄芒硝山甲山查等藥在所必禁者也　三忌妄投醫藥小兒出

痘延醫診治求其有益也豈知近代醫師不分虛實総是凉藥毒輕者幾死毒重者不生是以不如不服藥之為妙客向曰痘之順症可以不藥我知之矣痘之險症可以不藥乎余曰若純用凉藥以治險症但見治死未見治愈也客猛然省悟而去

四忌吞服醫家小丸藥

近代痘師所帶小丸總是巴豆丸彼以爲痘是胎毒巴豆下行自必可以瀉去之豈知中虛下陷性命休矣小丸數粒斷非溫補氣血之藥即抱龍牛黃等丸亦與痘症大有妨碍是以最不可悞服親友處受此害者甚多目擊心傷故特表而出之耳至於前人所製人牙散獨聖散雞冠

血桑蟲之類逼毒外出旋即收陷皆非正理何曾見其治愈一人斷不可用總由發熱起痘者乃胎中之陰毒也必賴陽氣以成之小兒出痘大約發熱三日肌肉鬆透然後能見苗點苗齊熱退乃真陽內伏交會於陰復發熱三日是運水到苗以成清漿漿足熱退及至養漿真陽

外出發熱三日化毒以成膿膿成熱退而陽伏毒既化膿又必發熱蒸乾方能結痂痂落後真陽外出蒸化紅點謂之燒斑倘有黑斑乃是火衰並非因吃醬之故所謂痘禀於陰而成於陽也如此治痘之法始終當以補氣血扶陽氣為第一義用藥以溫補少加發散為

首務否則氣不足則痘須不起火不足則漿不稠且恐厥逆腹痛陰寒起而壞症作矣或問曰痘宜溫補此理甚明若兼發散豈不傷氣不知純用散藥汗多則傷氣火加發散藥於溫補藥中則血脉疎通痘瘡易出無壅滯之患受解散之功所以古方補

中益氣湯内有升麻柴胡大温中飲内有麻黄温中
補氣尚用散藥可見古人用心之妙痘之初出是不可
減去散藥也或又問曰痘宜温補兼散此理已明後
開大補元煎六味回陽飲此二方重用附桂並無散
藥兼用龍骨粟殼收濇之藥其義何取不知温

補蕪散乃治尋常症瘡之法更有一種小兒發熱一二日即遍身出痘古書無方時師袖手此乃陰毒大重陽氣太虛陰毒一發陽氣已消故瀉痢不止瀉出之物多作青黑色肝氣所化胃氣將竭之兆速宜大補元煎六味回陽飲二方大劑連進可以扶元

陽可以消陰毒能起死回生之功鬼神莫測之妙二方合煎名返魂丹治痘收效指不勝屈至於清火解毒凉藥必察明果有實火者方可暫用若悞用於齊苗時則水不能升而頂陷若悞用於養漿時則漿不能稠而癢塌癢塌者真火衰也明矣當前速宜參熱並

用附桂同煎脾腎雙補大劑疊進尚可挽回否則寒戰咬牙吐瀉交作不可為矣至於身涼而膿不乾痂落而斑不化及痘後發毒皆因服生地銀花澤瀉連翹等涼藥之故不可不知熱有邪正必當體察正熱者陽氣蒸騰自內達外喜露頭而不惡寒時熱

時止兼有小汗手足溫和飲食有味二便如常所謂內外無邪不必服藥邪熱者偶受風寒頭痛惡寒四肢冷而無汗荊防地黃湯內加肉桂一錢一二劑儘可解散表邪而愈古人云熱不可盡除真格言也痘看形色痘以飽滿為形紅活為色頂陷不起是氣虛色

不鮮明是血虛宜培補氣血爲主真陽虛者乃無紅暈甚至通身皆白身凉不溫宜大補元煎陽回身溫轉白爲紅矣又有一種遍身血泡者此非血多乃氣少不能統血故血妄行急當大補元煎陽氣充滿血泡變白而成功矣庸醫不明此理謬言血熱恨用寒凉

變症日增形與色外象也必要飲食有味二便如常
知其無内病可以不服藥若二便不調飲食不下煩
燥悶亂夜中不寧形色雖好亦甚可憂必當察其
病情何如小心用藥挽回方妙形色不佳多半是
氣體虛寒手足厥冷頭重神疲便清瀉泄等症

必當大補元煎薰用附桂若泄瀉不止並當添入龍骨粟殼等藥以收濇之方可回生痘以紅爲貴有圈紅噀紅鋪紅之别圈紅者一線紅圈緊附痘根最爲佳兆噀紅者痘根血色隱隱散浸亦氣不收之故速宜大補氣血鋪紅者一片平鋪

無痘之處亦紅所謂地界不分若蕪不惡寒口臭而渴小便臊而短大便燥而結內熱有據宜白虎地黄湯以利之熱退身凉即宜平補不可多劑又有一種錫光痘身凉不温色白不紅此乃陽虚陰象也宜大補氣血附桂同施氣足陽回痘根紅而綠

稠痂結矣又有一種根無紅盤頂含黑水者乃陽氣大虛陰氣凝結亦宜大補元煎兼用附桂黑水化而爲膿矣痘有五泡曰水泡膿泡灰泡血泡紫泡痘有五陷曰白陷灰陷血陷紫陷黑陷水泡者皮薄而明經言氣熱生水要知清漿皆水何以不成

膿火少故也必當薑桂附子等藥大劑陡進水必成膿若悞用凉藥作瀉後轉為白陷膿泡失治則破流膿水灰泡失治轉為灰陷二症亦宜參熱附桂大劑多進若有小顆粒發出謂之子救母生意在焉血泡者乃氣虛非血熱亦宜大補元陽否則

變為血陷紫疱者其症有二紫中帶青者亦因氣虛不能攝血陰血凝結而成其人必身倦惡寒舌胎白飲食不多大小便清白速宜大補元陽否則變為紫陷又有一種紫黑焦枯者乃純陽無陰之症其人必口乾惡熱小便短大便結此實火也宜清涼

解毒白虎地黄湯酌加大黄以行之但得線紧尚可
望生失治轉為黑陷又有一種小兒因服凉藥腹中
作病嘔吐瀉利将成慢驚頭面大熱唇焦舌黑亦
似實火此乃火不歸元之故實火者二便祕閉虛火者
瀉利不止全在細心體察方得其真經云有者求

之無者求之實者責之虛者責之蓋言萬病皆當體察寒熱虛實醫治痘症可概云實火肆用苦寒剋削以戕人性命耶痘至開盤頭面腮頰亦腫謂之起脹至膿成漿足痘回而脹消謂之收脹蓋緣毒氣由內達外此時尚在肌膚之間故腮頰亦隨之

而腫迨至膿成漿足毒氣盡化為膿而脹自消亦必
脾胃强健方能如此若當起脹而不起脹乃由元氣内虚
不能送毒外出之故宜用大補氣血之藥少加發散大補
元煎大溫中飲相間服之盤自開而脹自起若痘未開
盤面頭面先腫乃元氣大虚不能攝毒餘毒留於肌

肉之間不能盡化爲膿所致亦宜大補元煎大温中飲相間脹之餘毒盡化而脹消矣痘書云痘出稠密封眼者有救不封眼者無救此言不確起脹者有救不起脹者無救此言甚確封眼者眼弦多痘胭脂水塗之仍可以不封眼不起脹者乃元氣大虚何以送毒外出必當大

補元煎附子肉桂大劑多進脹起而毒化一定之理也痘之緊要全在養漿漿成則毒化漿不成痘斯壞矣自發熱見點齊苗灌漿無非為養漿而設若顆粒稀疎根盤紅潤精神爽健二便如常乃上等痘也可以不藥倘形色平常全憑用藥助其氣血以

養其漿最怕者無熱全仗真陽充足出而用事方能化毒成膿設陽氣不足何以蒸化其毒宜大補陽氣實為上策緊防泄瀉瀉則中虛陽氣一虧毒必內陷之當預為隄防補其陽氣助其脾胃漿乾痂結而成功矣煎藥方無非補中益氣湯大補元煎之類

相兼服之萬不失一而世之面麻者皆因不明是理養漿時被庸醫悞用消伐之藥中氣下虧所致若於養漿時大劑温補氣血充足落痂後斷無面麻之患又有一種小兒痘後滿頭潰爛名曰虛陽貫頂又曰髮痘經年不愈此乃出痘時悞服凉藥胃中受寒無所依上冲頭

頂譬之火爐中以水潑之則熱氣必上冲此理無二速用大補元煎大溫中飲相兼服之引火歸元旬日可愈收結收者漿回而脹收也結者膿乾而痂結也收結如法其功成矣倘漿回而腫不消膿成而痂不結亦是真陽不足身無熱不能乾漿化毒故膿漿充足必賴陽氣薰蒸方

能結痂陽氣二字非痘症始終必需之至寶設此時氣體虛弱不能結痂必相其虛實無非培補氣血無不立見奇功又有一種漿不能乾而生蛆謂之蛆痘總由陽氣不足之故俱宜大補元煎大温中飲相間服之膿自乾而蛆自化痂結而愈痘本胎毒自内達外若出

痘時盡化為膿痘後無餘毒矣當其初總宜培補
元陽兼用散藥毒氣方能盡出化而為膿時師用黄
芩連翹澤瀉等藥在彼以為凉藥可以解毒豈知痘乃
胎中陰毒得陽氣則行得凉藥則滯毒氣因凉藥
留滯於肌肉之内痘後所以發為大疽名之曰痘毒

皮色不變者居多宜大温中飲散劑全愈其色紅白
相兼者半陽半陰症也荊防地黄湯與大温中飲相
兼服之數日亦愈荊防解其凝結薑桂散其寒凉
所以可愈倘時醫見之不分陰陽統言火毒仍用生
地連翹銀花等藥以致堅腫不消潰爛不斂清膿

淋漓久而不愈漸至泄瀉不食脾胃一敗不鮮艷矣若紅而帶紫者乃陽症也方可以荊防地黃湯愈之大便結者下之然陰症多陽症少痘後並未見有陽症之毒也

痘症諸方

補中益氣湯　此方補氣散毒氣虛者初出痘時服三

四劑痘易起發痘頂陷者亦宜服之

党參三分 黃芪二分 白朮分半 炙草一分 當歸二分

陳皮五分 升麻三分 柴胡三分 加薑煎可與荊防

地黃湯相間服之 荊防地黃湯此方補血散毒初出痘

時服三四劑痘易灌漿與前後各方相間服無所不可

荊芥一分 熟地四分 山藥二分 丹皮一分 防風一分
雲苓一分 山萸一分 生草一分 加生薑二片黃酒沖服

大溫中飲 此方補氣血散寒邪提痘漿散痘毒凡痘頂不起空殼無膿嘔吐泄瀉脾胃不開痘色不紅將欲塌陷速宜煎服並與大補元煎相間大劑連進溫中

散寒立時超發功難盡述　熟地五分　白术三分　山藥二分
党参三分　黄芪三分　炙草二分　柴胡二分　麻黄一分
肉桂一分　炮薑一分　加薑三片灶心土水煎濃用夏
布擰出藥汁少加黄酒多次灌之不可減去麻黄汁多減之
大補元煎　此方大補氣血耑治痘疹悮服凉藥嘔吐泄

瀉痘不起發危在日夕速宜大劑連進不可减去附子六味回陽飲相間服之立見奇功有鬼神莫測之妙倘二三劑後泄瀉不止酌加附子更加龍骨粟殼各一錢倘泄瀉全止減去附子若附子太多則小便閉塞

熟地五錢　党參三錢　山藥二錢　杜仲二錢　棗仁二錢

枸杞二錢 萸肉一錢 炙草一錢 故紙二錢 白术三錢
肉桂二錢 附子一錢 加生薑三片 好棗 核桃仁三個
打碎為引 痘後減去附子 只用肉桂數分 調理數劑
六味回陽飲 此方大補元陽 專治小兒氣血本虛 痘
瘡白塌或悮服凉藥 嘔吐泄瀉 將成慢驚 危在

傾刻速宜服此方倘有轉頭即加入大補元煎之內同煎疊進名返魂丹真仙方也 附子一分 炮薑一分 當歸三分 肉桂二分 党參三分 炙草一分 加胡椒細末三分灶心土水澄清煎藥或減去附子亦名六味回陽飲以多進為妙

白虎地黃湯此方去實火

解邪熱湯治小兒出痘發熱不退口渴喜冷痘瘡黑陷小便赤澀大便閉結口鼻氣熱等症酌加大黃以行爲度若二便清白不喜飲冷身雖大熱乃是虛火仍宜溫補所謂甘溫退大熱不可妄投此藥此方乃備而不可輕用之方也

石羔三小　生地二小

當歸三分 枳殼一分 大黃分半 木通二分 生草一分

澤瀉一分 引灯心二子 熱退身涼即宜荆防

地黃湯調理之辨痘法小兒發熱五指稍及中指冷

是痘疹中指熱是風寒看耳法詞云耳後紅筋痘

必輕紫筋起處重沉沉兼青帯黑尤難治用藥

精詳也得生暑月出痘房中多置涼水心自清涼
冬月出痘房中多置炭火以除寒氣使血氣和暢
出痘免驚不可驚動此最要一經驚動則易成痘
前痘後驚風抑且停凝不發證記爲妙舌上生痘
銅菉一分 雄黄一分 硃砂八分 銀硃一分 人中白研匀搽之

小兒出痘有名赤斑核者形如瘰癧發無定處多在活肉筋骨間則遍身之痘皆不發起盡歸於有瘰癧一處危症也治法將瘰癧用手撮起以紅繩緊緊札住然後用獨蒜瓣貼於患處艾灸七次務將瘰癧灸至不知痛癢除其艾蒜庶痘可發生通身紅

活矣此即痘疔之類照痘疔各方治之可也　痘出一半忽然不語昏迷不省人事手足冰冷目閉面青唇白氣息俱凉此厥陰症也用雄雞一隻生剖開去腸雜以燒酒噴雞肚内敷臍上用布紮緊約一柱香久取出連換數雞其痘乃發其人自愈其效如神

熱症方形虛症又現元氣本来虛弱而毒氣猛烈以致痘出不快其症解毒恐傷元扶元又恐助熱頗難用藥照上方用雞斅臍上屢用如神妙哉

上身痘已起脹下身痘尚未出或出而陷下不起須好熱燒酒用紬蘸酒乘熱熨之其痘自出

屢試皆驗如不見效照前方雞敷臍上之法神效

凡心煩氣喘妄語見鬼以不落水猪心血和冰片丸如芡實大每服一丸以紫草煎酒下少刻下瘀血神清痘即紅活透出此方醫所不能治百發百中神應非常

兩頭痘自胸以上自臍以下俱有中間一截全無者名

兩頭痘此氣血不能貫通於上下而腰臍之間恐爲寒毒凝滯也若不急治七日之後必變灰白之症矣見點時急用

生芪一錢半 當歸二錢 赤芍二錢 桔梗一錢半

防風一錢半 厚朴一錢 續斷一錢半 白芷二錢 山查一錢

木通 入黄豆三十粒煎服之後中間有痘乃可無虞

蛇皮痘遍身俱無空地狀若蛇皮故以是名必乾枯不能作漿至十二三日而死此症發熱之時寒戰咬牙口氣臭甚此惡候也急與解毒用解毒湯日進三四服及痘出密如蚕種不明乃用　前胡錢

川芎二錢　丹皮錢　梔子錢半炒黑　紫草茸錢半　連翹二錢

人中黄一分　牛蒡二分　黄芩分半　紅花分半　連進數服乃分顆粒其後加生芪白芷去人中黄紫草黄芩紅花等藥其水漸升乃用參歸鹿茸湯加丁桂白芷白芍次加白朮其漿乃足漿起之候竟似蛇皮落痂之際或疕連皮而去遍身如蛇退殼手足指甲無

一末落毛髮悉皆脫換其症果蛇皮也善以治之亦竟安全可見不治之症亦勿棄而不治也但症惡烈藥必猛攻而遷延觀望豈能救乎　空倉痘痘雖肥滿內是乾枯全無血水是名空倉也其痘硬者鐵殼空倉痘至如是其必死矣此等之症其氣雖盛其血

必虧或又以前失於解毒致毒火内熾其血愈涸漿汁乃血之所化血枯故是空倉有一小兒出痘甚多體性又弱醫人不明氣血之理只謂保元湯乃治痘至穩之劑人參用去數錢其痘竟無漿汁請余往視余曰此空倉也汝試以針刺之剔破之痘俱無血水其家大驚余

曰無妨此氣有餘而血不足也乃用　川芎八分　炙芪八分

白芷八分　牛子八分　肉桂八分　歸身二錢　鹿茸二錢　白芍一錢

大生地二錢　穿山甲四分　連進二服漿脚來矣乃去牛

子而又以補血爲君補氣爲臣其漿乃足而愈

血泡痘滿泡通紅其内是血故名血泡此血熱毒火

不能運化以成漿故有此症急宜凉血清毒用

生地二分 赤芍二分 紅花分半 紫草分半 丹皮二分

牛子二分 黄芩分半 白芷二分 弱者忌服查前看

形色法斟酌用之爲要

白漿痘初起發時痘即有白漿其後必成灰白癟塌而死其漿必由脚

而起乃為順症此毒參陽分而陰血不能運化故不久而即陷伏也但初起之際間有數點即刺去其漿隨刺隨長有漿則又刺去時時看視不可迨玩內服千金內托散大補氣血乃可無虞若遍身如此則難治矣慎之慎之或照前看形色法大補元煎治之更妙

千金內托散

人參錢半 當歸錢半 黃芪錢半 白芍六分

肉桂六分 川芎四分 炙草四分 白芷七分 山查八分

木香三分 防風三分 厚朴三分 茱萸痘其痘

不甚起眼四弦起而中暑陷痘有亂紋於頂上形若

茱萸名茱萸痘其後必空漿倒陷而死此毒盛

而中氣又虛故痘頂有紋而不尖圓也看一小兒
出痘如此諸醫皆云難治請余視之見痘中間多
有黑眼余曰以毒凝而氣不能升其毒將入臟腑
急為解毒行氣猶為可救方用　生芪一分
牛蒡一分　連翹一分　赤芍八分　升麻五分　白芷六分

黄芩五分　黄連二分　甘草二分　川芎一分　蟬退二個

外以楊柳煎水洗之連服數劑其痘尖圓淨紋與黑眼俱無其後以補氣爲君補血爲臣治之竟愈

漏痘未成漿頂上有孔漏出汁水堆聚而結形若癩頭俗呼漏瘡此因表虛不能養漿故不傷而

自潰也急宜補氣健脾固其肌肉乃可救也若遍身俱潰則必死矣須用 人參一錢 炙芪錢半 當歸錢半 官桂一錢 川芎錢半 白术二錢 白芷二錢 炙草一錢 丁香八分 淮山錢半 加龍眼蓮子各二錢 同煎服

蛀痘者痘有小孔如尉嘴大似虫蛀之眼故曰蛀痘此腠理不密乃

有是症若不急治大泄元氣必成灰陷而死矣須用

人參一錢 炙芪一錢 當歸錢半 炙草一錢 肉桂八分

丁香八分 加荔枝爲引必孔秘而痘乃起脹行

漿也 瑠璃痘此痘雖光亮全無血色明若瑠璃

略擦即破内俱清水而或出血総無膿漿此氣血

不能運化毒氣而然迨後必音啞痘若起旋見有
此等急取其尤者而刺去其水再用寶爕散

人參一分　黄芪分半　當歸分半　鹿茸一分　白术二分
淮山二分　山查分半　扁豆二分　白芷二分　炙草一分

加黄豆四十九粒或用大補元煎亦可更妙

草尾珠痘徧身俱陷惟尾脊骨一圍飽滿潤澤其明如珠猶之草尾露珠也盖尾脊爲腎強精髓充足急用内托之劑則徧身之痘旋還起矣

黑痘前篇之藥施治爲要痘毒隨血而出毒盛血熱熱毒相並之甚故其痘乃黑也此必

死之症古方雖有數條總以凉血解毒爲主姑
載於後以備參用初見黑點在皮膚之間者用
硃砂冰片牛黃或用猪尾血調人牙散好酒同服
初出點便黑者用紫草茸二三錢好酒調服又
皮膚發毒紫斑者用紫草一錢　紅花八分　荊芥八分

防風八分　牛蒡八分　生芪八分　木香三分　甘草三分

升麻五分　又黑痕併黑靨者用蟬退五個　紫草茸一分

又黑如煤炭血不紅活者用　紫草一分　紅花八分　生地一分

牛蒡一分　赤芍分半　又黑而軟者氣弱而血熱也

用保元湯加紅花分半　紫草一分　生地分半　又焦黑潮熱

煩燥者用小無比散三戕加紫草生地紅花磨犀角調服人牙散人牙自落者火煆存性入韭菜汁倅之研為末加射香五厘穿山甲一分用雞冠血葱白煎酒調服保元湯 人参一分 黄芪小半 當歸小半 川芎二分 紫草小半 紅花一分 肉桂八分 防風一分

痘科正宗驗方

下

小無比散　滑石六兩　石羔一兩（煅）　寒水石五錢（煅）　鬱金五錢

甘草五錢　共為細末調服（以上三味水煎透焙乾）

頭面頸項諸痘與前各方參看。諸痘未出，獨於印堂先現一顆者，名曉星報點。此痘能閉諸痘之毒，急宜以燈火燒之。但小兒畏燈則必然緊閉，須用銅錢一個印於痘上令痘從錢眼暴出然後燒之乃不差誤一兒出痘稀疎潮熱不退余見天庭有痘二顆其異常余曰此宜去之其家不信余言至次晚復來請余謂其兒潮熱復大作煩燥驚譫痘皆變色余往剔去其痘以藥敷之痘出熱退人安勿謂此爲無害也

痘出點稠密其天庭地角雖然明朗而兩顴甚秘一片丹紅不分界地此毒在肝肺若不急治一經咳嗽失音則難救用　前胡一分　赤芍小半　紫草茸小半
生地小半　丹皮二分　牛子小半　連翹二分　川芎小半
黄芩二分　黄連一分　木通二分　甘草一分　煎服

外用水楊草煎水時將洗面其痘立即轉色又或以胭脂米擂水擦痘上亦能解毒活血但更難於辨色耳嘴角有黑痘一粒而獨大者名單鎖口兩嘴角俱有黑痘者名雙鎖口皆惡候也此毒凝於胃主不食而死見此須宜剔破用口

吸去惡血以拔疔散毒之或可救也鼻孔邊有痘名攔門痘此為凶痘承漿即人中處廣頷先有數點者亦凶喉窩之痘主煩悶耳後窩頸項窩有痘皆不吉又或不拘何處有痘獨大異常者非賊痘即痘疔能閉通身痘毒俱宜速以燈火燒之

或挑破用口吸盡惡血以拔疔散毒之可救也

痘出而喉窩及頸窩甚多者名猪頸又名鎖項

竟至於頤者又名托頤主飲食不進或喉爛或音啞

而死急用　山豆根一分　元參二分　桔梗二分　甘草一分　生地一分

川芎二分　歸尾小半　木通二分　牛蒡二分　煎服

眼中生痘真新象牙磨水點眼其痘自退可

免眼瞎又方頂上胭脂取汁點之最妙又方蜒蚰

虫兒數眼皮上周圍走動吐出涎水其痘自散屢

試如神又方照後痘風眼起翳紅赤鯉魚膽

點之又方細茶口咀敷眼外又方益母草熬水

出膿臭穢流膿口吐臭膿者皆其内中有痘不能結痂潰而出膿不必施治内痘成膿則毒已化自可無虞痘風餘毒入目致生翳筋膜或成瞇目蝌眼蛇蟬全者一条 馬屁勃一两 皂角十四粒蛀者勿用共入瓦礶用泥封固泥内加盐火許

以免出氣連罐燒紅存性候冷透火氣取出研末每服三錢滾開水送下神效　又方頂上腦脂浥水舖紙以新筆在紙上蘸水一日點三次三日即愈極效　又方仰卧床上取黃鱔尾上血滴入閉目少頃拭去一日三五次即愈重者數日全

愈但必須鱔尾血每次換一鱔用過即可放去諸
藥不發者用此法極驗若痘後兩月難開用
兎糞二分 蜜蒙花一分 蟬殼一分去足 穀精草一分
共為末用豬肝竹刀切開每肝一兩入末一錢包
肝內蒸熟去藥除汁食肝神效 又方服藥用

黄連一分　黄柏分半　黄芩一分　元參二分

乳汁飯上蒸熟搽之　又方黄豆口嚼成餅

數之痘後常常鼻流涕鼻不可闞此名鼻淵乃熱

毒聚於肺經而熱蒸肺竅也用　絲瓜近蒂五寸

黄芩三分　梔仁二分　牛蒡二分　甘草一分　同

煮服外用絲瓜藤燒灰為末吹入鼻中並以絲瓜
燒灰調酒服亦可或松花粉聞鼻中治之甚效
痘後靨不盡落此氣血兩虛急宜大加培補斷不
可服凉藥否則必成慢驚之症難以解救則更
費力須請名醫加意用心調理斷不可忽畧若

顖門下陷尤宜急　痘後唇口生瘡上唇有瘡虫食其名曰狐下唇有瘡虫食其肚其名曰惑皆由裏熱生虫内食臟腑乃有此症形也必其人昏昏好睡不思飲食其聲嘶啞而音不亮即狐惑也此症乃係惡候也必致鼻崩

一落伏聲而死宜用除隱丸治之爲妙　黃連二錢

蘆薈一錢二分　使君子肉三錢　白蕪荑一錢五分

蟬退三分燒灰　川楝子肉一錢　共爲末用真烏梅

洗淨去核搗爛和末爲丸米湯送下

痘後齒癢或出血此餘毒留於胃經將成走

馬牙疳若不急治其後牙齦腐爛日落一齒滿
口落盡而死當發癢之時急宜用　連翹二錢
牛蒡二錢　薏苡錢半　石羔二錢　生地二錢
銀花二錢　紅花錢半　甘草五分
煎水時含口內　痘後昏迷亂語當時毒氣

已散元氣未復精神疲倦故昏昏喜睡唑唑之不醒亦自無妨若連日不醒口内喃喃自言自語形如醉人此乃邪熱乘於心胞也宜用導赤解毒湯或以安神丸主之用 木通二分

車前二分 生地三分 門冬三分 甘草一分 茯神二分

石菖蒲二分　梔子二分　党參二分　灯心湯下

安神丸　牛黃五分　黃連五分　當歸二分半　炒梔二分半

共為末入猪心血和匀為丸硃砂為衣灯心湯下

若無真牛黃則如川貝胆星琥珀代之

痘後膿血去盡脾土已虧氣血俱衰邪易入

而食易傷故或感風濕或傷飲食或滯餘毒皆發爲浮腫然感冒風寒者多自面目先腫而身熱口渴宜用 升麻一分 柴胡分半 雲苓八分 木通七分 車前分半 防風分半 大腹皮一分 甘草分 薑二片 葱一条煎服微汗而腫自消矣 有感濕氣而

腫者多在足下先腫其形光亮以手按之而即有窩其起亦緩且其人好飲而小便赤澁以水洗之而更腫者此水腫也治當健脾利水為主宜用

蒼术二錢　厚朴一分　木通二分　車前二分　滑石一錢

瞿麥八分　澤瀉二分　猪苓一錢　茯苓皮二分　大腹皮半

使小便清利其腫自退外用蒼朮檀香燒烟薰之以被蒙蓋令出濕水其腫必消　又有食積而兼滯毒者多自腹先腫起必腹中隱隱作痛不思飲食且腹有微熱大便黃臭小便赤澁者滯積而腫者治當消導解毒為主宜用蒼朮二香

厚朴一錢 陳皮錢半 大腹皮錢半 香附錢半 川芎二錢

山查錢半 神曲一錢 牛蒡二錢 連翹二錢 木通一錢

車前二錢 雲苓二錢 半夏錢半 甘草一錢

又有脾氣不行而浮腫者，其皮如鼓，按之難下，乃氣腫也。治當理氣為主，宜用黨參一錢 白朮二錢 官桂一錢

麦冬二錢 大腹皮二錢 陳皮二錢 桑皮二錢
薑皮一錢 茯苓皮錢半 木香一錢 澤瀉二錢
車前二錢 木通二錢 又有血不行而腫者其
皮膚之内隱隱若有血路是血腫也治當活血為
主用四物湯加 党参一錢 陳皮錢半 香附錢半 木通二錢

雲苓治之使血行而腫自消矣 又有

面目四肢腫者屬脾因表虛為風寒所侵而

腫宜發汗而腫自退用加味五皮散主之

羌活二錢 防風二錢 桂枝一錢 防己錢半

蒼朮二錢 木通二錢 五加皮錢半 桑皮一錢

大腹皮分半　茯苓皮二分　薑皮一分　甘草一分

又有腹脹如鼓眼胞微腫者屬脾胃素虛土弱不能制水以行水蓄而不行故浮腫也　又或傷食積脾滞不能消以致濕熱內蓄而腫者俱以厚朴湯治之

蒼朮二分　厚朴一分　陳皮一分

大腹皮錢半 茯苓皮二錢 豬苓二錢 木香八分

水腫者其陰囊亦腫加 澤瀉二錢 滑石一錢 車前二錢

木通二分 葶藶錢半

積滯腫者加 山查二錢 神曲二錢 三稜錢半 莪朮錢半

通治一切浮腫 萊菔子四錢半炒 川椒三錢半 厚朴五錢

白朮一兩共爲末作丸以棣皮二分煎湯送下

又虛弱而氣不行者用肉桂磨酒服外用燒酒擦之

痘風瘡逢春即發用黃丹二分黃芩二分黃柏二分

輕粉二分共爲末猪油調敷即愈

孕婦痘症妊娠出痘痘家最忌蓋痘毒

出於五臟痘毒發越則風火相搏必致動胎胎動則氣血耗散勢必不能送毒行漿況痘家用藥多主溫補如半夏肉桂之類皆姙婦所忌而黄芩烏葯又非痘家所宜此孕婦出痘所以最難調治也如遇此總以清熱安胎為主有孕之婦

遍出痘時急宜遠出迴避若至出痘當發熱時節以保胎爲本以托痘爲標仍用升麻葛根湯加酒炒黄芩土炒白术以保護其胎元夫黄芩寒凉易至冰毒若無孕不敢早用方有孕而毒火薰蒸不用黄芩以清内熱胎必不能保矣至於

出痘始出齊熱或未清黄芩亦不妨再用孕婦出痘始終以安胎爲主故見點後多服安胎飲爲佳若口渴者則用人參白术散加減滯者則用黄芩湯合四君子湯加訶子血動者芩連四物湯腰疼者保胎散宜早服總之不問輕重悉以清熱安胎爲主

安胎飲　台党一分　白术一分　條芩分半　當歸分半
白芍二分　川芎分半　砂仁八分　蘇葉一分
陳皮一分　熟地分半　甘草五分　生薑三片
紅棗三枚

黄芩湯合四君子湯　黄芩二分　白芍二分　人參一分
茯苓分半　白术二分　訶子分半　甘草八分

芩連四物湯　當歸二錢　白芍二分　地黃錢半　川芎錢半

黃芩一錢　黃連錢半　保胎飲　玉竹四錢酒蒸

當歸二錢酒洗　續斷錢半酒炒　杜仲錢半鹽水炒　茯苓一錢

黃芩一錢酒炒　白朮一錢土炒　川芎八分　甘草八分

灌漿之際症暈紅紫此血分有熱必用清毒活血

湯内有黄芩外加白术五六分以固胎元胎必不動若
痘暈淡紅以及淡白必用千金内托散倍加參芪
去肉桂外加白术一錢以固胎元胎必不動此母子兼
治之法也孕婦出痘以安胎爲主若從前未能按法
調治至熱氣内蒸而墮胎者多矣遇此等症令老

成穩婆撑扶產母以熱水淨沐下身其上床炕不要倒睡必須强坐一二刻用滚水充白酒一鍾入童便半盞和服行其瘀血若痓稠蜜用加味保元湯氣血虛甚十全大補湯若小腹急痛瘀血未盡也宜黑神散以祛除之寒凉藥味切不可用也

加味保元湯 台党一钱 黄芪钱半 當歸二钱 川芎二钱
白芷钱半 桔梗二钱 厚朴一钱 紫草一钱 防風二钱
牛蒡钱半 白芍二钱 肉桂一钱 生薑一片

黑神散 熟地钱半 當歸二钱 川芎二钱 甘草一钱
肉桂八分 炮薑八分 蒲黄钱半炒 黑豆十五粒 香附钱半醋炙

童便酒煎服若産後出痘只以大補氣血為主十全大補湯是此時要方内有白芍亦用好酒炒熟不可妄用寒涼以傷生發之意也

引牛痘論痘何以曰牛也痘之種自牛中來也外洋向無此疾後由他處傳染患亦滋多惟畜牛取乳

之家獨不沾染醫人欲窮其故見牛乳傍有青藍小疱形與痘類因悟牛之患痘必輕以之傳人必然無害於是按古針刺法取牛痘之漿種人兩臂消爍清冷淵二穴旬日果於所刺之處隨出數顆按日灌水按日漸漿按日結痂落靨無一損傷無一復出蓋牛土畜

也人之脾屬土以土引土同氣相感同類相生故能取發若此痘種自牛而來故曰牛痘也

其曰引何也曰痘之為毒受於先天感於時氣散於經絡男女交感之會先天胎毒既有淺深感時行之氣複有善惡而散於經絡分配五臟又有輕重

正痘有發熱即現點者最險之症腎經之毒也由腎而肝而心而肺而脾傳經就多其症亦遞減故痘之發毒腎最重脾最輕按古痘苗塞鼻法亦必五臟傳徧始能發熱緣鼻者肺之外竅也苗塞鼻孔中其氣先傳於肺肺主皮毛肺傳於心心主血脉

心傳於脾脾主肌肉脾傳於肝肝主筋肝傳於腎腎
主骨痘毒藏骨髓之内感苗氣而發其毒自骨髓
盡達於筋腎藏之毒解矣自筋盡達於肌肉肝藏之
毒解矣自肌肉盡達於血脉脾藏之毒解矣自血脉
盡達於皮毛心藏之毒解矣自皮毛盡達於顆粒

肺藏之毒解矣苗氣必歷五臟層遞而入內毒亦必歷五臟層遞而出此傳送之次序也今種牛痘法擇於兩臂中消鑠清冷淵二穴上下交連之處種之似與塞鼻孔法有異殊不知二穴部位乃手少陽三焦經也三焦者人身最關要之府如天地之三元總領五

臓六腑營衛經絡通内外左右上下之氣三焦通則内外左右上下皆通得其關要之處引之直從皮毛血脉肌肉筋絡同時直傳而入使縱有胎毒深藏於腎亦自然同時引挈而出如引路然引諸坦途則無顛蹶之患如引線然引其端緒則無棼亂之憂

金鑑所謂引其毒於未發之先者即此意張遜玉種痘新書所謂以佳苗而引胎毒斯毒不横而症自順者亦此意故凡種痘皆用引法而引毒從皮毛血脉肌肉筋骨同時而出則牛痘最捷也痘為小兒一大病當天行時人人尚思遠避今無故取嬰孩而與

之以痛可乎曰非也譬之捕盜乘其羽翼未成就而擒之甚易也譬之去莠及其滋蔓未延蔓而除之甚易矣人家小兒出痘如遇險症延醫服藥日夕守視多少艱辛問卜求神多少驚恐其輕者亦須多方調護今此痘則止種四顆或六顆小兒嬉笑飲

食一切如常旬日之外告厥成功無災無害不惟小兒省却疾苦即育子者亦省却憂勞法誠善也或問種牛痘有死者否曰斷無致死之理予大時來出天花之先就有種痘之家因京都人不信者多後牛痘局種者頗廣萬無一失勿藥有喜人所共知若非

種者甚多無誤豈能信乎人誰不愛兒女誰不慮及出痘一事必要過了這個關頭方算得是自己兒女今有種洋痘一法不避風不禁口行所無事豈不大好奈何猶不能盛行只是人不能堅信怕出了洋痘過着天行痘子又會復染夫廣東行此近四十年

所問廣東人多矣皆言從未有復出者廣東四十年來所住之人在外省仕宦商賈者不少未聞有再染天行時痘者就是湘潭雖未盛行前三四年也有十數家出洋痘向曾再染天行痘子來今年有幾家種了洋痘信不的確又吹苗試之並不復出此亦實

實信得過了或謂種洋痘者過十年當復出果爾則十年一四百年不過十回穩穩當當也不費力況乎並無此理也試思他從兩臂點苗畧刺皮膚微見血點到次日已無形跡了若不是直達臟腑如何過了三四日方見紅影又三日長水三日灌漿三日結痂如期不爽與吹苗

一般長得晶圓飽满比吹苗之痘更好看些盖先天之毒藴於無形以氣引氣而痘出焉吹苗是以氣引氣點苗也是以氣引氣爲何獨信吹苗而不信點苗乎但點痘之家主人必須留心其結痂之後痂是尖頂斜腳則毒氣未出必要點過方能算得即不尖

頂併腳而當長水灌漿時小兒氣血不足或有泄瀉之病不能長到飽滿毒氣須出而未盡出必須重服参术等藥補脾助氣使他長得十分飽滿方好誠恐本要再點而主人自以為算得過了痘科者亦照管不到則萬中或有一二復出者蓋此法原有引至兩次三次之

説萬不可草率了事也若因本要再點未及再點遇天行痘或又復染則人皆藉口益無復有信之者矣豈不大可惜哉予考醫書載嬰兒生數日剃出臂上污血終身可免出痘一條後穴道刀法皆失傳之今點痘或其遺法也夫以萬全之法失傳已久而今復行者大約前此劫

數未滿而今洋烟入中國害人不可勝計把那刼數抵
過了故此法亦從洋來得以保全嬰兒之年壽耳
若不堅信而遵行之是違天而自外於生生之理矣
家中若有嬰兒者急速種痘為要予目擊其事
深察其所以然堅信不言欲以天下人之信因以俚

淺之詞為堅信洋痘說按洋痘之術道光丁亥行之至丙今全活嬰孩甚衆吳子猷廷其術尤精所點不下數千人以為親友所見所聞幾十年來從未有重出者誠保赤之妙手也　痘科正宗卷之終

玉怡亭光緒丁酉仲春寫於幽靜山房

痘疹簡易良書

〔清〕李文煌　李　鬱／輯

提要

《痘疹簡易良書》，清同治戊辰年（一八六八）朱闇如抄本。南京中醫藥大學圖書館藏，開本高十九點七厘米，寬十四厘米。是書無序跋，朱墨批注句讀。據是書記載，朱闇如於同治戊辰年（一八六八）抄於昭易牛痘局。

作者李文煌與李鬱爲叔侄關係，生卒年不詳，大約生活在清康熙年間。二人以濟幼慈航之心，載取鄭正吴《痘經》、侯獻之《痘鑒》、沈執甫《保赤書》《十竹齋經驗方》《全嬰痘疹金鏡録》及《格致要論心法》等，撮其精要，分類區目，爲之補未備，訂錯訛。其論述痘疹之原遵沈虚明先生言，爲胎育之時，受父母飲食氣味之毒，蘊於脾經，後遇濕熱流行感動而作。并將痘疹分發熱三朝門、報痘三朝門、起脹三朝門、灌漿三朝門、收靨三朝門、靨後三朝門六期，每期各分順症不須治、險症當治、逆症不治三種。

全書首録湯頭歌括，次録「小兒面部應圖」及「各圖式」，再録《痘疹簡易良書》總括卷目及正文，正文包括認痘、計日、禁宜、煎藥、服藥、貴賤用藥和認耳紋。卷一論述痘原、痘脉、經絡、部位、氣血、虚實、善惡、順逆、形色、老嫩、陷伏、癰毒、痘疔；卷二爲發熱三朝門、報痘三朝門、起脹三朝門；卷三爲灌漿三朝門、收靨三朝門、靨後三朝門；卷四入方（計三十六方），包括升麻葛根湯等；卷五入方（計四十五方），包括小柴胡湯等、異痘奇治法和看痘挑治良驗法；卷六載麻疹症治及方五首。

《痘疹簡易良書》又名《建松堂簡易痘疹良方》《建松堂簡易痘疹良書》《濟幼慈航》。《建松堂簡易痘疹良書》成書時間約爲一六五二年，現存最早版本爲清康熙元年（一六六二）建松堂刻本，藏於安徽中醫藥大學圖書館。（姚惠萍撰）

目録

湯頭歌括目録……九〇八

[一] 班：通「斑」，後同。

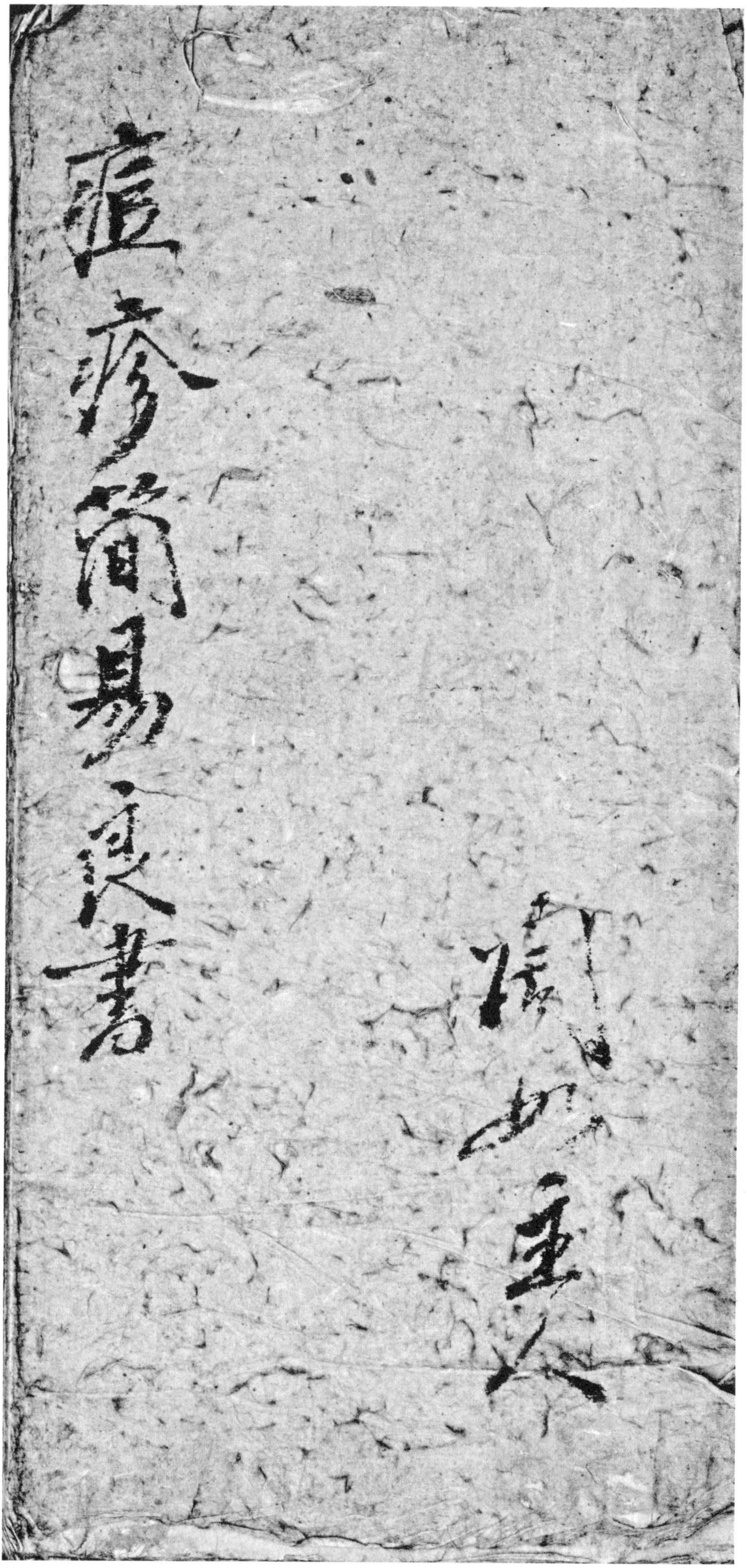
痘疹簡易良書
樹如主人

湯頭歌括目錄

許璞首

補益之劑十首附方七

四君子（湯局方）中和義參朮茯苓甘草比益以夏陳名六君祛痰補氣陽虛餌除卻半夏名異功或加香砂胃寒使升陽益胃參朮蓍黃連半夏草陳皮苓瀉防風羌獨活柴胡白芍棗薑隨

黃蓍鱉甲地骨皮艽

菀參苓柴半知地黃芍藥當歸天冬桂甘桔桑
皮勞熱宜秦艽鱉甲治風勞地骨柴胡
及青蒿當歸知母烏梅合止嗽除蒸歛汗
高秦艽扶羸鱉甲柴地骨當歸紫菀偕
半夏人參兼炙草肺勞蒸嗽服之諧紫
菀湯中知貝母參苓五味阿膠偶再加甘

桔(治肺)桑皮傷咳血吐痰勞熱久　百合固金
二地黃元參貝母桔甘藏麥冬芍藥當歸
配喘咳痰血肺家傷補肺阿膠馬兜鈴
鼠(鼠)粘甘草杏糯停肺虛火盛人當服順氣
生津嗽哽寧小建中湯芍藥多桂薑甘
草大棗和更加飴唐補中藏虛勞(腹)服冷服

之瘥增入黃蓍名亦爾表虛身痛效無過
又有建中十四味陰斑勞損起沉痾十全
大補加附子麥夏蓯蓉仔細哦益氣聰
明湯蔓荊升葛參蓍黃柏并再加芍藥炙
甘草耳聾目障眼之清

發表之劑 十四首附方八

寒傷營 無汗

麻黃湯中用桂枝杏仁甘草四般施發熱惡寒頭項痛傷寒服此汗淋漓桂枝湯治大陽風芍藥甘草薑棗同桂麻相合名各半太陽如瘧此為功大青龍湯桂麻黃杏甘石膏薑棗藏太陽無汗兼煩躁風寒兩解此為良小青龍湯治水氣喘咳嘔

太陽無汗惡風

陽明升散

解表通劑

噦渴利慰薑桂麻黃芍藥甘細辛半夏兼
五味　葛根湯內麻黃襄二味加入桂枝湯
輕可去實因無汗有汗加葛無麻黃升
麻葛根湯錢氏再加芍藥甘草是陽明發
熱與頭疼無汗惡寒均堪倚亦治時疫與
陽斑痘疹已出慎勿使　九味羌活用防

風細辛蒼芷與川芎黃芩生地同甘草三
陽解表益薑葱陰氣弱人禁用加減臨時
在變通十神湯惠時天麻陳草芎蘇白
芷加麻黃芍藥兼香附時行感冒效堪誇
神朮散用甘草蒼細辛藁本芎芷羌各走
一經祛風濕風寒泄瀉總堪嘗太無神朮

即平胃加入菖蒲與藿香海藏神朮蒼防太陽無汗代麻黃若以白朮易蒼朮太陽有汗此湯良

少陰風症

麻黃附子細辛湯發表溫經兩法彰若非表裏相兼治少陰反熱曷能康

暑濕熱時行

人參敗毒茯苓草枳桔柴前羌獨芎薄荷少許薑三片時行感冒有奇功去

陽虛不能作汗　内虛感寒　一切風寒

參名為敗毒散加入消風治亦同　再造散用參蓍甘桂附羌防芎芍叅細辛加棗煨姜煎陽虛無汗法當譜　麻黄人參芍藥湯桂枝五味麥冬襄歸蓍甘草汗兼補虛人外感服之康　神白散用白芷甘薑葱淡豉與相叅　一切風寒皆可服婦人雞

表

五

尤忌竊探肘後單（单）前蔥白豉代用麻黄不慙功

攻裏之劑 七首附四方

胃腑三焦大熱大實

大承氣湯用芒硝枳實大黄厚朴饒救陰

胃腑實滿

瀉熱攻偏擅急下陽明有數條小承氣

湯朴實黄譫狂痞鞕（哽）上焦强益以羗活名三

胃實緩攻

化中風閉實可消詳 調胃承氣硝黄草

一切實積

湿熱食積

甘緩微和將胃保不用朴實傷上焦中焦
燥實服之好　木香檳榔青陳皮枳殼柏
連稜莪隨大黃黑丑兼香附芒硝水丸量
服之一切實積能推蕩瀉痢食瘧用咸宜
枳實道滯首大黃芩連殼朮茯苓勤澤瀉
蒸餅糊丸服湿熱積滯力能攘若還後重

攻

六

溫藥攻下

兼氣滯木香道滯加檳榔　溫脾參附與
乾姜甘草當歸硝大黃寒熱並行治寒積
臍腹絞結痛非常　蜜煎道法通大便或
將膽汁灌肛中不欲苦寒傷胃府陽明
無熱勿輕攻

涌吐之劑　二首　附六方

痰食實熱

中風痰

瓜蒂散中赤小豆或入藜蘆鬱金湊此吐

實熱與風痰虛者參蘆一味勾若吐虛煩

巵豉湯劇痰烏附尖方迭古人尚有燒鹽

方一切積滯功能奏　稀涎皂角白礬班

或益藜蘆微吐間風中痰升人眩仆當先

服此通其關通關散用細辛皂吹鼻得嚏嚏

涌

半表半裏和解　陽症熱厥　死陰陽陽

保生還

和解之劑九首附方五

小柴胡湯和解共，半夏人參甘草從。更用黃芩加薑棗，少陽百病此為宗。

四逆散裏用柴胡，芍藥枳實甘草須。此是陽邪成厥逆，斂陰泄熱平劑扶。

黃連湯內麻黃（用乾）

太陽少陽合病下利

散鬱調經

姜半夏人參甘草藏更用桂枝兼大棗寒
熱平調嘔痛忘　黃芩湯用甘芍并二陽
合利棗加烹此方遂為痢祖後人加味或
更名或加生姜與半夏前症兼嘔此能平
單用芍藥與甘草散逆止痛能和營　道
遥散内當歸芍柴苓朮草加姜薄散鬱除

和

辟一切不正之氣

藏功最奇調經八味丹梔著　藿香正氣

大腹蘇甘桔梗苓米朴俱夏麯白芷加姜

調和六氣

棗感傷風瘴並能驅　六和藿朴杏砂呈

半夏人（木）參（瓜）赤茯苓（井）朮參扁豆同甘草姜棗

煎之六氣平或益香薷或蘇葉傷寒傷暑

除瘧

用須明　清脾飲用青朴柴芩夏甘苓白

朮皆更加草菓薑煎服熱多陽瘧此方佳

痛瀉

痛瀉要方陳皮芍防風白朮煎丸酌補土

瀉木理肝脾若作食傷醫便錯

表裏之劑 八首附五方

發表攻裏

大柴胡湯用大黄枳實芩夏白芍將煎加

表裏

薑棗表兼裏妙法内攻并外攘柴胡芒硝

九

表裏實熱

義亦爾仍有桂枝大黄湯　防風通聖大黄硝荆芥麻黄梔翹甘桔芎歸膏滑石薄荷芩术力偏表裏交攻陽熱盛外科瘍毒總能消

發表溫裏

五積散治五般積麻黄蒼芷芎歸芎枳桔桂薑甘茯朴陳皮半夏加姜葱除桂枳陳餘畧炒熟料尤增温散功温中

發表清裏

解表祛寒濕散痞調經用各充　三黃石
膏芩柏連梔子麻黃豆豉全薑棗細茶煎

太陽陽明解表清裏

熱服表裏三焦熱盛宜　葛根黃芩黃連
湯甘草四般治二陽解表清裏兼和胃喘

內傷外感

汗自利保平安　參蘇飲內用陳皮枳殼
前胡半夏宜乾葛木香甘桔茯內傷外感

表裏

傷寒兩感

汗吐下兼行

此方推參前若去芎柴入飲號芎藭治不
差香藭飲僅陳皮草減傷內外亦堪施
茵陳丸用大黃硝鱉甲常山巴豆杏仁
梔豉蜜丸服汗吐下兼三法超時氣毒癘
及瘧痢一丸兩服量病調大羌活湯即
九味巳獨知連白朮暨散熱培陰表裏和
傷寒兩感差堪慰

消補之劑又首 附方六

平胃散是蒼朮朴陳皮甘草四般藥除濕散滿驅瘴風調胃諸方從此攄或合二陳或五苓硝黃麥麯均堪着若合小柴名柴平煎加棗薑能除瘧又不換金正氣散即是此方加夏藿

保和神麯與山查苓夏陳翹菔子加麯糊為丸麥湯下亦可方中用麥芽太安丸內加白朮消中兼補效堪誇

健脾參朮與陳皮枳實山查麥芽隨麯糊作丸米飲下消補兼行胃弱宜枳朮丸亦兼消補荷葉燒飯上升奇

參苓白朮扁豆陳山藥甘蓮砂薏仁桔梗上浮兼保肺棗湯調服益脾神

枳實消痞四君全麥芽夏麯朴薑連蒸餅糊丸消積滿清熱破結補虛痊

鱉甲飲子治瘧母甘草蓍朮芍芎偶草菓檳榔厚朴增烏梅薑棗同煎服

葛花解酲杳砂仁二苓參

補氣　升陷　中氣　六欝　降氣　行痰　化痰　七情　氣逆

术麴青陳神麯乾姜蕪澤瀉温中利湿酒傷珍

理氣之劑十一首附方八

補中益氣蒼术陳升柴参草當歸身虚勞内傷功獨擅亦治陽虚外感因木香蒼术易歸术調中益氣暢脾神　烏藥順氣芎芷薑橘紅枳桔及麻黄殭蚕炙草薑煎服中氣厥逆此方詳　越鞠丸治六般欝氣血痰火湿食因芎蒼香附兼梔麯氣暢欝舒痞悶伸　又六欝湯蒼芎附甘苓橘半梔砂仁　蘇子降氣橘半歸前胡桂樸草姜依下虚上盛痰嗽喘亦加参貴合機　四七湯理七情氣半夏厚朴茯苓蘇姜棗煎之舒欝結痰涎嘔痛盡能紓又有局方名四七参桂夏草妙更殊　四磨亦治七情侵人参烏藥及檳沉濃磨煎服調逆氣實者枳殻易人参去参加入木香五磨飲子白酒斟

順氣 調經 胃虛 呃逆 病後 寒呃

伐頡旋覆用人參半夏甘薑大棗臨重以鎮逆鹹軟痞痞鞕噫氣力能禁

紺珠正氣天香散香附乾薑蘇葉陳烏藥舒鬱兼除痛氣行血散自經匀

橘皮竹茹治嘔呃參甘半夏陳皮麥赤茯再加薑棗煎方由金匱如此闢

丁香柿蒂人參薑呃逆

理氣 十二

因寒中氣戕濟生香葶藶二味或加竹橘

哮喘

用皆良　定喘白菓與麻黃款冬半夏白
皮湯蘇杏黃芩兼甘草肺寒膈熱喘哮嘗

理血之劑十三首附方六

養血通劑

四物地芍與歸芎血家百病此方通八珍
合入四君子氣血雙療功獨崇再加黃耆

補氣養血

與肉桂十全大補補方雄十全除却耆地
草加粟煎之君胃風人參養榮即十全
除却川芎五味聯陳皮遠志加薑棗脾肺

引血歸脾

氣血補方先　歸脾湯用朮參耆歸草茯
神遠志隨酸棗木香龍眼肉煎加薑棗益

理血

心脾怔忡健忘俱可却腸風崩漏摠能醫

補血寧心

養心湯用草耆參二茯芎歸柏子尋夏麯遠志兼桂味再加酸棗總寧心

益血復脈

當歸四逆桂枝芍細辛甘草木通着再加大棗治陰厥脈細陽虛由血弱内有久寒加薑茱發表溫中通經脈不用附子及乾姜助陽過劑陰反灼

膀胱畜血

桃仁承氣五般奇甘草硝

胃熱吐血　咳嗽痰血　血痔便秘

黄併桂枝熱結膀胱小腹脹如狂畜血最相
宜犀角地黄芍藥丸血升胃熱火邪干
班黄陽毒皆堪治或益柴苓總伐肝　咳
血方中訶子收栝蔞海石山梔投青黛蜜
丸口噙化嗽咳痰血服之瘳　東垣秦艽
白术丸歸尾桃仁枳實攢地榆澤瀉皁角

子糊丸血痔便艱難仍有蒼朮防風劑潤

便血

血疎風燥濕安　槐花散用治腸風側柏黑荊枳殼充為末等分米飲下寬腸涼血

血淋

遂風功　小薊飲子藕蒲黃木通滑石生地襄歸草黑梔淡竹葉血淋熱結服之良

血熱妄行

四生丸用三般葉側柏艾荷生地協等分

損傷積血

生搗如泥煎血熱妄行止衂愜 復元活
血湯柴胡花粉當歸山甲俱桃仁紅花大
黄草損傷瘀血酒煎祛

風痙通劑

祛風之劑 十二首附四方

搜風活血降火

小續命湯桂附芎麻黄參芍杏防風黄芩
防已兼甘草六經風中此方通 大秦艽

祛風

十五

湯羌獨防芎芷辛苓二　地黄石膏歸芎苓

卒中風變

甘术風邪散見可通嘗　三生飲用烏附星三皆生用木香聽加參對半扶元氣卒中痰迷服此靈星香散亦治卒中體肥不

瘖厥風痱

渴邪在經　地黄飲子山茱斛麥味菖蒲遠志茯蓯蓉桂附巴戟天　少入薄荷薑棗

瘛瘲昏憒 喎僻偏枯 上中下風瘖

服瘖厥風痱能治之火歸水中水生木
獨活湯中羌獨防芎歸辛桂參夏菖茯神
遠志白微草瘛瘲昏憒力能匡 順風勻
氣末烏沉自正天麻蘇葉參木瓜甘草青
皮合喎僻偏枯口舌瘖 黃柏蒼朮天南
星桂枝防己及威靈桃仁紅花龍胆草羌

風寒濕痺

消風散熱

芷川芎神麯停痛風濕熱與瘀血上中下
通用之聽獨活寄生羌防辛芎歸地芍
桂苓均杜仲牛膝人參草冷風頑痺屈能
伸若去寄注加耆續湯名三痺古方珍
消風散內羌防荆芎朴參苓陳草并殭蚕
蟬蜕藿香入為末茶調或酒行頭痛目昏

頭目風熱

項背急頑麻癮疹服之清　川芎茶調散荊防辛芷薄荷甘草羌目昏鼻塞風攻上正偏頭痛悉平康方内若加殭蚕菊花茶調用亦藏

風濕熱頭風

青空芎草柴芩連羌防升之八頂巔為末茶調如膏服正偏頭痛一時先蠲

婦人血風勞

人参荊芥散熟地防風柴枳芎歸

比酸棗鱉羚桂术甘血風勞作風治

寒客中焦

祛寒之劑 十貳首 附二方

理中湯主理中鄉甘草人參术黑薑嘔利

腹痛陰寒盛加戎加附陽子總扶陽 真武湯

壯腎中陽茯苓术芍附生薑火陰腹痛有

陰症厥逆

水氣悸眩瞤惕保安康 四逆湯中薑附

陰盛格陽　回利寒厥　戴陽煩躁

祛寒

草三陰厥逆太陽沉或益薑葱参芎桔通
陽復脉力能任　白通加尿猪胆汁乾薑
附子兼葱白熱　因寒用妙義深陰盛格陽
厥無脉吳茱萸湯人参棗紅重用生薑温
胃保陽明寒嘔少陰利厥陰頭痛皆能保
益元艾附與乾姜麥冬五味知母黄連人参甘草將姜棗

十八

三陰寒厥　腎虛脾瀉　虛寒脹滿

葱煎入童便内傷外熱名戴陽　回陽救急用六君桂附乾薑五味羣加麝三厘或胆汁三陰寒厥見奇勳　四神故紙吳茱萸肉蔻五味四般須大棗百枚姜八兩五更腎瀉火衰扶　厚樸温中陳草苓乾薑草蔻木香停煎服加姜治腹痛虛寒脹滿用

寒疝

寒濕疝氣

㿗疝

皆靈　寒疝痛（用）導氣湯，川楝茴香與木香，
萸茱煎以長流水，散寒通氣和小腸。疝
氣方用荔枝核，梔子山查枳殼益，再入萸
茱煖厥陰，長流水煎（疝）痛釋。橘核丸中
（川）楝桂，朴實延胡藻帶昆，桃仁二朮酒糊合，
㿗疝痛頑塩酒吞。

祛寒

十九

祛暑之劑五首附方十

散暑和脾

三物香薷豆朴先若云熱盛加黄連或加苓草名五物利濕祛暑木瓜宣再加參耆與陳朮兼治內傷十味全二香合入香薷飲仍有藿茹香葛傳

補肺生津除濕清熱

清暑益氣參草耆當歸麥味青陳皮麴柏葛根蒼白朮升麻

温脾消暑

澤瀉棗薑隨　縮脾飲用清暑氣砂仁草
菓烏梅暨甘草葛根扁豆加吐瀉煩渴温胃（脾）

保肺復脉

古人治暑多用温暑為陰症此所謂大順
杏仁薑桂甘散寒燥濕（湿）斯為貴生脉麥
味與人參保肺清心治暑溼氣必汗多兼

清暑利湿

祛暑

口渴病危脉絶急煎斟　六一滑石同甘

廿

草解肌行水兼清燥通治表裏及三焦熱
渴暑煩瀉痢保益元碧玉與雞蘇砂黛薄
行水總劑
荷加之好 利濕之劑十三首 附方五苓散治大陽
府白朮澤瀉猪茯苓膀胱化氣添官桂利
便消暑煩渴清除桂名為四苓散無寒但
渴服之靈猪苓湯除桂與朮加入阿膠滑

行水 消痞 湿傷 腰腎

石停此爲利湿兼濕熱疸黄便閉渴嘔寧
小半夏加茯苓湯行水散痞有生薑加桂
除夏治悸厥茯苓甘草湯名彰　腎着湯
内用乾薑茯苓甘草白朮寒傷湿身痛與腰
冷亦名乾薑苓朮湯黄耆防己除薑茯朮
甘薑棗共煎嘗此治風水與諸湿身重汗

利湿

廿

燥實陽水

出服之良

舟車牽牛及大黃，遂戟芫花又木香，青皮橘皮加輕粉，燥實陽水郤相當。

陽水

疏鑿檳榔及商陸，苓皮大腹同椒目，赤豆艽羌澤瀉木通，煎益薑皮陽水服。

虛寒陰水

實脾苓朮與木瓜，甘草木香大腹加，草蔻附薑兼厚朴，虛寒陰水效堪誇。

脾虛膚腫

五皮飲用

湿氣在表

水腫泄瀉

五般皮陳茯薑桑大腹奇或加用五加易桑
白脾虛膚脹此方司羌活勝湿羌獨芎
甘蔓藁本與防風湿氣在表頭腰重發注
升陽有異功風能勝湿升能降不與行水
滲湿同若除獨活芎蔓草除濕升麻蒼朮
兗大橘皮湯治濕熱五苓六一二方綴

利湿

廿二

黃疸

陳皮木香檳榔增能消水腫及瀉泄 茵陳蒿湯治疽黃陰陽寒細推詳陽黃大黃梔子入陰黃附子與乾薑亦有不用茵陳者仲景梔子白皮湯

淋痛　尿血

八正木通與車前扁蓄大黃滑石研草稍瞿麦兼梔子煎加燈草痛淋濁

膏淋　白濁

萆薢分清石菖蒲草稍烏

藥益智俱或益茯苓鹽煎服通心固腎濁
精驅縮泉益智同烏藥山藥糊丸便數需
當歸拈痛羌防升猪澤茵陳芩葛朋二朮
苦參知母草瘡瘍濕熱服皆應
潤燥之劑十三首附二方
炙甘草湯參薑桂麥冬生地大麻仁大棗

腸風下血總堪憑　消渴方中花粉連藕
汁地汁牛乳研或加薑蜜為膏服瀉火生
津益血瘥　白茯苓丸治腎消花粉黄連
萆薢調二參熟地覆盆子石斛蛇床膍胵
要　猪腎薺苨參茯神知苓葛草石膏因
磁石天花同黒豆强中消渴此方珍　地

氣之聲嘶

黄飲子参蓍草二地二冬枇斛黍澤瀉枳實疏二府燥煩消渴血枯含　酥蜜膏酒用飴糖二汁百部及生薑杏棗補脾兼潤

燥金受濕熱之邪

肺聲嘶氣憊酒溫嘗　清燥二朮與黄耆参芩連柏草陳皮猪澤升柴五味麯麦冬歸地

三焦實熱

痊方推瀉火之劑　黄連解毒湯四味

瀉火

廿五

傷寒痞滿

黄柏黄芩梔子備躁狂大熱嘔不眠吐衄班
黄均可使若云三黄石膏湯再加麻黄及
淡豉此為傷寒陽（温）毒盛三焦表裏相兼治
梔子銀花加大黄潤腸瀉熱真堪倚附
子瀉心用三黄寒加熱藥以維陽痞乃熱
邪寒藥治惡寒加附始相當大黄附子湯

誤下虛痞　脾胃實熱　脾胃虛熱　瀉火

同意温藥下之妙異常　半夏瀉心黃連芩乾薑甘草與人參大棗和之治虛法在降陽而和陰　白虎湯用石膏煨知母甘草粳米陪亦有加入人參者煩燥熱渴舌生胎　竹葉石膏湯人參麥冬半夏與竹林甘草生薑兼粳米暑煩熱渴脉虛尋

廿六

火鬱　膈上實熱　心火淋渴　胃中

升陽散火葛升柴羌獨防風參芍儕生炙二草加姜棗陽經火鬱發之佳　凉膈硝黃梔子翹黃芩甘草薄荷饒竹葉蜜煎療膈上中焦燥實服之消　清心蓮子石蓮參地骨柴胡赤茯苓蓍草麥冬車前子燥煩消渴及崩淋　甘露兩地與茵陳芩枳

胃火牙痛

胃熱口瘡

脾胃鬱火

枇杷石斛倫甘草二冬平胃熱桂苓犀角可加均清胃散用升麻連當歸生地牡丹全或益石膏平胃熱口瘡吐衄及牙宣瀉黄散甘草與防風石膏梔子藿香充炒香家酒調和服胃熱口瘡並見功錢乙瀉

瀉火

黄升防芷芩夏石斛同甘枳亦治胃熱及口

肺火

瘡火鬱發之斯為美　瀉白桑皮地骨皮
甘草粳米四般宜參茯知芩皆可入肺炎

肝火

喘嗽此方施　瀉青丸用龍膽梔下行瀉
大黃資羌防升上芎歸潤火鬱肝金用此

炊經當卷

宜　龍胆瀉肝梔芩柴生地車前澤偕木

肝火

通甘草當歸合肝經濕熱力能排　當歸

肝火

龍薈用四黃龍胆蘆薈木麝香黑梔青黛薑湯下一切肝火盡能攘左金茱連六一丸肝經火鬱吐吞酸再加芍藥名戊已

心小腸火

熱瀉熱痢服之安連附六一治胃痛寒因熱用理一般導赤生地與木通草稍竹葉四般攻口糜淋痛小腸火引熱同歸小便

中 青骨散用銀柴胡胡連秦艽鱉符（甲）地
骨青蒿知母草骨蒸勞熱保無虞 普濟
消毒芩連鼠元参甘桔藍根侶升柴馬勃
連翹陳殭蚕薄荷為末咀或加人参及大
黄大頭天行力能清震（湯）治雷頭風升麻
蒼朮兩般充荷葉一枚升胃氣邪從上散

肺癰致吐膿血 肺火咯血 胃熱致斑

不傳中 桔梗湯中用防己桑皮貝母栝
蔞子甘枳當歸薏杏仁黃芪百合薑煎此肺
癰吐膿或咽乾便秘大黃可加使 清咽
太平薄荷芎甘桔柿霜及防風犀角蜜丸
治膈熱早間咯血頰常紅 消斑青黛梔
連犀知母元參 生地齊石膏柴胡人參草

瀉火

廿九

肺熱鼻瘜

便實參去大黃躋薑棗煎加一匙醋陽邪
裏實此方穩

辛夷散裏藁防風白芷升麻與木通芎細甘草茶調服鼻生瘜肉此方攻

風熱鼻淵

蒼耳散中用薄荷辛夷白芷四般葱茶調服疎肝肺清升降濁鼻淵瘥妙

驚悸夢遺

香山藥與參蓍甘桔二茯遠志隨必佐辰砂

木香麝驚悸鬱結夢中遺

　除痰之劑十首附五方

二陳湯用半夏陳益以茯苓甘草臣利氣

調中兼去濕一切痰飲此方珍導痰湯內

加星枳頑痰膠固力能馴若加竹茹與枳

實湯名溫膽可寧神潤下丸僅陳皮草利

中風痰症

氣祛痰妙絕倫　滌痰湯用半夏星甘草
橘紅參茯苓竹茹菖蒲兼枳實痰迷舌強

風痰驚痰

服之醒　青州白丸星夏升白附川烏俱
用生晒露糊丸薑薄引風痰三痰小兒驚

順氣行痰

清氣化痰星夏橘杏仁枳實栝蔞檳芩苓

酒食生痰

薑汁為糊丸順氣消火痰自失　順氣消

頑痰怪病

食化痰丸青皮星夏蔽蘊攢麴麦山查蔔
杏附蒸餅為糊姜汁摶滚痰丸用青礞
石大黄黄芩沉水香百病多因痰作祟頑痰
咳嗽引痰　小腸為丙火　心為丁火
怪病力能匡金沸草散前胡辛半夏荆
甘赤茯因煎加姜棗除痰嗽肺感風寒頭
目顰局方不用細辛茯加入麻黄赤芍均

除痰

卅一

瘧厥頭痛

劫瘧截瘧

半夏天麻白朮湯參耆橘栢及生姜苓瀉
麦芽蒼朮麯太陰瘧厥頭痛良　常山飲
中知母貝取烏梅草菓檳榔聚姜棗酒水煎
露之劫瘧截瘧功堪詡　截瘧七寶常山
菓檳榔朴草青陳黟水酒合煎露乙宵陽
經實瘧服之安

夢遺 滑精 遺精 消渴 濕熱 精濁

收濇之劑九首附二方

金鎖固精及連鬚龍骨蒺藜牡蠣需連粉糊丸塩酒下濇精秘氣滑遺無茯菟丹療精滑脫菟苓五味石蓮末酒煮山藥為糊丸亦治强中及消渴 治濁固本蓮蕋鬚砂仁連栢二苓俱益智半夏同甘草清

寒瀉脫肛
便數健忘
虛寒脫肛火痛

熱利濕固兼驅　訶子散用治寒瀉炮姜粟殼橘紅也河間木香訶草連仍用朮芍煎湯下二方藥異治畧同亦主脫肛便血者　桑螵蛸散治便數參苓龍骨同龜殼菖蒲遠志及當歸補腎寧心健忘覺　真人養藏訶粟殼肉蔻當歸桂木香朮芍參

自汗盗汗　陰虚盗汗　陽虚自汗

甘為濇劑脱肛久痢早煎嘗　當歸六黄
治汗出者柏苓連生熟地瀉火固表復滋
陰加麻黄根功更異或云此藥太若（苦）寒胃
弱氣虚在所忌　柏子仁丸人參朮麦麸
牡蠣麻黄根再加半夏五味子陰虚盗汗
粛丸呑　陽虚自汗牡蠣散黄蓍浮麦麻

黄根樸法芎藁壯蠣粉或將龍骨牡蠣捫

殺蟲之劑二首

烏梅丸用細辛桂人參附子椒薑繼黄連
黄柏及當歸溫藏安蚘寒厥劑化蟲鶴
虱及使君檳榔蕪荑苦楝群白礬胡粉糊
丸服腸胃諸蟲永絶氣

一切癰疽　癰疽初起

癰瘍之劑 六首附二方

真人活命金銀花防芷歸陳草節加貝母天花兼乳沒穿山角刺酒煎嘉一切癰疽能潰散潰後忌服永毋差大黃便實便可加鐵器酸物勿沾牙 金銀花酒加甘草奇瘍惡毒皆能保護膜須用蠟礬丸二方

均是瘍科寶　托裏十補參耆芎歸桂白芷及防風甘桔厚朴酒調服瘡瘍脉弱賴之充　托裏温中姜附羗茴木丁沉共四香陳皮益智煎甘草寒瘍內陷嘔瀉良　托裏定痛四物兼乳香沒藥桂心添再加蜜炒罌粟殼潰瘍虛痛去如拈　散腫潰

堅知柏連花粉黄芩龍胆宣升柴翹葛兼
甘草桔歸芍稜莪昆布全

經産之劑 十二首附方二十二〇婦人諸病與男子同惟行經妊娠則不可以例治故立經産一門

妊娠傷寒

海藏妊娠六合湯四物為君妙義長傷寒
表虛地骨桂表實細辛兼麻黄火陽黄芩
柴胡入陽明石膏知毋藏小便不利加苓

瀉不眠黄芩梔子良風湿防風與蒼朮胎
動血漏名膠艾靈痞朴實頗相當脉沉寒
厥亦桂附便秘畜血桃仁黄安胎養血先
為主餘因各症細推詳後人法此治經水
過多過少別温涼温六合湯加芩朮色黑
後期連附關熱六合湯梔連益寒六合湯

胎動漏血

養血安胎

經産

加附姜氣六合湯加陳朴風六合湯加艽

羌此皆經産通用劑說與時師好審量

膠艾湯中四物先阿膠艾葉甘草全婦人

良方單膠艾胎動血漏腹痛痊膠艾四物

加香附方名婦寶調經專　當歸散益婦

人姙术芎藭歸及子芩安胎養血宜常服

清瘀下胎

產後胎前功效深，黑神散中熟地黃歸芎甘草桂炮姜黑豆蒲黃童便酒消瘀下胎痛送忘

產後昏暈

清魂散用澤蘭葉人參甘草協川芎協荊芥理血兼祛風產中昏暈神魂帖

子癇

羚羊角散杏薏仁防獨芎歸又茯神酸棗木香和甘草子癇風中可回春

蓐勞

當歸生

薑羊肉湯產中腹痛辱勞匡亦有加入參
蓍耆千金四物甘桂薑　達生紫蘇大腹
皮參參朮甘陳歸芎隨再加蔥葉黃楊腦
孕婦臨盆先服之若將川芎易白朮紫蘇
飲子子懸宜　姙娠轉胞參朮飲芎芍當
歸熟地黃灸草陳皮兼半夏氣升胎舉白

血瘕

如常　壯丹皮散　延胡索歸尾桂心赤芍

藥牛膝稜莪朮酒水煎氣行瘀散血瘕削

經多崩漏

固經丸用龜板君黃柏樗皮香附群黃芩

芎藥酒丸服胎下崩中色黑殷　柏子仁

血大經閉

丸熟地黃牛膝續斷澤蘭芎卷柏加之通

血脉經枯血少腎肝匡

附便用雜方

望梅丸用鹽梅肉蘸葉薄荷與柿霜茶末
麥冬糖共搗旅行賣服勝瓊漿　骨灰固
齒豬羊骨蠟月醃成煅研之骨能補骨鹹
補腎堅牙健啖差尤奇　軟腳散中芎芷
防細辛四味研如霜輕撒鞋中行遠道足

無藏疤汗皆香

附小兒稀痘方

稀痘神丹三種豆粉草細末竹筒裝臘月厠中浸洗淨風乾配入梅花良絲瓜藤絲煎湯服一年一次三年光又方蜜調忍冬末不住服之效亦強更有元參兔絲子蜜

丸如彈空心嘗白酒調化日二次或加犀
麥地生地黄此皆驗過稀痘法為力簡易免
倉皇　　　　　　　　湯頭歌訣終

同治戊辰書於瑞昜牛痘局於夏五月初伏後三日宋閬如筆秋

痘疹良書圖式

小兒面部應圖

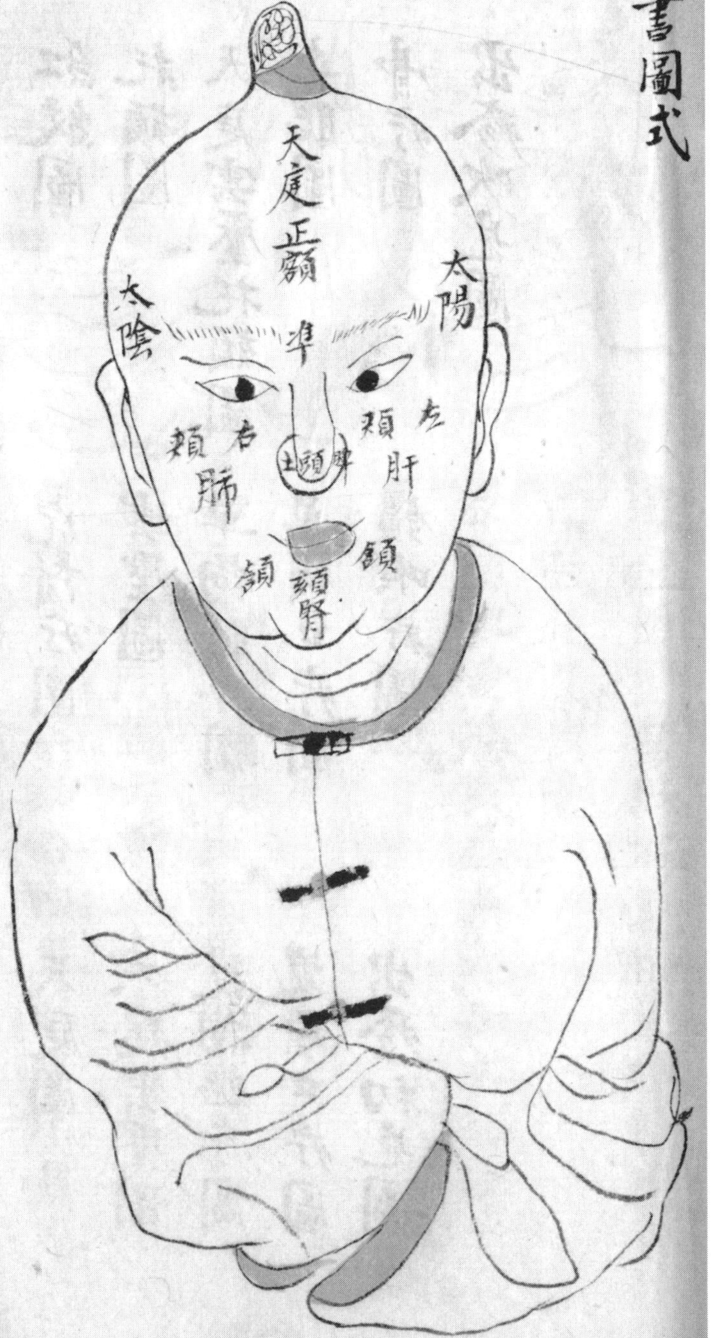

痘疹簡易良書卷之一

各圖式

紅紋圖　虎鬚疔圖　天庭圖
托頦圖　雲壓圖　天庭雲壓圖
天庭雲壓托頦圖　单拘腮疔圖　雙拘腮疔圖
夾腮圖　单鎖口疔圖　雙鎖口疔圖
骨疔圖　鎖喉疔圖　出疹初見圖
出疹次見圖

紅紋圖

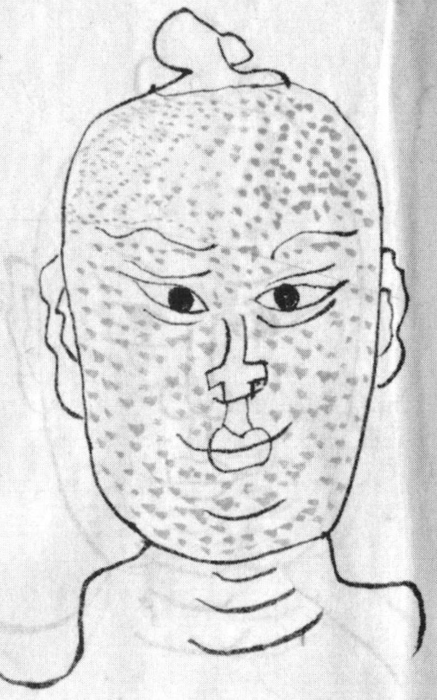

虎鬚疔圖

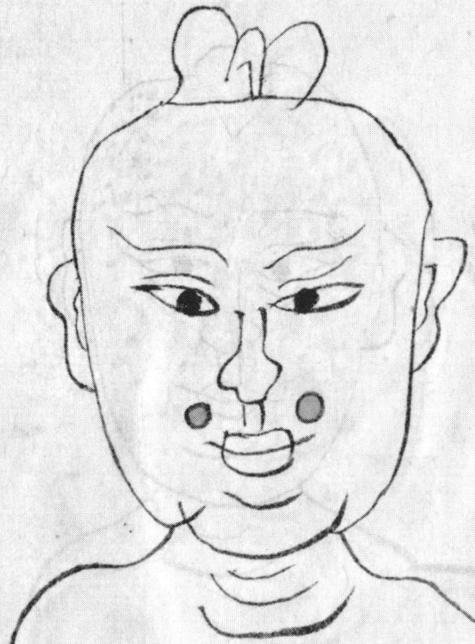

發痘俱出身熱不退除　碎點在内致使先出者犀角地黄湯或犀角丸如不解口唇燥裂難治

如上唇三四日或然發出或四五個須臾間隨出紫血水其人煩乱衆痘变色俱歸於内身亦生疔喉中有痰五六日不治

天庭圖　　托顋圖

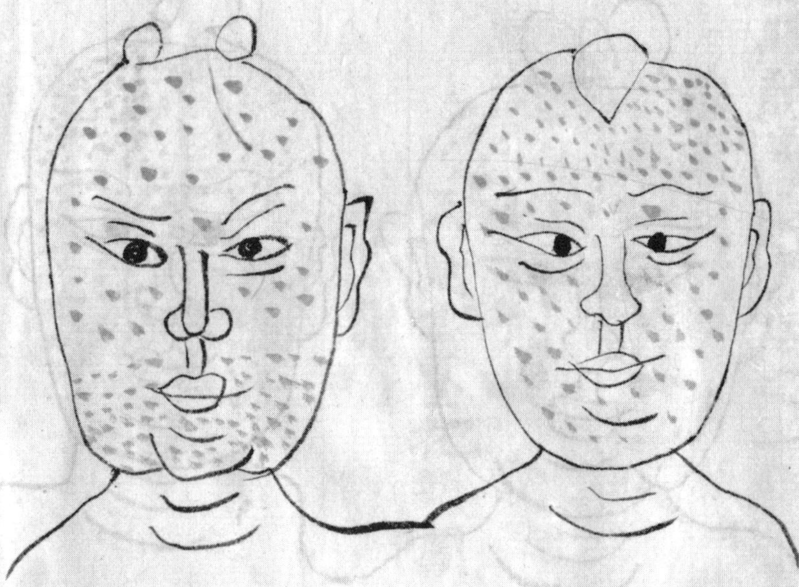

若放此勢但看兩腮彼此再火渾身更少可治若如天庭上者甚難治療

若放此勢但看天庭兩腮再火渾身更少可治若如托顋上者甚難治療

雲壓圖

天庭雲壓圖

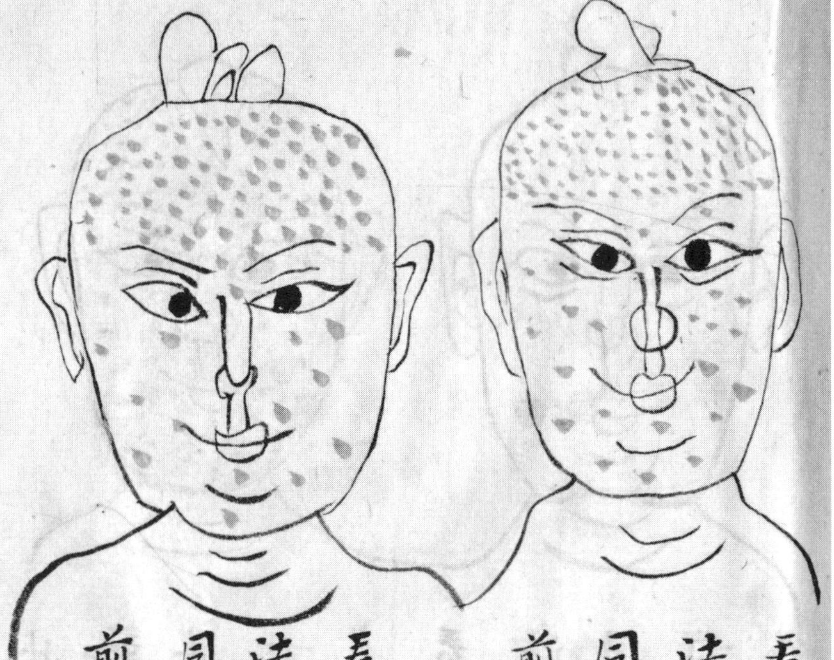

看法同前

看法同前

痘疹順逆形圖

始出圖

圓混圖

順　逆

初出血點

淡紅潤明

形如蚕種

紫黑乾枯

順　逆

氣血滋附

飽滿光澤

氣失血散

枯瘁不榮

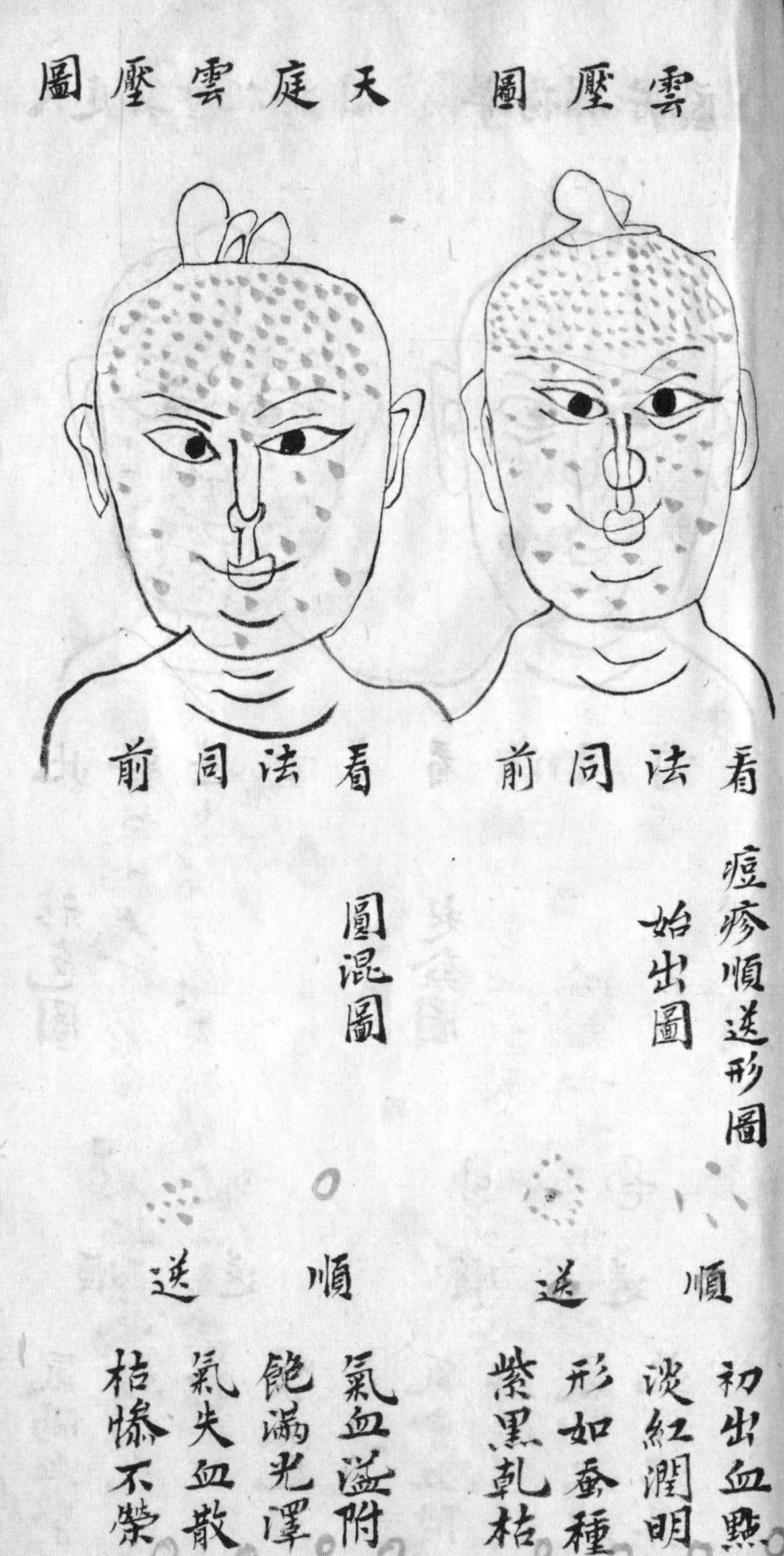

天庭雲壓托腮圖

華拘腮疔圖

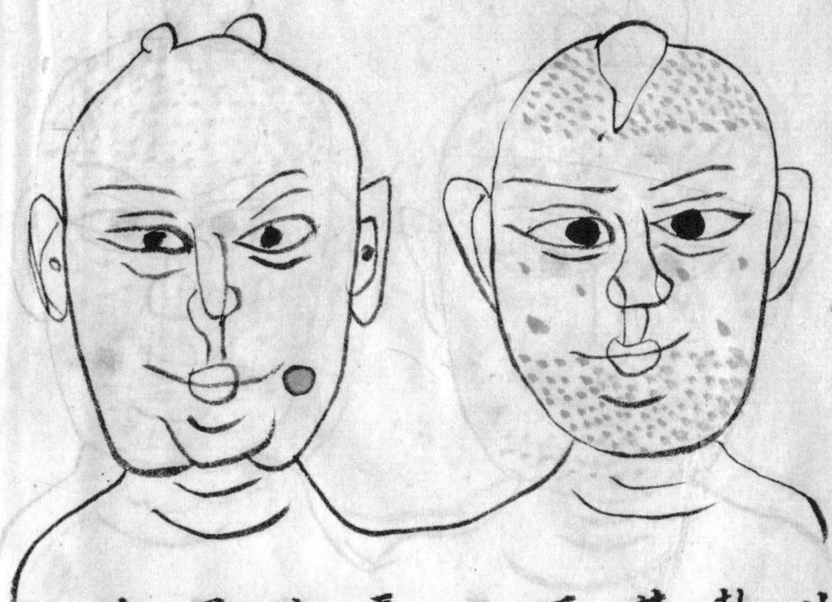

此勢甚重

看法同前

形色圖

順

逆

氣滿血榮

鮮明光澤

綿象如疱

紫黑乾血

起發圖

順

逆

氣會血附

紅活鮮明

氣皆血離

乾枯綿象

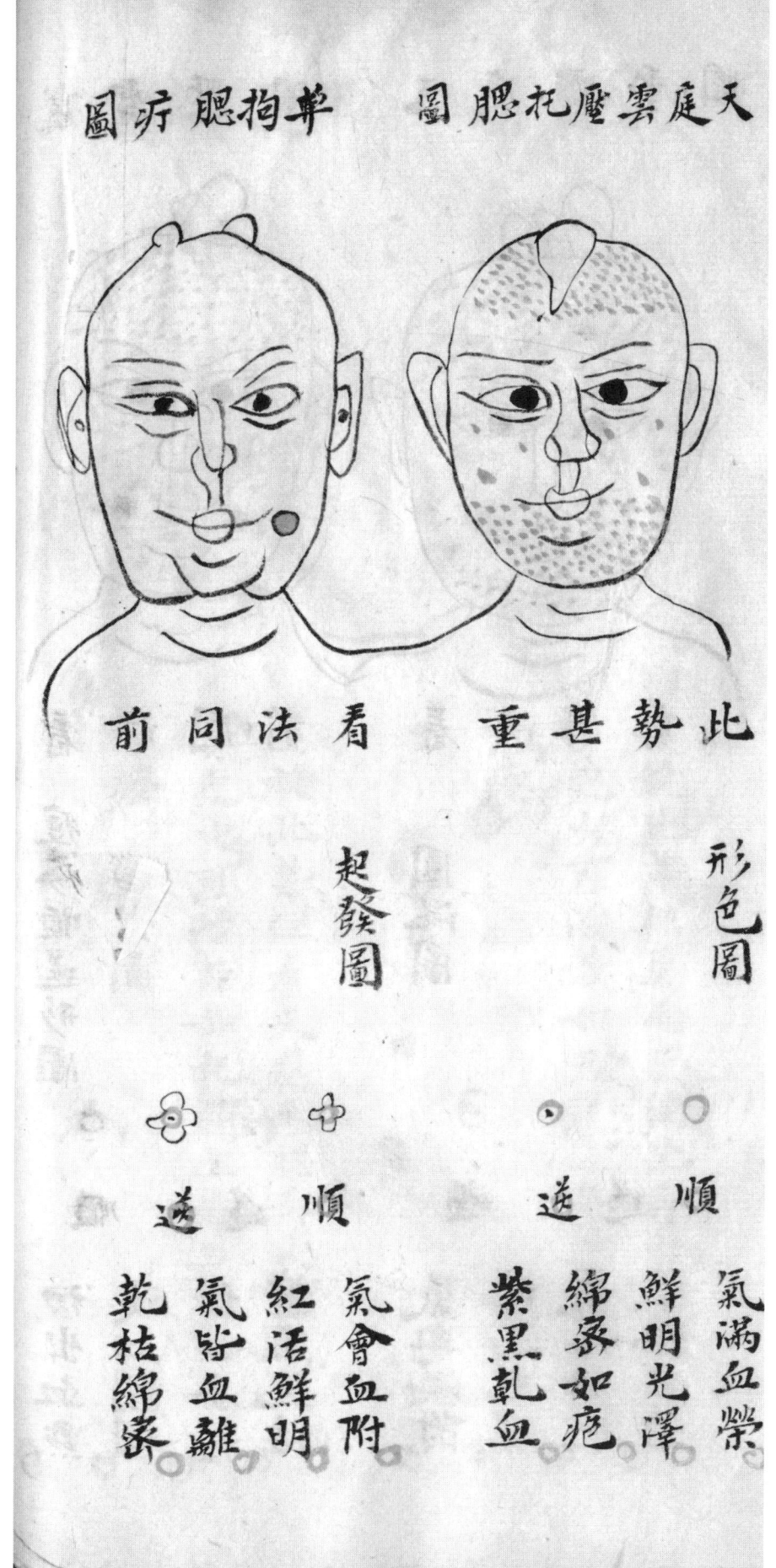

褸拘腮疔圖　夾腮圖

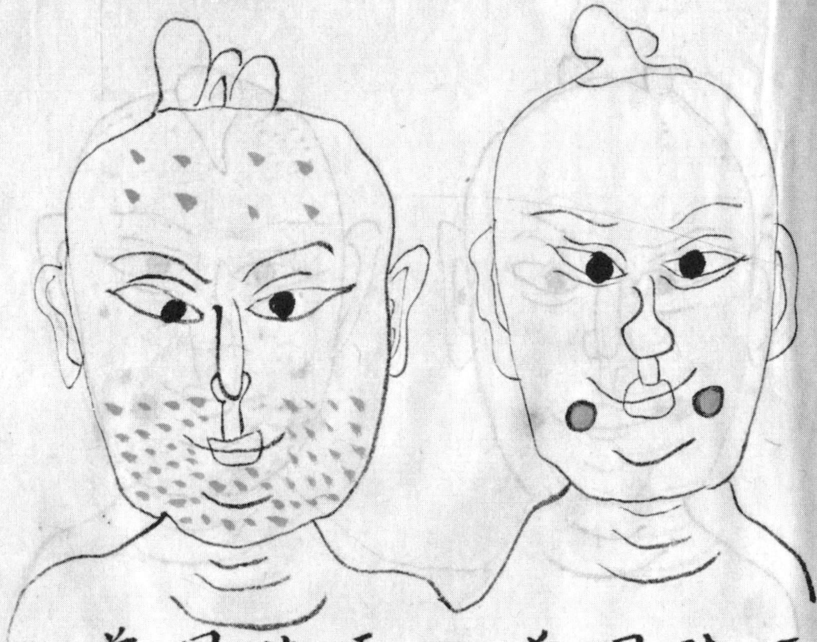

看法同前　看法同前

痘形圖

痘行圖

順　逆　順　逆

氣化痘行
光澤飽滿
痘毒不行
神去色枯
神去色枯
氣足血微
神全光澤
氣陷不滿
色枯乾紫

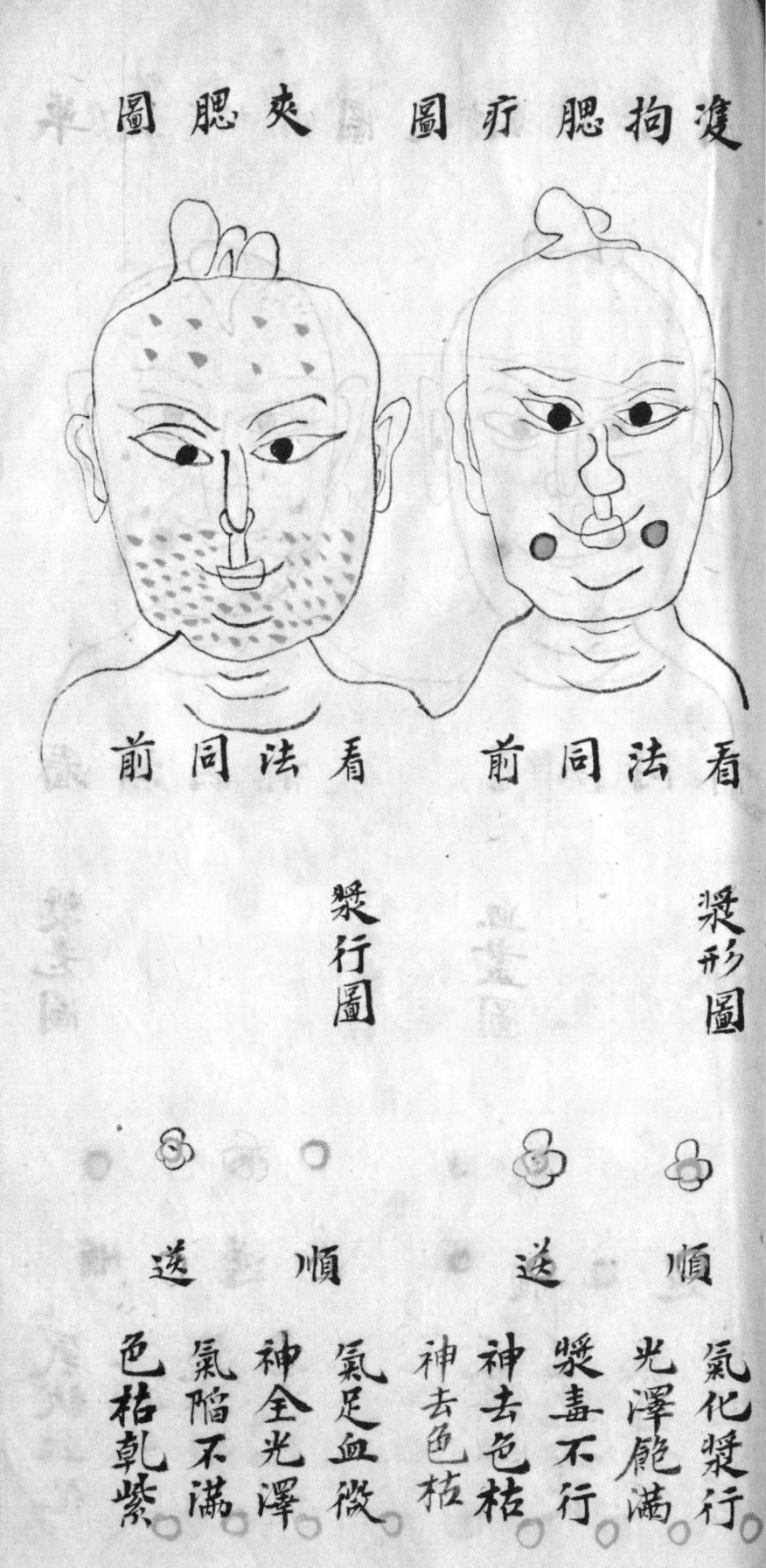

單鎖口疔圖　雙鎖口疔圖

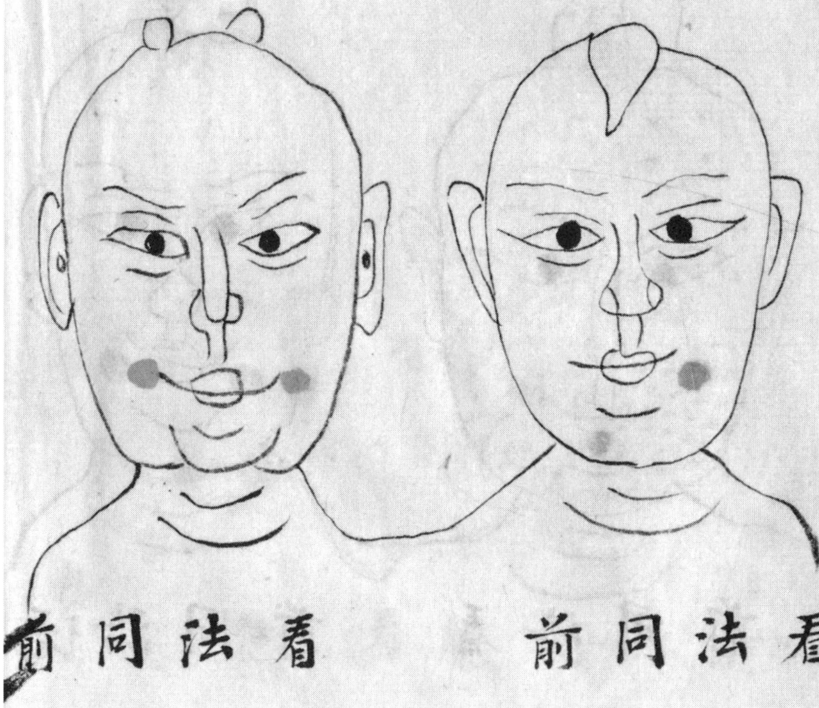

看法同前　看法同前

漿老圖

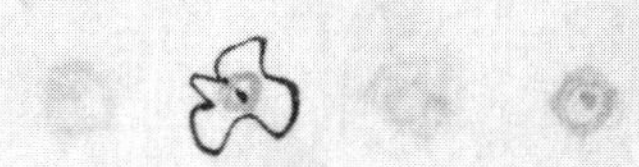

順

氣狀血化
毒始去身

逆

氣陷不滿
毒成外剝

血盡圖

順

氣平血收
光色始斂

逆

氣弱血凝
枯朽剝極

骨疔圖

鎖喉疔圖

看法同虎鬚

看法同前

收靨圖

順　送

氣血歸本
神化全功
氣血不全
功虧一簣

還元圖

順　送

氣血無恙
痂落瘢明
氣血兩虧
天年難保

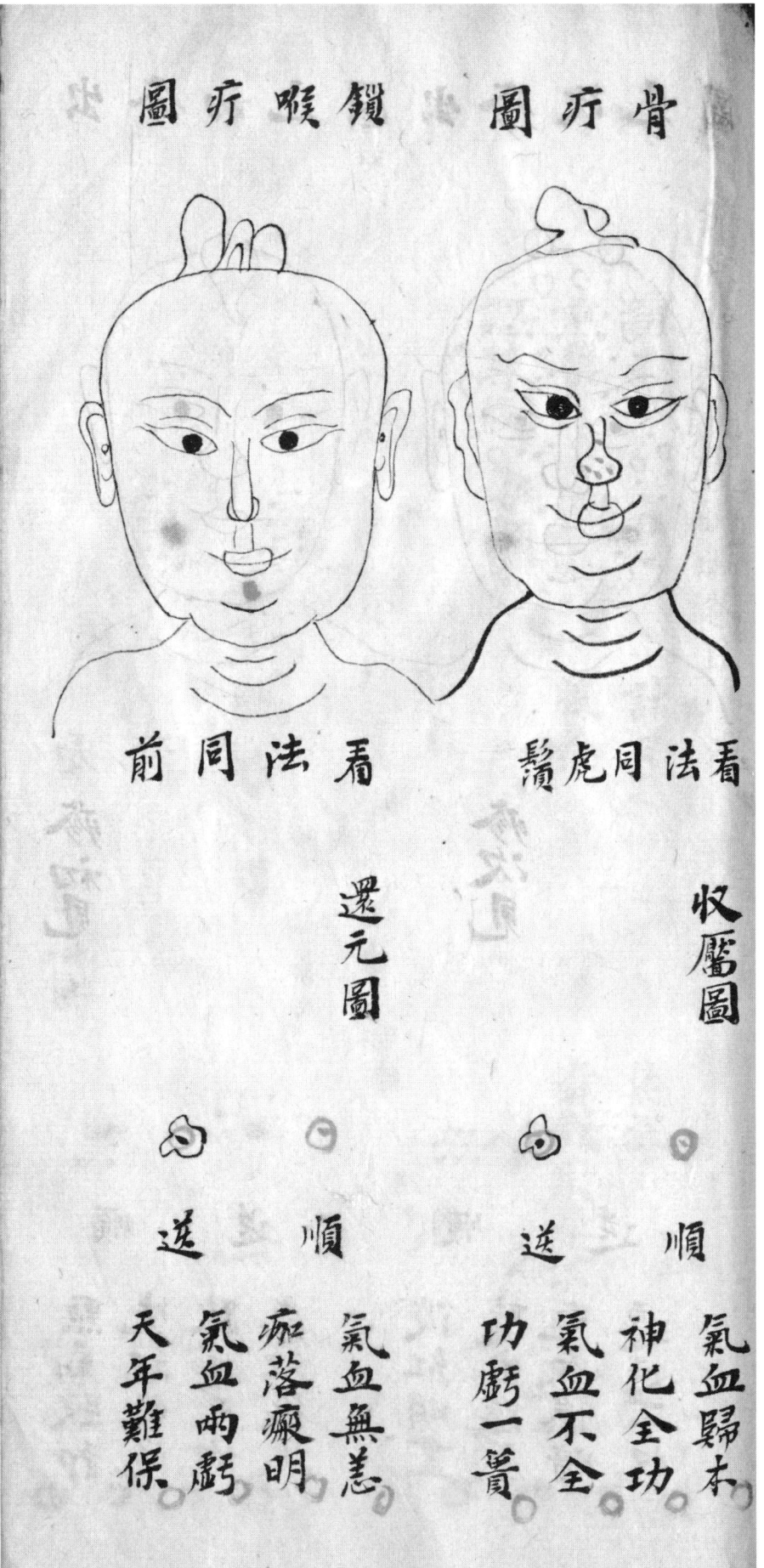

出疹初見圖　出疹次見圖

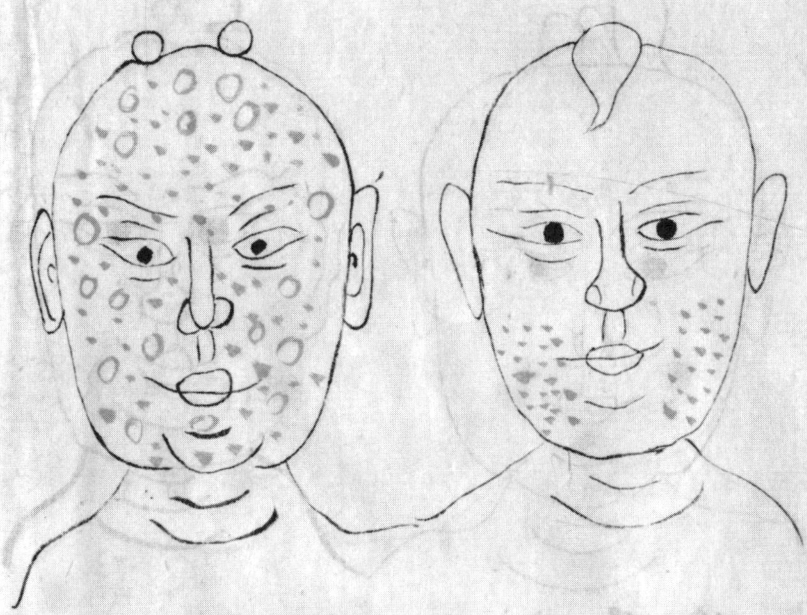

疹初見

順

點見踈即

先紅後沒

逆

踈密不均

先紅後黑

疹次見

順

淡紅明晝

隨出隨靨

逆

色昏慘暗

遷延不收

簡易痘疹良書總活卷目

簡易痘疹良書總括卷目

認痘

小兒痘疹何以知腮紅眼胞亦赤時呵欠噴嚏及驚怖耳尖手指冰如之

計日

痘必發熱三日而後出出必三日而後齊出之第四日則初出之痘脹矣第五日則次出之痘脹矣第六日則後出之痘脹矣是起脹亦三日而齊出也又三日而之痘灌膿齊又三日而痘之收靨齊又三日而痘之靨落齊此其所以各分三日也

禁宜

衣食調攝不可輕忽夫痘疹熱蒸毛孔俱開寒暑易於感冒必寒月勿使寒襲之暑月勿使酷熱壅閉有人寒月用烈火於房内薰蒸痘皃使痘起發致皃燥渴痒塌而危者又有以暑月縱令飲冷風涼致表裏感寒痘及陷伏而危者是皆偏勝之為害也又如夏熱而令其症反寒則從寒治冬寒而令其症反熱則從熱治所謂經權互用者又前寔後虛五日以前衣被宜照常六日以後衣被漸加暖至于飲食不可失飢過飽如脾胃弱有不宜者但少與之以順其意不可固禁使之忿怒反添火邪亦不可過縱使生他病忌食水冷西瓜王瓜柿子柑橘蜜水涼物及醒酒醋蒜葱油盐醬氣煎炒等其父母及服事之人須忌房事尤忌外人恐其有卒暴風寒穢污之氣或有孤

臭或帶諸香觸犯不可對面梳頭不可掃房内聽時不可驚擾夜桶不可放房内常將三春栁或芫荽或紅棗或荔枝殼在房内炭火燒之以遂穢惡亦不可常使香烟氤氲反致悶𢞓变症又痘疹禁忌此痘尤甚若誤食雞早則終身皮膚起粟如雞皮之壯但遇天行出疹時又能重出食猪肉早則每戭出疹之日必然下痢膿血多食盐酸致令咳喇則出疹之日必復咳喇誤食五辛之物則生驚熱不則痘疹後食鵝鴨鷄卵則目即生翳膜必待四個月後方無禁忌至於人乳最足養人兒但停乳能令人吐瀉痘遂倒陷幾危盖乳乃血化一柔出盞中冷即变為血味遂腥臊惟用滚水盛盞隨揉盛乘熱隨飲氣味不变庶有補益此至理易明弟人必覺今敬及之

煎藥

補藥一兩用水二鍾煎五分利藥一兩煎六分此痘家常度也然兒幼者藥不得盡劑如一劑五六須於補藥用水八分煎三分利藥用水八分煎五分在人活變善用所謂大劑濃煎補不厭熱利不嫌生

服藥

凡製散藥丸藥務要精細湯藥務要粗大緩火澄清服藥看兒大小小者每劑分為二三服又看症候輕重日子遲速症重日子速者一日夜須投二劑輕而日子尚寬者只宜投一劑此是用藥之節奏也

貴賤用藥不同說

一貴賤不同形而其用藥亦異士貴之人形雖樂而治則若動處閑

心所禀必虚故用宜温補而膏粱之恥將養太過皮膚脆薄易於感冒故有疾勿使粗工治之恐治剝傷貧賤之人形雖若而其志甚樂其神甚安而所禀多實故用藥宜清涼而温補則蘊熱至于藜藿之兒則寒暑歷練臟腑壯實風寒難以感襲故有疾可自愈療則易痊藥宜清解而不宜補擾此皆理勢自然醫家不可不明辨也

認耳紋

一小兒痘瘡將發耳後必有紅紋可卜痘之輕重吉凶者也如紅紋只見一條清細可觀者主心經痘紅紋代紫色枝枝灣曲主肝經痘紅紋淡白而枝杈多者主脾經痘紅紋色淡稍頭分一二枝者主肺經痘紅紋亂發枝柯交錯而代黑色者主腎經痘大柢向上者吉向下者凶亂紋者不治

簡易痘疹良書目録卷之一

簡易痘疹良書目録卷之二

簡易痘疹良書目録卷之三

簡易痘疹良書目録卷之四

簡易痘疹良書目録卷之五

簡易痘疹良書目録卷之六

簡易痘疹良書卷之一

纂輯刪定諸家方論

痘原

易曰天地絪緼萬物化醇男女構精萬物化生夫男女交構無慾不行無火不動慾情肆慾而火毒遺於精血之間歲火流行相感而動故毒乘時而發若痘有稀稠由毒有深淺而吉凶生死亦於此乎判焉此為不易之論也　沈虛明先生曰若痘以溼火之毒則萬物何其所生載原夫胎育之時受父母飲食氣味之毒蘊於脾經復遇溼熱流行感動而作耳

痘脉

痘以發熱至起脹時毒從內出陽之候也脉宜浮大而數不宜沉細

而遲自靨之後毒從外解陰之候也脉宜和緩不宜洪數

經絡　辨五臟吉凶

凡痘疹發於五臟呵欠煩悶肝症也手足稍冷乍涼乍熱多睡脾症也
面燥腮赤咳嗽噴嚏肺症也驚悸心症也骫涼耳熱腎之平症也於
其症之多寡可以知其臟之主矣自出之後初出一點血心也諸瘡
屬心其毒斬関而入血先受之也血化為水肝也肝主淚水泡者淚
出如水也水化為膿肺也肺主涕濃泡者似涕稠濁也膿成解毒而
結痂者脾也脾屬土萬物功成於土痂落而黃者土之色也其所以收
歛閉藏者肺與腎也肺主收歛腎主閉藏也如初出一點血隱伏皮
下不成顆粒毒伏於心其死致速如出水珠皮肉染丹毒伏於肝必

痂痒塌而死出如麸片皮枯不潤者毒伏於肺必喘呼悶乱而死出於皮下肉先浮腫者毒伏於脾必致灌爛嘔瀉不食而死出多血泡黑陷毒伏於腎必血妄行而暴死矣如初出成顆漸變乾黑者元府閉塞毒無從出其血先乾轉添悶乱而死者心之病也血化為水浮囊嫩薄者肌肉已敗必致痒塌肝之病也脾主肌肉肺尅木之脾敗者死皮破復灌飲食不進此脾土尚強肝木不能犯之也水化為膿膿未成忽然收歛痂皮焦黑肺之病也未至而至是太過反間火化也若於空中再出亦翻此腎不受邪復還於肺從下上者順也以痘言行之裏外者脾也脾虛則易破克招於裏者氣也肺主氣肺虛則不起發榮於根脚者血也肝主血肝虛則色不榮痘中之水腎也腎

虛則乾枯黑陷痒塌者心也心主火實則痛虛則痒以痘色言之紅活者心也惡則嬌艷中黑者腎也惡其焦陷漿白者肺也惡其灰褐蒼臘肝也惡其青乾淡黃者脾也惡其肉爛臨病之工審察五臟以方施治無不效矣

部位

痘瘡先初發紅點先察部位可知吉凶輕重蓋人之面部左頰屬肝木也右頰屬肺金也正額屬心火也頦屬腎水也鼻屬脾土也正額者太陽脈之所會唇頦陽明脈之所經兩耳後耳兩傍少陽脈之所過痘為陽毒故隨陽而先現手面陽明者胃與大腸積陳受梼氣血俱多故先於口鼻兩傍人中上下腮耳年壽之間先出現者吉若太陽則水

火交戰之處火陽則水火相並之衝若於其位先出現者丟其起槳收斂亦皆如是至於頭者諸陽聚會之處兩頰兩顧五臟精華之府咽者水穀之道路喉者肺脘呼吸之往來胸腹者諸陽受氣之地為心肺之所居五處最要稀火若頭面多者謂之蒙頭頸項多者謂之鎖項胸前多者謂之滿胸蒙頭則視輕癡鎖項則內不出外不入臟胸則陽不清神不守兩頰兩顧多致成瘡或如塗珠肝盛剋脾八九日當作滑泄不食而為陰候故不宜多也為四肢則雖多而不妨以上諸症俱要清熱解毒疏通榮衛使血和氣均庶無乾枯黑陷之變矣

氣血

人之一身本乎榮衛衛者陽氣所以開闔禀籥運動樞機者也榮者

陰血所以充溢臟腑灌溉肢體者也故氣虛則神機息血虛則化源絕二者不可偏勝也痘瘡之毒本於五臟之脈各隨經絡部位直犯榮衛而出苟離氣血曷克成功乎試從之觀其顆粒堅厚窠囊充滿者氣之足也根苗紅活血之足也氣血既足則易發易靨而不須施治矣以陷實實之戒如平陷嫩薄者非氣之虧即病也乾枯紫黑者非血之虧即病也不明夫氣血盈虛之理何能識夫痘疹之順逆而從而治之也然脾胃者氣血之父也心腎者氣血之母也肝肺者氣血之舍也脾納水穀其悍氣主於腎而為氣臟舍於肺而為衛以充皮毛肥腠理司開闔也衛氣虛則瘡不起發其毒乘氣之虛而入於肺肺受之而歸於腎矣脾納水穀其精氣主於心而為血心舍於肝

而為榮以走九竅主六經朝白脈也榮血虛則瘡不光澤其毒乘血之虛而入於肝肝受之則為痒塌而歸於心矣凡治此者氣病治氣血病治血寒則溫之熱則清之虛則補之實則瀉之仍以脾胃為主不可缺也

虛實

不知虛實者不可以為功經曰無虛虛無實實虛實之分不可不知也又曰五實者死謂邪氣之實也五虛者死謂正氣之虛也痘瘡之症其人形體健飲食能多六脈洪實素無疾病大便如常瘡色紅活者此表裡正氣俱實也不須服藥若形軀羸怯素多病疾飲食減少六脈微弱吐利頻頻瘡色淡嫩者此表裡正氣俱虛也陳氏溫補之

法用(可)如瘡勢太甚焮(腫)痛脹大熱不退煩渴昏睡大小便秘此表裡邪氣俱實也錢氏涼瀉之法可用如瘡本稠密厥涌(發)紅活吐利不實者此表實裡虛也於補中湯加發表藥如瘡色淡白發不透滿大小便秘浩飲大嚼者此裡實表虛也於解利中加發表藥又如瘡腫者邪氣虛也當活血以開其鬱如痛若刀剜悶乱大叫(者)勿治瘡痒者正氣虛也當補氣以燥其濕如爬搔不定破爛皮脫者勿治灰白者氣虛也參芪之功宜大乾燥者血虛也歸芎之力宜多虛則補之實則瀉之病中即已無過其制此治之權衡也若本實而反補之則毒(氣)彌盛或為潰爛或為癰腫或為目病或為咽瘡或為失血皆補之過也如太虛而反瀉之則正氣益虛或為吐為利為厥逆皆瀉之過也經云

毋致邪毋失正絶人長命此之謂歟

善惡

夫良工者必逆（如）瘡之善惡善則就之惡則去之痘瘡之症有五善有七惡五善者飲食如常大小便調瘡紅活堅實脉靜身涼及手足和暖語聲清亮動止安寧此五善也五善之症不能悉俱（但得一二）自然清吉自然清吉七惡者煩燥悶亂譫妄恍忽者嘔哯洩利飲食不能者瘡清乾黑者（陷）痒塌破爛者頭面預腫鼻塞目閉唇裂者喉舌潰爛食入則碗水入則嗆者寒戰咬牙啞色黯者腹脹喘促四肢逆冷者此七惡也七惡之中但見一症勢不可為七惡之外復有渾身血泡心腹刺痛陷伏不出便溺皆血尋衣撮空者是皆卒死之候也

順逆

古人謂痘疹春夏為順秋冬為逆春三月謂之發陳萬物已生夏王月謂之蕃秀萬物已長得其所以順也秋三月謂之容平草木萎落冬三月謂之閉藏蟄虫壞戶違其時所以逆也此亦語其生長收藏之理豈有皆春夏皆順而吉秋冬皆逆而凶者乎如春失養生夏失養長春夏則不逆秋能養收冬能養藏則秋冬亦順也惟痘出一般疎密得所不愆其期痘之順也痘出夾襍代斑代疹稠密無縫常失其期症之逆也噫春夏為順秋冬為逆古人之言豈真拘拘於時令之說也蓋春夏發生之令也秋冬殺伐之令也痘疹之出起發者得春夏之令所以為順陷伏者得秋冬之令所以為逆其斯之謂歟或云

春濃浥金尅木夏黑陷水尅火秋斑火尅金冬疹水[土]尅水此不經之談黑陷一症四時不治何但在夏也故非其時而有是症者氣平血和臟腑充實莫不皆順如其時而有是症者氣衰血弱臟腑虛憊莫不皆逆一論痘見點三日有似於春令之發生長灌三日有似於夏令之長養回漿三日有似於秋令之成熟收靨三日有似於冬令收藏此其為千古不易之症論與金以起發之順者似春夏陷伏之逆者似秋冬似與理不合

形色

或云痘瘡之候無以脉疹言形色可变也謂之形者痘之色[形]也故共堅厚始出之形發榮滋長欲之形飽滿充足成漿之形斂束完固收

靨之形與大豆豌荳豆相似者皆正形或平或陷形之变也如初出時空如蚕種之蛻隱如蚊虫之迹薄如麸片密如針頭若热之痱寒之粟者不能起發而死粘聚糢糊肌肉虛浮溶軟嫩薄皮膚潰爛者不能收靨而死謂之色者痘之色也喜鮮明而悪昏暗喜潤澤而悪乾枯喜蒼臘而悪嬌嫩紅不欲豔豔則易破白不起灰灰則難靨由紅而白白而黄黄而黑者此出形起發成漿收痂之正色也起形而帶紫起形而灰白此色之变能变痘之形色也可知生死之期

老嫩

夫痘瘡之毒喜老悪嫩蒼臘嬌紅者色之老嫩也堅實虛浮形之老嫩也濃濁清淡痂漿之老嫩也堅厚軟薄痂之老嫩也老嫩之故衛氣

主之經曰衛氣者所以溫分肉肥（充）皮膚肥腠理司開闔者也是故衛氣強則分肉堅皮膚厚腠理密而開闔得也所以收斂禁束制其毒而使不得以放肆故色蒼而臘形緊而實漿濃而濁痂厚而自然易收易靨雖有邪氣穢毒不能害也而脆氣弱則分肉脆皮膚薄腠理疎而開闔失也所以不勝其毒而毒逸（得）以恣其猖狂之性故色嬌而紅形虛而浮漿清而淡痂（軟）而薄易破難靨不待邪風而衛氣先敗壞矣觀夫瘡之老嫩則氣不可不養也

陷伏

伏者毒蓄於理而不得出也陷者毒出而復入也此皆惡候伏惟一症陷有數種伏候於是形之時其人瘡出熱不必減煩渴悶燥此有

伏毒未得盡出也陷則見形之後其血先乾而变黑者謂之黑陷漿水未成破損痒塌者謂之倒膿成復化為水謂之倒陷亦陷數也凡瘡伏而不出者還解散主之乙卒如倒陷者看其六腑何如大小便秘四順清涼散七卅合奪命丹二卒主之泄痢氣弱者十全大補湯三卒合奪命丹二卒主之如倒陷者亦視大便如何大便秘宜利之三黄丸四十卒主之泄利者宜補輕則十全大補湯三卒重則木香散卅卒主之

癰毒

痘毒發於肌膚而榮衛不能運行是以鬱熱不散輕則結為瘡癤重則頭項胸背手足股髀之間赤腫而不成癰毒方未成膿宜解肌發表令其自散及其成則宜涼血解毒托裏使其易愈也但痘症發熱

之時熱甚升麻湯七 加柴胡歸芎黃芩黃柏之類若膿已成必須針破去膿以膏藥貼之膿後發者先與升麻湯一 消毒飲四 主之腫用荊防敗毒散二合消毒四 主之未成膿者小柴胡湯加連翹金銀花黃芩三十七 主之已成膿者消毒飲加黃芩茯苓白芍當歸連翹主之四

痘疔

痘疔者害痘之禍苗也若七日至十二三日之間痘瘡忽變動灰白頂陷即點燈照之其間有紫黑脹硬獨大而無根盤者即是也痘中有此則不成宣發諸毒故爾变動速以銀針挑破吸其血水吐於水中紅者可治黑者難療治法即用四聖散五十九 或二聖散六十 塡入孔中以滿為度其毒自散則痘即紅活灌漿矣

眼目

痘瘡入眼不在於初多在收靨時有赤腫而痛不能開者洗肝散五十六合消毒四主之有翳膜遮蔽而不能視者地黃散五七或撥雲散五八主之

痘痘生眼内黑狗耳刺血滴入眼中瘡自散刺鱔魚尾血點眼則不生蘿蔔花

避痘入眼用乾胭脂蜜水調塗兩眼角若濟寧油胭脂更妙兼塗眼眶週遭三四次最妙

簡易痘疹良書卷之二

發熱三朝門

順症不須治

一身熱和緩或熱或退神清氣爽飲食二便如常大便調黃小便清利而無襍症者吉

一初熱先發驚搐者吉

一初熱吐瀉不堪而隨止者吉

險症當治

一發熱之初增寒壯熱鼻流涕咳嗽痰涎此因傷風傷寒而得以參飲三表之

一發熱盛發狂譫語煩渴者急煎敗毒散二調辰砂末解之

一發熱之初或微腹痛及膨脹者由毒氣於外邪相搏欲出不得出也用參蘇飲三去參苓加辰砂陳皮表之

一熱盛發驚搐為吉候輕者用防風導赤散六治之搐盛甚痘出快者用紅線散七調辰砂六一散八表之瘦甚者薄荷湯化下抱龍丸九

一發熱欲出痘作腰痛者急服神解湯十出汗腰痛止為度不止再進一服免出腎經之痘

送症不治

一發熱頭面一片紅如胭脂者不治

一發熱如熨手眼紅口唇紫黑破裂者不治

一初熱腹痛或腰痛如被杖者不治
一初熱七孔二便出鮮血者不治
一初熱胸高而突者不治
一初熱目閉無魂者不治
一初熱時遂見紫黑班者不治
一初熱先腰痛甚而後黑點者不治
一初熱舌頭紫黑或聲啞噎神者不治

報痘三朝門

順症不須治

一發熱三朝或四五日熱退乃於頸上口鼻腮耳年壽之間或四肢先

放數點大小不一淺紅者佳

一放標稀疎起頂模之堅硬碍手根窠紅潤痘與肉色絶分明者佳

一痘作二三次出三日後手足心方纔出齊頭面胸背稀少飲食二便如常者吉

一初出如蚤班紅見二日大如粟米稀而紅活三日出満圓如珠佳者險症當治

一痘初出色貴明潤而鮮也若頭出帶黑此毒在血分當涼血觧毒為主不急治則黑陷不起矣涼血化毒飲五主之

一痘初出形貴堅實而厚也若色白皮薄此毒在氣分當補散火為主不急治則痒塌而死矣固陽散火湯六加白术苓去生地主之

一痘瘡初出之際須看胸前若稠密急煎消毒飲四 加山查黄芩紫草減食加人參

一痘色淡白頂不堅實不碍指者氣虛也根窠不紅或略紅手摸過處轉血虛也便當大補血氣以保元湯十一 加川芎當歸

一痘熱盛發紅斑如錦紋在皮肉者化毒湯十三 加紅花黄芩升麻喉痛加元參磨犀角和服此傷陽毒發斑用元參升麻湯十三 加減之法若見黑斑不終日而死矣

一出痘時或有紅丹如雲頭突起敗毒散二 加紫草紅花黄芩解之

一出痘後復發麻疹稀密如蚕種者化毒湯十二 加柴胡紅花解之若色好不可過用凉藥傷脾以致陷伏

一出痘時或泄瀉大便黄小便赤口氣熱如渴此為熱瀉宜去桂五苓散四十加木通車前燈心如溏瀉清利口氣冷不渴此為寒瀉五苓散四十加肉豆蔻甚者保元湯一十加白术乾姜

一痘正出或因吐瀉宜胃苓湯五十寒甚吐瀉不止宜理中湯六十加丁香肉荳蔻附子

一因食積生冷膨脹疼痛者平胃散七十加山查麦芽香附子砂仁

一身冷灰白色不飲食不進飲食寒氣逆上或嘔吐吐或腹痛或瀉清水手足厥冷此厥陰之症也起死回生丹八十或保元湯一十加姜芎歸附主之

一大熱不退煩渴飲水譫語狂乱其色紅紫者此純陽之症也可與退火回生散廿或辰砂益元散八主之

逆症不治

一初出密如蚕種或如痱子無縫者不治

一初出徧身如蚊虫咬者不治

一初出慢頂連肉紅者八九日痒塌而死矣

一初出如紅紫乾枯不治

一初出頂陷有黑點如針眼者不治

一痘出煩燥不寧口鼻氣粗身出紫黑點者不治

一初熱腰腹大痛至報不止者不治

一初出渾身發紫泡刺破出黑血者不治

一痘出口唇裂破胃爛發班者不治

起脹三朝門

順症不須治

一報痘三日之後先出者先起後出者後起根窠紅綻肥滿光澤面目漸腫依朝灌漿飲食二便如常而無他症不必佳治

險症當治

一痘不起脹灰白陷頂氣血不足虛寒症也宜服內托散二十加丁香或酒調紫草膏二十乙若灰黑陷伏酒調無價散二十二或就加酒少許煎內調下無價散最妙

一紅紫不起脹者火盛血熱宜內托散二十去桂加紫草紅花如熱盛加黄芩若紫黑陷伏調獨聖散六七

一熱極黑陷有痰者先服抱龍丸九降痰後煎紫草湯調無價散或以
加蟬退末主之

一痘肥滿而根窠不聚色不紅活者氣有餘而血不足用補元湯二三
或當歸活血湯二四

一頂不圓滿而止有紋路猶未出部根窠不紅而皮軟且薄者血有
餘而氣不足也用大保元湯二五以扶陽抑陰

一灰白頂陷下有紋路出部根窠紅散不聚者氣血俱不足也用人
參歸茋湯二六或内托散十二送下保生散二七

一痘雖紅鮮反乾燥而不光肥者此火盛而血不足也宜退火涼血
輕之劑四物快班湯主之二八

一痘充肥而帶湿者此脾有湿而氣不足也宜瀉湿補氣兼風藥治之羗風能勝湿也四君快班湯主之十二

一遍身俱起手足起不透者脾胃虛也補脾快班湯主之十三

送症不治

一痘頭面不起雖徧身皆狀者不治

一痘根窠全然不起頭面紅腫如瓠瓜者不治

一痘紫色不起乾燥不潤慘黯不明者不治

一痘徧身紫點如蚊虫所咬或發為泡者不治

一痘紫色刺出黑血如屋漏水者不治

一痘頬渴唇白痰鳴不思飲食乃氣血俱虧也不治

一痘腰腹大痛者不治
一痘吐痢不止乳食不化或二便下血者不治
一痘起脹時啼哭不已日夜呻吟煩燥悶乱狂言妄語如見鬼神者不治

簡易痘疹良書卷之三

灌漿三朝門

順症不須治

一痘出至七日爲灌漿之時其形圓滿光澤而有膿窠者𧺄化成漿色如綠水而漸变蒼臘將手按之其皮堅硬飲食二便如常更無他症者吉

險症當治

一痘七日前後見五陷者氣不足也氣不足不能收血而毒不能成漿蓋氣不能勝毒故也以保元湯一十加川芎官桂糯米溫胃助氣

一痘七日前後倒陷者氣血衰也以保元湯一十加白朮茯苓肉荳蔻渴以參苓白朮散一三主之

一痘七日前後見寒戰者氣虛也咬牙者血氣虛也氣虛以保元湯一十加桂以溫陽血虛加川芎

一痘七八日不灌灰白頂陷寒戰咬牙腹痛口渴內托散十二倍加丁桂參蓍腹痛加丁香乾姜瀉以木香散二三下荳蔻丸三三

一痘當灌膿之時雖然起脹而中乾燥並無膿血者死或略有清水或根窠起脹血紅而活猶有生意內托散十二倍加參蓍歸又將人

乳黄酒各半盞和入温服此灌膿之巧法也

一痘灌膿肥滿痕易結靨若痘雖脹滿光澤可觀然摸過軟而皮皺者雖有膿不甚滿足必不能收靨或痘皆灌膿中間幾窠不灌者終变虛寒痒塌之症宜内托散十二加補氣血排膿之藥

一痘陷無膿雖服内托散藥而暫起不久又陷者灌膿不滿故也宜用内托散十二倍加參芪歸人乳黄酒之類蓋(灌)膿既滿必無陷伏之患矣

一痘因虛發痒遍身作(抓)破膿血淋漓不能坐卧者宜内托散十二去桂加白芷止痒當歸和血木香調氣氣行血運其痒自止外用敗毒散四敷之庶免破(傷)風变症以致上瘦咳嗽聲啞若遍身抓破並無膿血清水皮白乾如豆殼者死

一痘穢氣冲觸發痒抓破者宜内托散十二照前加减外用祛穢散三六
宜當此灌膿之時最不宜寒藥解毒以傷脾胃凝氣血不能灌漿猶
忌食魚以助痰如黑陷不起煎内托散十二調下無價散服之二二

送痘不治

一痘如水晶皮薄無膿或純是清水九日抓破而死不治
一痘痒大甚抓破穿皮肉者不治
一痘二便不通目閉聲啞腹痛脹滿肌肉黎黑者不治
一痘瘡無膿吐利不止二便下血乳食不化者不治
一痘未起頂但脚漸潤至七八日乾燥瘡皮皺起語認結痂收靨者
多不可救急與助血解毒之劑庶可回生

一痘灌膿時看心鼻準頭口舌及兩頰先有焦枯黑陷靨者此名倒陷不治

收靨三朝門

順症不須治

一痘至十日血盡解毒其膿漸乾如蒼蠟色或如葡萄色從口鼻兩邊或面部收起至胸腹而下然後額上與脚背一齊收靨逐漸剝落內症全身漸輕快飲食之便如常者吉或手心或指上或陰上先收者俱吉

險症當治

一痘當靨不靨泄瀉寒戰咬牙抓破此虛寒者服異功散三五觸穢冒寒黑陷不靨煎異功散調下無價散二三如痒者用祛穢散薰之廿六

一過服熱藥以致熱毒狂猖氣血𥛒盛痘爛不靨者內服小柴胡湯三七猪尾膏三八解之外用敗草散三四敷之

一痘在前起發已透灌膿已滿茲鮮毒已清至收靨時或因觸穢致痘陷伏癓爛痒塌不靨者但服異功散三五自愈瘡雖不起不必憂也

一痘皆收靨惟數粟臭爛深坑不收口者用硝胆膏塗之三九

一痘不收靨氣急上瘦聲啞目閉無意者死靨後瘢紅者吉如一白無血者毒氣內歸也恐生餘症

一痘收靨後氣血大虛肌肉柔嫩不奈風寒慎戒觸冒風寒乘涼不謹輕則餘毒內功重則中風癱瘓危矣戒之戒之

一痘瘡已靨未愈之間五臟未實肌肉尚虛血虛未得平復忽被風

寒摶於膚湊之間則津液澀滯故成痱瘡宜雄黃散十四綿繭散
四一等藥治之久而不愈者潰骨傷筋以害人也

逆症不治

一痘當靨之時遍身臭爛如栮搭不可近目中無神色者其死決矣

一痘當靨之時遍身發痒抓搭無膿者皮捲如荳殼乾者其死決矣

一痘當靨之時寒戰手足顫棹咬牙口噤即死

一痘當靨之時目閉無神腹脹足冷而過膝者決死

一痘當靨之時聲啞氣急痰響小便少大便頻者決死

一痘當靨之時痘癥雪白全無血色過後亦死急用消毒飲二貼用助氣血藥八物湯三四加陳皮紅花老米以養胃氣或可得生宜預先治之

靨後三朝門

順症不須治

一痘瘡收靨後痂厚落遲雖肉不粘者吉

一痘痂落瘢帶紅色而無他症飲食二便如常者吉

險症當治

一痘痂至半月或一月粘肉不粘[落]或發痒者此因表發太過致肌肉不密無力收歛故也宜人參固肌湯二四治之（痘痂粘肉不落用蜂蜜塗之次日盡脫矣）

一痘發痒剝落痘皮或[出]血或血不出仍復灌漿如瘡疥者此血熱氣虛也宜八物湯三四加紅花紫草牛蒡子主之

一痘痂不落反見昏迷沉睡不省人事者此脾胃虛甚也宜人清神[參]

湯四四主之

一痘痂雖乾好但半邊掀起半邊粘着不能落脱者此過用辛熱之藥留熱在肌表故也宜升麻葛根湯一加防風荆芥蟬退連翹以除肌表之熱即落矣

一痘靨後瘢白者血不足也不治雖過四十日還死此痘因疑水淡故痂瘢白若疑充實必無他症急用保元湯十一合四物四五加白朮紅花老米陳皮主之

一痘靨後身熱不退或寒熱來往用小柴胡湯三七虚則補中益氣湯四六俱加黄芩

一痘痂起而倍能進飲食者内熱也再加二便秘認面赤喘滿者四

順飲四七恐胃熱不去則成癰腫
一痘後口噤殭直腹痛遶臍冷汗如雨痛定汗止而脉複緊者因瘢受風寒也宜散風養血用鉤藤湯四八加紅花木香川芎芍藥當歸甘草青皮官桂生姜白朮
一痘後遍身青紫瘀瘢口噤瘈瘲由氣血虛弱以受不正之氣故也用蟬退一錢以姜汁薄荷汁入酒一盞調服得汗即愈
一痘靨後手足忽然拘攣不能伸屈轉運者此由血少不能養筋或因風寒濕三氣使之然耳不可輕用發散敗耗其血只宜補脾養血此秘法也以當歸桂枝湯四九治之
一舌生瘡赤者名曰赤口瘡此熱在心脾二經也白者名曰白口瘡

又為鵝口瘡此熱在心脾二經也赤用陰陽散十五白用硃礬散一五

通以洗心散二五主之

一痘後胃有留毒走馬牙疳牙齦宣露急服甘露十八一二服外仍用

細茶韮根煎湯漱淨以神效散一八敷之即愈

一痘後癰疽發于手足委中曲池而不散者乃氣血凝滯於灣曲也

宜十三味敗毒散三五治之

一痘後兩目不開惡見明者謂之羞明惟向暗處敢開用涼肝明目

散四五若暗中亦不敢開者即防目中有瘡以望月砂散五五治之

一痘靨後忌食五辛恐熱毒薰於肺陽眼生翳障

逆症不治

一痂雖落而瘢雪白畧有血色者氣血盡也過後多死如無襍症急
用大補湯以補氣血養脾胃
一靨時寒戰手足顫棹咬牙噤口泆死目閉腹脹足冷過膝者必死
一靨後牙齦紫黑臭爛不可近者此胃爛也不治

簡易痘疹良書卷之四

入方

升麻葛根湯　第一

升麻十　乾葛　白芍各卜　甘草丆卜　姜葱水煎服

荊防敗毒散　第二

升麻　乾葛　紫蘇　川芎　羌活　地骨皮　防風　荊芥

前胡 薄荷 桔梗 牛蒡子 枳殼 蟬退 山查 甘草

姜一片水煎加葱白汁五匙热服

參蘇飲 第三

陳皮 茯苓 半夏 桔梗 乾葛 紫蘇 前胡 人參 甘草

各等分冬加麻黄姜三片葱一茎水煎热服

消毒飲 第四

荆芥平牛蒡子平甘草下姜三片水煎服

凉血化毒飲 第五

歸尾 赤芍 生地 木通 連翹 山豆根 紅花 紫草

桔梗 牛子各等分水煎服

固陽散火湯 第六

人参 黄芪 當歸 升麻 葛根 荊芥 連翹 防風 生地

木通 甘草各等分 水煎服

紅線散 第七

全蝎 天麻 蟬退 薄荷 麻黄 紫草 荊芥 甘草各等分

右葱白三莖水煎服

硃砂益元散 第八

滑石六两飛過 甘草一两 硃砂三钱 右為細末 小兒服一钱 大人服三钱 燈心湯下

抱龍丸 第九

胆南星一两 天竺黄五钱 雄黄二钱 硃砂三钱 麝香一钱 共為細末甘草煎汁打

糊為丸如皂角子大用燈心或薄荷湯送下

神斛散　　弟十

柴胡卞亍乾葛亍川芎　麻黃去節升麻　白茯苓　防風各卞甘草卞

水半鐘煎八分熱服

保元湯　　弟拾一

黃芪三亍人參亍甘草亍姜一片棗二枚水煎服

化毒湯　　弟拾二

紫草二亍升麻卞亍甘草卞亍每服五錢糯米五拾粒同煎

元參升麻湯　　弟拾三

元參　升麻　芍藥　甘草各等分　水煎溫服

五苓散　第拾四

白朮　赤茯苓　猪苓　澤瀉　肉桂各予姜三片水煎温服

胃苓湯　第拾五

白朮　陳皮　厚樸　甘草　澤瀉　赤茯苓　官桂各等分

右咀片姜棗水煎服

理中湯　、第拾六

白朮　人参　甘草　乾姜各等分薑棗水煎服

平胃散　第拾七

陳皮厚朴甘草蒼朮各等分引姜一片水煎服

起死回生丹　第拾八

丁香九枚 乾姜了 水煎服

退火回生丹（散） 第拾九

滑石了 硃砂了 冰片三厘 右為細末 冷水調服

內托散 第貳（貳）拾

生黃芪亍 生甘草卆卜 人参 川芎 當歸 防風 白芷 桔梗各了

川厚朴了 肉桂三卜 木香三卜 水一鍾 姜 糯米 黃酒 再加些須人乳服

紫草膏 第貳一

殭蠶芓 酒洗 全牙去頭尾酒洗 麻黃牙留節 白附子製芓 粉草卆卜 紫草了 蟾酥了

蟬退（蛻）洗去頭足亍 炒穿山甲亍 右共細末 另將紫草牙剉剪去渣 熬成膏

又用蜜牙入好酒半盞煉過 同紫草膏攪勻 調前藥末丸如菉豆大

每三四歲服一丸大人量加紅紫黑陷紫草湯下淡白灰陷酒下發
熱之初敗毒散下似風者參蘇飲下發驚者薄荷燈心葱白湯化下
無價散　第貳二　此方未能奏効可以不盡
人牙　猫牙　猪牙　火燒留烟碗盖存性各等分爲末每五六歲
服三四分好熱酒調下
補元湯　第二三
川芎　當歸酒洗　芍藥酒洗　熟地各下　陳皮下　甘草下　紫草酒洗七下　紅花七下
白术土炒[illegible]　水酒各半盞　糯米五粒　棗二枚　煎服
當歸活血湯　第二四
當歸　川芎　赤芍　生地　紅花　紫草各等分　水煎服

大保元湯　第二五

黄芪三下　人参五下　甘草下　官桂七分　炒白术下　薑棗水煎服

人参當蓍湯　第二六

黄蓍五下　人参下　當歸下　川芎下　甘草下　白术糯米水洗　紅花酒洗　山查各八分　官桂三下　姜一片水煎服

保生散　第二七

紫河車一具酒洗去紅水蒸熟為末　敗龟板半下酥炙　又方有鹿茸六下

右共為細末每服五分或一錢氣虛用保元湯下血虛芎歸紫草湯下

四君物快班湯　第二八

當歸　川芎　赤芍　生地　升麻　荊芥穗　牛子　根葛根

連翹　紫草　地骨皮各等分水煎入焼人屎服

四君快班湯　第二九

人參　白朮炒　白茯苓　甘草　黄芪　官桂　白芷　荊芥

防風　陳皮　赤芍酒炒各等分水煎服

補脾快班湯　第三十

人參　黄芪　生甘草　防風　防已　官桂少許水煎服

參苓白朮散　第三一

人參　白朮　茯苓　甘草　乾葛　麦冬ニ　木香　藿香各等分

水煎服

木香散　第三二

木香　丁香　官桂　陳皮　製半夏　赤茯苓　人參　前胡

柯子肉　大腹皮　炙草各錢　每服錢　生姜田水煎服量大人小兒加減服藥後忌冷水

肉荳蔻丸　第三三

木香錢　砂仁錢　柯子半錢　肉荳蔻半錢煨　白龍骨半錢　枯凡錢半　赤石脂七錢半

共為細末糕糊為丸如黍米大週歲兒五十丸三歲兒百丸溫米湯下瀉甚者異功散下止住不止再服

敗毒散　第三四

取多年房上爛草焙乾為末敷痘瘡上

異功散　第三五

人參　白朮　茯苓　當歸　陳皮　半夏　厚朴　肉果各五分

附子二下 官桂三下 丁香二下 木香二下 右姜枣水煎温服

祛𧄼散　第三六

用乾茵陳白芨荆芥縛為束子火燃薰之

簡易痘疹良書卷五

小柴胡湯　第三七

人参二下 黄芩卆下 半夏下 甘草卆下 柴胡下卆下 姜棗為引水煎服

猪尾膏　第三八

龍腦半分許研細末旋滴猪尾血為丸辰砂為衣紫草湯化下

硝胆膏　第三九

猪胆汁 芒硝 右二味研匀如膏塗之

雄黃散　第四十

雄黃下銅青子同研極細末量兒大小塗搽之

綿繭散　第四一

治痘瘡身幹肢節有瘡蝕瘡膿水不絕　用出蛾蚕繭不拘多少用生白凡研細填入繭内令滿以炭火燒之令白凡汁乾盡取出研極細每用乾搽瘡口上

人參固肌湯　第四二

人參　黄芪　甘草　當歸　蟬退各等分　糯米一撮煎服

八物湯　第四三

人參　白朮　茯苓　甘草　當歸　川芎　白芍　熟地各等分

水一鐘煎服

人参清神湯　第四四

人参　黄芪　甘草　當歸　白朮炒　麦冬去心　陳皮　黄連酒炒　茯苓

酸棗仁各等分　棗一枚　糯米一撮　水煎服

四物湯　第四五

當歸　川芎　白芍　熟地各等分　水煎服

補中益氣湯　第四六

黄蓍　人参　甘草　當歸　白朮　陳皮　升麻　柴胡各等分　水煎服

四順飲　第四七

當歸　芍藥　大黄　甘草各等分　水一鐘煎服

鈎藤湯　第四八

鈎藤　紅花　木香　當歸　川芎　白芍　甘草　白朮　青皮

黃連　官桂各等分水煎服

當歸桂枝湯　第四九

當歸　川芎　白朮　黃芪　蒼朮米泔水浸炒　甘草　薄桂　黃柏

各等分水煎服

陰陽湯散　第五十

黃連乎　乾姜下共為細末先用水洗淨以藥敷之

硃礬散　第五一

硃砂乎　白礬下共為細末先以鵝翎洗之次敷此藥

洗心散　第五二

黄連　歸尾　生地　大黄　麻黄　木通　牛蒡子　薄荷

甘草　桔梗　連翹各等分　燈心一撮水煎服

十三味敗毒散　第五三

當歸酒洗　白芷　防風　製乳香　甘草　川山甲　陳皮　赤芍

貝母　皂角刺　天花粉　製沒藥　金銀花各等分

水酒各半盞煎服

涼肝明目散　第五四

當歸　柴胡　川芎　防風　酒炒黄連　龍胆草酒洗　密蒙花各等分

以犍猪肝煮湯煎藥服

望月砂散　第五五

穀青草半　密蒙花半酒洗　望月砂兩　蝉退半去足翅　共為細末用豬豬肝兩以竹劈破用藥錢掺在肝内水煮肝熟飲汁食肝効

洗肝散　第五六

川芎　歸尾　防風　羗活　薄荷　梔子　甘草各等分

水煎食後服　如睛痛昏暗加石羔谷精草菉豆皮　如翳膜加白蒺藜蝉退

地黄散　第五七

熟地焙乾　當歸焙乾　防風　蝉退洗去土　汲蒺藜去刺　骨精草　犀角末

木賊　羗活　黄連　大黄　甘草　木通半　各錢　元參半

共為細末小兒每服二分半大人每服五分煎羊肝湯下食後調服

日三服夜一服忌口

撥雲散　五八

防風　甘草　羌活　黃芩　黃連　石決明　菊花　白芷

荆芥　石羔　川芎　大黃　草决明　各等分　胆草　各等分

共為細末每服一錢蜜水調下

四聖散　五九

珍珠五七粒為末　豌豆四十九粒灰　頭髮不拘多少燒灰

共為細末胭脂汁調成膏紝入疔内

二聖散　六十

紫草　雄黃各等分　共為細末紝入疔内

瘦解散　六一

防風　川芎　當歸　白芍　薄荷　大黄　連翹　石羔　桔梗

黄芩八分各　白朮　桂枝　荆芥七分各　滑石四分钱　甘草二钱　右用姜三片水煎服

奪命丹　六二

麻黄半钱　升麻半钱　紅花子五分钱　山豆根五分钱　連翹五分钱　蟬退三钱　紫草二钱　人中黄三钱

共研細末酒蜜為丸辰砂為衣薄荷湯下

十全大補湯　六三

黄芪　人参　當歸　白芍　白朮　白茯苓　生地二钱各　川芎五分

甘草五分　官桂五分　生姜三片棗二枚水鍾半煎七分温服

三黄丸　六四

黄連半 黄芩一錢 大黄一錢 共為細末雪水搗丸菉豆大硃砂為衣每服

五七拾丸食前燈心湯下

犀角地黄丸　　六五

犀角　芍藥　生地　丹皮各等分　右三味水煎熟將犀角磨汁和服

防風導赤散　　六六

生地半 木通一錢 防風不下 甘草不下 薄荷不下 黄連不下

引用燈心竹葉水煎一半和辰砂末五分温服

獨聖散　　六七

穿山甲不拘多少湯泡洗淨炒焦黄色為末每服五分或六七分木

香煎湯入酒少許和服即效

加減紫草散 六八

紫草 人參 茯苓 黄蓍 白术 芍藥 川芎 當歸 甘草

糯米各等分每服四五錢水煎服

四君子湯 六九

人參下 白术下 白茯苓下 甘草下熱甚生用補虛炙用 水煎服

升麻觧毒湯 七十

升麻 白芷 酒芩 牛旁子 連翹 蟬退 淮木通節 防風

密蒙花 當歸 白蒺藜 荆芥穗各等分水煎服

參蓍内托散 七一

人參 黄芪 當歸 厚樸製姜 川芎 防風各五下 桔梗 白芷各三下

官桂三卜　紫草五卜　木香　甘草各三卜

右入糯米一撮水煎服寒戰咬牙飲水渴瀉亦宜服之

歸脾湯　七二

人參　黃芪　白术　白茯苓　龍眼肉　當歸　遠志各一卜　棗仁一卜炒

木香五卜　甘草五卜　姜棗煎　母子同服

涼血地黃湯　七三

黃連　歸稍　生地　梔子　元參　甘草各等分

衄血加片芩　茅花　吐血加知母　石羔　童便　香附

溺血加木通　滑石　便血加秦艽　槐子　荊芥穗

血不止加蒲黃炒　藕節　側柏葉　水煎服

加味逍遥散 七四

當歸 甘草 芍藥 白茯苓 白术 柴胡 洛丹皮 梔子各等分

棗為引水煎服

瀉肝散 七五

羌活 防風 當歸 川芎 木通 梔子炒 黄芩炒 龍胆草

柴胡 便實者加大黄竹葉 水煎服

當歸養心湯 七六

歸身 人参 麦冬 炙草 升麻 生地洗 燈心為引水煎服

黑神散 七七

當歸 熟地 川芎 乾姜炒 桂心 蒲黄 香附子童便製 木香

青皮　黑豆炒　水酒各半盞煎服

罩胎散　七八　八物湯去地黃加柴胡

葛根　桔梗　黃芩　紫草　防風　阿膠　荆芥　白芷　砂仁

支氏加柿蒂七个野苧七根甜瓜蒂一个煎湯將荷葉盖定温服

安胎散　七九

條實黃芩酒炒　白芍　當歸身　白术　人参　路川芎　陳皮各八分

丿大腹皮黑豆浸洗淨五分　甘草五分　砂仁連殼研五分　紫蘇葉五分

右剉細水盞半糯米一撮煎一盞不拘時候温服

甘露飲　八十

天冬去心　麦冬去心　茵陳　生地　熟地　枳殼　枇杷葉去毛淨　石斛

黄芩　甘草各等分

神效散　八一　忌油膩雞魚等物

白梅去核燒存性　枯白礬各等　人中白取童子尿桶中白礙尾上焙乾等如無童子桶男子尿礶内者亦好

右為細末，用青蘆根、細茶葉同煎湯漱淨牙齒；如小兒，用雞翎蘸水刷洗淨後上此藥即效。

異痘奇治法

一痘長成顆粒，個中蠕蠕，名曰痘虫。急以菉豆湯洒柳枝上，覆於其身，則虫個個皆化為膿，成漿結痂。如不知治，待每虫出，元氣已洩，不治。

一痘表發太遲，毒溢肌膚間，至灌漿痒甚，搔破遂潰爛生痘。如遇徧身痘生蛆，臭甚，內服八物湯四合消毒飲四，外用荊芥、防風、甘草

苦參煎水洗之自愈

一痘初出不甚異但色似黑紫蒲萄(葡)及漿(膿)滿時纍纍出汪駭人觀瞻人有以奇形棄之者此載在神書名錢子痘

一兒幼時取白水牛虱燒灰存性和一切飲食與之食之痘可免出即出亦稀少其虱多藏牛耳中以牛之白者為佳即灰白色亦可

一兩頭痘頭面手(足)多腹背中間無但得正氣決然無事

一中屯痘謂頭面兩足稀腹背中間極多甚凶恐(傷)肺氣而不救急宜解毒助血氣

一痘疪與雜疪相似(仍)然褋疪無日痘疪有日蓋痘發於前七日結於後七日前後十四日為限治者毋急標緩本如治褋疪一寸則痘

落後一丈恐襍症未痊痘已受厄且痘之毒不解則百病不去痘之毒不毒則百病自痊醫之妙訣要在本上用力

一白痘似粉人所不識宜加減紫草散六六治之

一女人出痘天癸已通者必減血氣初發熱正遇經水來四日不止是熱入血室宜凉血地黄湯二七加人參治之若非經期於發熱適來此毒火内熾迫火妄行瘡必多急用凉血化毒飲五倍加連翹牛蒡子遲則内虚瘡必陷如起發灌漿適經來三日不止必灰白黑陷急用八物湯三四去地黄加黄芪木香熟附子調氣若寒戰咬牙喘急脹滿手足厥冷為内脱不治矣如灌漿時經來忽痞不能言乃血入少陰不能上榮先以當歸養心湯六七主之待能言大補

湯六三治之或猪心血調服亦可如經水未斷適逢出痘身發壯熱神昏沉言妄見鬼神尋衣撮空此血室空虛天行邪熱乘虛而入犯於衝脉熱蓋肝臟血衝為血海肝藏魂開竅於目神思昏魂亂妄視視亂妄言肝移熱於心宜導赤散六六四物湯四五主之如崩漏不止適逢出痘宜大補血氣十全大補湯六三八物湯四加木香官桂主之如向來經脉不通血海乾涸適逢出痘毒氣拂鬱衝任間陽二陽足太陽足陽明痘並發其勢必甚若功擊則妄行不止毒不出為喘急腫脹陷伏調其心使毒發出庶可保歸脾湯七二逍遥散七四若火

小女兒輕重與童男一槩論

一孕婦出痘最可慮不問輕重悉以清熱安胎為主不可觸動其胎

安胎散七九加黄芩芍藥主之血動四物湯四五加芩連治之及旱胎散七八佐之身熱足冷腹脹八物湯四三加木香脾氣虛不進飲食毒發不出四君子湯六九加木香糯米紫草胎動不妥安胎散七九加砂仁痘出稠密參芪内托散七一加紫草茸芍藥歸身熱有外邪内無症參蘇飲三加廣木香初發熱升麻葛根一加連翹瘡出太甚加酒炒黄連牛子連翹山查不起發加牛子白芍口渴加麦冬知母天花粉痰多加半夏雖有胎不忌在起發灌漿時忽遇分娩此氣血俱虛宜大補湯六三加熟附子主之以補血氣固表裡產後小腹急痛此血未盡黑神散七七暑與行之不必拘泥若咬牙寒戰腹脹作渴足冷身熱此脾胃内虛外作假熱大補湯六三加熟附子壹二劑

便用使君子湯九十九加黃芪當歸木香陳皮多服止者吉不止者凶、如方產後戊午月十日適逢出痘無胎孕擊累止大補血氣大補湯三十六八物湯三十四去白芍治之痘多者加連翹牛蒡子大便自利加肉荳蔻照常一體施治不必妄行疑慮反致變誤又孕婦出疹熱極不退內實故也必其下胎胎下疹即愈內熱解而愈必欲安其胎宜加味安胎散九十七或升麻解毒湯十七去白蒺藜加白朮砂仁白芍乾葛治之

一痘稱熱病十嘗九渴世依陳氏禁水多致渴壞在痘中亦未有嘗治只在治痘藥中兼之至痘中口渴是津液少用獨參及八物加麥冬五味無不獲效

一痘症盛行小兒未於發熱之前頭面各緊要部位忽起紅泡成瘡名曰報曉痘認真急以針挑破用四聖膏九五敷上即取連翹桔梗金銀花牛蒡子當白芷各一錢紫草五分姜三片水二鍾煎一鍾溫服後數日纔發熱出痘此乃順症若不急治必相持衆痘出不能全最難調理

一素嘗肥實痘靨之後一旦羸瘦雖飲食不作肌膚由血氣兩虛故也治宜兼理氣血偏陽則傷血偏陰則傷氣陽虛則用人參茯苓白朮各一錢陳皮丹皮山藥木香神麯炒甘草山查肉有泄加柯子各一錢共為末湯浸蒸餅為丸米飲下陰虛則用當歸一兩川芎五錢黃芪五錢蘆薈一兩使君子一兩湯浸蒸餅為丸米飲下

一

看痘挑治良驗法

一痘症有非藥能起者必用挑法有黑陷乾枯燥黑不灌漿膿日漸塌陷者有白陷全無血色雖無（有粒粒）漿水通無漿水平塌者有紫疔三五粒相連根深紫黑或如錢大指頂大者有水疔根下雖有一線紅色其頂飽滿光澤如水晶珠相似但陷破有水可挑全無水者不治挑痘之法先看頭面便知一身頭面諸陽之會首三關五臟之精華如天庭額上與背相應地閣頦頦與心胸相應左頰與左腿左手相應右頰與右腿右手相應自鼻及上下唇與四肢相應頸項與尻臀外腎相應假如頭額有低痘則知背上亦有其餘相應倣此看之凡挑時只揀毒深者各處挑四三粒餘痘皆起不必

揮身盡挑盡挑不惟兒受痛苦且傷元氣其用針之法如陷痘毒淺用披針手法從傍針淺入針挑之以見血為度勿太深則洩正氣如果疔毒深用立針法提頂直針而入深挑之務要見血以洩邪毒淺則毒不能洩也挑出血色紅者易愈黑者難痊紫者為重挑後以四聖丹塗之仍服托裹解毒之藥對症選方用之無不捷效

簡易痘疹良書卷之六

麻疹症治

古謂麻即疹也麻出如疹成朵痘如豆成粿皆相其形而名之也夫胎毒一也痘出於五臟臟屬陰陰主血故痘有形而有汁其症寒熱備有也疹出於六腑腑屬陽陽主氣故疹有有形而無漿其症多實熱

無寒也為症既異則治法亦殊痘宜虛實可用補劑疹忌内實只宜解散惟初熱發表畧相似耳既出之後痘則補氣以生血疹宜補陰以制陽何也蓋疹熱甚則陰分受其熬煎而(血)多虛耗故治以(滋)陰清火爲主而不可少動其氣若燥悍之劑首尾當深忌也如人參黃(芪)半夏升麻白朮丁香乾姜之類是也世知痘疹所係之重而不知疹之殺人尤甚方書多忽而不備良可嘆息矣

一痘疹之(發)雖曰胎毒未有不由天行癘氣而發者故用藥發散必先明其歲氣如時令温暖以辛涼之藥發之防風解毒湯主之宣熱以辛寒之藥發之黃連解毒湯主之大寒以辛温之藥發之桂枝解毒湯主之時寒時熱以辛平之藥發之葛根解毒湯主之此因

時用藥不可誤也

一發熱至六七日已見紅點而出不快或燥煩不寧或譫語發狂或呻吟腹痛或不思飲食此為風寒所衝或為涼水所激者

四物湯加　蟬退　黃連　羌活　木通　大力子　麦冬　甘草　防風　梔子　連翹　紫蘇　山查　如身熱不退加黃芩下　如大便秘加枳殼下　葱為引水煎服

一粿粒紅紫出不周全坐臥不安

四物湯加　連翹　黃芩　梔子　蟬退　麦冬　木通路甘草　黃栢　柴胡　山查　紅花下　薄荷下　滑石下　葱為引水煎服

一當出時大便秘結小便赤澀腹脹不安

四物湯加 枳殼 山查 梔子 木通 香附 大力子各下蟬退

厚朴各下 葱為引水煎服

一當出痊喉咳嗽痰喘者

四物湯加 麥冬 前胡 黃芩 瓜蔞仁 地骨皮 大力子各下

桑白皮下桔梗各下藕葉下炒阿膠下甘草下五味子卜右水煎服

一疹出齊當退不退此熱毒阻滯也

四物湯加 黃連 黃栢 連翹 麦冬 黃芩各下梔子下木香下

荊芥下 水煎服

一疹後有瀉痢 條黃 赤芍 陳皮 茯苓 猪苓 澤瀉

黃連 當歸 檳榔各下肉豆蔻煨下木香下 水煎服

一疹發出擋目睛露白此熱毒在心與肝而然也此症未不可治姑謬治之 防風 羌活 獨活 柴胡 前胡 蟬退 川芎 枳殼各卞 連翹卞 龍胆卞 麦冬 生地 大力子路 黄連卞 薄荷卞 荊芥卞 葱為引水煎服

一疹後身熱不退不思飲食此餘熱未解也 連翹 麦冬 黄芩 黄連 蓮肉 丹皮路 羌活 柴胡 梔子 陳皮 白芍 山查 只殼卞路 砂仁 葱為引水煎服

一疹後痢疾不問赤白裏急後重晝夜無度者此餘毒在大腸也須分虚實治之實者三黄丸利之虚者香連丸補之後用黄芩湯主之血氣氣以活之

一疹發出搐及目睛露白此熱毒在心與肝而然也此症本不可治姑謬治之

防風　羌活　獨活　柴胡　前胡　蟬退　川芎　枳殼各戔　連翹戔　龍胆戔　麦冬　生地　大力子各戔　黃連半戔　薄荷半戔　荊芥半戔

葱爲引水煎服

一疹後身熱不退不思飲食此餘熱未解也

連翹　麦冬　黃芩　黃連　蓮肉　丹皮各戔　羌活　柴胡　梔子　陳皮　白芍　山查　枳殼各戔　砂仁

葱爲引水煎服

一疹後痢疾不問赤白裏急後重晝夜無度者此餘毒在大腸也須分虛實治之實者三黃丸利之虛者香連丸補之後用黃芩湯主之血氣氣以活之

一疹退之後敎音不出或喘或喇大熱不退以致上瘦此熱毒未解肺金受尅故也宜清金降火湯加竹瀝薑汁

一孕婦麻疹不論先後當以四物湯倍加白朮條芩艾葉安胎清熱為主使胎無虞而疹自愈也如胎氣上冲急用苧麻根艾葉煎湯磨生檳榔并服更多服上藥為妙

附方

防風解毒湯

防風　薄荷　荊芥　石羔　知母　桔梗　牛蒡子　連翹

木通　枳殼　淡竹葉各等分燈心葱為引水煎服

黃連解毒湯

黄連　黄芩　黄柏　梔子　石羔　甘草　防風　牛子　荊芥
知母　桔梗　木通各等分葱姜為引水煎服

桂枝解毒湯

桂枝　麻黄酒炒　赤芍　防風　荊芥　羌活　黄連　牛子　桔梗
紫草　川芎　白芍　葱為引水煎服

葛根解毒湯

葛根　川芎　羌活　紫蘇　柴胡　前胡　甘草　牛子　桔梗
防風　荊芥　赤芍　連翹　淡竹葉各等分　葱為引水煎服

三黄丸

黄連　黄芩　大黄蒸過各等分　共為細末糊丸梧桐子大每服二十九白湯下

曹氏痘疹準則

〔清〕曹祖健／輯

提要

《曹氏痘疹準則》，清曹祖健輯，清雍正三年（一七二五）曹世燦抄本。南京中醫藥大學圖書館藏，開本高二十四厘米，寬十三厘米，每半葉八行，行二十三字。

曹祖健，史書無傳。據《曹氏痘疹準則自敘》可考，曹祖健，字履實，金沙人，出身世醫。曹祖健高祖曹文淵偶得枕中秘傳，傳其曾祖曹介甫。曹介甫尤善治痘，但由於其祖父業儒不習醫，故曹介甫將醫術傳於伯祖曹中寅。曹祖健師從伯祖曹中寅，參詳諸書，輯成《曹氏痘疹準則》一書，以爲治痘之規矩準繩。

全書論述痘疹，分爲總論、發熱三日論、見點三日論、起脹三日論、灌漿三日論、結靨餘毒六部分。書後附《痧疹論》，論述麻診之證治。曹祖健認爲「治痘之法，在先治則疏解以開其門，在中治則凉血托毒以扶其長，在後治則調和氣血以護其變」。書中用藥審見，多有良方。

是書約成書於清初，護頁處題「清雍正三年冬月，曹世燦夜抄」，書中正文結尾處題「金沙曹達山自抄，雍正三年拾月二十日夜抄，書傳」。（高雨撰）

目録

[一] 茯：當作「苓」。

雍正叁年冬月

曹世爍夜抄收

裘

曹氏痘疹準則自叙

痘書衡棟，得其訣者無多。古云：得訣回來好看書。誠哉是言也。夫痘乃病中之一症耳，何另立一科，紛紛議論，傳於後世，使學者茫茫，無從辨其真偽，不用成方，不顧孩童之性命，以己意亂投，希圖應手，其可得乎？吾高祖文淵公，幸賫金埜老人枕中秘傳於曾祖介甫公，公治痘甚善，但胸懷抱負，不以痘名。是時祖父業儒，不暇習也。其法傳於中寅伯祖，伯祖授予。其年已耆，日夕盤桓，博文講究，兼究書外之餘言，撮摘諸書之奥旨，遂彙聚一帙題名曰準則言規矩準繩之法則也家傳口授增換補續編成一書搜求経絡傳変投剤輙應若合符節此書一出如日月之經天江河之流派令观者一目了然不爽絲毫其功豈淺鮮哉讀者甚毋以淺近而忽諸也

金沙曹祖健履實氏題於留春亭

總論 發熱 見點

起胖 灌漿 餘毒

曹氏痘疹准則

金沙曹祖健履寶氏輯

總論

夫人之未有生也，必賴父母腎中真火，中在未形之先。然真火無形，伏藏于精血之內，父精母血交搆凝結而成形，毒使伏焉。毒乃父母腎中真火之氣也。若合符節，忽有三因時氣感召，真陽斯動，發五臟之真火為陰為痘，發六腑之真火為陽為疹。二者各不相應，故痘一出而不再見，疹出不拘數次，必待痘後出痂為定。何也。蓋人自無中生有。故先陰而後陽也。

痘乃何物。其形圓似豆而得名。總是氣血毒三字。相成一塊。毒本無形。即是氣血中之熱氣為毒耳。治痘之法。在先治則疎解。以開其門。在中治則涼血托毒。以扶其長。在後治則調和氣血。以謹其變。則痘自成功矣。時師不論虛實。專用清涼攻毒。噫。清涼則氣血凝。攻毒則氣血敗。欲望其漿成毒解。豈有是理而收功乎。

審兒用藥者上也。時有寒暑。兒有虛實。非泥於形而然。而審於

乙

形之精神也。嬰兒臟腑易虛易實，体實削過，猶為之損，況於弱乎。是過于熱必涸，過于寒必凝，過于燥必耗血，過于潤必滑腸，過于攻必傷真氣，過于補必助火邪。古云：藥隨病更，機非在我，彼過者不通變者也。大凡天寒不宜烘火，夏暑不宜扇風，反此則变症蜂起矣。慎之！

治痘症不治雜症，萬古秘論也。雜症無時刻，痘只二七耳，且痘中之症緣失治而作，今猶治（雜）症不治痘，將（雜）症愈甚，而痘愈隐矣。

痘之大限，以六日為定法，自見點日始，六日前熱症最多，血分為主，故六日前專看根窠血暈，無根窠血暈，則必不能貫膿、膿者血之腐，治宜散毒清解為主，六日以後以氣為主，此時氣血皆虧，虛寒必至，所以六日以後專看膿色，無膿色則必不能成功，治宜活血補托，健脾收歛為主，此時若投涼劑，能伐生氣也，若太用溫燥之劑，又能助火毒也，故班者血有餘也，泡者氣過甚也，蓋情勢之自然而然者也，治法合宜，萬不失一。

朱肱曰傷寒身熱在表固不可下瘡疹身熱在表亦不可下蓋傷寒与瘡疹一体之病是以傷寒症中有出瘡疹之候也世人不明其理妄云瘡疹初覺未出時宜先利其毒已出者不可利若出已定膿血太盛者亦可与利此皆非善治瘡之法也大抵瘡疹首尾皆不可下此言甚妙医者當務從之若能審察瘡疹于未出之前别無熱毒之症者不可与下有熱毒之症輕者与利小便重者利小便又不減方可与微下若已出者慎不可下待瘡痂焦落能進飲食之後看有餘毒未盡

方可与解毒分利亦不可過用如此則無悞矣

心之氣上出于肺而為声其竅若管籥焉竅為痰迷痰因氣閉氣因毒滯毒氣瀰漫痰迷心竅心為神明之官迷則神不清閉則声不自出矣

論虛実寒熱之症

自古辨之但虛寒者多而実熱者少実熱之症漿前或有漿後決無至虛実寒熱之変似実熱而反虛寒者有之似虛寒而変実熱者未之有也

或問曰医者多用極寒極熱之藥以求速効可乎曰不可凡標

之齊發胖之時火毒正盛切不可用燥熱之藥覺邪致痘焦枯大率六日之前俱是有餘須用寒藥清火解毒其灌漿結靨之際元氣已虛多是不足不宜用寒涼傷胃致成泄瀉然則何等症宜用何等藥所宜忌者如熟地之膩滯生地黃之沉寒白芍之酸歛半夏之燥烈厚朴之燥耗元氣白朮之閉氣燥血犀角銀柴胡瓜蔞仁鼠粘子之滑腹麻黃之走泄汗液升麻之發散元陽羌活之上行頭面防風之引走四肢砂仁薑蠶多能發痒人參黃芪能助火邪石膏之傷胃氣滑石

之六津液。苟誤用之。寧不殺人乎。權衡之術。自在心耳。在部痘藥須選。溫潤輕清之味。大忌酸燥濃濁之品。溫潤者能潤肌膚。輕清者。能走經絡。燥味。能燥肌膚。濃法膩滯經絡。如肌膚潤。則痘易漿。肌膚燥。則痘必焦。經絡通暢。則血氣和潤。經絡凝滯。則血氣閉陽。故補氣要兼行氣。補血要兼活血。此其要法也。

痘色不正為滯。夫痘之紅潤屬血。要得紅活。如桃花色者。乃為正矣。如大紅而乾枯者。色滯于血熱也。宜清火活血。淡而厌白色者。色滯于血。寒也。宜理氣活血。若失于調治。則必焦枯黯黑。而成氣滯血凝之症矣。血稍滯。凝。痘將。何物。化水。以成。漿乎。

有如白者。辨其為虛。而抑知有血虧之白。紅者。辨其為熱。而抑知有嬌艷之紅。密者為凶。得充肥而何妨于密。稀者為吉。有內症而何貴于稀。頂喜其綻。痘若不蒼。而綻歸何用。陷則為虛。色若滯而陷。豈緣虛致。皮薄者。慮其漿清。有浮衣。而非真薄。漿。黃。者。慶。其。蒼。老。有。板。黃。而。非。真。蒼。毒滯不鬆。誤認以為

平扁，根窠毒絆，錯義以爲能拘，以膿成便爲無恙，以痂落即
快收功，此由識見之不真，形色之莫辨也。
人以飲食爲命。經云：地食人以五味，味有所藏，以養五氣，氣和
而生津液，乃成津液者，誠資生之源，成身之本也。是以安穀
者昌，失穀者亡，必得胃氣強健，乃能受納，故人以胃氣爲本。
見點不能食，是毒尚未透，初害空竅，故不思食。痘若已齊，毒
若已盡，行于肌表，而內空矣，空則宜思食，如不能食者，胃弱
也。至于成漿，則一身之精神發洩于外，一身之氣血耗散于

中尤賴飲食相繼滋其空之至此脾胃不開安望其成痂而結局也宜以保元湯加山藥扁豆姜棗陳倉米

痘疹胎毒也伏在腎与命門發于兩耳耳後紅紋名曰瘷瘲

右耳驗痘左耳驗疹女則反是凡痘未發熱之先吉凶可驗于此單紋細直而紋梢朝上者吉粗曲多紋而梢向下垂者凶紋色微紅帶白色者必出肺經之痘紋色鮮紅者必出心經之痘紋雖小而紅若隱隱不甚明顯者小腸經痘也但難于標痘耳紋色青紫者必出肝經之痘紋若深隱肉內不見

見者○脾毒也○男子左耳紋不現者○閉症也○以上紋已離髮際○見于耳輪邊○即是出痘○根尚在髮際内○而未離○又未到邊者○未出痘也○夫痘疹類傷寒之熱○如不能辨○即驗○兩眼○含○淚○鼻○氣○出○粗者○是、又驗耳墜冷○鼻尖冷○手中指冷○尻冷○皆可驗之○

揚誠齊曰、保元湯○即東垣所製黄芪湯也○見蘭室秘藏○小兒方○不越參芪甘草而已○况藥性味甘温○專補氣○而能泄火○故虚火非此不去○借以治痘○以人參為君○黄芪為臣○甘草為佐○上下相濟○治雖異而道則同○製方何其妙与○嘗討其藥性之功○

用黄芪能固表人参能固裡甘草能解毒今用之治痘今痘
内固外護扶陽助氣則氣于焉而旺血于焉而附氣血無恙
斯一身之真元可以保合而無壞亂矣痘毒藉此領載亦何
難哉惟其有起死回生之功有轉危就安之力故僭改為保
元湯也或曰氣血與毒本同一途何專理氣而不理血偏亦
一偏之說乎予曰痘之一途與他症不同痘出陰分先動其
血以血本盛故能載毒使血一弱則毒何能自出也而氣者
又所以領載其血若氣少餒則血亦無憑藉彼毒又將何從

而載行于氣分乎故治痘當先治氣此不易之定法也或又曰倘血弱不能載毒奈何曰毒譬則貨也血譬則船也船若破何以負貨故血虛則内虛内虛則痘不得出然血虛非倉卒可補將付之無可奈何矣不覩之姙婦出痘乎熱盛痘壅其胎必落落則血去氣陷毒從歸内寧遑其生也此正血虛之驗或又曰白朮白茯亦能益氣世多用之今不加入何也曰茯朮雖益氣而性皆利燥淡滲通利水道之劑苟或用之則津液隨水而下其濕潤生息之氣不行于上譬之地氣不

蒸。天氣不降，尚安有天津以救物也。由是三焦為之枯燥，氣
脉為之壅塞，將毒為之不行矣。毒逆皮肉間，外刺之患，可復
救乎？或又曰：桂、辛物也，痘乃熱毒，今更用此，恐重實實乎？曰：
是徒知桂之熱耳，而未嘗挂之辛也。辛能發散，且如毒壅於
皮肉間與脉絡之處，苟非此物推動其毒，毒能自散乎？況此
藥又能扶陽益氣，充達周体，翊助參芪之力，故成偉功也。夫
我所謂治痘當固元氣者，何也？譬之用兵，惟求主將無恙而
已。若主將不克勝任，則本已先搖，雖有戈甲粮草，將安施耶？

故曰保元湯者。治痘之要道。如痘不起胖、不灌漿、不厚膿、加當歸五分、丁香三分、糯米二百粒、煎熟加人乳好白酒各半盞、和服、若頭額不起壯、加川芎為引、面部加升麻四分為引、腹四、加吉更四分為引、腰膝、加牛膝六分、兩手加桂支二分、若厥冷真虛寒、加附子一片、同煎、

痘症墮胎務審何時。在初出則補而升之。在起胖則補而清之。在行漿時則峻補之。又當以根暈散不散。為死生左驗。女人

經行時至必然。治法務在重養其陰而生陽症屬血熱。又有

得經行而反吉者。然必在見點起胖時。非灌漿時也。

發熱三日論

夫痘不熱不發由五穀不熱不結但熱輕則毒輕熱重則毒重
有熱半日或一日見点者不治毒未透也熱二日見点者
可治毒發動表透也發熱三日陸續出來雖重可治毒盡出
於皮膚面也總以退涼為上退涼則毒氣結聚而不散毒氣
結聚則点高聳紅活氣血自旺而毒盡化也點齊退涼次之
點齊不退熱者為下見點員如粟色潤如珠摸過有核此乃
氣旺血足之候或兼客症可用對症藥治之一發熱而即惡

寒頭疼，非出痘之症也。

夫痘由內而達於表，用藥宜合，如而變通，以其尋常言之，發熱三日而後見標，出齊三日而後起脹，蒸長三日而後貫膿，漿滿三日而後收靨。發熱之初，與傷寒相似，蓋寒自外來，痘自裡出，故惡寒無汗，頭痛脊強，而色慘而不舒，此傷寒之所有，而痘症之所無也。而眼含淚，鼻氣出粗，呵吹噴嚏，睡中微微驚，耳紋現，而顴或有花紋，惡熱不惡寒，此痘症之所有，而傷寒之所無也。發熱時，治宜分疏消散之劑，見點三日，當托裡，解毒使其盡出，亦有氣弱不能出齊者，當微補其氣，氣和則出快。初不可用表，恐腠理一密，則痘難出也。四五日以清涼解毒為主，清涼則無血熱枯燥之患，解毒則無壅滯黑陷之害。七八九日以貫膿為主，治法當溫補氣血，氣血流行而成漿，目易也。十與十一二日以收斂為主，大和氣血，補脾利水，則自然結靨矣。此特語其常也，當隨症參詳，妥可執一以應無窮之變哉。言見紅點時如痘輕少，不可過表，在後恐成斑爛或乾紅紫色，急宜疏利，不然在後必成黑陷。四五日之內

痘出至足下為齊苟未盡出於解毒之中宜兼發散若專用
寒涼則痘遲滯不出七八日之間毒未盡解於溫補之中又
兼解毒若偏於燥劑則毒盛不能化漿也十一二日之間漿
未滿足必大補氣血略兼解餘毒不然恐有癰毒疤痘之患
此變通之妙要在隨將制宜也
汗下吐三法治一切有餘之要法也医者皆所宜禁之者禁其
妄也故汗能虛表下能洩元吐能傷胃氣夫身壯熱而唇赤
身背俱痛眼黃鼻塞毛焦膚燥痘色乾紫似標不標手足極

十二方

熱。脉浮数而实大。乃表实熱也。不汗可刺。至有身発大熱。外襲風寒。発熱四五日。面如橘皮。毛竅森聳。此又標不出之閉症也。不汗可刺。至於痘色黑陷。壯熱面赤。肥紅眼白。此又不得不汗者也。壯熱氣粗喘滿。腹脹燥渴。譫語発狂。大小便秘塞。眼張若怒。口臭大熱。脉浮实而数。此裏实熱也。其熱宜急下。不下可刺。或當出時。食傷在胃。或痰塞在胸。則宜吐之。

痘瘡非熱不発。非熱不脹。非熱不成漿。非熱不結痂。此身熱不宜太過。温則皆是元陽制化毒氣。始終其功。若如火炎炎乾灼。

肆虐臟腑。蝕真氣。爍真陰。便是惡候矣。

發熱時。髮内或面与身上。有紅塊高腫者。皆不治之症。雖出齊。

必肚痛毒攻内而死。

有疾病必有治法。今每症立一主方。逐日加減於后。使用方者。

頭頭是道。不以苦难茫然亂投也。

加減換花煎。

治發熱通治各經之總司也。

羌活 上行疏邪 獨活 下行疏邪 柴胡 散肌肉之邪 前胡 散週身之邪 猪苓 開其水門 澤瀉 分利水道 青皮 消清腹中之邪

連翹瀉諸瘡、大赤芍瀉血熱、丹皮解血中之毒、地骨皮解氣中之毒

煩燥熱甚、加犀角、味苦性涼、入心而善解毒、能透肌肉、

大便秘、加酒煮大黃、

小便赤、加滑石、利六腑之熱、

煩渴、加天花粉、味苦寒、入心肺、止渴消痰退煩熱

譫語狂乱、加石膏知母、

傷食腹膨、嘔瀉酸臭、加厚朴神曲麦芽、

腹痛、加青皮玄胡索、

咳嗽、加杏仁桑皮、

嘔吐不止、加陳皮黃連、

婦人經行、加生地川芎、

見點三日論

夫痘瘡之發也，身熱和緩，達於外者，必輕，悶亂煩燥，彰於外者，必重，勢之自然也，故顏色宜潤澤，不宜昏暗，宜光彩，不宜枯澁，宜淡紅，不宜黑滯，宜圓淨，不宜破碎，宜高聳，不宜平塌，皮宜結實稀踈，不宜虛薄稠密，根窠收緊，痘分陰陽，見點活動，更忌面目浮腫，出要參差，血宜歸附，耳後頭項心胸少於他處爲佳，眉稜兩顴額前光潤不滯爲妙，若一發便出盡者，必重也，瘡夾疹者，半輕半重也，裏外微紅者輕也，外黑裡赤者微重也。外白裡黑者，太重也。瘡內黑點如針孔者，勢極也。青乾紫陷昏瞞，汗出煩燥，熱渴腹脹，啼喘大小便秘者，困也。善治者，於其形色而辨之，於其輕重而分之，則輕者可以獲安，而重者亦可取効矣。

凡見點稠密，形不尖鬆，色慘黯而隱隱皮膚間，欲出不出，蒸蒸然煩，翕翕然熱，此毒壅也。見點深紅，而漸變紫黑，夾疔夾斑者，血熱也。頂陷皮薄，平塌不振者，氣虛也。色淡根散，或痘色與肉色無異，血虛也。身微熱而自汗，表虛也。壯熱無汗，喘啞

十五十六頁

面浮。皮毛焦。肌肉痛。表实也。精神困倦。唇舌淡白。裡虚也。狂乱氣粗。口渴多食。唇燥。舌見黄白苔。裡实也。壅者踈之。熱者凉之。虚者補之。实者瀉之。不实不虚。平劑調之。又須合驗於舌。舌乃心苗。通於五内。人知之而莫用。不由指示。臨局必迷。孰知舌。乃用藥之樞扭也。唇舌滑潤多涎者為上。深紅者可投清凉。白苔内火甚矣。火太甚。則生黄苔。有刺而乾燥者宜下。唇舌淡白。宜補。宜温藥。随舌轉病。由舌痊。信然。凡見黑苔起刺。開口臭氣逼人。生意絶矣。

毒伏腎中感時氣薰蒸發而散布投入各經而成形如心經之痘其點不多細如粞粒而尖紅光鮮實頂微帶白色員而平高起不横脹易長易漿七日而靨肝經之痘或先時見驚手足亂掣緊紅鮮澤皮厚而老高員磊落斯二者痘多吉也如脾經之痘大小不勻四肢多見雖在肉上平鋪不尖頂陷有黑針孔其色灰紅潰爛難痂暑天易于生蛆蛆雖生而不傷命如肺經之痘白而暗薄紅而慘散中空而亮微似綿紋上大根小形多歪斜半附肉上半隱肉中斯二者痘多凶也腎

經之痘。腰痛如被杖。隱在肉中。其色黑如痣。從未有見其生者。外有奇症。或白如粉。黑如鵝翎。青如淡月白寶石。黃如松花粉。藍如滴靛青入水。總以神氣。寶色。辨驗吉凶。又有一種板黃痘。剝破無膿。內有黃肉一塊。乃陰陽失政。致漿灌拔臟死塞而黃硬也。以上各症。皆脾肺所發。居多古有云。經不單見。單見者死。或兼六腑出者吉。識痘之形。辨症之明。豈有用藥之不應哉。

傳經之理。痘科從未有談及者。庸医不解。以作荒唐。故特拈出。

以見點日為始十八時則傳一經七日半傳一遍二傳則十五日萬事畢矣始詳論之痘非火不發故見點心起心主血其色紅火之象也痘重症現驚跳次傳肝肝藏血其色鮮紅重則紫色肝屬木其痘高聳症現狂叫或說鬼神而見點三日齊矣又傳肺肺屬金主氣痘宜肥大泛白症現痰咳嗆喉又傳腎腎屬水其色綠內含清水症現喫蓋寒戰作痒起胖三日完矣又傳脾脾屬土其色黃漿已半足其症乾嘴泄瀉放屁不食復傳心心主火身必大熱蒸漿重見煩燥漿足三

七

日完矣再傳肝、屬木結實栁成之象文傳肺、主金腥臭之象文傳腎、屬水、能滋生萬物屬落潤澤文傳脾、屬土、飲食倍加萬物告成大事全畢矣此自然之理豈有一字不合者乎明者鑒之

凡看痘以天庭為主自眉以下先見者吉忌太陽山根人中文忌天庭先見其痘必重蓋毒發陽位也見点腳氷冷者不必慮氣未下行也不論點之多寡總要神凝而色彩潤而明根盤束緊根窠腳地分明不要鎖碎焦紫煩紅乾燥亦在學者

意會

初見點時三五相連者痘必密、形单見粗肥毒淺必稀白痘如水珠者重此大失之色也當辨唇舌赤色為驗後必变紅如白而無神、唇舌淡白、虛症也、治從虛例此症宜慎

古云、凡一見点便忌用升麻葛根恐發表虛後变塌痒、見點升提則頭面更多而氣粗逆之過也

初起有自汗者不必慮乃温熱薰蒸而然也

凡児出痘發氣血不能載毒決不能漿滿收功須于胖時清解

火毒則痘色紅潤矣此所謂托毒之法也

痘之色血之色也血和紅而潤血熱其紅若絳矣熱劇則紫紫黯則血瘀矣緣為血被火灸失于鮮利榮失所養致色乃变更变火逼血失其位故發為斑然痘斑出勢所必然無論顏色斑與不斑皆死但天庭踈朗形色善而斑出者又當別論書云氣旺則泡血旺則斑多發於見點時宜用玄參黃芩荊芥赤芍歸芎伺其斑退血附宜用補藥以防其損陷之甚也

或痘夾丹疹不必治當托痘為主痘齊則丹疹自退矣

凡出痘不在乎稀，但得匀朗散布，雖多何害。

一標痘時，面上或天庭發天泡瘡，变成痘泡一二粒如錢大者不治。若在手足可治，宜健脾固脾為主。

凡面部見一點惡痘，必渾身相應。予家傳只看頭面為主，印堂應心，口兩顴應兩手，兩頰應兩足，一定之理也。古云：漿要過項，膿要過胸，惟四支不起無妨，但漿靨時脾胃不健耳。

看假痘訣云：小兒瘡疾有多般，莫要將來一例看。若要決然非是痘，許瘡頂上水漿連。

書云、未。知。死。症。焉。將。全。生。凡業医者、一見死症。則知五臓受傷矣。故特將死症開明。方可調治。

初見即帶灰紫黑色。如結靨狀。或發斑者死。帶灰紫色、血虧也、如結靨者、火毒燒枯也、發斑在前為血熱、在後失于解利、以致火毒薰蒸傷血也、点三四日看、

天庭如胭脂。不分地界者死。天庭居象、最高之處、未可以系頂胭脂一片、毒壯血傷也、見

斜視如橘皮。不分肉地者死。毒鬱不能出也、

如麸如瘄。蚊迹蚕斑。摸過不碍手者死。如麸如瘄、蚊迹蚕斑、氣血已傷、火毒無依、

不能発出也、摸過不碍手、

氣虚散也、見点二三日看、毒气散入肌肉、故氣散則平塌、

肉腫、痘不腫者死、気聚則痘稀高聳、在四五日看、

或如湯泡火燒者死、如湯泡者、根無紅色、氣血甚也、火燒者、黒暗也、乃血凝火毒旺也、当胖時看、

點齊時不紅不白、頂有三又、寒毛竪起者死、不紅不白、気血混而不分也、三

又寒毛竪者、肺絶氣不白也、毒与気血相離之候也、

腰痛者死、腹痛者不妨、腰痛者、真胃傷見也、見点痛止不妨、腹痛者、或寒或食、或熱毒也、

鼻中嗆乳者死、口中吐蛔者不妨、皆火毒上冲、氣道逆行也、

足冷至膝者死、足冷者、毒伏于内、氣不流行也、見点足冷無妨、点齊則温矣、七八日至指冷者死、

大小便下血者死，惟鼻血不妨。大便下血，火毒蒸逼，流入大腸也；小便血者，火毒流入小腸也；鼻血雖是火毒入肺，名曰紅汗，乃肺氣通暢也，可以清涼解毒藥治之。

見點時有如黑紫瘡者死。血已死也。

氣喘者死，音啞者可治。氣喘，毒内攻入于肺竅也；音啞者，火毒上冲，傷於肺管也。

瘡成搭餅者死。氣血凝滯，毒入肌肉，不能達表也。

不時努氣者死。毒氣鬱悶，不能發也。

日夜煩悶者死。毒氣薰蒸心肺也。瘡痛不妨。

灌漿時如蛇皮者死。毒甚氣衰也。

灌漿腹脹者死。此時不宜腹脹，如腹脹，則毒已內攻矣。

泄瀉開眼者死。泄瀉開眼，毒內攻也。服藥即封眼，瀉止可生。故症者更重，元氣下泄也，氣下降而痘不起。

綿紋者可治。

漿清擫破無膿血，破即乾紅一片，不分地界，或皮捲起如豆。

穀神不安，胃不開，皆死症。以上皆內攻之症。

漿時在八九日間，眼開生翳膜者死。毒已入肝也。

結靨如竹沫者死。竹膜者平塌不高也。毒未盡解，元氣敗也。

神氣昏憒，不省人事者死。毒已攻心也。

靨落疤色白如骨者百日内死。元氣弱毒、未盡解也、

一生牙痕山根上起小紅點者死。餘毒内攻也、

牙痂潰爛如醬或黑当門牙落者死。毒入心胃二經也、川類者百無一生、

痘後慢驚目無神而面色青者死。痘後元氣虚弱餘毒留于心心不受毒故死、

又古云、痘後慢驚、諸書云莫救。

主方十神解毒湯。治血熱煩燥睡卧不寧、小便赤色、

当歸　生地、川芎、赤芍、連翹、紅花、牡丹皮、

桔梗　木通、甘草、淡竹葉二十片、燈心三十根、煎服

無時、

毒盛綿密、加荊芥牛蒡子蟬退、煩渴、加天花粉滑石、

身热壯盛、皮急肉緊加乾葛前胡地骨皮柴胡、

咽痛加玄參、咳嗽、加杏仁桑皮、

譫語狂言、加石膏知母、腰痛加羌活獨活、

腹脹痛、加青皮、發紅斑、加玄參山梔犀角黄芩、

嘔吐、加猪苓澤瀉黄連陳皮、泄瀉加猪苓澤瀉、

便秘加枳梳杏仁大黄前胡、小便尿血、加犀角山梔、

溺短澁、加車前子滑石猪苓澤瀉、傷食、加厚朴神麯麥芽、失血乾嘔、加犀角黃連桃仁、出不快、加牛蒡子蟬退、痘作癢、加桂支、作痛、加黃芩防己、本方加柴胡、踈散肝經鬱熱更妙、

痘至四五日。毒氣盛者。加白芷山查筍尖。夫痘至四日。理該易方。若毒甚未除。何敢輕易。惟加人參四五分足矣。名喚漿法。

右方治血熱痘疹。以涼血行血為主。佐以吉更川芎。有開提發散之功。引以木通。有踈利熱毒之効。臣以連喬牡丹皮有解

毒之良。用此以治血熱痘疹，則能內外分消。熱毒雖盛，庶幾解散表裡，自然和平矣。古人用黃連解毒湯，恐驟用寒涼，不惟冰伏熱毒，及出不快，抑且熱毒為其所抑，則鬱於臟腑，或肚痛腹脹，內潰而死者有之，豈若此方用之為穩當。若不得已而用黃連黃芩，必須酒微炒，一以製其寒涼之性，一以助其上行之勢，借連芩以解毒耳。

起脹三日論

夫當起脹是點齊之後也毒氣盡出之特也第四日是起脹之初漸漸面目浮腫有起胖之勢大炎蒸水騰而毒斯熟焉是故四日前毒氣出身自涼四日後毒出定身宜溫涼則氣血和平痘色必然潤澤溫則腠理開通其毒易以成漿故四五日紅點頂中泛白紅色至六七日漸漸歸根不散者譬如四日起脹太快者表虛毒甚也七日後腫退倒靨皆此症之變又或痘脚逢中水紅色散大不收清者死如紅一線歸根成漿自

足。不如是。而欲漿起。其可得乎。

痘出五六日。正是封眼塞鼻之期。眼封則神不驅。鼻塞則氣不逐。神氣内榮。毒有不化者鮮矣。然要多涕淚者吉。元氣内足、不被火毒煎熬也。至此時。眼不封。鼻不塞。大便不時瀉清水。又兼放屁。元氣外泄。重症也。輕症不在此例。

凡氣有生血之功。血無益氣之理。包血成員氣也。氣能拘血制毒。則痘窠必員尖周淨。附氣成暈血也。血能附氣制毒。則痘暈必鮮明紅活。頂陷者氣之虛。塌陷者氣之離。暈枯者血之虛。根散者血之離。凡見氣之離。不由于血之散乎。自氣血交後。常視根暈為憑準。故內攻根散者死。頂白根紅。氣血分也。在四五日間不分。在後必作癢。頂沖根附。氣血交也。在六七日間不交。後必惡症百出。是而窠白地清。起勢勃勃。不藥自愈。若深紅壯熱。疔將作也。四日用清。六日用補。乃治痘繩墨。

痘色光潤。氣血旺也。灰暗。氣血衰也。氣旺而血得其令。氣衰而血被其困。血非氣則毒不收。氣非血則毒不化。信乎痘之毒。必調和氣血而後可以始終其功。且夫色之紅者。毒始出也。

白者毒未解也。黄者毒將解也。乾黄者毒盡解也。泛白不清者。血衰而氣滯也。焦褐者氣血枯也。黑者毒滯而血乾也。如紅變白。白變黄者生。紅變紫。紫變黑者死也。

凡痘輕重。由于虛。實。鮮。暗。紅。白。踈。密。次之。點在內中者虛。色成暗淡者虛。氣象索漠者虛。形体軟縮者虛。點在內外者實。色有光綵者。實。氣勢蓬勃者。實。形体堅凸者。實。實則多。而無虞。虛。則。少。而。可。虞。紅中帶白。如珠玉者鮮。紅中帶白。如凝脂者鮮。白中帶紅如硃砂。或如油胭脂者鮮。如枯骨。枯礬者暗。如研土硃者暗。如坏血者暗。暗則輕。而變重。鮮則重。而化輕。

色白屬氣虚。補氣為主。初出色白者太虚。宜大補氣血。人参、白术、黄芪、当歸、川芎、升麻、葛根、甘草、木香之類。一云、大便滑泄。加訶子荳蔻。

色黑屬血热。凉血為主。初出色黑者大热。便宜解毒。芩連、黄蘗俱酒炒。鼠粘子、紫草、升麻、葛根、荊芥、防风、甘草。除人参、黄芪之類。黑為北方之色。屬水。热甚而反兼水化。制之。故色黑。經所謂亢則害。承乃制也。且無热則色黑。人所共曉。錢氏論中

謂冬月盛寒歸腎變黑其義安在何前人未之及也

色黑涼血色白補氣有中黑陷而外白起者則相兼而治瘡湿

者宜去湿乃肌表間熱用風藥白芷防風之類

夫痘渴大盛水竭也見標六日前用知母天花粉麥門冬漿靨

時重用人參知母花粉麥門冬須驗外症兼治大率腎水枯

渴津液不能上榮于舌也九日前忌用五味子五日後忌用

甘草如靨後渴用人參天花粉五味子

一痘雖稀根顆全白毫無紅色三四日便起胖如菉豆大按之

而軟，此名飛痘，氣血太虛，至灌漿時痘破而死，乃氣離血散之症也，宜大補之，兼行氣活血，根顆轉紅，其痘光澤可活。

凡諸痘未存放白數點，瓔然黃熟綠，為烈毒所冲，故不漿成迸速，是為飛漿。止一二點，熱不甚熾者，以針挑之，用油胭脂膏封貼，但與涼血清解，自泛白成漿矣。如其迸見不已，熱如炮烙者，毒必內攻，僅與清火涼血，若終必焦紫，不能救援者也。

氣得其暢，包血成圓而鬆透；血得其和，附氣成暈而紅活。反此則平陷歪斜，乾紅滯色，甚則其黑破矣。

蓋形成於氣色根乎血氣正則拘領其毒、毒有所拘、痘雖密而得定其位、不糢糊、不細碎、顆粒分明、而脚必周淨、毒有所領、毒易達于外、痘雖密、頂縱突而囊蒼老、此氣得其正而形其無間也、血正則榮載其毒、毒有所載、痘雖密、而能安其位、

朱巽曰、毒停肌肉則發腫、毒滯皮膚則作臭、蓋肌肉乃足陽明胃土之所屬、皮膚乃手太陰肺金之所屬、壅腫土象、腥臭金象、各從其類之義、

主方排膿湯、　治血熱痘症、服藥後、熱症悉退、內外和平、惟

不易長大者用此、然此雖保和元氣活血行滯以助痘成功、倘君前症未除、還當十神解毒、不可拘定而用此也、慎之慎之、

當歸 川芎 白芍 人參初發有勃勃之勢者、以沙參代之、

甘草 陳皮 桔梗 山查 木通 白芷 黃芪 二十粒笋嘴五個、

煎服無時、至六日後當易糯米為引、

色尚煩紅焦紫、加紫草紅花、 不甚活發、加蟬退牛蒡子、

起發不勻、加防風、 皮薄平陷、加生黃芪、

發水泡、加白朮茯苓、 泄瀉、加澤瀉、

嗽、加桑皮五味子麦冬、　作痒、加姜蚕倍白芍藥、

紫草透肌湯、見點之後、不易長大、能保和元氣、活血解毒、助痘成漿、易痂易落也、

吉更　紫草　川芎　山查　木通

人參　紅花　生地　甘草　糯米三十粒、

繁紅不潤、加當歸蟬退、　出不快、加牛蒡子、

陷塌、加生黄芪、　痛、加白芷、

不匀、加防風、　水泡、加白术白芍、痒亦加二味、

嗽、加五味子麦冬、　渴、加麦冬、

廿八

當歸匀氣散　氣至血不至、如蛇皮蚕種之類、行氣補血主之、

當歸　川芎　赤芍　人參　青皮　荆芥　防風　甘草

麦冬　木香　肉桂

參芪和血飲、　血至氣不至、如蚊蛛蚤斑之類、涼血補氣主之、

人參　黄芪　當歸　防風　連喬　紫草　木通　蟬退

黄芩　吉更

涼血解毒飲、　焦紫者、毒在血分主之、

吉更　歸尾　生地　赤芍　紅花　連喬　牛蒡子

紫草　山豆根　木通　甘草

補氣散火湯　軟薄者、毒在氣分主之、

人參　黄芪　白术　白茯　甘草　當歸尾　升麻

葛根　防風　荊芥穗　連喬　木通

内托散　人參　黄芪　甘草　吉更　當歸　川芎　防風

白芷　木香　厚朴　肉桂

痘紅紫黑陷、屬熱症、去桂、加紫草黄芩、

淡白灰陷、屬虛寒者加丁香救裡官桂救表

九

泄瀉加丁香乾姜肉蔻、入人乳好酒服、

按藥性活血匀氣，調胃補虛，凡四五日，氣血兩虛，或為風邪

纖觸，痘瘡陷伏，不出，不快，不匀，並主之。

曹氏内托散　痘皮薄嬌紅、毒在内、不能達之下者、以此宣之、

甘草　吉更　黄芪　白茯　天花粉　貝母　連喬

防風　甲片　牡丹皮　陳皮　川芎　赤芍　木通

灌漿三日論

古諺云、珠不在大在乎體之明，漿不在足在乎色之正。今痘至七八日，其漿也宜漸而黄，血暈宜漸而緊，如一線圈定不鋪散，晝夜痛楚，飲食倍常，身微微熱，順症也。反是者逆，至此欲決生死，惟視血暈聚散，眼開痰喘耳。

氣不能充則頂陷，陷則氣虛無疑矣。然必皮薄色淡，方合虛局，若囊厚色蒼，氣之本体已具，未有氣虛而囊不薄色不嫩者也。以氣為壯，大所鬱遏，壅結不能上達，故陷而不滿，不惟囊

厚、而且臃腫、不惟色老而且乾滯、尚有別症可參、与虛陷自
是迥別、
痘瘡皮薄自是氣虛蓋皮毛屬肺、肺主氣痘之囊窠厚薄頂綻
頂陷蒼老皺嫩皆氣主之未有皮薄而氣不虛者也獨有浮
衣一症則不然毒火猛烈冲突皮膚其若皮隨其炮熾而起
如湯大泡燃之象較之氣虛之薄其薄更有甚焉孰知其本
囊窠尚伏而未起毒火一清本体自透漸成蒼老然果何以
辨其為浮衣也其道一以貫之氣虛之薄其体自涼其盤自

淡其神必倦口不膩渴大小便如常諸凡火象自尔不犯是為真薄若盤暈欻赤躁渴神煩身熱如焚或小便泛紅大便閉結或傾腸直注不少一一叉是有一二干值的確烈火無逃矣

諸痛為实諸痒為虛又云氣愈虛而愈痒所以然者以氣本虛毒原不熾氣虛則正不勝邪無以制化其毒而固然也故治痒之法必從補氣又有血熱毒盛而痒者蓋熱毒壅於皮肉氣為遏鬱血被煎熬灼之則迫其遊行血味且鹹遊行皮肉

痒之所以作也。治以清凉攻毒飲。庶氣血不受邪。虚氣得以化血。血得以成膿。何患乎痒之有哉。作痒多在六七日之期。凡抓破血得流者可生。抓破乾赤光亮而皮如豆殼剥去者死。是痘同一色也。虚則白而实則紅。同一紅也。虚則嬌而实則滞。再观其形。虚者皮薄而湿。实者皮厚而燥。按其肌膚有温凉熾熱之殊。察其神情有倦乏躁乱之異耳。一温胃氣暢。土可勝水。决無伏陷之患。保脾土。惟四君子湯為良。調血以四物湯為君。併作大補湯服之。有黄芪肉桂以助表裡之虚。最為穩當。首尾可服。
凡多用参芪。必須用當歸相濟。如泄瀉者。當歸宜炒用。又加山查五六粒。山查能行参芪之滯氣。不減参芪之力量。用藥之妙。不可不知。山查宜用在四五日間。若用在見點時。則酸濇收斂。其痘难發。漿時忌用。
凡吐瀉少食為裡虚。不吐瀉能食為裡实。裡実而補。則結痂毒陷倒靨。灰白為表虚。紅活綻凸為表实。表実而用表藥。則致潰爛不能結痂。

凡為外來惡氣所傷而倒靨者。用人參白芍藥黃芪。稍連喬甘草稍白芷當歸川芎木香之劑。

凡虛痒以實表之劑。加涼血藥。實痒如大便不通者。以大黃寒涼之劑。少許下其結糞。

凡一切惡物所觸。看法多在根盤。氣色為驗。如婦人月經觸者。其色灰紅。烟氣酒氣香氣觸者。其色灰白。糞氣房慾氣觸者。則變灰黑而痒。唯（惟）兔氣麻芋（苧）氣觸者。其色惡無救。治法宜用托裡大補之藥。煎好。採月季花放藥內調攪數次服。即解。如

兒母月經至者，用袋盛炒壁土，懸于母下身可解。若痘頂色好，根盤暗色，為觸。痘如頂脚皆灰暗者，不在觸類，斷

朱巽曰：漿行至七日，腫要過頭，漿要過胸，腫者毒外出也。言過胸者，從上而下也，陽物亦要灌，陽物宗筋之會也。兩臂亦宜滿，不然，臨收時必不食而他變。蓋手臂乃脾之所主也。惟兩脚不灌不妨。

朱巽曰：痘出七日，忽大瀉者，氣陷也，急補澁之。若漿色正而根血一線，緊緊繞定，雖瀉無事。漿色不正，根盤不化，血散不斂，

毒在内也七日而毒在内如命何八九日行漿忽眼開而陷
毒攻内也如内攻者必悶亂煩燥根暈飛散若無是症而唇舌
須
潔淨瀕用補托
朱巽曰八九日間最忌者皮薄漿清皮薄則嫩而易破漿清則
水而不膿書曰漿假毒成毒從漿化未有若此而幸成也
痘疔多發於九日間中實外虛陰之象也故性犯内疔者釘也
毒叅陽位聚成窠穴也蓋因氣分弱而血分不密毒不能自
散故結聚而成形急用金銀簪挑破用珍珠碾碎和血竭油

胭脂紡於疔內外以棉紙封固急服保元湯參芪甘草加當歸紅花倍牛蒡子荊芥連翹助氣逐毒其疔自釋

寒戰咬牙當分先後七日以前寒戰者乃心火亢極上燻肺金而孔竅閉塞故寒戰也當以表熱治之七日以前咬牙者乃陽明胃經主之陽明主肌肉其經走上下齒齦邪併陽明故咬牙也主胃熱宜清之七日以後寒戰者乃陰凝於陽陽分虛則陰入氣道而作寒戰也宜以氣虛治之大用參芪加姜桂木香以溫陽分七日以後咬牙者陽陷於陰陰分虛則陽

入血道而作咬牙也，主血虚，宜補之，大用參芪加當歸、川芎、干姜以實陰虚。大凡七日前有此症者属熱，多凶；七日後有此症者属虚，可治。然此二症多發於痘後，其属虚症無疑矣。

灌漿三日方 主方托裡湯 治實熱之症，過服寒涼，而変冰硬、嘔瀉，或皮薄漿清，或塌陷無神，血色不枯，搔痒煩渴，凡有此則唇舌必淡白潔淨，大便必不固，延綿不治，而腹脹悶乱，寒戰鬬牙，至不旋踵矣。

黄芪 人參 甘草 當歸 肉桂 陳皮 白芍 木香

山藥 白芷 糯米一撮、煎熟臨服、時加人乳一杯、白酒娘數匙同服、

咳嗽、加麦冬五味子、

煩渴、亦加麦冬五味子、

腹痛、加煨姜神麯、

作嘔、加煨姜丁香、

泄瀉、去當歸加升麻訶子肉蔻、

水泡、加防風倍白朮、作痒亦加、

減食加白朮、

寒戰咬牙、四肢逆冷、唇舌淡白、加附子、

嘔吐、加乾姜、

回生散

黄芪二錢 人參 白朮 陳皮一錢 甘草五分

當歸五分 川芎五分 防風五分 白芷一錢 附子五分

艾葉一團 白酒半杯 泄瀉、加故紙肉豆蔻、

虚寒加肉桂木香鹿茸、 紅散、加五味子十粒、

四生保元湯 治痘出齊灰白、及不起脹、及無膿、氣虚者、

黄芪蜜炙三錢 人參二錢 甘草一錢 肉桂二分 姜三片大棗二枚

聶氏參歸鹿茸湯 虚弱者、服一二劑、即轉紅活行漿、

鹿茸酒炙三錢 黄芪蜜炙五 當歸一錢五分 甘草炙六分

人參一錢二分 姜一片、員眼三枚、

泄瀉、加歸朮木香下四神丸、

寒者、加官桂附子、

木香異功散　凡痘至八九日後、見虛寒症狀種々、即服此、

人參　白朮　白茯　甘草　當歸　陳皮　肉蔻　訶子

木香　丁香　肉桂　附子　糯米一撮煎服　係朱啟亮叅合

助漿丸　痘七日漿稀不來者、服之、　黃芪三兩蜜炙　白芍酒炒

當歸一兩五錢　鹿茸去毛酥炙　紫河車酒洗焙　白朮　人參各一兩

蜜丸、芡實大、炒元米煎湯服一二丸、

陳文中七物木香豆蔻丸　治腸滑泄瀉、

肉菓麵包煨五錢　訶子八錢麵包煨　木香煨　縮砂仁炒　龍骨煅各二錢

枯白礬三錢　為末糊丸、黍米大、清湯下、

熏瘡法　用茵陳荊芥白芨○等分○為末○以紙撚條點火熏之○

敗草散　凡七日後、抓破作爛不乾者、並以此掩之、

經年蓋屋草、不拘多少、焙脆為末、摻上、此草已經過霜雪者、

其性甚凉、故用以制火耶、

結靨餘毒

靨非難事，難于漿也。漿足者，毒化也。毒化則毒盡，毒盡則靨矣。故結靨時身忽忽發熱者，不必慮，蒸漿作靨也。十日後泄瀉者，不必慮，元氣内回，非灌漿時比也，切忌止濇。如餘毒未除而見腮紅流涎者，痘將發也。十二日乃開眼之正期，如過期十數日不開，無妨；但已開而復閉，内必生白障，乃餘毒鬱於肝而出也。凡痘毒多發在十二日之期，或手足骨節間，其肉不紅，只是浮腫而已。内服托毒之劑，外用敷藥。又或口渴無休，

津液竭也宜生脉散主之或变痢疾主方加香連丸効凡变
瘄痢暑天有之每瘄後糞中有白色如魚腦者人皆作痢治
不知此是腸胃中瘄之漿耳不治自愈如後重則為痢矣
收靨須從口角結起上至巔頂下唇至足心故額与足遲靨獨
陰獨陽也此為正收靨也不如是者逆如十二三日瘄形有
似火燒烟薰者生死最难决若破處乾枯腹脹氣喘咽爛不
食或唇白至舌泄瀉無度不省人事煩乱不昧作坑尸臭目
直視無神寒戰噤牙手足氷冷皆死症如音清能食睡卧安

寧絕破淋瀉，神靜氣爽，生症也。又當分虛實治之，唇舌潔淨、溫補兼清。鮮唇燥舌苔、便閉，單鮮之。鮮而苔去、繼以和平，則攻補兩盡矣。

痘瘡痕赤而作癢，屬血虛而有熱也，用四物湯加丹皮。若痕白而作癢，氣虛而有熱也，用四君子湯加芎歸。瘡痂欲落不落者，脾經血氣虛，八珍湯。若發熱而大便秘結者，腸胃內熱也。發熱而大便調和者，肺胃熱也。

浸淫不斂，乃土虛不能制水；潰爛不收，乃是火旺爍金，毒火盤據血分而成痧在內則根窠無暈有頂無盤痘色白黯痧放在外根盤紫黯或發蚤斑蚊跡或如紫背浮萍至若氣虛不振不能領毒亦頂平亦頂陷有灰白色也

痘毒有十三處潰爛者不治百會耳後印堂咽喉手心足心心窩兩腋肚臍陰囊六脉背脊骨大小腹或腫毒發於骨節之間或上或下有殘疾手足之患用此驅毒散移之白芨一兩六錢紅藥子八錢即紅花子文蛤焙二錢烏雞骨煅硃砂雄黃輕粉各一錢大黃二錢牙皂七錢醋調敷毒之上半截即移下

半截，如不服參芪內托散，若單用此藥，恐毒復內而死矣。

參芪內托散　托餘毒。人參二錢　黃芪三錢　白术一錢五分　當歸　玄參　白芍　連翹　牛蒡子　金銀花　防風各一錢　甘草五分　手臂見腫，加桂枝；脚上見腫，加牛膝；腿後見腫，加藁本。

朱巽曰：凡治渴，切忌利小便，小便愈利，渴益甚矣。戒之戒之。

主方保嬰百補湯　凡八九日，漿足之後，別無他症，並以此方調理，不拘寒熱二症，皆可服之。惟氣虛一症，本方加黃芪二錢、肉桂少許。若有雜症，照前夾症加減。

人參（神旺去之，或易沙參亦可） 白茯 白术 甘草 當帰 白芍藥 熟地黄 山藥 桔梗 大棗二枚 蓮肉五粒，服不拘時。有熱，加黄芩、連翹、木通。

調元解毒湯 凡痘後血氣不調，瘢痕不正，諸症時作，用此調之。如諸症既作，又當照諸症加減。

當帰 川芎 芍藥 白术 白茯 甘草 山藥 桔梗 連翹 木通 姜一 棗一，不拘時服。

當歸不歸，加人參、黄芪、白芷、肉桂。

神昏喜睡、去連翹桔梗加人參茯苓麥冬、
喘嗽、加杏仁麥冬五味子、驚搐、加木通生地梔子仁、
作渴、加人參麥冬五味子、自汗、加人參黃芪肉桂、
厥冷、去連翹桔梗加人參黃芪肉桂、
乍寒乍熱、加人參黃芪肉桂柴胡、
熱不退、加地骨皮黃芩、風寒發熱、加桂枝柴胡乾葛、
傷食發熱、加山查神麴麥蘖、嘔吐、加陳皮黃連、
吐蛔、加烏梅、腫滿、加大腹皮防風、

腹痛、加木香、　泄瀉、加猪苓澤瀉升麻、
溺澁、加車前子、木通、　手足拘攣、加黄芪桂支、
吐血、加黄連蒲黄、　衄血、加黄芩牡丹皮蒲黄、

飲膿散　當靨不靨、以此收之、

黄芪蜜炙八分　拘杞子　白芷　甘草　何首烏蜜炙各一兩　為細末、每服二錢、加煎劑服、或米飲下亦可、

參苓白术散朱啟亮方、治脾胃虚弱渴甚、及兒未出痘、先服甚妙、

人參五錢　白茯去皮炒一兩　白术米泔浸炒一兩　當歸酒洗一兩　山藥乳焙一兩

白芍 酒炒五錢 炙甘草 五錢 山查肉 二兩 薏仁 炒三兩 白扁豆 炒三兩
為末沙糖丸如菉豆大不拘時半飢清米湯化下 未出、
預補元氣、靨後調理脾胃、

清宵忘晝飲 治痘初熱擾乱心神不寧夜不成寐不拘首尾此湯主之、

黃連 丹皮 生地 木通 甘草 荆芥穗 黑山梔 加燈心 淡竹葉、

稀痘丹 未出痘時多先服此藥則胎毒消而痘稀矣、

玄參 兎絲子 等分 為細末蜜丸白水服、

大補復神湯　治痘後目疾、　人參一錢　黃芪二錢　當歸二錢
白朮一錢　白芍五分　甘草三分　川芎五分　升麻三分　柴胡七分
蔓荊子三分　甘菊花二分　枸杞子一錢　不用引煎服、

甘露飲　治牙根臭爛出血者、亦治喉舌生瘡、
天冬　麥冬　生地　熟地　甘草　黃芩　枳殼　石斛
茵陳　枇杷葉炙去毛　白水煎服、

七味飲　生地黃二錢　山茱萸三錢　山藥一錢　茯苓五分　牡丹皮八分
澤瀉三分　五味子五分　口瘡者、內瘡也、其標為火、其本為

虚六味性寒而潤且斂所謂壯水之主以制陽光者此也加以五味則末火歸經瘡勢自退矣

立効散　治走馬牙疳皆氣虚湿熱毒氣為病

青黛　黄栢　五倍子炒各等分為末米泔水漱口搽患處

曹氏白梅散　白梅　煅存性　人中白　煅　枯礬　各等分　研用

走馬牙疳腐爛易將老茶濃煎以雞翎蘸湯洗淨腐肉以此中傳之爛入喉[illegible]者吹之日三四次雖遍口牙落口唇穿破者皆愈但山根發紅點者不治又穿腮者不治

消毒飲 治痘後發毒 當歸五錢 甘草三分 生黃芪三錢

柴胡 大貝一錢 柴胡五分 赤芍五分 連翹五分 防風五分 川芎二分

金銀花

連翹飲 治痘後實癤一切癰毒 連翹 當歸 芍藥

甘草 柴胡 荊芥 防風 黃芩 梔子 牛蒡子

蟬退 車前 木通 滑石 瞿麥 生姜一片 煎服

神功散 治痘毒腫燃作痛未成者敷之即散已潰者敷之腫痛即消 黃柏炒 草烏炒 血竭 等分為末津調敷患處

薛氏消毒散　大貝　生南星　姜蚕　白芷　天花粉

大黄　猪牙皂角各四两　寒水石煅八两　為末醋調敷

此方即丹溪敷痘瘡藥加草烏

鐵箍散　手足痘毒未起未成用此内消　大貝　黄柏

白芨　白歛　菉豆粉　芙蓉葉　為末醋調匀敷

痘毒已潰雅收口生肌方　黄丹炒　生輕粉　乳香　没藥

射香各五分　海螵蛸二分　枯礬乙分　龍骨煅一两　寒水石煅一两

為末入膏藥上貼

綿繭散　治痘後爛瘡不收口、蚕繭不拘多少、每繭入白礬煆過、每兩加蜜陀僧五錢、白芷二錢、為末、白蜜調敷、

如神散　治腰痛、當歸桂支玄胡索、各等分為末、酒下二三錢、

紅花湯　治痘作渴、紅花或子、隨意煎湯飲、其渴即止、縱口中如烟、飲之即止、加牛蒡子尤妙、

枳殼湯　治誤服參芪喘急腹脹　陳皮　桔梗　厚朴　枳殼　姜一片、煎服、

滋陰潤燥湯 治誤服辛熱之劑，致咽喉腫痛，口舌生瘡，目赤腫痛。

當歸 赤芍 生地 黃連 山梔 連翹 荊芥 木通 薄荷 牛蒡 花粉 燈心廿根 竹葉廿片 煎服。

製大黃法 大黃八兩 茯苓皮二兩 車前子一兩 防風五錢 白酒四兩 除大黃，餘煎汁，去渣，入大黃煮，再加白酒煮乾，研用。大黃秉蕩滌之性，陽明本經之品，但苦寒下降，走而不

全

守，偏而未全。製以茯苓皮、車前子，則兼走水門；防風及手四肢，加以白酒，則無微不到，是謂增益其所不能。

痧疹論

夫痧疹者、越人為之瘖子、古謂之麻子、閩人氏謂膚疹是也、初出之時、或熱三四日而出、或八九日而出、或十一二日而出、或熱半月而出、皆是手太陰肺、足陽明胃二經之火發而為熱者也、其症亦時行之類、多熱、多渴、多痰、多嚏、多咳嗽、多泄瀉、多煩悶、甚則燥亂、眼中如淚、咽痛、神昏、是其候也、俗云、痘前出痧、謂之胎痧、治以清涼辛散為主、忌酸收、忌溫補、在先則發散解毒、已形然後清涼益陰、此萬世不易之定法也、

瘄瘄不宜依症施治惟當治本本者手太陰足陽明二經之邪
熱也解其邪熱則諸症自退矣

凡小兒眼光如水肝腎熱極也未發時必有此症方為瘄候如
無此症非瘄也眼多眵淚肝脾火盛也眼之白珠紅赤其臟
屬肺今瘄候合其本臟故先熱未出時隨即紅赤此其候也
如沒後仍前紅赤此肺經熱毒未盡只宜清肺降火為急

凡瘄出見三日漸沒者吉隨出隨沒者宜防喘急如喘急用亭
加散又一出一沒不見稟者不治

痧疹出三日不没者乃内有実熱宜四物湯加清利之藥則熱自解而痧自消矣

痧疹先熱輕至出時方壯是為正候出盡而壯熱不退此重症也急服凉解疏托之藥没後壯熱不退更不宜也重用凉解為要或熱退身凉過三五七日又復熱者皆因餘毒未盡或受風寒急宜凉解分利疏散為主

痧出紫黑色内熱極也若得光潤滑澤粒頭尖聳可治宜清解火毒佐以消痰定喘若紫色而不光澤顏色枯燥而無起意

逆也。又有一等。見煖則紅活。不煖則焦枯。皆因風寒所襲。凉觧不可太過。

痧疹淡紅。膚地色白者。正色也。何則。肺胃之毒原輕。故色淡地白也。若毋得粒頭離肉。此上吉也。若粒低色焦枯。必因風寒外襲所折。治宜疎散之藥。

有一等初出之時。頭粒不高。色帶淡紅。便紅唇舌俱帶赤燥。此火內鬱。乃大熱症。急用大寒凉之劑。佐以疎托。不然遲數日後色變紫黑。多难治療。

若渴甚氣喘連声不住，甚至飲食湯水俱嗆出者，此熱毒乘肺而然也，宜用門冬清肺飲。

痧疹屬火，四肢身体本當温煖，今反冷如冰，必是逆候。若初出并正出不熱，則毒不能盡發，必然漸没而变凶症。若正没并没後，而冷如冰，此則脾胃倒壞，氣血大虚，毒必未盡，定為不救。

痧疹大熱未退，不可与食，与傷寒同，宜用玄參解毒湯。

痧疹多有不食，乃胃火邪毒壅滯胸膈，故飽而不食，不可強与，亦無大害。宜清解胃火。火退毒消。自能進食。雖半月不食亦無傷也。

凡出痧之時。手搯眉目唇鼻及面者。乃肺熱之症也。

舌者。心之苗也。痧本火候。心屬火。故舌有苔。苔有三種。白苔微熱。黄苔大熱。雖重可救。黑苔心絶不治。此候無分首尾一例看之。治法清利疎熱為主。

古云。小兒唇紅如丹。是脣渴也。皆因内熱所致。當審其虚實治之。若二便澁結。此則熱甚。藥宜清涼之劑。若二便清利。唇淡紅而渴者，此必先時用涼藥解毒過多，傷損中氣，氣血虛而然，治以調中健脾。若氣急腹脹不食，是為敗症。

初出時鼻衄者，不必憂，治邪從衄解。若痧後鼻衄，用犀角地黄湯加地骨皮、赤芍藥倍用。又鼻通，多涕，肺氣順也，雖凶可救。嚏噴者，亦如之。

痧疹口臭不能開者，皆是胃爛，俱作死候。吐沫者，皆係胃火旺盛所致。又咬牙多從熱論，此陽陷于陰，故多發渴，而手足俱熱，喜飲冷物，治宜滋陰降火，其痰自愈。若過飲食熱物，手足不熱而冷，此為元氣虛極，多難調治。若飲食犯椒姜辛辣助熱之物，則变症百出，多难治療，每多下血、喉中痰响作痛而死。

疹（痧）先時最喜咳甚，何則？咳多而毛竅易開，故易出透。咳微則腠理难開，而痧难見。先時以多咳為貴，至没後當以微咳為佳。如咳甚，宜清金降火消痰。如咳嗽不止，身熱作渴（渇）煩燥不食，脉洪，宜黄連、黄芩、栀子、生地、地骨皮。又不得止嗽。疹後咳嗽，但用貝母、括蔞根、甘草、麦冬、吉更、玄參、薄荷，以清餘熱消痰壅則自愈，慎勿用五味子收斂之劑。

喘者，初熱壅于肺也，多屬痰火。謂喘者開口而作，當分虛實，虛則难医，実則易治。夫大便溏泄，小便清利，唇白身不甚熱，皆為虛症，治用蘇子、貝母、甘草、吉更、陳皮、茯苓，多难取効。実者大便堅結，小便赤熱，宜甘艸、吉更、枳殼、蘇子、瓜蔞根、杏仁、桑皮、苓連、二冬之類，多易得効，慎勿用定喘藥。甚者惟大劑竹葉石膏湯加西河柳兩許、玄參、薄荷各二錢。如冬天寒甚，毒因寒鬱不得宣泄者，蜜酒炒麻黃一劑立出。熱勢重者即用白虎湯加西河柳[illegible]升麻，服之必喘。

疹多泄瀉，慎勿止瀉，惟用黄連、升麻、葛根、甘草，則瀉自止。疹家不忌瀉，瀉則陽明之邪熱得解，是亦表裡分消之義也。

疹後泄瀉及便膿血，皆由熱邪内陷大腸也。大忌止濇，惟宜升散，仍用升麻、葛根、白芍藥、甘草、白扁豆、黄連。便膿血則加滑石末，必自愈，或加木通、黄芩、香連丸。

又疹後泄瀉或赤白痢，用四物湯加炒黄連、地骨皮主之。赤痢加黄連、地榆；白痢加木香、陳皮、白术、茯苓。小便短濇，加木通、炒車前子、痧後口瘡，乃心脾火盛，蘊于上，陽明胃火亟而不去，上沖所致也。大連喬飲主之。牙疳專于上下牙齦黑爛，內腐血出，鼻惡氣沖人者，名曰走馬疳。有五不治：自外入內者不治；無膿血者不治；瘡色白，胃爛也，不治；牙落者不治；口臭者不治。又面頰浮腫，環口青黑，穿漏透腮，唇崩鼻壞者，死症也。如唇口多瘡，其声嗄啞者，名曰狐惑。除死症外，內服消毒飲。 又方、

牙疳外用吹散，內用連喬、玄參、葛根、升麻、黃連、甘草、荊芥穗、生地黃，水煎，入生犀角汁二三匙調服。

痧後元氣不復○脾胃虛弱○宜用白芍、炙甘草、為君、蓮肉、白扁豆、
山藥、青黛、麦門冬、龍眼肉、為臣、勿輕用參朮、
凡痧首尾肚痛○皆○毒○所過○先宜發散○後加山查自効○
痧後不沒者○乃表実、未收○用石膏化斑湯○加玄參、
痧後生瘡不已○餘熱未盡故也○宜用金銀花、荊芥穗、連翹、玄參、
甘草、生地、鱉甲、胡麻、黄連、木通、濃煎飲之良、
痧收時身上痧形○肌膚帶紫青色○此毒內攻○用大連翹飲○
痧後貪食不歇、者○乃火盛○大連翹飲主之○加灯心、梔子、知母、

一孕婦出疹。古云胎遇内熱則墮。今疹症屬火。裡必有熱。以安胎熱則胎不動。而疹自愈矣。疹疹正出之時。不進飲食者。但得疹色淡紅潤澤。亦無害也。乃熱毒未解。内蘊实熱。故不食耳。疹退不食者。用四物湯加神麯、砂仁、一二帖。自能食矣。金鏡録

或熱或退。五六日而後出者輕。淡紅滋潤。頭面匀净而多者輕。發透三日。而暫没者輕。頭面不出者重。紅紫暗燥者重。咽喉腫痛不食者重。冒風没早者重。移熱大腸变痢者重。如煤黑暗乾枯。一出即没者。不治。鼻扇口張。目無神

者不治○ 鼻清糞黑者不治○氣喘心前吸者不治○ 牙疳臭爛
者不治○ 胸高者不治○
一痧疹禁忌、痘家尤甚、 忌煎炒、大葷、猪油膩、生冷、必待熱退身
凉、無痰不咳、方免忌之、 若誤食雞、魚、則終身但遇天行時氣、
又重出也、 若食鹽醋、令咳不止、 若食五辛、令生驚熱、 若
食梅、桃、蜂蜜、香鮮之物、惹疳蟲上行、 以上通禁、必待四十九
日之後○方無禁也○輕者只忌二七○
用辛散藥、如荊芥穗、甘葛、西河柳、石膏、麻黄、鼠粘子、

用清凉藥，如玄參、瓜蔞根、薄荷、青代、竹葉、用甘寒藥，如麦冬、生甘草、甘蔗漿、用苦寒藥，如黄芩、黄栢、黄連、連翹、貝母，皆應用之藥也。臨時斟酌治之。檉葉，即西河柳，一名垂絲柳。馬鳴退，即蚕退紙。

甘桔湯　清利咽喉，能再諸藥上浮。

甘草　桔梗

利咽散　治喉中有火。

牛蒡　防風　玄參

荊防敗毒散　能解火毒。

荊芥　防風　梔子　連翹　黄芩　黄連　玄參　甘草　桔梗　生地

甘草　吉更

犀角地黄湯　治衄症、犀角　生地　丹皮　赤芍

石羔化斑湯　清胃火、石羔　知母　甘艸　人參　易沙參　元米

益元散　利六腑之熱、滑石六兩　甘艸一兩　辰砂五錢　共為末、每

服一錢、灯心湯下、

金沙曹達山自抄

雍正叁年拾月二十日夜抄與傳[redacted]

惲西園痧麻痘三科定論

〔清〕惲熊／著

提要

《惲西園痧麻痘三科定論》，清惲熊著，清道光六年（一八二六）抄本，南京中醫藥大學圖書館藏。開本高十九點七厘米，寬十一點七厘米。每半葉八行，行三十字。全書不分卷，首爲武進尤品亭序，序中稱抄者爲其子際雲、晉望，次爲目録及正文，朱墨圈點。

作者惲熊（一七四八—一八二四），字亨時，號西園，陽湖上店人。爲常州畫派創始人惲南田族裔，國子生，屢試不售，乃業醫。惲熊業醫聞名城鄉，里人掛號濟濟，門前丈餘寬的石階碼頭，宦貴來船難泊。惲熊有四子，子孫多繼先業，世稱行醫世家。惲熊生平讀痧麻痘三科之書，行痧麻痘三科之業，生平最喜聶久吾、黄海暘之書。

《惲西園痧麻痘三科定論》爲兒科類著作，論述痧、麻、痘三種疾病臨床表現及其治法，水痘五種辨看法，并附麻科醫案五條，痧科醫案十一條。對所述之證辨察甚爲細微，如對痘預後分順中之順、順中之險、順中之逆等九種類型。（楊斕撰）

目録

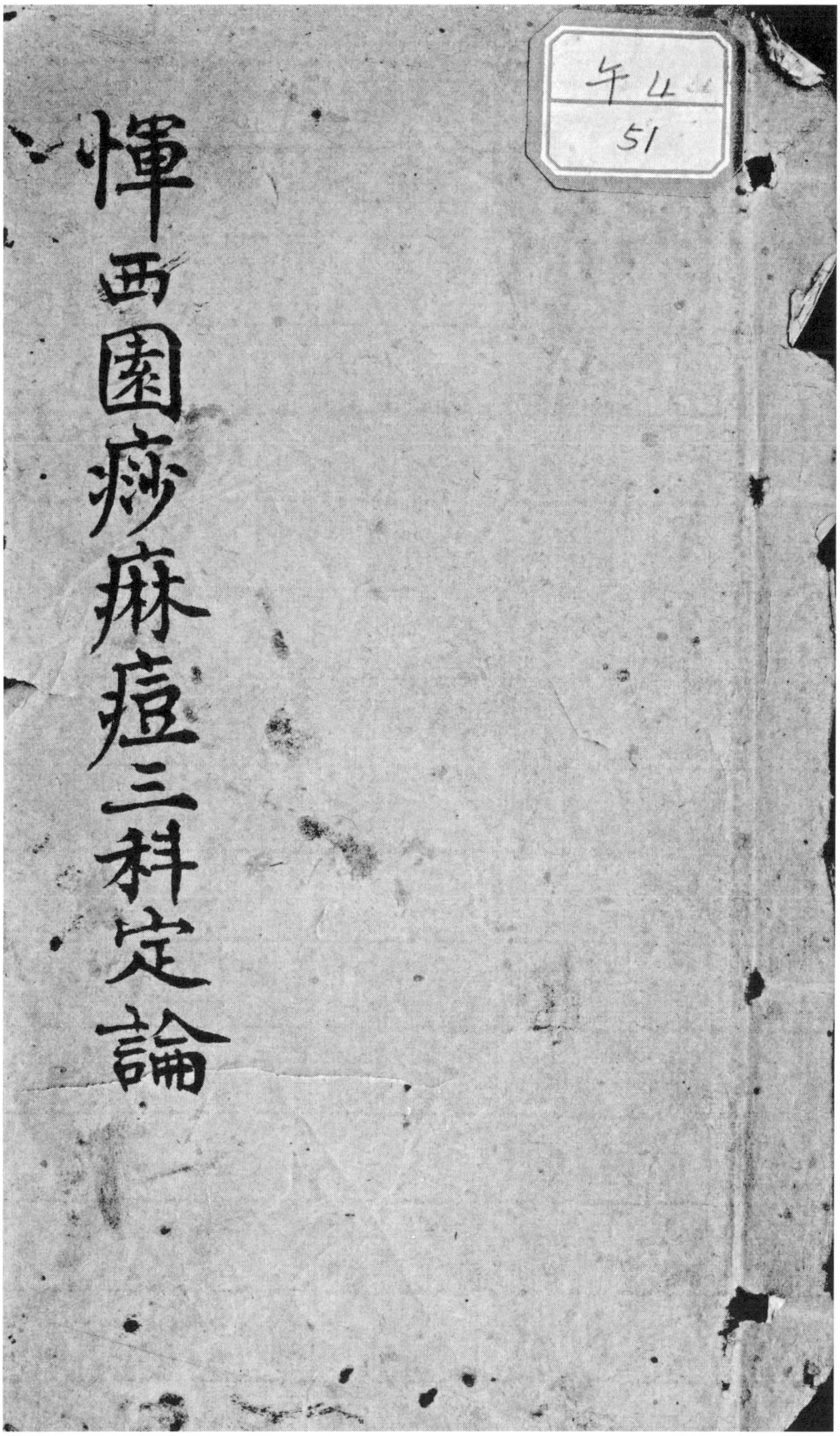
午4
51
惲西園痧麻痘三科定論

序

前人痘書立局辨論如同一轍立方用藥各有殊途蓋因人之氣稟有不同也之寒暄亦各異讀古人書而能不泥古人并其庶幾乎是凡當場辨症須憑眼力有悶症須刻存亡有順症藏逆反致不救險症生死如隔片紙早能辨此表下清攻温托用藥得宜即醫中之三昧矣痧麻兩症出自六經六由胎毒觸動天行疫氣痧重肺麻重胃兩經皆并居多世人薄視痧麻為淺易殊不知變化倏忽捷於痘疹況耗氣並斃傷陰蔓延病并付諸命醫并竭其才苟能不謬醫之理斯為無愧醫之心噫聲華籍甚究此心此理不為汗顏并為誰惲子西園吾郡東南鄉醫士也讀

痧麻痘三科之書行痧麻痘三科之業生平最喜聶久吾黄海暘兩先生書遵其立局辨論立方理治則酌古宜今守中正之法者也每念醉元一書惜無刻本恐日久湮沒屢欲付梓力有未逮及至易簀前囑予際雲晋望以此志必行慰生平之願今年春暮而令嗣衡門先頤遵先人遺意以醉元出自己撰次分編其有未備搜羅古書以補之極服其允當又以先人手録西園醫案就商捧讀之下知為勤学士也有結實工夫無浮僻議論隨症用藥業固執用一湯飲儘有來歷既不貪功又不冒險所謂膽大心小者非歟以西園為人正直並有才用生而嗣君之肖宜也醫案一出豈為後学津梁附醉元之末以垂不朽快事也是為序

道光六年小春
武進尤品亭
孜申氏手稿

西園痧科麻科痘科目錄

陽湖惲熊西園氏著

順中之順 案一条
順中之逆 案三条
險中之險 案四条
逆中之順 案三条
逆中之逆 案十条

順中之險 案四条
險中之順 案四条
險中之逆 案二条
逆中之險 案四条

痧論

痧將見時必發熱咳嗽目赤淚汪呵欠噴嚏理宜面部先見或時值寒天面部爲寒氣所遏亦間有先於背者然有顆粒而無根腳浮於肌膚之間色之淺深由邪之輕重有涕淚而声和即氣急而不憲無涕淚而氣厲即氣平而實自見點至齊無鬱遏之象雖見諸般邪火尚可冀生退有痧疤即有餘火猛烈猶爲可治痧當退時或感冒風寒而早没或氣血虛而早隱變幻百出多致不救夫自始至終原有常法初則疏肌解表火甚則清涼兼解退則涼血調氣解毒猛則大劑苦寒虛則育陰退熱虛甚則助氣攝陰倘痧

見灰滯紫色內症燥乱不安外象毒盛雖越或元氣不能送毒必內閉而自陷雖神醫莫救色或紅而不滯氣或急而不喘庶可逆中歸險險中挽順若四肢已齊色澤光潤內症和平此爲順症一見紅紫聯片灰滯毒盛火熾急宜清解內症不平防其喘口瘡下痢變症甚速蓋熱症而實者可治毒盛而虛者難痊種種變幻言之難盡總在臨症時心領神會耳

又云痧麻痘三科依期用藥層次分明規矩準繩之法也

痧科醫案

秦宅男年未二周時新正二日邀余視頭面痧早没胸腹及背紫滯聯片四肢痧常

見咽飲作嗆乳汁難嚥已二日矣詢前醫所用俱是濃粘之味以致藥難下嚥以苓梨汁飲々會藥苦不得飲乳亦因此畏哺烏梨本寒物時寒而用寒拙也用青菓溫湯徐々送下五寶化毒丹服之三日热退身涼此症其氣幸不急故能效捷效（秦）功諒兒之幼弱當服藥之苦煩度天時々寒热用之得宜耳

李宅孩生兩男半歲出痧頭面早沒胸背及下身俱紅紫堆砌聯片眉眼不開口舌糜粘幸々氣不急唇尚紅活誤醫無措舉家驚惶邀余視其時八月間用鮮荸薺汁徐々送下五寶化毒丹未及周時目開哺乳而愈

降子橋李宅女年面時肯終痧遂面紅腫胸腹遍嫌不得看但看背與四肢紅紫

脉片氣粗氣壯目紅唇燥煩渴不安溺赤便堅診脉洪數酌用犀角、羚羊角、煎湯不時飲又用鮮蘿白絞汁燉溫送下五寶化毒丹而愈

沈宅女年十六備舟邀余視時值中秋至宅已三更診脉洪而乳頸面漫紅兩眼亦赤鼻唇俱紅舌見黃苔氣粗譫語胸腹避但看手足背上已透煩渴引飲經水妄行此火甚血熱症也用 犀角 羚羊角 鮮生地 元參 黃芩 連翹 山梔 丹皮 天花粉 澤蘭葉 紅花 淡竹葉 西河柳 嫩蘆根另煎湯代水 其父南闈應試伊母曰我女雖小與大人無異今服此寒涼可乎余曰熱入血室迫血妄行若不清血室之熱必發狂譫語古諺云有病則病當何畏焉即依合

服之次日見退繼以滋陰降火連進二劑而安

孟楊楊宅女年十九上元節前發熱頭疼身痛皮毛若刺痧形隱而不現又兼怕寒戰慄

此係寒夾痧症也用疏肌透毒湯見後服一劑方見標於頷下四肢俱冷氣粗亮

壯大便不行仍用前方加大黃外用清肌沸湯燻之次日痧透上身惟腳紫滯

下身兩腿略見兩足背全無照前再燻內服　獨活　荊芥穗　活貫仲洗

木通　杏仁　防風　赤芍　元參　葛根　大力子　白茅根　西河柳

次日熱甚舌乾芒刺譫語狂言手揚欲去衣被兩足背漸見內服　烏犀尖

川連　鮮生地　活貫仲洗　元參　丹皮　連翹　赤芍　地骨皮　知母

山梔　淡竹葉　熟石膏　青菓溫湯送下五寶化毒丹次日諸症稍平視痳不甚暢足古云毒伏火熾為痳捷效以前方去川連加麦冬鮮石斛連服二劑次二日用滋陰扶胃湯後見服二劑胃氣已開惟見潮熱謹慎調理二十日乃安此症自始至終信醫藥調餌守經行權乃得保全無恙

廣巷沈宅女年方五歲邀余視痧已沉食少進面恍白唇舌鮮紅惟見嘿心潮熱身体怠倦腹痛下痢粘膠紅色脈虛而數此係正虧邪甚与時痢類同酌以黃芩芍藥甘草湯合左金湯　北沙參　雲茯苓　煨木香　桔梗　陳皮

芍藥　黃芩　金銀花　炙甘草　延胡索　川連同開口吳萸九粒燉冲即左金丸方　紅麯　藕節

僅服一劑而得微汗，身上亦有，惟腹下無不止，前方去左金、延胡，加薏米、阿膠（米炒），又服一劑，周身得汗，痛止痢減，用调脾养正饮数劑而愈。

蒋宅男，年四歲，痧後身热煩燥不安，口氣甚穢，乳食不進並右頰上外則黑如棋子（黑處有界限者可治，無界限者難治），内則腐爛如錢大，形如浸潮棉絮浸胖，水龍骨以鉤拑取之，氣息沖人。余曰：急治可救。用金銀花湯繳，不計數次，後必脫黑穿破，内服黄連解毒湯：

上川連　细生地　元参　苦参　大力子　山豆根　天花粉　生銀花　連翹　桔梗　生石膏　再加哈

丹搽患處，循序漸法，三日後脫去黑腐，狀如牛睛，吹口丹肉加龍骨一分、赤石脂一分，内服鲜生地：

麦冬　元参　連翘　丹皮　鲜石斛　天花粉　銀花　生草　桔梗　芦根　淡竹葉　生穀芽

連進四劑。

二十日收功成皺疤豁嘴

楊姓男痧後患疳鼻息沖入右頰上外黑内腐與前症相同幸氣不喘促飲食得進黑有界限紅不散漫治法同前脫黑穿頰而愈亦成豁嘴

按疳之所患最怕當喉初見白星漸見散來顆漸大如箸頭或大如荳瓣少見而一繳去淨其搽藥易治多見而堅牢繳不動其難以見功唇上下及左右兩頤舌上舌根下須用心細看有則必宜繳淨用吹藥對症施治但看氣平其生喘促其死目開神爽其愈咳逆涎裡噎其危經云邪從外解其順裡陷伏其逆上則喘促鼻搧下則泄瀉血痢　凡症虛其脈不及二三至

痘實無脉不過八九至怪症多端不可執一

王宅男痧後滿口潰爛氣息沖人號叫不已邀余視自唇口起至鼻兩頰及地閣黑如生漆亮如烏金紙只留人中未變余告曰可憲無黑至眼時再果漸變黑及眼而亡

朱氏男年十二患痘發熱四日湯水難嚥邀余視氣稍不平聲音不爽目光尚瀾視痧尚並無形迹望喉嚨子上有結如棉絮之狀即用銀簪徐徐挑撥吐出異形白垢一大塊以七寶化毒丹吹之內服黃連解毒湯連二劑畋能啜粥熱未退神未爽延至四日復邀余視前症復起滴水難進余怪其遲緩數擊主合曰一則路遠一則不肯服藥吹藥是以至此余曰喉封氣急心火刑金毒

邪內擾必至潰敗症不治矣後三日果喘促而死夫生死雖有命治可緩乎（書此以示警）
横林秦姓男八歲時值嚴寒漫天風雪延余視痧遂上身截下兩足且厥冷
如冰胸腹熱炎烙只氣不急用燻法方得大汗內服疏肌透毒湯方透出
更用清涼解毒飲而愈此早治之效也

光緒丙戌年痧麻甚多頻有不暎歎此　何惠疇誌

西園麻科卷中

麻者疫癘氣也一人感觸纏染合聯挨門闔戶漸至一方其邪毒從口鼻
而出染者亦從口鼻而入輕重不一老少俱染（出過不染縱出亦輕）其發必先咽痛封喉（紅碎）雜食
裡結有單結雙結（當喉腫脹或一邊或兩邊俱紅碎）外結亦有單結雙結（腮下腫毒或一邊或兩邊俱紅碎）無論

裡外單結廿十而救八九双結廿百中難挽一二嘉慶三四年間此症甚多又且多變幻裡結用銀簪挑忌挑喉嚨子宜挑兩旁出血探吐土荔枝草絞汁飲即吐或用生巴加砂仁合研泡湯嘔吐痰涎甚一日三四次內服之藥必須對症可以奏功遲則氣促頭搖目直視或閉合難開喉封滴水難進死症外結廿顆下左右有塊發起一二日按兩腮初如櫻桃如杏如桃漸大如紅柿若膿得尖頭易於出膿內症平和定能飲食治之即愈即結一邊如紅柿狀頂凸四圍腫脹下脹過咽喉上脹撐耳膿色始則由變紅紅變紫紫變黑黑如漆光皮潰爛出膿內見膿棉鉤鉗不動潰腐必穿內膜出喘促而死不論單双俱有此惡候

將帛蒸其放在銅腳爐內烘被甚妙

按痧與麻輕重不一治法類同麻發咽喉裡外結毒痧則無此惡候若犯
悶痧其初俱宜發汗四肢方能透足得汗之道用熏用擦候值嚴寒
最妙煤以白茄莖時當盛暑至良丹擦以元荽酒若夫表實要藥則麻
黄馬勃淡豆豉射干西河柳白茅根櫻桃核等是也裡實要藥則大
黄枳實檳榔等是也以上諸法用於發熱見標未齊未足將齊將足之時
或內結毒用挑吹擦吐外結毒用敷藥膏丹手足背已齊方為透足裡
熱服黄連犀角眼紅單服羚羊角紅紫連片雄砂服鮮生地地骨皮元
參飲不下嚥服化毒丹即醉元用春膏飲之加減法認明何經之火何經之

毒當清解之治麻至此為上半截　猶痘之前六朝

醉元一二審證蓋中虛邪甚或有疹色白似虛寒耳未見虛寒麻疹也

尚得清解自然熱退身涼飲食便調不過子午潮熱微有咳嗽氣

音不亮用滋陰養肺可保無虞是為順症已若壯熱不退唇燥舌乾

咽喉碎痛咳嗽連聲小水赤而大便泄至氣塞而毒內蘊須解毒清

金降火經云惟重肺胃兩經氣不平流毒於肺口碎喉痛流毒於

胃便泄下痢流毒於大腸肺與大腸相表裏毒移於大腸故也當此之際須防氣急口疳

下痢是為險症　又有險症失治或麻毒深藏皮肉消瘦身如爐炙

頭面剝削皮厚膚黑氣喘促引動丹田目閉無神鼻孔烟黑耳焦枯脣
削紫白舌黃苔刺甚則黑色或如湯泡色或鏡面乾紅絕無津液或
滿口迷膩踡則如魚之投網靜則如尸之僵卧指甲青紫口臭沖人喉鳴
痰响腹硬如石餓如爪甎下痢膿血洞泄不禁或臟結是為逆症
更有餘毒遺殃目疾徧身剝爛或發流注之毒竭力醫治不免毀
容殘疾極輕如麻癩一身麻症之難治如此可不慎歟

心系麻症八條

一達昔不揚　二達齊復達　三表實閉症
四達齊毒蘊　五達齊氣竭　六毒伏內擾
七內潰失榮　八毒結成癰

一透發不揚　發熱已甚，頭面不見，頸項胸腹雖見形則隱而不揚，額面手足與背色則灰滯不潤，肌膚枯燥，神氣要不乘，宜急按法或燻或擦，內服透表之劑，得氣血運行勃勃然轉為紅活潤色則吉。蓋痳或透發不揚，多係於此，成敗之界，不可不慎。

二透前後復透　痳疹分順逆險三等。順者發熱之後兩手足背現，前透足（足其身背一樣也）之氣平神清，色潤後紅，更其夾雜之疹也。險者雖前兩足氣急不平，舌有苔燥，躁渴飲，色乾紅紫，或焦粒堆砌，或形如橘皮，或其大便非結則泄，毒雖出表，內毒未盡也，當用藥合節，使其復透遍身

如珠如粟或如水泡或如水顆氣得平諸症減神机轉方能望幸次日若
復透其有似灌漿粗大則已中化毒矣　逆其雖有雖是周身一片漫紅
形如橘皮或乾紫色或手足冷或夾斑腹飽氣喘促眼合或直視鼻搧唇
青或峭或乾紫舌苔厚黃黑芒刺或腫或光滑絳色咽喉痰鳴身如
火烙大便非結則下痢雖復透毒猶內攻且潰也
三表實悶症　昔熱前或為風寒擁遏或跌撲驚恐或飲食內傷精神
困倦舌苔滿佈肢冷如冰面色晦滯醉元云毛竅森滿皮膚枯燥是也或
驚或悸（醒時爲驚屬心臟 時為悸屬小腸）此為表實悶症法宜或燻或擦　按時令寒暄施治

四逺齊毒蘊　諺云痧麻逺則不妨誰知毒蘊五臟外邪初入引動先天之毒竇內毒化染傳於六腑先及筋骨肌肉次達腠理現出痧麻若元氣充足能令氣行血附氣領毒載出固不妨若被毒內擾毒變爲火火熾燎絕逺肌表紅紫一片如橘皮內症氣急甚則喘促目合或直視脣燎裂衣或舌紫色舌苔燎或迷睡神昏譫語狂言戛牙鬪齒鼻扇痰湧肢冷過膝溺赤澀便燥結或下痢均爲毒蘊內藏不達治之東手勉用金銀花露真陳金汁徐徐呷之若能轉機庶可挽回於萬一

五逺齊氣竭　逺齊氣竭者必牽引少腹氣海丹田俱動此元氣竭

而火毒不息也經云正不勝邪若議養正扶元誠恐助紂為虐或以釜底抽薪又恐鞭長不及至此則務必須刺雖有靈丹不能治也

六毒伏內擾　麻邊上身腰下無點謂曰截下麻也面或黃白而帶紫因或露神而直視或肢冷無汗身無火焰氣喘痰鳴腹拒按而絞痛便閉結而洞泄此皆毒伏內擾不治之症也

七內潰失榮　麻邊三四日口鼻中人滴水不能嚥便溏黑色或紅紫血濺如血汁滿面及身青紫無光或灰白無彩此謂內潰失榮之症亦不治也

八毒結成痿　麻為外毒感引先天內毒內毒藏於腎被元虛不正之

氣觸動上沖於左右腮按毒之初起如李次日如桃三日如蛋四五日大如柿堅硬
如石單其頂尖得膿可救及其百無一生或單其頂不尖後必至乾燥無膿
亦陷惡癥之尖乎知氣血之有餘不足矣

按痲邪入肺毒尙援攝肺則氣急粗塞潮至喘促又有火爍金而鼻
流涕金被自流也經云肺主宣佈見此危險邪雖外達正氣必傷
色見枯滯不典暢形隱不現為悶痘為毒甚元寂火傷血分毒侵氣分也
邪入胃必發生瘡唇上下及腮舌尖上下俱徽而吹之若見當喉亦有
則難望幸矣在兩旁其及早或可治遲則靈丹不可救其凝常裡嗌

毒亦隨之裡陷後必氣喘鼻搧漱至噤口下痢經云惟重肺胃兩經此之謂也

麻科醫案

一女十歲發熱三日其麻先見頭面點粒粗大次見腰腹四肢溫和周身遍齊滿足色紅而活經云悠悠身熱氣息和平二便如常面容發睡臥安靜色淡桃紅順症也不藥而愈

一男十五歲麻遍四肢齊足飲食如常喉舌不紅碎但咳嗽發熱舍日四肢齊足腑毒外達也故內症和平飲食如常咳嗽者肺為華蓋又主表毛毒自臟腑而達皮毛華蓋受之故令咳嗽邪達於表四肢皆齊足雖

有發熱邪散徹也亦爲順痧

一女年六歲發熱三日痲初見標因起居失常不節飲食不避風寒皆熱甚氣粗胸中拒按查見口苦欲吐未吐兩足冷此乃風寒外襲飲食内傷以致痲不發透内服疏肌發表之劑

荊芥穗　防風　葛根

牛蒡仁　前胡　赤芍

木通　淡豆豉　茅根　馬勃

炭查　大力子　麥芽

外用熏法得汗透痲熱減氣平

繼用清火涼血

鮮生地　赤芍　連翹　活貫仲洗

鮮石斛　杏仁　生甘草　淡竹葉

元參　丹皮　拣麦冬　服二劑而愈

一男七歲發熱三日咽喉紅碎頭面不現但見腮下頸項胸前細碎乾紅點一粒模糊精神不爽肌體壯熱枯燥兩足厥冷近膝舍麻毒內蘊鬱初張緩則恐成悶症先用開關之法以五寶化毒丹吹喉使湯藥可嚥當服發表透越之劑使無閉遏內攘之患

大力子　防風　赤芍　蟬退
淡豆豉　葛根　前胡　木通
荊芥穗　活貫仲後　馬勃
黑元參　西河柳　芦根

將西河柳芦根煎湯代水外用熏法得大汗足溫解其閉遏毒解達表宣揚次日渾身及足俱透色尚紫滯氣尚不平余毒雖外達元神竭矣急用犀角地黃湯清火涼血以禦燔炙之害

烏犀角
羚羊角　另煎湯不時飲
鮮生地　黃芩　杏仁　桑白皮
活貫仲　元參　丹皮　天花粉

赤芍　淡竹葉
知母　嫩芦根　並服。次日面腹見退，氣未平，咽紅音啞，渴，粥稍進。經云：
痘後養陽，麻後養陰。又云：熱久則傷陰，繼以滋陰降火。方用
鮮生地　貝母　杏仁　麦冬　地骨皮　山豆根
鮮石斛　元參　赤芍　丹皮　馬兜鈴　甘蔗皮　連服二劑，常以五寶丹吹
喉。二日後潮熱午起子退，渴微，汗，肌肉消瘦，咳痰，思佳食，投以養
榮扶胃之劑。
炙生地　貝母　阿膠　赤茯苓　麦冬　生穀芽
當歸　鮮石斛　赤芍　西洋參　生草　大紅棗　服二劑，熱愈。
一婦二十五歲，時值盛暑，發熱三日，麻透如麩如瘖，滿身碎密漫紅，眼赤唇
燥，舌膩苔白，氣粗煩懊，兩足背之麻與身無異，何故內症不平？蓋達
而未達，仍當達之，還用透肌發表之劑。
荊芥穗　防風　赤芍　貫仲
大力子　元參　前胡　青皮

馬勃 木通 杏仁 茅根

次日發如麸如瘖之中復透一層粒如粟大身熱不退內症未能全平竊意表之則恐虛其表清之則恐抑其邪再投疏解兼清之劑

荊芥穗 大力子 前胡 貝母 赤芍 連翹 元參 杏仁 淡豆豉 鮮芦根 馬勃 西河柳 櫻桃核

次日發遍身及足如粟之豆變為珠毬殼中如有蟻起之狀頭面見回氣平熱減此為毒氣蘊重故作三層透出須認此症外可清而內不可清內可解而外不可解層次不紊第一要法也繼以滋陰涼解而安

細生地 元參 地骨皮 麥冬

鮮石斛 南沙參 丹皮 麥冬 天花粉 北杏仁 淡竹葉 甘蔗皮

紫霞疹 附案

一男四歲，時值秋盡冬初，溫疫甚廣，伊男患疫三日，三番忽發小點紅疹，兩顴腮與手足蔓塊稀疏，紅點散於腰腹，漸漸滲大，密處成片，疏處點大如箸頭，色似紫霞，疫症寒熱作，或曰丹，或曰火，余曰此紫霞疹也，係少陽陽明兩經無分之邪，疫作不妨，疹止反有變機，方用

羚羊角　荊芥穗　赤芍　大力子　活貫仲

老紫草　京元參　丹皮　金銀花　紫地丁草

痧麻湯飲

麻黃揚表湯　初發热身熱火烙，惡寒無汗，表實無用之

麻黃　杏仁　前胡　枳殼　木通　冬月照方用麻黃，夏春秋三

防風　荊芥　元查　赤芍　茅根　時用蘇葉代

達表湯　痧麻初表形隱不外達表勢猖獗並用之

大力子　荊芥　前胡　紫葉　赤芍　葛根　白茅根

淡豆豉　防風　杏仁　木通　蟬退　芦房　西河柳

歌

蘊葛荊防唐

豉杏。蟬通前

芍柳茅蒡。

通腸飲　麻遠頭面聯片胸腹堆砌足冷不見並用之

荊芥穗　防風　赤芍　大力子　炒枳殼腸胃濇滞並用　白茅根

淡豆豉　羌活　元查　蘊子　炒枳實胸膈脹滿並用　西河柳

裡熱甚舌苔厚加葛根元參便閉加大黃生滲或用擇法

黃連解毒湯　熱甚一片漫紅舌厚胎黃毒蘊難發並用之

黃連　知母　天花粉　黃芩　貫仲　櫻桃核

山梔　元參　金銀花　赤芍　丹皮　馬勃　連翹

氣喘加蘊子遠不足加大力子眼紅加羚羊角便閉加大黃

歌。解芩連梔知芩粉。銀翹元勃仲丹櫻。氣喘蘊子不足力。眼紅羚羊便閉軍。

犀角地黄湯　痧痳一片紫滞，漫红舌燥口渴，大便閉，火甚血熱者用之

烏犀尖　赤芍　山梔　知母　地骨皮　嫩芦根　苡仁　苏木　茜草

鮮生地　丹皮　黄芩　元参　煅石膏　淡竹葉　如口爽斑加　紫草　归尾

清涼解毒飲　痧痳透足，红紫熱甚者用之

細生地　天花粉　赤芍　炙桑白皮　元参　淡竹葉

拣麦冬　净連翘　丹皮　生山梔　贯仲　西河柳

又方

細生地　天花粉　黄芩　知母　山梔　淡竹葉　苏子　炙桑白皮

拣麦冬　净連翹　丹皮　元参　杏仁　芦根　咳嗽甚加　吉梗　全福花

聲音不亮加馬兜令　連殼　咳嗽加貝母　冬花　枇杷葉去毛蜜炙

蟬退　竹茹　橘红　秋白梨汁冲服

滋陰解毒湯　頭面見回，胸背红紫，兩手足正透時者用之

細生地 當归 貫仲 赤芍 桑白皮 淡竹葉 如渴加生扁豆 桃赤苓
麥冬 生草 丹皮 元參 連翹 浮口碎

口痛用黃連 山豆根 咽閉加射干

滋陰潤燥湯 痧麻下身遲見上體已回燥热不退或有潮热并用之

細生地 鮮石斛 元參 南沙參 貝母 淡竹葉
揀麥冬 桑白皮 當归 杏仁 甘草 大紅棗

扶陽調胃飲 痧麻已回但微热胃不健并用之

北沙參 鮮石斛 麥冬 赤芍 甘草 紅棗
中生地 元參 當归 茯苓 蓮子去心

滋陰扶胃湯

南沙參 橘紅 細生地 元參 丹皮 櫻桃核
鮮石斛 麥冬 赤芍 甘草 甘蔗皮

疏肌達毒湯

荊芥穗 淡豆豉 前胡 防風 木通 白茅根
大力子 葛根 麻黃 独活 蟬退 兩頭尖包

化毒丹（七味名七寶丹，五味名五宝丹）裡毒甚㿗剎或難下咽或嬰兒未滿百日并用之

西黄　真珠　琥珀　川連　人中黄　貝母　辰砂　研極細末天宮用青菓温湯（春秋）時用蔗漿梨汁或金銀花露盛暑用西瓜汁隨時酌用過服

吹口丹

西黄　龍骨　人中白　朱砂　隨症輕重加減之（研细末色好用硯或瓤石壓）

真珠　川連　月石（煅）　氷片　俟出大氣吹之神效

固表紙方

綿芪　黨參　当归　熟地　官桂　甘草　紅花煎濃汁浸棉紙剪條拖汁候乾貼之

附録師授逐蛆法

凡夏秋暑天出痲肺經痘癥患中人蠅蚋群聚痘囊生蛆嘈啼嚌癢捉取不淨法用大葉楊樹葉一籮日色一晒去其水濕攤地候凉以鋪牀上將蓆蓋之

又用蕎麥研末々篩搽席上使蛆痘出卧上或硬壓蛆伏不得出以銀簪挑破之蛆盡

薰法　寒時用　紫蘇葉　櫻桃葉　大葉楊　無葉用枝梗可

若遇嚴寒々小兒出痧麻下身足冷不透將三味枝葉搥碎並沸湯灌小甕中烘籃罩口置被窠內將病人體足緊々蓋勿令抝々氣洩外頭面須蓋又不可抝氣悶病人鼻眼良久足温痧麻自透矣抑或時非嚴寒用盆盛沸湯竹筠蓋之抱小兒立其旁夾裙圍其腰足若太烈可以布襯之只要頭面見汗即止

擦法　暖時用　芫荽草搗爛加温酒半盞絹包擦身及手足單被輕蓋下身空頭面弗令芫荽々氣觸病人若無芫荽時則用其子滾水泡透搗爛

黄丹拌和綿包搽之自然速愈矣

做繳帚法

痧麻後患口疳量兒大小做一帚或布或綢或絲棉紮箸頭入口繳淨後用吹藥或用亂髮以皂莢湯洗淨紮箸頭繳之尤佳

奪痒二法

經曰皮膚燥濇預防發痒時用青松毛紮帚横掠痒處或用綿包菉豆撥痒處

取蝦睛汁法

痘後眸子生翳遮大活蝦以針刺其睛汁即將骨簪柄蘸之点翳上效

拔痘疔法

凡遇夏天出痘生疔，用金銀花湯絹浸撲潮疔腐，以銀針輕輕挑斷疔根，不可傷肌，以小鉗拔出，再以潮絹挹淨疔孔，衆内擦真珠膏，明日孔中滿飽紅凸。

婦女痧麻，不論胎前産後，或值經行，症歸一理，治有分別。痧麻之後用藥，或兼女科。如見痧麻見外科症，當同外科分理；或喉痛眼翳，與喉眼科同治。

附水痘五雜疹法

水痘，腑毒也，有點粒而無根盤，發熱數日即見，形如水泡，速則内症安和，蓋標出而毒已外解矣。

方其見標出表與痘相似色則嬌紅而嫩一辨也　二曰頂如水顆白色即有破点二辨也　三曰点粒大小參差大粒破而頂陷靨已結暈色三辨也　四曰靨其靨胖其胖遞其遞如夾風寒食積熱甚者則熱退身涼四辨也　靨結否斜或其膚錢必翻疤膿水淋漓不收結實靨其五辨也　如初遞胖時結靨翻疤擾症施治一切勿遏劑　又水痘無從認真醫治如欲藥飲則輕疏輕解宜也古云水痘誤攻貴其死至言也倘熱湯洗浴則翻疤痛苦不堪

冰明散　水痘翻疤不收功其用之

露天明瓦 十片 煅脆　赤石脂 各　梅片 一分　共研末濕其乾摻乾其蜜水調敷

夾丹一辨

丹者紅暈似遊火之狀，隨痘夾出者為丹標，点三日内者亦為丹，痘胖時為血遊，灌漿時亦為血遊，繞痘根一轉如月華樣為滲脚紅，此夾丹辨也。治丹須用元參。至於疹白痧紅斑有血点而無顆粒，分別可辨也。

何惠乖云：余甥慧官痧麻症初熱不見咳嗽，至熱極妄言亦不咳嗽，兩目微紅，至第十五日痧麻現点即回，第十六日黄昏各處遂齊，連片大紅堆脚，兩足亦多，便溏日一二次，仍然發熱，第十八日唇裂口渴，肌膚作癢，已經三日，麻点尚存，誌之以備不咳嗽者參攷。

兼附治案方　光緒丙戌年五月望日

麻疹不暢熱甚汗少咽紅頤腫舌黄脉數温邪内蘊擬疏達慎防生變

豆卷三錢　荊芥一錢　桔梗七分　大力子錢半　姜蚕一錢　馬勃八分　淡竹葉卅片

紫苏一錢　白薇一錢　蟬退廿只　前胡一錢　炭查三錢　茅根一兩

此症至十六日頭項白痘連片宛如色漿身體白豆稀疏五月十三微熱腹瀉

頭痛十四日覺微熱仍然在外行走十五日熱極神昏譫語身如火烙頭面

身体疹痧麻廿日見四肢熱少汗咽痛紅碎外頭稍脹用膏藥貼之發

泡出黄水至廿八日痧麻尚存

西園痘科卷下

痘原集論

夫痘何原也原於有身之始其毒伏藏於右腎如一小櫻桃樣膈之係於肝世之謂如李大則如桃迨既生之後發無一定古云驚恐跌撲而發其恒少時氣傳染而發其居多初發時最難辨爲何症夏禹鑄曰傷寒急驚搐痘作時則一辨察須詳傷寒之熱不減一分不增一分急驚之熱多一抽掣痘有寒熱往來痘症之熱矣

熱輕則痘輕熱重則痘重以此推測庶乎不差

攷之上古無痘至秦漢始有痘者唐宋益盛治法漸詳元明諸深患之幽邃

崇穴舌也

之遠之擬以種之近有國朝黃海暘著醉元子宣朝期五經痘形五經部位列為順險逆三說預知疾痒世鴻推測之法又斷悶痘不出三日不發胖者不出八日不成漿者不出十日曝過驕者生不過驕者死凡內攻之症不出十二日不成膿者不出十四日測鼻審簧簧預知喉輕喉重其汗吐下三法乃異人傳授參悟此書昭幼科者惟以為探原推本為入道之門費啓泰著救偏頂言圖載異形分氣血毒之虛實審察詳明至藥力厚薄因達變祇在後學者權衡在我膽大心小尋理執中庶可救偏元子隱書論又有超乎氣血者元氣為之本焉凡看痘先看元氣斯言可宗

也未惠民之傳心錄痧痘必用紙撚何也窓下色是白燈下色是紅且發熱見標起胖灌漿結靨落痂六条口訣又定何標何胖何漿何靨何痂推測其未來之変幻真傳心之法也翁仲仁曰夫痘由中以達外用藥因期而変通紅変白白変黄者生紅変紫紫変黑者死是瞿良之類編細詳玉髓論胎源精血混淆虞明書雖各執一見然有妙理恐習之者腹中瞭瞭眼下茫茫總要心領神会自定主章耳夫實邪實火辨痘施治而弱體虛寒之痘當從聶久吾先生活幼心法之論為是然聶久吾為前明紳士不暇應酬醫道殆窓下功深臨痘見少用方

有病深藥淺之弊宜彙集諸書合爲較量取長舍短方解世誤余學識淺陋望同志者共諒愚衷

西園贅論

讀諸書玩熟一到臨症會合書理參當時已昔之病源悟後日未來之變幻引伸觸類纔不負天地好生之德不負前賢濟世之心余將順險逆三項每項分列三等編成九種略見一斑但未經當場點悟即使書熟理明總難入手須臨症時細心領悟則易入矣謹將數年之治痘表而出之

痘科九種醫案

順中之順　順中之險　順中之逆

險中之順　險中之險　險中之逆

逆中之順　逆中之險　逆中之逆

順中之順

身雖热而悠悠，眼含淚而汪汪，起居如常，飲食或减，舌苔潤，二便調，額腹溫热，肌膚滋潤，手足抽掣，雖有驚悸，得汗即醒，順中之順也。此痘種者甚多，天行者亦有，但種者男左女右腮下有塊，天行則無耳。

一男六歲，時值霉時，邀余視驗。左臂一粒頂尖凸，紅白分明，光亮潤澤，呆不言，亦已知其痘六朝矣。余問五日前可漸熱三日二晚否，彼曰然，即應痘也。此上等順痘。余以其熱見點起脹行漿，養之合期，故可定也。録之為法。

順中之險（既以稱順，何云險也？泰中有否，閱之自知。）

悠悠身熱三日，起發常，便調食進，挼額腹搯甚，略有抽掣，忽一驚半時，不得汗，手足冷，乃毒已傳六經，運行脈絡，正氣與毒氣相搏。元隐子曰：隧道通則毒不擁滯。費氏曰：惟利関節，用藴解飲加鈎藤鈎，外用燻或用擦，使毒外達，得汗為度。此順中之險也，宜早治之。

凌宅男九歲時值嚴寒隣已出痘身熱二日忽一驚半時不醒手足俱冷按額腹熱甚內用蘇解飲加麻黃勾藤外用燻法得一身大汗見標雄壯點粒散佈一身熱退神清循序收功

陳宅女九歲時嚴寒出痘發熱勢甚見標勻朗散佈舌潤無苔小胖尖從忽復發熱痘已四朝切問前日起居如常見標熱退身涼含荷熱甚無此細視之壯熱無汗點色滯密叢腮頸胸腹簇簇細碎紅點聯片余曰此夾痧之症也先痘後痧急從痧治用達表透肌湯得痧齊足後從痘治而愈

此痧不論日期一透即回原依痘治只見痧時暫從痧治所謂急則治其標也

陸宅女年十二種痘發热見標起胖俱順约有卅餘粒第三朝發表裡俱順次日復發忽厥滯不榮热反不退神氣疲倦詢其母只叔祖母常喜飲合桃肉湯亦與飲之余思表從外達則女合桃油热能補腎固表助火堂邪邪熾為害急投春膏飲

嫩紫草　元參　炭查　赤芍　大力子　筍尖
草河車　木通　連翹　青皮　江枳殼　芦仲

另以活蚕蛻汁服連投二剂次日繼服去河車紫草大力子加活炒殭蚕活炒當归剩夕利剌色转黄而明亮热退胃開方保無虞此非順中之險乎　此亦不可概論遂有等俳痘之說須辨之

馬宅男六歲種痘家頗寬裕兒甚愛惜標胖將臨俱順但廳左有新雜杉木盆桶初為油漆時暮春天氣兒不喜深藏房室內擁抱道經廳左觸受不正之氣落痂時身熱甚左顋牙床生一痘瘡急投參芪敗毒散外用專藥將至半年出膿而愈此又順中之險也

順中之逆

何云順中之逆非人犯亦非失治殆有命焉發熱總總三日見標縱色如桃紅初發不露逆象陡起惡症治不見效漸成逆症可懼也

陸宅男三歲種痘發熱見點俱順每朝潤鼻審黃視形察色

皆善至五朝但見鼻中塞而不舒歔不安靜滿身頂尖色潤即欲用方彼因兒不肯服次日鼻中衄衄身熱尖焰色亂暖沸停將舌乾無津急服加減甘露飲

川連 黃芩 山奈 細生地 地骨皮
辛夷 赤芍 貫仲 金銀花 香薷 原本金銀子此寫金銀花

服一劑因故熱益甚鼻更衄衄頂焦色黯煩燥不安七朝而斃

楊宅男三歲種痘勻朗散布不滿卅粒粗肥雄壯點點熱退身涼嬉戲飲食五朝食鯽魚一尾夜即身熱不安第六朝邀余視見痘粒皮似水上浮萍根腳色黯急服化毒丹用青菓溫湯送下七朝痘倒陷色黯兩目露神形體青帶乃斃

陸姓男四歲種痘發熱悠悠達点匀朗渊鼻光明黄蠟滋潤此心經痘也約有百粒散布無貫珠無堆聚五朝前痘形欵順六朝身熱尚紅白分明但欠勃然之勢七朝神不爽而助躁色滞停漿八朝痘頂陷且偏項目直視九朝而斃　以上三條順痘變逆種痘有之天行亦未之見也蓋胎毒極重苗氣初未達到至達到鼻毒本來冒見矣特表三條以備存心者攷察　順痘變逆見痘時或部位或形色精細察病縱有蹊蹺能辨得早亦是先見之明

險中之順

險則熱甚透遲難胖難蹤難醫症既為險須得醫家善治自費

熱豆結醫井〻有條縱有風寒食積之過要當分定朝期辨明虛

實〻症急〻治症緩〻治急共斬関奪命緩共按部就班收全功共有之

姚氏女年十四十月間出痘見点〻朝点細稠密氣粗熱壯舌黃苔厚

胸腹拒按三日不大解手足溫問前日食何物曰飯用清地散花飲

荊芥穗　紫草　赤芍　大力子　黃仲　元蔘　嫩笋尖鹽水代水

草河車　木通　枳實　粉葛根　防風　紫花地丁草

另用大黃生湊煎服俱得法熱退身涼點粒圓綻朗潤出險中挽順也

蔣宅男三歲七月內出痘之二朝延余視壯熱如烙色滯乾紅頂凸

舌苔黄燥便閉余曰險症用清地散花飲合通暢飲

荊芥穗 粉葛根 艸河車 貫仲 赤芍 元查一 紫花地丁草 煎湯代水
嫩紫草 大力子 金銀花 木通 元參 嫩笋尖

又用生大黃半錢得大解三次痘色明潤而熱不退舌苔漸減即投黃連解毒湯

川連 連翹 大力子 元參 黃芩 紫地丁
紫草 貫仲 金銀花 赤芍 元查一 嫩笋尖

至第四朝頂綻起胖根脚紅紫熱甚五未大便日解用犀角地黃湯

烏犀尖 丹皮 金銀花 元參 知母 蘆根
鮮生地 貫仲 連翹 梔子 赤芍 笋尖

至五朝頂白根紅微熱乳不食嗒問可治否余曰險中挽順可循序收功

楊宅女年五歲發熱三日面上簇簇腹胸稀少手足點粒較頭面背粗

肥胸曰痧也麻也痘也余曰痧麻初見一望與痘無異然痧麻則背腹與手足一般無異俱稠密痘則腹胸略疏頭面背手足較密然亦分別耳此則定是痘也用清地散花飲合通暢飲

荊芥穗　防風　赤芍　木通　蟬退　大黃　竹葉尖

艸河車　大力子　前胡　枳殼　苏子　紫地丁

至第三朝　頭面稠密色滯乾紅兩顴紅甚眼朦朧未封舌苔白厚頂欠凸用春膏飲

上川連　連翹　元參　赤芍　紫草　竹葉尖

草河車　僵蚕　葛根　木通　金銀花　紫地丁

至第四朝　頂轉米色根腳紫滯眼封顴紅唇燥舌有苔煩渴喜飲用犀角地黃湯加味治之

烏犀尖　羚羊角顴紅要藥　元參

鮮生地　地骨皮　赤芍

知母　丹皮　鮮蘭　金銀花
黄芩　連翹　引　蘆根　淡竹葉

至第五朝痘頂轉黄根脚紅色勃勃然有肥滿之勢

羚羊尖　赤芍　細生地　殭蠶　連翹　活蝦　刀
貝母　丹皮　刺蒺藜刺去　元參　麥冬　竹葉廿片

至第六朝點粒雖密天庭顆粒紅白兩分氣行血活循序收功

洛陽春宅女方周歲痘已三朝點雖散布色太嬌紅而嫩身熱不退大便溏薄睡臥不安主人問此痘若何余曰症爲險中之順用春膏飲

大力子　連翹　貫仲　豬苓　紅花　木通　金銀花
青木香　川連　當歸　元參　元查　筍尖

第四朝前方去川連青木香加細生地黄芩

第五朝　頂白根紅嬌嫩之象，不轉蒼老之色，每日大便四五行，明知毒重而元虛也，宜解不宜清，宜溫不宜補。

金銀子　元查　活蝦五隻　小香菌　扁豆　當歸　木香
澤瀉　白芷　殭蠶　紅花　茯苓

第六朝　雖一乳也，痘雖行漿，總嫌稍嫩。前方去金銀子，加炙生地。遇乳作嗆，加麥冬。夜得大瀉。

第七朝　急延余治，余曰雖瀉不陷，似元神不安，乳多難飲，當異收功，用加味保元湯。

西洋參　懷山藥　炙甘草　炒歸身　揀麥冬
白茯神　上官桂　山查炭　炒白芍　車前子
炒谷芽　手拳元米
荷蒂

又用胃靈丹　雲南真鴉片三分　建蓮三錢　共研末，米湯送下。

第八朝　瀉止，方用參苓白朮散。

西洋參　炒歸身　白茯苓　炙神麴　黃芪　紅棗
白朮　炙草　炒白芍　扁豆　山藥　建蓮

第九朝 循序而釐胃強進食此又險中挽順也

險中之險 前後經予二手医共俱登此

夫痘不論見点起胖灌漿總要天庭不聯片不癟涸舌苔之厚在前六朝為毒火在內可治若後六朝必要清爽為妙雖有堆聚成形贵珠成象總不若測臬審黄為憑之準再定頂之尖平腳之塌摇方知氣血之盛衰毒之輕重必使氣尊血附毒化成漿按年之大小以五岁小兒為則隨症用藥心欲小而膽欲大險中之險錄左

張宅男年十二身體魁肥新正五日已發熱三日矣伊云昨食羊肉

麵兩碗夜即煩躁不安大便不解身熱火烙即日定方用錄於後

正一朝 頭面稠密點粒模糊舌苔白厚大便不行毒盛火熾姑用疏肌解導之劑

荊芥穗 艸河車 葛根 只實少 木通 生大黃 筍尖

大力子 炒黃芩 防風 前胡 蟬退 元查 煎湯代水

作三次服切令嘔夜得解一次熱不減仍煩躁五更不寐

正二朝 天庭顆粒分明身背頂平色滯乾紅喜飲溺赤即以前方加減

荊芥穗 大力子 艸河車 川連(沖燉) 元查 辛東 筍尖 服後大解三次不

木通 炒黃芩 紫草 貫仲 生軍 紫地丁 煩躁睡眠少安

正三朝 天庭有朗色兩顴稠密正面乾紅舌苔肥厚而乾點粒方齊

前方去大黃減川連加炒青皮 書症可救功但六七兩朝須防搔癢咽喉防嗆宜慎

十四朝 頂平眼封，色帶乾紅而紫，上身色朗，下身凹陷，因元神足，毒化成漿，但氣被其侵，血受其炙，用犀角地黃湯（烏犀尖錢半　羚羊角錢半　鮮生地杵汁），另煎青蒿湯常服，以蘆根汁潤唇上下，又以老雌雞蒸汁，候冷去油，取白頸地龍（二條洗淨），煎一沸飲之，又取豬尾血沖冰片服之。

十五朝 痘胖眼封，頭面腫脹如斗，漿漸變米色，根腳紫滯，手足等處有蛛蛛蟢窠之形。仍以前方犀羚湯常服，再將老雞汁入以山甲（炙錢）、露蜂房（洗淨蜜炙錢）、小香菌（五枚），煎飲之。

十六朝 天庭抓破，面部大胖，舌苔退，咽喉痛，飲湯作嗆，腹背四肢頂陷者甚多且其頂白而腳盤紅紫色滯問曰天庭抓破咽喉疼嗆何也余曰皮膚燥清預防發癢喉嚨有痘外痘胖內痘亦胖故作嗆俱妨只要漿行滿足齊而成實為美經又云有火毒者還宜清解亦能行漿酌以至寶飲加減治之外用奪癢法

細生地 麥冬 地骨皮 紫草 殭蠶 竹葉
羚羊角 元參 炙甲片 刺夕藜去刺 當歸 香菌

又以活桑蟲絞汁沖人乳服之又以七寶開咽散吹喉中搗蘆根汁潤唇上之

正七朝 抓破者用油胭脂擦化貼之陳松花糝之俱結靨頭面腫脹痘盡大胖間有水泡凹頂根腳繞紅未退再以至寶飲加減之

細生地　丹皮　官桂　大腹皮　殭蚕　陈粳米百粒
京元参　赤芍　萆薢　刺蒺藜去刺　青菓二粒

正八朝　绕凸四圍轉紫色，经云循序而靨，舌苔退，胃開思食，下身水泡挑破出水，以松花、陈壁土掺之方用

西洋参　炙生地　红花　官桂　炒白芍　红枣
拣麦冬　怀山药　茯苓　归身　陈皮　建蓮去心

正九朝　正面回而靨，潮热能食，用参苓归术散

西洋参　生地　炙黄芪　白芍　枣炭
土炒於术　茯苓　炙甘草　红花

正十朝　頭面全靨，髮際胖摺，胸背四手足等處，頂綻大胖，胃開納食，聲音清亮，用十全大補湯告成

照十全大補湯加龍眼肉、合荔肉

江宅男九歲發熱二日正面全紅身如火烙眼紅唇燥舌苔白厚煩渴引
飲時值未伏近鄰出痘用藴解飲兼逐毒法 聶久吾云毒急之逐不可緩解是也
荆芥穗 蘇葉 紫草 前胡 元查 大黄生 白茅根
防風 葛根 木通 赤芍 枳殼ゝ
正一朝 痘初標互粒頂碎色滯鰲紅頸面稠密日夜不安雖得大解
一二次火熾毒甚恐難起脹用清地散兼飲合必勝湯疏導之
荆芥 前胡 赤芍一 桃杏仁 木通 牛蒡子 元查 茅根
防風 青皮ゝ 枳殼ゝ 葛根 生軍 紫地丁 笋尖煎湯代水
正二朝 見點稠密色滯乾紅兩足踝下未透雖大解一二次喜飲煩躁
舌苔黃燥小便赤仍用必勝湯加減治之

荆芥 葛根 元参 何車 木通 牛蒡 贯仲 紫地丁
防风 蝉退 紫草 元查 桃仁 大黄 笛尖 蘆湯代水

正三朝 痘係肺經兼脾經色滞紅紫而乾点粒显唇舌俱黄燥睡則静動則躁喜飲要冷水梨汁用黄連解毒湯加味治之

川連 連翹 赤芍 紫何車 贯仲 笛尖 蘆代水
黄芩 紫草 黑栀 金銀花 紫地丁

正四朝 痘顶欠凸根脚紫滞四五成群为毒擁之象頭面腫眼将封
舌苔黄燥不退用加味犀角地黄湯
烏犀尖 鮮生地 連翹 知母 紫草 笛尖
羚羊角 元参 赤芍 丹皮 地骨皮 贯仲

正五朝 痘小胖而顶白根脚紅紫火賊痘此乃氣被毒侵血受火燥再投

前方去紫草加花粉用淡竹葉以清火涼血另用大桑虫絞汁沖人乳金汁服之

正六朝　正面痘胖油光目封無縫唇燥而峭舌苔雖退而乾喜飲咽痛作嗆倉下身水泡投以清血攻漿毒化而漿自行血和而毒自化

羚羊角　元參　山豆根　當歸　姜蚕　露蜂房去泥洗蜜炙　茅根　淡竹葉

細生地　夕利刺去　萆薢　貫仲　紅花　禾蘭

外用松毛拂癢露芦根汁潤唇月修合化毒丹吹喉挑破水泡以桃仁粉松花糝之勿令水泡重發經云痘痒攪漿清預防抓癢即造固表紙貼之

正七朝　正面抓破急貼固表紙水泡破亦貼之身痘頂陷根紅紫暈旋繞經云滲腳紅是也仍用涼血化毒攻漿法以防內陷

羚羊角　元參　連翹　炙甲片　丹皮　淡竹叶　陳倉米包

細生地　麦冬　白芷　酒炒殭蚕　蜂房炙脱露尖　建蓮

正八朝　舌上紅潤，胃開思食，破損處結乾，茄眼漸開，而有瘡疥，亦紅潤大便

解正兩維，辨其美惡，髮際、頦下、四肢處處厚痦可證，膿之濃淡矣，用托裡法

西洋參　茯苓　生地　官桂　紅花　紅棗

土炒於朮　炙草　歸身　懷药　麦冬　龍眼肉

正九朝　正面結靨，至胸前尻上腰下，拼出黄膿，飲食如常，循序而進，以保元湯合參朮散

洋參　土朮　熟地　炙草　木香　龍眼肉

黄芪　炒烏　歸身　丹參　扁豆　合桃肉

正十朝　飲食倍常，易饑，以前方加减，連服三劑收功

横林鎮嚴宅十四歲男，新正四日，備舟延余，至已夜半，余問之，答曰熱已三日

紙燃悉面掀紅瘄點已正一朝矣煩燥不安渴飲不止舌苔燥厚便閉三日前醫目為險逆難治舉家驚惶余細加評論症屬裡實毒擁而滯氣血被其阻遏法當疏導酌計標胖斑靨十朝前一手治法尚可回生若議論不一治法參差則難保全矣

正一朝 荊芥 葛根 蘇子 元參 木通 草河車 生軍 茅根
防風 前胡 赤芍 枳實 蟬退 大力子 箭尖

正二朝 午後悉服藥甚難服後大解一次頭面及身遍透紅紫色仍煩燥舌苔厚天庭雖有分顆又尖凸氣粗考氣雄點粒雖密毒不聯片用

荊芥穗 紫草 元參 貫仲 生軍 地丁 箭尖
酒川連 大力子 粉葛根 河車 木通 赤芍

正三朝 點粒密布一身天庭胸腹毒有分顆尚得一解火熾甚毒擁滯此

藥难進且富家子弟嬌慣並剂不肯多服擬用单刀直入法治之
鷄烏犀尖 羚羊尖 二味同並炷香時用青菓松蘿茶与之頻飲佐以鴿箭湯

正四朝 痘粒粗肥頗胖毒能外達睡卧少安渴喜飲湯四肢間有蚯蚓
蟢蠖之形急涼血清火奈藥难進仍用前方加味治之 加鮮石菖蒲用煎服 以芦根汁潤唇上下

正五朝痘白轉米色有光根脚紅紫四边圍繞舌苔退思佳味便固睡安
仍用前方加鰕湯和飲之徧身痛痒用奪痒法治之

正六朝 米色轉黄繞圍紅紫稍退舌清苔退思食身安怕動擬以食
醫之意進之 大鰕和鰕魚當參黄湯煨米粥飲之

5

正七朝　周身大胖攢行米粥連綫點粒趁綻間有四頂六顆招起窩窩并為大顆手足怕冷微有潮熱用洋參　龍眼肉　麦冬　蓮子同煮湯常飲、

正八朝　繞唇四圍紫色余曰攢根收斂頭面稠密而匯併粒粒綻而有神即服大保元湯　洋參　黃芪　熟地　炙草　歸身　元眼肉　合桃肉

正九朝　正面至尻尾上俱結靨下身大粒俱攢破以松花陳壁土摻之脾胃亦健　前方加炒白芍

正十朝　兩眼大開胸腹亦寬能食神安仍以前方服之

正十一朝　用八珍糕方　洋參　芡實　蓮肉　山藥　砂仁　茯苓　於朮　扁豆　共研約斤許加炒元米粉一二斤用白糖調蒸食之告成主人協親友拜謝送余登舟而歸

陳娃男，年未二周，上年八月下痢，至今年清明未止，發热二日，偏身白汗，面㿠白，洩痢瀉帶肥肉，消瘦，飲乳吐出不化，頭面手肢長出白水顆之狀，但天庭不密，淡白，眉神未大。問痘若何？余曰：鷺翎痘也。係表裏兩虛，心陽不足，宜從聶久吾活幼心法溫補之。

正二朝　黃芪　川芎　當歸　丁香　青皮　紅花　筍尖　木香　茯苓　元肉　防風　澤瀉　生姜

正三朝　痘雖肥綻，吐瀉不已，色淡白而毫無紅暈，舌上無苔，身热悠悠。盖氣弱則頂不尖，血虛則根盤無暈，宜扶陽助陰。黨參　箭芪　川芎　官桂　紅花　鹿茸　香菌　黃芪　白芍　當歸　茯苓　木香　蒼朮

四朝　正胖將清，吐瀉已減，热亦退，眼欲封未封，根腳稍有紅暈不足，宜補托法。

黨參　黃芪　歸身　茯神　酒炒姜蠶　丁香　香菌
附子　枸杞　白芍　肉桂　紅花

正五朝 吐瀉大減身有微熱眼盤見淡紅暈 眼封有淚鼻塞有涕前方加減服之

去丁香 附子 加炙草 砂仁 紅棗

正六朝 頭面成漿ゝ色過膝身熱未退用 炙芪 炙草 正蜜 元眼肉 建蓮

黨參 官桂 歸身 生姜 紅棗 即大保元湯

正七朝 痘漿清面速根脚滯欠潤勢將發痒急用參芪敗毒散

洋參 歸身 生草 麥冬 浮萍 紅棗

黃芪 於朮 生地 赤芍 川連（炒） 桑枝

或問曰此痘屬氣血兩虛用扶陽助陰之法理也反不攻毒何為乎余曰若用攻毒攻

漿藥恐頂塌瘡寬難於漿滿古人原有留毒一法此痘本是陰中之陰必要託毒不可攻毒也

正八朝 結痂甚脾胃開飲乳身体安靜但頭足發癤三丁頂凸而紅幸手足

骨節和軟仍服前方九朝金盃飲乳如常痘亦出膿身体大安循序收功
張江嚴三姓之兒俱毒盛火熾用清凉攻解陈氏子身弱体虚故宜温補四姓皆
信余医一手调治克勉收功归録原方商诸同志

險中之逆

痧痘不能定順逆成敗費氏所謂見識不明先迷向往之路也大凡發熱之時悶
痞炎斑斑盛痘衰当齐不齐過期不胖賊痘見於眾痘之中頭面標成二三分頸項乾
枯不過臍靨不成靨而不能落疤紫黯或凹白痛背節累或在陰分漫腫無頭
口瘡上擁咽喉結靨而眼不開或生淚出等險中變逆若不早定章程貪功姑治難免庸手殺人之咎

悶痘原不以斑重若崇斑論紅斑血熱紫斑血滞藍斑則胃爛矣

秦宅男六岁發熱黄見点前医断雜過八朝余視痘屬肺經皮薄漿清而顴擦破舌苔微白唇燥而峭氣逆作嗆頭面三分雜色頸項二分胸前二分且擦不過臍四肢全无痘色芦花灰白水泡破而無水糝松花不粘結熱不退食少便溏定其不實舉家懇留宿治辭曰漿清不靨可至十四朝勉用至寶飲以手拳米煮湯時服後果如期死此陰中逆也

周姓二十岁臘月出痘已九朝是爛肺經痘失治過期痘也滿面油光肉腫瘔平皮薄漿清漿不過臍下身水泡灰白雜漿然不大解今反下泄噯氣怕冷舌苔白膩余曰氣失其尊平塌倒陷血失其附根脚散漫色如秋艸

經霜毒肆虐而反內攢況真元已洩耳乎夫毒自臟達肌表而為痘漿濃過腑毒血化水水化成漿漿秀而成實今則無漿即秀而不實矣經云毒既出而復入隨逆氣復血漸入五臟又云外毒不解乾枯而死內毒不解喘促而死定喪於大逆氣固辭不治後果然

逆中之順

痘既逆矣反能稱順何也自發熱至結痂凶中藏吉瀉中見清失治則死即精細服藥變症多端自在醫者立定主章總不外測臬竇蕢二臬（鼻上山根穴也）蕢（舌也）法對症調治定能起死回生

張氏媳年二十歲懷孕五月出痘頭面及身滿密稠密隙地全無已三朝矣

身熱火烙胎氣上衝幸天庭不聯片舌苔黃厚不大鮮痘屬肝肺二經方

取安胎之品

正三朝　荆芥　元參　連翹　枳殼　大力子　當歸尖一錢　杜仲一錢

条芩　川連　紫草茸　金銀花　葛根　地丁一錢　元參一錢　四味煎湯代水

正四朝　色滯煩紅痘頂欠凸頭面腫脹眼朦朧如封身及手足其痘一半

凹陷根腳紫滯舌絳胎氣要皆因得大便三次毒徑外達表雖甚

內火頗解用加味犀角地黃湯慎護安胎之品

烏犀尖　元參　鮮生地　丹皮　生銀花　杜仲　地丁

羚羊尖　条芩　兔絲子　木香　地骨皮　糸蘭　當歸尖　四味煎湯代水

正五朝　頭面熱胖，兩顴聯片，只天庭粒顆分明，畧帶朱色，舌苔退，兩腮安凹陷，并俱起，仍以前方加減用之。前方去金銀花、丹皮、赤芍，加酒炒殭蚕、刺蒺藜（去刺）、知母、山梔，另綿茵、芦根、荸薺同煎湯代水服之，甚效。其家以為不藥可愈，因停三日。

正九朝　兩顴破碎，脣焦而燥，舌苔清，腮氣攻痛，手足心泡破，間有凹頂，屬據言腮生一片紅腫，求余救治。方用

生綿芪　淨銀花　上官桂　西洋參　炒白芍　建麴　荷葉蒂
真艾葉　炙甘草　細生地　大麦冬　全當归　穀芽

破碎處松花糝之，結堆砌硬靨，又因紅腫在陽分，用如意金黃散

同鮮山藥搗敷四五日出膿連服三劑結痂遍身淋漓五月生男

成一麻膛幸不殘疾

惲姓男三歲三月間出痘身熱火烙滿面通紅色如油光平塌不分腳地

見點三朝只胸腹少紫滯色舌苔黃厚蓋赤穢火盛法在不治又表裡

俱實元氣甚虛不肯服藥以筍湯甘蔗汁常服彼妄與井水飲之

聽其天命後漸收功成一麻膛真是逆中變順卻不多解得

費氏孫女十三歲痘已九朝前醫謂不治余視頭面滿佈胖不分顆天庭

抓破胸腹較身少稀下部多結水泡而已破時值初伏腥穢不堪髮際

稍有斑色舌紅潤無苔前不大解今反溏當定方

上綿芪　上官桂　陳炒姜炭　穞豆　當歸仕　紅棗

炙生地　西洋參　刺蒺藜　紅花泡酒　麥冬　建蓮

外用芦根汁潤唇造固表紙貼天庭外破處以松毛拂痒處

正十朝痘無痂處但髮際斑色幸有神氣斑能過臍舌苔清爽

余曰處似不治然凶中藏吉濁中見清可治

洋參　歸身　紅花　大腹皮　川萆薢　龍眼肉

熟地　炙草　黃芪　懷山藥　炒白芍　合桃肉

正十一朝　仍服前方

正十二朝　疤平粉紅色痘痂未盡胃開能食足上破處膝上淋漓囊

三

生蛆硬靨以針挑鉗取再用大葉楊一籮曬鋪席下則蛆自出盡蒼朮彈爛白麻油潤之再用八珍湯加黃芪得收全功

逆中之險

逆則萬物悖矣或十分有一二分不悖謂逆中之險急救之爲目疾豁嘴短臂折脚殘疾人兩顴紅肺肝二經火甚也至七八朝不退乾燥色内必胖子生翳双紅双瞽單紅單瞽唇焦黑爲鉄口脾胃毒火甚也四五朝時不早治至八九日不解退必变生二府有穿腮發牙之患若手足欠伸拳七八日痘顆根脚亂滯不退身熱神氣不爽毒伏

肝腎毒伏筋骨流注為癧此皆先天之毒動傳於五臟出肌膚而為
痘元氣虛不能拘攝氣血領載外達其毒内肆横行為虐成害失治
者之乃半由天命半由人力之治也逆中之險歸左
歐姓男三歲出痘已正一朝色乾紫塌軟模糊面目旱封方用
荆芥穗　甘菊　桔梗　防風　荔子　金銀花
牛蒡子　木通　炒白芍　蟬退　辛荑　笋尖
正二朝　痘點雖起天庭平塌不振滿面稠密周身無紫背浮萍香雖
黃而潤身雖熱而安能飲乳大解暢元虛毒盛也　方用
牛蒡　元參　木通　甘菊　炒赤芍　笋尖
川連　紫草　連翹　金銀花　徐長卿

此方用解毒未能清火傳心錄云疏肌則毒得外出而熱自解寒涼則毒反內伏而生急難又不敢過用惟草河車蟬退蒡過於大黄元子隱白頂塌腳鬆窠囊寬大雖於漿滿酌用此方

正三朝　正面平塌軟嫩將胖而点有賊痘中間水泡眼封而顴紅腫而浮身體食乳便調急服此方

羚羊角　連翹　貝母　金銀花　元參　紫花地丁

鮮生地　當歸　元參　酒炒芩　笋尖

正四朝　眼封顴紅痘雖胖而軟嫩水泡多刺出水賊痘刺去毒汁服犀角地黄湯加味治之

烏犀角　鮮生地　連翹　丹皮　貝母　紫草　筍尖

羚羊角　元參　赤芍　當歸　黄芩　地丁

五朝　色軟嫩大胖行漿過臍舌苔俱淨只顴紅不退

羚羊角　青皮　當歸　扁豆　地骨皮　紅花　竹葉
細生地　炙草　夕利　刺蒺藜　白芷　芦根

吴彰　行漿過膝水泡膿水淋漓合乳如常但顴紅不退

中生地　元參　白芷　青皮　當歸　紅棗
南參　懷藥　殭蠶　紅花　銀花　連翹

勉投一劑不肯服及至痘靨兩眼皆閉用金銀花湯激洗目開左目起翳右紅翳內

細生地五錢　龍膽草三分　蔓荊子五分　蟬退廿只　木通八分　冬桑葉五分
密蒙花五錢　甘菊五分　刺蒺藜五分　黃芩一錢　羚羊角先煎五分鍾

連服三劑外用大蝦蟆眼睛汁點翳上次用紋銀象牙人乳磨汁點之內用木賊草全桂圓肉燉湯常服後痘痂全痊癒一目為螺螄翳

薛姓女痘已八朝是爛肺經痘滿面及身密布擦破過膝但兩顴乾

熱不退，眼封無淚，雖對症依期用藥，後成双瞽。

苗姓男，六歲出痘，延至十朝，面部已回，身与手足頂不起，兩腳紫帶繞圍不退，身熱不安，舌苔不清，手足節界腫疼堅，雖過膝，必發痘癰，用參芪敗毒散數劑，外用敷藥，半載後出膿成臂攣腳折之患。

周姓男，孟夏出痘，皮膚潔清，是肺經痘，且稀塌，已七朝，熱已退而復熱，天庭額腿臂肘髀股等處之痘變硬靨，指指有核，約有五十餘粒，余曰痘疔。醉元曰：雞疔有法，生前後心者死，耳門喉下死遲，則疔破內膜而不救矣。疔雖多，幸發經處，非穿內膜之地，用參芪敗毒散治之。

西洋参　细生地　金银花　川連　甘草　地丁
黄芪　炒赤芍　連翹　当归　元查　桑枝
外用金银花湯絹浸擦潮疔處用銀針挑動疔根以銅鉗拔出之絕
似螺內孔約半寸深以潮絹揩淨血水內掺珍珠膏　珍珠　豌豆粉　蕎麥粉　冰片　血余灰　血竭
共研極細末墊掺孔中余先治其一餘疔夫人自理明日孔中飽滿報出紅
肉有未挑拔者急急挑拔又似蠐螬食芋之状後漸漸而愈
余思疮疔夏天最多冬天絕少倘遇夏天出疔當存心細看書云処
形如螺捺捺之有核割不知痛是也
陳姓男痘已十朝痘雖不逆但背心一硬處四圍腫黑內痘之凶辞不治不

數日而斃　此醉死所謂痘生前後必其死也

逆中之逆

惻隱之心人皆有之然至萬难挽回之症縱使竭力救治無益也逆症敍左

發熱時昏驚不醒肢冷過膝目直視氣促痰湧一逆也　腰如被杖站立不起眼紅發越斑或痘初標点而斑盛或痘勢休因斑变青紫黑色一逆也

或蒙頭　覆釜　雲掩天庭青遮日角皆逆也　透齊周密摸不礙手斜視若無樹小花多此肝經痘凹陷直紫逆症也　胖則浮衣軟亮色白如蘆花炭灰挖破則無血無膿又逆也　若標点時夾水

痘夾斑夾疹夾痧夾丹俱不在逆例　元子隐曰六朝前專看根顆無根窠必不能灌漿六日後專看膿色無膿色必難收靨　大胖時如蛇皮蚕種脹起則為水泡伏陷則癟個無漿頭面有漿二三分至頸項而止八九日不能過靨或五六朝抓破而無漿血亦逆也　痘未胖眼先閉已靨而眼不開又面因痘胖而腫眼因痘胖而封為順全不封則逆難標難齊停胖停漿停靨不成痂疤凹色白或痂不易落雖落而疤色黑黯逆也　會胃不開不飲湯水而作嗆又因火封喉以開咽散服之嗆不已胃仍不開反痰擁氣喘聲音不亮而啞逆也　又泄瀉至洞泄不已下痢膠粘如屋漏水

膿血無度身熱不退痰生節骱漫腫無頭

以上諸逆一發熱而逆者有之失治而變逆者有之吏雖繪十八種總不外

智層次決成敗為要逆案附錄於左

秦宅男三歲發熱二日時值隆冬一驚不醒肢冷過膝點隱皮膚標無景昏卒氣喘痰湧

徐宅女發熱三日疊驚無汗驚則兩目直視眼喎斜涎沫不已角弓反張

手足抽掣退則神昏氣弱如卧尸姑投疏肌透表利關節之劑送牛

黄氏痘出灰滯而紫黯二日而殁

費宅婦年二十歲首胎懷孕時值五月出痘見點三朝頭面腫脹五朝目封滿

身稠密胸腹亦無涼地舌苔白厚顆粒模不礙手斜視若無紅紫色脈亦氣上沖躁亂不安其症即勝隨而斃

吳宅男四歲痘已十一朝頭面結厚靨如佛頂之螺髮口內臭息沖人但滿口潔淨舌如鏡面喉中亦淨毫無外形可見思細察只見當門牙裡縫口因哺豬骨米半粒豎孔內半粒露外即用銀針挑出其米臭氣莫當如綫香頭一孔上通於鼻人中微黑腐開擦頭十四朝而死

吳宅男十二歲時值元旦痘已三朝是時經痘甚紫夾斑煩躁便閉天庭塌軟不根摸不礙手斜視若無乾枯失榮告曰元氣不能拘攝氣血氣不能領載送毒出表其毒內攘橫行之為患也成苗而不秀之症難過六朝雖用方法亦不收功

荆芥 歸尾 木通 辛夷 桃仁 引 元查 地龍 四味煎湯代水
川芎 赤芍 紫草 牛蒡 大黄生熟各半 地丁 角尖

或問此何湯也曰清地散花飲合化斑必勝是也服後雖得大解斑漸滲大藍紫色益盛痘勢日衰果六朝而卒

族姪三歲於六月間出痘正一朝周身稠密灰滯雖不連片而頂平匪陷日夜煩躁昔毒甚元虛症也痘密則毒甚頂陷則氣被毒侵色灰滯則血被火爍氣血被毒所傷焉能化毒成漿須知三四朝必發賊痘賊痘五朝不變黄色一擦而破犯火瘡症醉元云六日前搜破其十無一生毒不外達定至內攻至七八朝諸惡症蜂起或不發胖之

痧又云不發胖其不出八日死雖竭力調治清不盡一身之火解不盡一身之毒先呈明凶敗速請　高明裁治姑留此方以幸挽於萬一

荆芥　赤芍　牛蒡子　蘇子　當歸　元參　笛尖
防風　木通　草河車　木香　大黃生　引地丁

服下雖得大解初次得糞二次溏稀三次黑水次日復發凶症不減既聞本郡北門外行內有客姓商名茂利能用火繩收痧放毒以臭椿樹皮晒乾作繩燃點頭火焚而刺痧瘡處成一點泡泡中灌漿併痧處皆消是日用輿請到極至盤桓彼即用方

黃芪　川芎　殭蠶　甘草　連翹
當歸　銀花　官桂　赤芍　山查
甲片　角刺

右味合丹手振輕重入盅服藥二日後痧不縮胖色沸乾枯目封腫除痧是肝經不發胖痧商姓不能決日期時當盛暑其還因浴痘

法將蠟樹葉弍觔大斗臨一大塊煎湯于盆浴之其痘畧有紅潤之色連宿

醫治三日痘變黑陷氣促神昏九朝而卒

凡見逆痘若不以測鼻山根審舌色黃者斷期決生死必至貪功招咎雖有學問眼

法已左矣　以上客異法本是杜撰以知其法未究逆症以決死生觀

今之醫者不知究本追源但守一師之說膠柱調瑟不能變通此何異

蔣姓男年十四在蘇省學藝時值霉天出痘第四已七朝矣閱原方云痘

遠密佈紫滯不榮方用　荊芥　蟬退　防風　炙甲片　竹尖　冰片三分
葛根　銀花　紫草　引芦根　豬尾血冲服

目下痘頂陷色灰彿胖無隙地水泡疊生碰者無水皮蓋浮膚軟如腐衣形如蛇

皮面目唇皆腫痛嘶咽嗆湯粥難嚥皆毒肆猖害內攻五臟痘不成漿

遇十一朝以真荣一不必用方只与鮮枇杷梨藕之類食之

莊姓男六歲出痘延余視至三朝矣犯雲掩天庭身極魁肥食量甚宏起居如常舌苔紅潤精神爽朗觀痘嬌而根滯頂欠凸余曰內症雖好奈毒系陽位犯清陽之分則十二宮失政到發胖時聯片其必破元神走洩毒陷內攻輕必變重藥必不灌氣被毒侵血受火灾矣瘀湧氣喘十二朝難過當日雖用清地散花飲合通暢飲去升麻繼以黃連解毒湯擾以犀角地黃湯至寶飲後果漸成逆症果十二朝而斃

大壩豆許宅女七歲十月間出痘已十朝矣頭面雖靨而肩頭項枯涸無漿手足水泡破急驟水身猶發熱胃氣不開告曰擬不過爲表不實靨雖結痂實不成靨十六朝難過後果至期而卒

李宅男年十一隆冬出痘已十二朝目開安神胃靨峭不易落頭面雖靨疤平色白周身浮肩皆枯飲食少進問有救否余曰前因毒盛火熾氣血被其並熬氣血受傷故疤凹色白爲解不還氣復血難二十朝後果然

凡痘痘只以氣血毒三字着力合年紀之大小稟賦之厚薄氣血之盛衰毒火之淺深定前後次序分寒熱虛實脈法既定自能用方入彀

醉元痘疹目錄增附

麻疹方訣 麻疹後忌食肉

麻疹疎風連翹散。知母當歸荊芥防。生地杏仁同桔梗。前胡甘草与芩蒡。一

連翹酒毒麻黃飲。芩連梔柏与牛蒡。石膏蟬退紅花入。舌上無苔去大黃。二

解毒芎歸地草翹。芩連梔桔芍蒡格。熱加地骨柴胡入。痰貝嗽去麦合高。三

養陰熟地与川芎。白芍當歸共麦冬。五味生甘同桔梗。酒芩加入有奇功。○

麻初發熱必荊防。前葛歸翹芎杏蒡。桔梗酒芩甘草共。姜葱竹葉奇無當。其一

酒蜜麻黃因不出。大黃梔子芩連柏。翹紅牛蒡熟石膏。紫草酒呑腸内出。其二

解毒須宜服此方。芎歸赤芍地黃當。芩連酒浸同梔子。甘桔翹蒡共最良。其三

麻後養陰退陽法熟地芎归白芍藥甘桔洋参五味冬攙入乳漿少許酌其四

春沂師治疹因風寒者初用二陳湯加蘇桔荊防杏殼　四五日無汗加羌蘇葱白汗多去之加白芍　夾食起者用前藥加曲蘖厚朴之類　至四五日發不出及不齊者用防前枳加入升麻湯中服之

痧後險症歌

未疹見鬼或狂言。斑黑昏沉不遠焉。遇經火烙傷不遠。氣啞窟煩不得眠。菓實形與風疹塊舌苔臭黑爆烟煤髮直毛焦兼喘急汗珠冷汗出無汨唇反唇青爪青黑口張口臭目濇煤稠窓無分縱哭遇乾紅胸跳

三

烙火爐　又云疹後三般死症吾今特示醫家挹多足冷體如然咳逆聲青

氣喘疹疳面腫唇盡黑疹痢噤口不進食

痘疹主藥

補血 當歸 川芎　補氣 參 芪 术 苓　火極 石膏 大黃　退火 連翹 山梔 木通 黃芩 黃連

活血 紅花 紫草　理氣 山查 陳皮　解表 蟬蛻 大力子 紫草 草河車 山慈姑 吉用荊防羌活

涼血 荊芥 生地 丹皮　涼氣 地骨皮 黃芩　拔毒外出 山查 筍尖

清臟腑引經 青皮　寒嘔 丁香 藿香　火嘔 枇杷葉 黃連 姜汁

咳嗽 杏仁 貝母　解渴 麥冬 訶子 知母 天冬 花粉 葛根

清咽 牛蒡子 甘草 吉梗 元參　便滑 肉果 木香 条附　積滯 山查 木香 枳實　寒症 丁香 官桂

痘不起熱症 笛尖 角針　狂言 黃芩 荊防 黃連　小熱須解毒　大熱利大便

痘疹方

汞音洪 水銀也

眼翳汞針方 百日之內俱可用之 當審左右眼翳之輕重 則先以真汞用青布絞三五次淨 止用一二分 將鵝毛管度入耳中 名為汞針 患左眼入左耳 右眼入右耳 少頃出汞 即將玉膏散吹之

玉膏散 黃丹 輕粉 瑪瑙 珍珠 冰片 等分 碾如塵 右眼吹右耳 左眼吹左耳 每日吹二三次 數日即愈

痘中口疳方 煅石膏 飛丹 共研細 先絞後吹 吹過二三次後 再入硼砂 冰片

青黛 人中黄 棉油 薰烟 灰 黄柏 五色配合 五臓之疳皆统治

痘中咽喉痛或腫後必閉塞飲食不下危用 牛蒡 甘草 水煎入竹瀝服 連翹 外用一聖散吹 即苦参一味研末吹

痘出眼中有白障等症用 黄丹 輕粉 和匀研極細末 左眼吹左耳 右眼吹右耳 三四次

升麻葛根湯 升麻 赤芍 防風 荷葉 川芎 生姜 葛根 甘草 桔梗 牛蒡 山查 竹葉 水煎服

升麻散 治瘡疹眼赤臉紅悪悶悪心泄瀉吐逆肚疼手冷

葛根 甘草 赤芍 荆芥 升麻 水煎服
防風 牛蒡 桔梗 連翹

清肝散 治煩躁譫語悪悶嘔吐火熱泄瀉悪心肚疼 柴胡 丹皮 川芎 當歸 梔子 茯苓 白芍 牛蒡子

鷄鳴散　治痘下部少嘔吐頭疼臂痛吐涎沫熱脑亦腹疼手冷惡寒

白术　川芎　茯苓　桔梗　升麻　山查　灯心　臨服冲鷄冠血少許酒少許

当归　牛蒡　木通　蟬退　陳皮　紫苑　姜

玉樞丹　解毒起撩　蟬退錢　生地錢　甘草分　楊紅錢　黃芪錢

防風分　紅花分　吉梗分　人參錢　生姜　鵞汁酒和服

奇方類編云疹子發不出頭臉腫脹氣喘命在須臾其此法治之最效大葱頭連鬚搗爛放在大銅盆内上用木架架之再用大被單草蓋停當大小抱定小兒睡在上面然後將滚水冲入葱盆内熱氣蒸薰候稍温即抱出切不可露一絲風直待汗乾即全愈矣　生生子曰麻痘咳嗽喘急常用痘科中大小無比散每服五七分大者一錢即刻喘定而睡醒後神安氣和而愈

方

屢用屢效乃拔毒從小便而出也

小無比散　飛滑石六錢　寒水石五錢　月金七分　甘草湯煮爲末　熟石膏一兩　粉甘草五錢

大無比散　飛滑石六兩　粉甘草一兩　飛辰砂三錢　飛雄黃三錢　爲末服

痘前十八犯

第一犯名猿猴跳鎖

兒未痘之先身中火烙頭疼自汗感冒風邪咳嗽不止傷寒未愈而痘隨出爲此一犯也將何治之

訣曰　一犯傷寒之痘勢危　醫工得法自無虧
若用柴胡湯乱服　月沉水底絕光輝

黃石峰曰　傷寒之後痘隨形　元氣虛漓格自凶
須服滋陰三寶散　纔能振拔建奇功

滋陰三寶散　歸耆生地芎芩芍甘草防風併橘紅麦冬元參加一倍
棗姜煎服有奇功

第二犯名觀音拂座

兒飲食不能樽節，是還不能護養肚腹，傷壞泄瀉，頻頻飲食懶餐，肢體消瘦，未幾而痘出，將何治之

訣曰□　瀉後猶然痘症臨　脾元虛耗勢沉沉
一時單補元氣服　冷藥毫厘不可侵

黄石峰詩曰　瘧形過後急調脾　調脾方良人少知　白术半斤為四製
再加別藥是相宜　紅米麩皮壁土炒
四製白术散　二兩砂仁炒去油　乳汁調來效甚優
依方合製研為末

第三犯名馳馬劍道

兒童飲食傷異不能撙節愛養瘧疾纏身肌肉漸瘦未發而瘧出為將偕之
訣曰　孩兒瘧後瘧相因　元氣虧虛細究尋
濕熱釀成因若此　愛身切記莫胡行
黄石峰詩曰　瘧因患瘧極難醫　草果常山速遠離
須識柴胡六劍劑　勸君仔細免憂虞
八珍膏　一兩人參四兩蜜　乳加梨汁熬膏吃
隨方法製柴胡草　温服二匙功第一
全蝎參芪茯苓白术　山查半夏當歸入
衛元湯　橘紅枳殼炙烏梅　薑棗煎來和乳吃

第四花名一葦渡航

兒纔五岁元体虚劳身發火热乾渴悪嗽疹出未發而痘随後将何治之

訣曰　小兒出疹太陰虚　痘随形見客於脾
　　　是欲一葦思航海　臨到沉危叫難遲

黄石峰訣曰　疹後痘来急補陰　清金培土免危沉
　　　　　　黄芪毛髮难加入　若見黄芪喘嗽臨

内托至奇湯　二冬参朮与歸芪。薏苡芎陳甘桔芍。銀杏去皮同糯米。煎服立効千金。

第五花名三仙入洞

兒平時患成疳積肚大青筋四肢羸瘦然痘瘡發将何治之

訣曰　丁奚疳積痘相因　理胃消肝訪妙丹
　　　補慢氣虚腹如鼓　刻時痰喘走危關

十二

黄石峰詩曰

痘中疳積莫消磨　厚朴根椰害甚多

若犯肥兒丸共服　紫連除藥及沉疴

益黄散

陳皮枳實半山查　白茯歸芎大腹加

芍藥木香甘草共　棗姜煎服效堪誇

蝦蟆腹内有黄金　取得金來和酒吞

疳積總能隨藥去　痘花不必禱靈神

第六花名倒挂銀瓶

兒風執腠理時發出熱自頭達身徧發丹瘤愈未幾而痘形爲何以治之

訣曰

將愈丹瘤痘發形　管教經道想肝心

鼻紅盤座根窠下　速解鼻炎痘自明

黄石峯詩曰

痘前丹瘤起纏身　莫犯三黄猛浪侵

犀角地黄湯可服　或煎紫草散能靈

犀角地黄湯

乳磨犀角一錢冲　赤芍丹皮生地同

灯草入煎丹痘服　自然丹釋痘和融

第七犯名露橋印跡

見未痘之先火焰西來眼睛竪直手足撒搐口言躁讝驚屢次未發而痘形已為之何以治

訣曰 小兒驚厥屬心竅　痘呈鬼箭定無窮
若還見痘驚不歇　不必祈神去覓醫

黃石峯詩曰 痘前驚症覓茯神　休把硃砂金石侵
非徒驚厥難痊好　痘搐時時到底沉

茯神湯 生地 當歸 甘草 芍　茯神 遠志 橘梗 行
七根燈心 姜三片　自然服後定心驚

第八犯名霧池滲水

見未痘之先自搔自汗口中咯血或鼻衄或溺血不幾日而痘形為何以治之

訣曰 心官不失血妄行　痘隨形見必深沉
人身流動全憑血　痘中血分血抵千金

十七

黄石峰詩曰　吐血溺血熱攻心　清心抑火自歸經
莫把寒涼枉妄陰　野仙猬聖散宜尋
猬勝散　側柏元參血見愁　地榆生地木通儔
歸身甘菊姜甘入　不怕心經血妄流

第九犯名石鼓陰鳴

兒未痘前飲食懶殘，肚腹膨脹，眼胞浮腫，睡卧不安，不幾日而痘形焉，何以治之

訣曰　眼浮腹脹痘隨形　脾氣虛羸卧不寧
急速調脾補氣血　莫教花痘溺陰况

黄石峰詩曰　腹中膨脹不思餐　氣阻脾虛花痘難
取效參苓白术散　滲濕青龍散獨單

參苓散加減　參苓山藥术陳皮。蓮肉當歸扁豆居。薏苡防風加枳實。
隨方加減用相宜。

第十犯名東灣栽蓮

兒未痘前身發惡熱自汗不止眼睛昏昏呵欠叫啼而痘隨出者何以治之

訣曰 心竅自汗浥蒸蒸 氣散榮枯体不寧
痘瘡隨時相御作 急宜斂汗補肝榮

黃石峯詩曰 汗蒸惡痘瀆天元 痘犯心肝拾不痊
秘授黃耆數人乳 頻頻滋服可能安

固真湯 綿芪二兩蜜來炙 酸棗仁宜倍加入
參歸芍地茯甘陳 姜米煎來連進服

第十一犯名岩頭走馬

兒未痘前因嬉戲跌仆損傷或手足頭面未愈而痘見何以治之

訣曰 跌仆驚傷身体時 个中番出好花枝
安驚活血兼開滯 方得痘花朵朵奇

六

黄石峯訣　跌扑花開用十全　歸芪甘橘地芎參

蘇紅蟬退升麻木　地鱉牛蒡和匝安

第十二犯名寳舟入海

兒未痘前因痞塊積累潮熱身体羸瘦隨出痘焉何以治之

訣曰　痞患朝朝隔宿来　總總又見痘花開

扶脾調胃加温煖　外出花枝吐玉英

黄石峯訣　痞後痘形服衛元　參苓白朮歸全蝎

蒼朮升半橘山查　枳殼烏梅姜乳汁

第十三犯名破屋重修

兒未痘前因稟胎毒生惡瘡時時發熱痘隨出焉何以治之

訣曰　孩兒隨患廣梅瘡　時值花開又發揚

欲假連翹斑敗藥　恐傷花蕊不芬芳

黃石峰詩曰　梅瘡未好出天花　先用升麻法不差
患瘡急加敷洗藥　桂樹輕虔日勇佳

第十四花名霖雨添霜

兒身如火烙不時嘔吐不能飲食投洪時氣隨痘出於何以治之

訣曰　嘔吐驚惶胃不和　忽殘花朵綴枝柯
脾君失主能扶植　冒雪披霜出險坡

黃石峰詩云　嘔須正氣調脾散　橘半甘苓朮朴加
大力紅花蒼蔻桂　生姜灯草效堪誇

第十五花名倦龍行雨

兒未痘前飲食不節致傷脾胃四肢不收惡寒發熱痘隨出於何以治之

訣曰　兒傷飲食過時災　痘入陽明胃裡來
着意調脾休亂治　倦龍能使雨行來

丸

黃石峯詔曰　食傷臨痘急調脾　神曲麦芽加白术
陳黃朱芩歸蟬升　甘草橘红通枳实

第十六犯名泣露寒蟬

兒未痘前因感湿热之氣患赤白痢而痘随出者何以治之

訣云　久痢孩兒花滿身　張皇驚動一家人
有緣若遇调元手　寒食朝來便遇春

黃石峯詔曰　痢痘須衛风除湿　防风芍藥蒼白术
大力蟬升通茯苓　红花甘橘為第一

第十七犯名凍鱗出谷

兒未痘前悞持刀刃傷手足寒热往來随痘出者何以治之

訣曰　金創未好又添憂　倏忽奇花出滿頭
凍合巨鱗纔出谷　須將表裡藥相投

黄石峯詩曰　刀創未好痘纔形　聖愈湯加蟬退升
生熟地黄紅大力　芪歸甘橘添來烹

第十八犯名浪肉行舟

兒未痘前因驚嚇或風癇未愈而痘再至爲後何先後

訣曰　風癇顛沛痘相隨　只把花欄着意培
灌得漿來花朵朵　不然風浪更艱危

黄石峯詩曰　風癇先服化風丹　羌獨荊防力橘甘
茯神蟬升姜棗入　芎歸灯草服之安

此痘前十八症專意培化痘後十八犯專補元氣多加人參黄芪補劑偏重於所犯焉於此亦知輕重而治症無雜矣

廿

驗痘吉凶歌

初出尖稀硬（摸過礙手）氣血俱全盛　初出細平稠（不礙手）氣血兩堪憂　點點如榴子　百中無一死　根脚帶紅圈　何須用藥緣　潔淨水珠走分藪着　八九稀疎三四出　到底終無失　黑眼孔如針（痘頂個個有小黑孔）　須知命必傾　蚊嘴乱尖麻　三朝命掩沙（不出五日）　兩脚心無痘　此人焉可壽　地閣人中㝡美艷　無他慮　口鼻年壽腮先發痘奇哉（熱三日而出此為大吉）　天庭及印堂司空異（此處先標為凶）　太陽顖門方廣地　兩顴連髮際先發変多端　醫人仔細参　生死定難論　須觀色內分（要形色定吉凶）　色潤似桃紅　名為第一家　痘出海

棠紅心肝火毒攻如同紫牡丹焦黑命多難罩錦色相同九日定歸
終（連肉內一片紅）樣若似々蘆花補元非可緩（似蠟）最忌梅花白仙丹救不得辨
色又觀形方能定死生形若流注狀氣血俱充壯痘類疊珠形安然不用
驚細粉盤珠樣光潤多明亮若出像游蚕炎邪不可安鈎簾如覆釜
瑣碎（終）難度依稀似々疊錢枕堪憂方痊（未甚破碎者）根腫蟢窠同灰煤主大凶囊
空底子兜氣血俱消剝泡起箭頭排應知々命必垂最怕蛇皮斷九日
應須畢（九日必死）可憐蠶種佈六七歸泉路頂陷紅連肉九日亡何從（夾斑）黑
斑早暮隔也（死）青色危時刻（即死）頭面胸背脆此痘名九焦凶（大）紫（紅）斑遲

七日卅六神留訣

易形難辨痘

左太陽斜飛至鼻年壽側列九顆右乳下三顆兩足股正阜二十四顆卅毒凑

太陰主險　左日角一直下至頤底十三顆右頸動脉處團旋六顆手心

四顆主死　自耳冲橫橫列過至左顴去一粒米聯絡二十四顆右脇側列

橫橫至左脇亦二十四顆主危險　右眼梢如鈎樣拖下十三顆左眼梢亦

之主凶　自背心直至下如川字樣紫色各二十四顆胸前川字樣亦如

背上主肺絶必死　自氣窩橫截如蛇盤十三顆臍邊橫截二十

四顆膝下亦橫截一帶九日必死　上唇中起四五粒下唇亦如之至五六七日之間即同黃蠟色主四十有九死　右眼上沿紅皮中心一大顆主險　右太陽橫飛至眼尾七顆右眼下橫飛至口角十二顆主死　自心竅窩中如十字樣每十三顆此毒入攻於心主死

易辨難發痘

日月角各三顆正額上各三顆兩腮各六顆（地角直下兜軟處）舌尖五顆主十四日死　自鼻上十三顆兩顴各六顆舌尖上一顆速宜清脾火消熱毒一補之必死　口內右頰紅泉穴五六顆速宜瀉火鎮心庶可回生　口內上齶痘列成三五顆

或六七八顆則舌乾臉紅汗流速宜清心火散毒無妨　口內上下牙齦旁

痘列噯氣舒舌豎睛咬牙啞舌急治可生遲則必死　口內舌下痘

列於此因毒犯心經速發腮下恐生燕窩疔宜犀角黃連紫草解毒

舌根下痘結煩燥譫語睛斜速宜解毒誤用熱藥即死　左喉

邊痘攤於此必聲啞要藥色開結不通利生險　右喉邊喉攤於

此必咳嗽嘔吐乾嘔宜用紫草桔梗茯苓服之　左鼻孔痘痘注於內

必身熱腫痛驚厥喘急必生癰毒　右鼻孔中痘注於內毒犯太陰

頭痛腹痛頻吐急解熱順氣　右耳孔中痘結於內喉咽發斑毒犯陽

明之故　左耳中痘结於内夜啼肚泻嘔吐痘必灰沉速宜治之口　右脇下中窩痘注則痘势淹沉腹痛身热痰喘主死　左脇中窩逄痘注嘔吐汗出痘必生疔疬腋下　男子龟含下痘注内則腹鸣外則腫閉目昏大便閉结速宜寛解毒　女子陰户内痘注此毒犯少陰身中大热口中氣噴燗臭乾渴飲水者　騎當痘注腹痛吐泻痘必灰色宜斂之

玉函金鎖賦　註見醉元全本

痘裡乾坤最大。門欄輔軸希奇。方廣崇高疏片。両陽地位空虛。鼻準元陽流畜。眼眶坐鎮盤巵。人中不宜投轄。腮宫喜得懸珠。挂縑鈿於顴阜。撇鼻神於氣樞。張兔羅於眉上。垂魚釣於兩頤。天庭高豎。
莫令干犯蹲踞。絲竹商郎。毋使哀猨泣聚。怕唇軒之攎粒。忌地閣之紫
枝。要識鼻紅單錦。還微胞口纏珠。喉突呈形連搭。嗽逆肺氣洗滌。
食祿蟢子營窠。嘔吐腸君失主。指稍冰冷兮痘必重於陰窩。頭瘡流
汗兮毒自涌於上池。腮井堆錢兮防泄瀉於尾閭。顴臉遊蚕兮慎瘡天於
耕皮左太陽之繫珮兮知鼻翅以招禀。右太陽之揚幟兮寔空泡於軸
轤。兩倉豐溢。五經自成。雙霞明暢。六腑無虧。欲通捲簾。速察赤帝之
通衢。瞎究燕窩。應明少陰之拂拒。疔不注於玄門。水能剋火。斑必起於

傳脾。陽明受啓。眉心宜廣。廓一片雲遮歸冥路。氣窩貴清朗。三星
垂照必鴟鳴。乳盤交疊。端和煩燥捲抹飛。膲麓旋珠。預報脾胃多
瀉逆。斑瘡未起而眼角先黃。木未霜而脫葉。衆搖未灌而右陽先白。
金不叩而妖亮。肺絡經於鼻沿。慎閉失音。心經達於臉底。惡哉疔毒。
俯首承花花不艷。陽絕於中。觀睛見點點珠明。陰馳於外。龜頭一纖
櫻桃。氣血調和而不必醫。頸項緊鎖似蛇盤。梟毒攻沖而難以峻標
狀元於三鎮。福地爭先。列北斗於五嶽。神天普曜。雙鉗禁口。食必難於下
咽。一鵠中心。氣必致於呵欠。背似撒麻。須曉上方梅白。臉若箱珠。自知下

部桃紅。吐白沫肺火息。眼流清淚肝氣絕。唇口昏錢一握何能起鼎魚尾
拖鈴。冷汗自難活潑。淚堂結榭宜速。四肢鉄葉重々。崇岳吐石榴。五大夭
桃灼々。水窠陷。靈虛絕絀於臍封。黃黃亂鋪唇。真元絕于玄窟。搖頭縮
頸縮不安詳。膝雖行毒。撒手歸不嗜臥。腹納息炎。鼻冲一直煤兮
少陰蒸鬱。口中息氣噴兮。陽明潰爛。未三日而顴骨有黃囊。誠謂芝
生已位。期々朝而年壽啟紫泡。號曰息入天門。兩眼碧睜々。五氣分散而難醫。
一生連命々。三陰耗散靈々。欲知兩腋聚蜂蟄。但要臉底形焦。既驗氣
鎖漆蔥蔥。遂覺身中黑陷。眼泡上浮綠色兮。生々之徵。正額間疎黃

豆芳妥妥之兆。夾頸作瘻。何必盡家覓剎。舌根生瘛。速宜醫裡求丹。腮井結瘡毒。只怕漏谷害。承耳邊發馬刀。隨仍鼻炎腫脹。小腹沉石聚濇。結瘡崇於陰囊。喉管咽燥而臟剮。毒酷穿乎腸胃。睛紅舌燥以乾枯。急齒髮際。筋抽脚震作鴉鳴。須察公孫。要時暈厥肺絡客感風邪。連日譫狂。心宫馳入（鼻）毒。惡日光之照映。陰復乎陰。怕人聲之驚懾。陽離乎陽。錦紋如蚤咬。少陰無子臟傷。囊亮似土蛛。陽明胃氣失養。痘經心而犯子辰。竟見多變亂。兎年育而逢寅月。終擠參商。舉隅豆以自反。發腎里（變）。之可轉變而爲紅。傳脾蠱黃。之自充滿而結

廿六

蠟。攙日月於兩掌心。忌纏被淹。孰奇花於鼻直柱。喜見珠盤。不愁聯片
羣繩。只怕犯經逆道。吐頻々而火焰。隨氣肺逆於脾。汗滋々而頭痛。因識
心干乎胃。蛇皮湊乎一攤。蚕佈暴于只橫。一鵲橫空。要得双林之叢木四賢
過險。殊詳一水有真源。血盜鯉梗遂。蚩尤。細觀梟赤。肛門墜石。腫燒檔逮
治丹田。洪鐘起架。苛恐和後之無聲。封鼎鎔金。芳防爐中之失色。有
食不吞非是飽。鼓漫腹脹。無衆欲飲為陰消。數乾喉舌。莫誇浪裡漁
舟。撐過海尋着源頭。休言紙鞔小鼓。得輕敲。厚墙原本肝肺並驕。不宜
脫體先馳。心腎二儀。豈奇奪攆煽禍。三日而梟毒竄。遂腹肚決不蛙鳴。

七朝而花爛熟灌。膿囊自無臭瘵。人道湧泉漏。腫兩眼角。木侮土密而難塞。眾窓破底甕。思兩手足。脾徹陽明而極苦。風裡爭氣吹散了。只因耗損天元。空中樓閣掛銀壺。但言囊房堅豎。提籃拾海棠。深明肝經之不美。搓手覓金柑。獨顛脾胃之居功。九日囊皮毛。要得二望轉軸。而傳脫靨痂。須詳改火復元。此玉函之要訣。金簡之靈文。宜服膺而究珍玩也。

艾

玄玄賦

粤聖賢之杳邈兮。体崇高而難及。説童稺之脱象兮。符古今而不易。慨痘疹之鮮知兮。溯源流於陽毒。契造化之靈推兮。隨氣機之感激。精髓藏兮脾土生息。相火榮發兮。禀賦異籍。陰陽周旋兮。只淫順而不淫逆。五經峻達兮。三百六十而不一。示盲聾於三奏。揭九形於不識。别形賦於莊。判風氣於南北。合淑順於兩儀。建中和於三極。一騎當先。萬馬而力。片花落徑。全枝失色。暗投鬼箭兮。畜精驚厥。而不失時。值藥銳兮。賦畀澆漓。要及賊戕。俟正兮鑒形。懲期兮勢追。望穹窿以建位兮。

陽先馳墜中谷以下達兮。陰垂暢希狀元之一枝兮。貼金錢於瑞璧。貓五鬼之弄潮兮。蛻蛇皮於粘席。黃口無交兮飛揚。翕樞連片兮氣塞。離明蛤兮樓塵沙。肺竅封兮逐蜥蜴。喉呷呷兮丹田傷。眼碧碧兮肝葉竭。蕩紫茸於巔阜。知赤帝之友側。放梅花於頭也。慨膠君之失職。胸前漫脹。鴟梟停翼。嘔吐無休。虺蛇纏腰。八門斧擁兮森羅刀戟。六稠次序兮。奇英露滄。根枝盤紅兮。雖蛩尾束易。形色脫元兮。竟已後為逆。飛矢兮困於肺絡。劈劍兮強與心敵。識日輪之照照防鼻炎於冠纓。瞻風府之呈疔。遂蚩尤于蠻貊。鼻息梗痛兮。火珠

填寔。牙齒緊閉兮蜈蚣蹲蟄。耳孔疔兮名為豢虎。豢虎速期乎
鉤破。眼沿疔兮號之汲汲。汲汲不宜乎挑剔。小指建疔兮眼睜睜。膝彎坐
疔兮脚筋直。豐垣拔巑兮。甜卧睡而好食。傷門流李兮。攤煩燥而摧
擊。棄倒珮於腮。田為蛱蛆之嚼粒。畏水刑於鼻梟。因瘖虫之攻敵。不
豢鶴於青苗。怕乘風而搏激。不潛蟇於陽也。避螟蝥之接翼。人中
主司命之堂。嗟突居生殺之職。侍三日不食兮。聰脾閉之隱凸。逾六
朝愈渴兮。視瘙囊之紫黑。手抽搐腫兮。脾光亮。豈鍾毓於瘡毒。
牙林忽脹兮。垂上撓。非偃鴟於食谷。按湧陵之牢塊兮。知貔貅之遠

足觀天柱之垂折兮。慨精神受逼蹙。兩腸疊樹兮。腸鳴氣極。五窬撒
綱兮。頸多臉赤。嘴指喚舌兮。凶魅歸而制跡。仰天咬乳兮。痘魃即而離
瀾。脊宮雌蠍於七朝兮。要石猫之踈粒。腸溝溢流於九日兮。雖半弦而不成
賊。蠹時梟痔兮。非有千手纖澀。摸衣捻縫兮。豈銷魂於都邑。覆釜兮似禿
瘡。懸鏡兮膠疽毒。雷紋執紅兮丹瘤纏。胸臯漫腫兮眉條蹙。七朝結
鯉梗於血盆。雖空房而積。二六啓檮杌於項鎖。縱光裕而飛錫。下灌上蓋
兮曰麋麟。麋麟視其背座。上灌下蓋兮曰鍊鏑。鍊鏑當乎顴石痘
非犠乎排窗。靨獨竒乎直突。鮫骨不留乎游遁。中脘走避乎蜂

蠡。究五圖及三殺三非輕。察八門十六欄之旨。蓋貧富不可以二心。精微貴宜乎消息。玄玄妙入於玄玄。一玄自釋於百惑。

九不識痘明式之圖

九不識痘形證逐一辨別欲看圖像故兼畫於一體

痘聚於頂後名覆釜痘

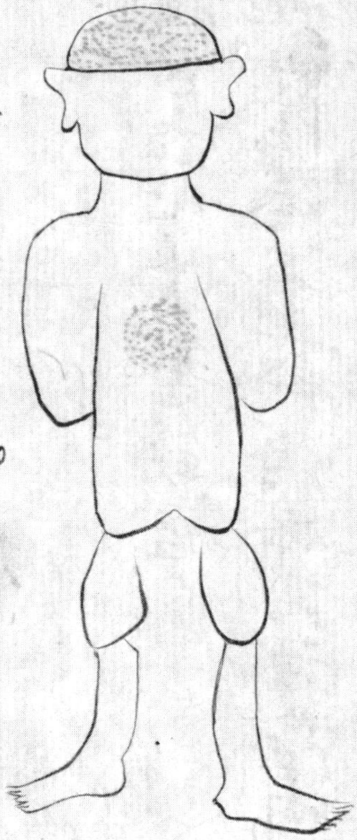

毒總会於諸陽巔峻之處。旋繞髁絡下部甚少。嘔吐頭疼。

詩曰

覆釜呈形若禿瘡。不諳妄用硫黄搽。
頭疼嘔吐實難當。管教性命返幽壤。

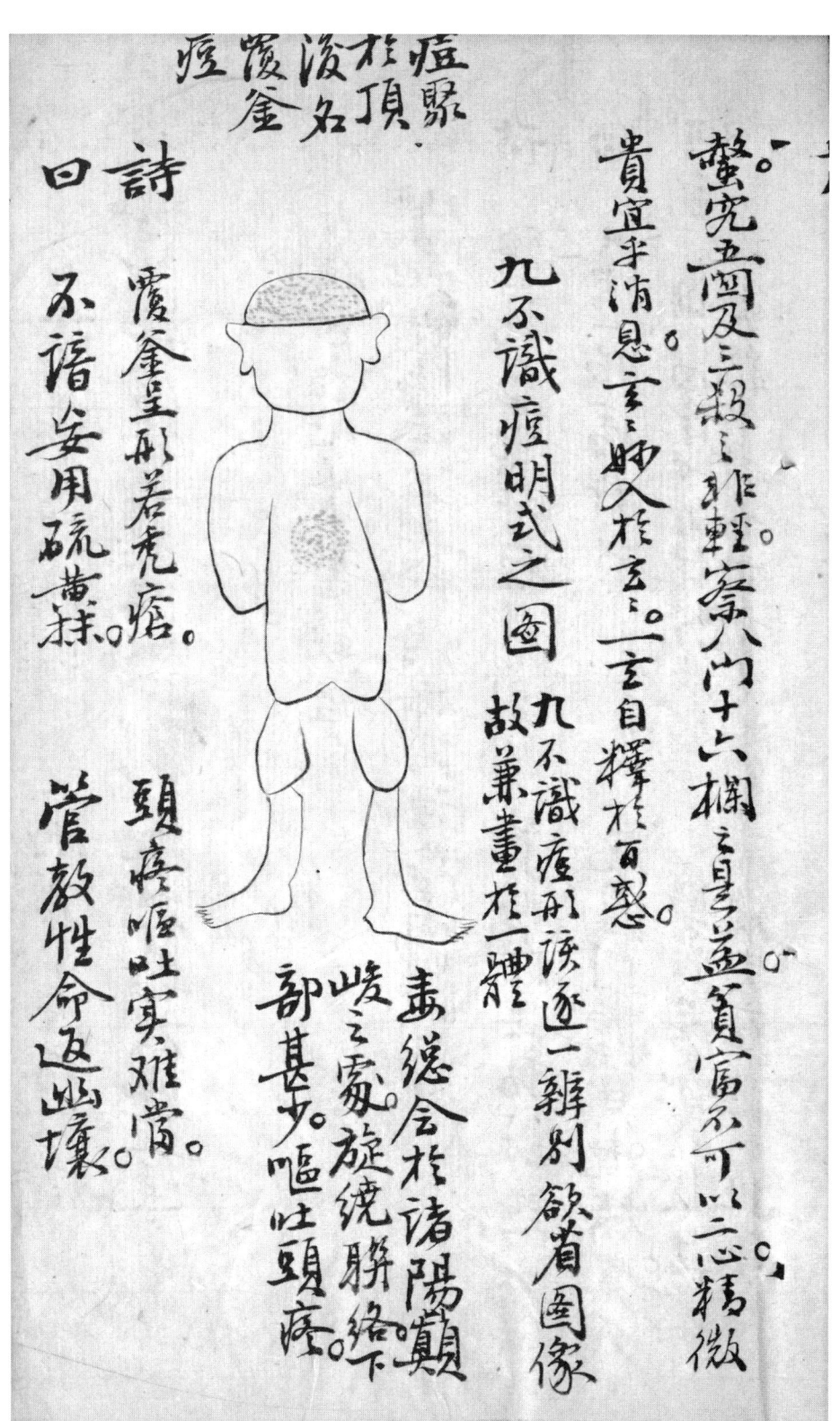

明 鼻炎經合洪陽轄。兩集分座循攻衝。

註 速宜速進鷄鳴散。再把桑枝沸洗通。

痘聚在背心名懸鏡痘

背馳三陰湊毒五俞 頭煩燥譫語忽渴嘔吐火熱

詩 懸鏡原來似背疽。莫將狂妄動針錐。

曰 此消一服清肝散。花痘門欄自攀枝。

明 世醫多半不依經。懸鏡若訛誤後生。

註 若把刀針胡亂動。須臾痘絕入幽冥。

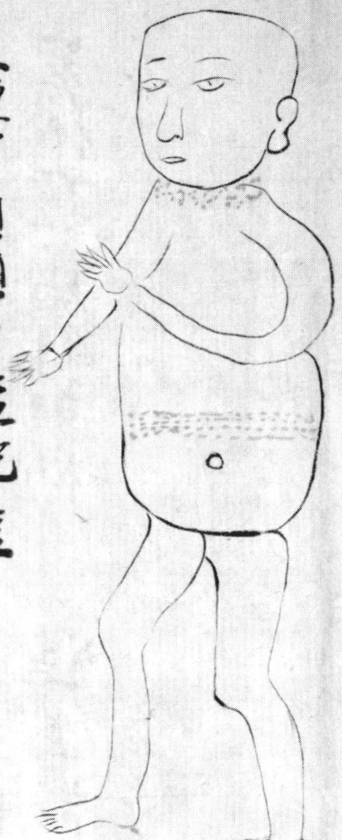

痘纏於頸項名盤蛇痘

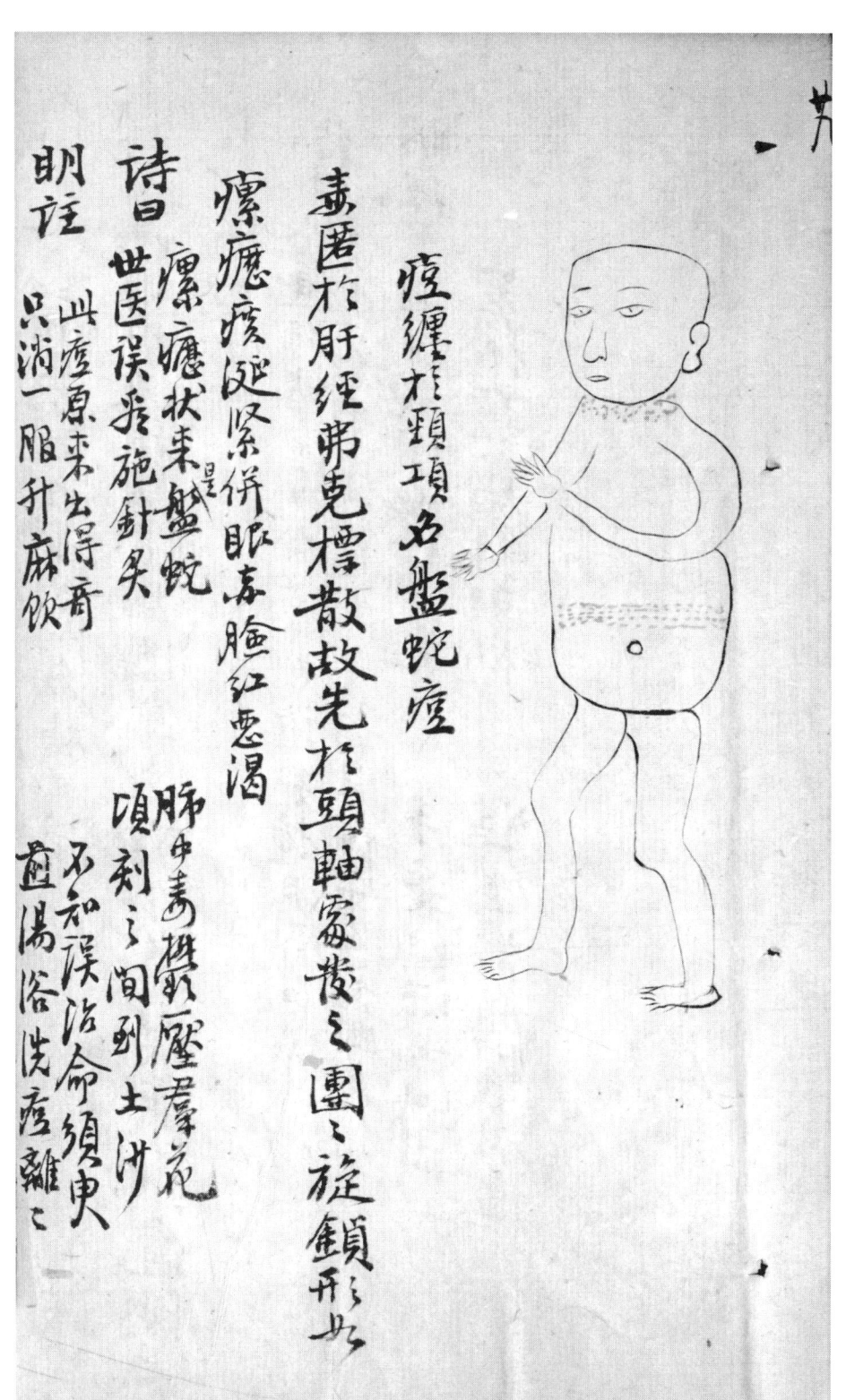

毒匿於肝經，弗克標散，故先於頭軸竊發〻，團〻旋鎖形也。

瘰癧疹延緊併眼赤臉紅惡渴

詩曰

瘰癧狀來是盤蛇，肺中毒攢壓羣花。
世医誤乖施針灸，頃刻之間到土泮。

明註

此痘原來生得奇，不知誤治命須臾。
只消一服升麻飲，盦湯浴洗痘離〻。

痘聚於腹中窩名掩月痘

經於陽明湊於腹中窩圈鎖十五六個肩臂垂痛只吐涎沫

惡執脛疼

訣曰
人道師姑各有名　誰知掩月即他名
多少兒童為此誤　好花沉匿不鮮明

明註
痘中掩月隱不見　手垂吐沫女此形
莫作蒸窩針刺動　鴉鳴散服痘盈身

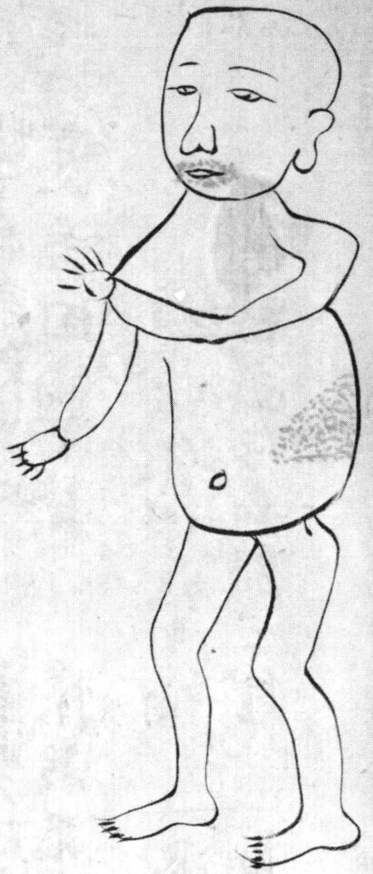

痘聚於口沿名鎖井痘

毒湊脾絡羣聚口沿旋繞無数噴舌難嗟

詩曰

鎖井初形圓白疳　啞唇噴舌體如蠶

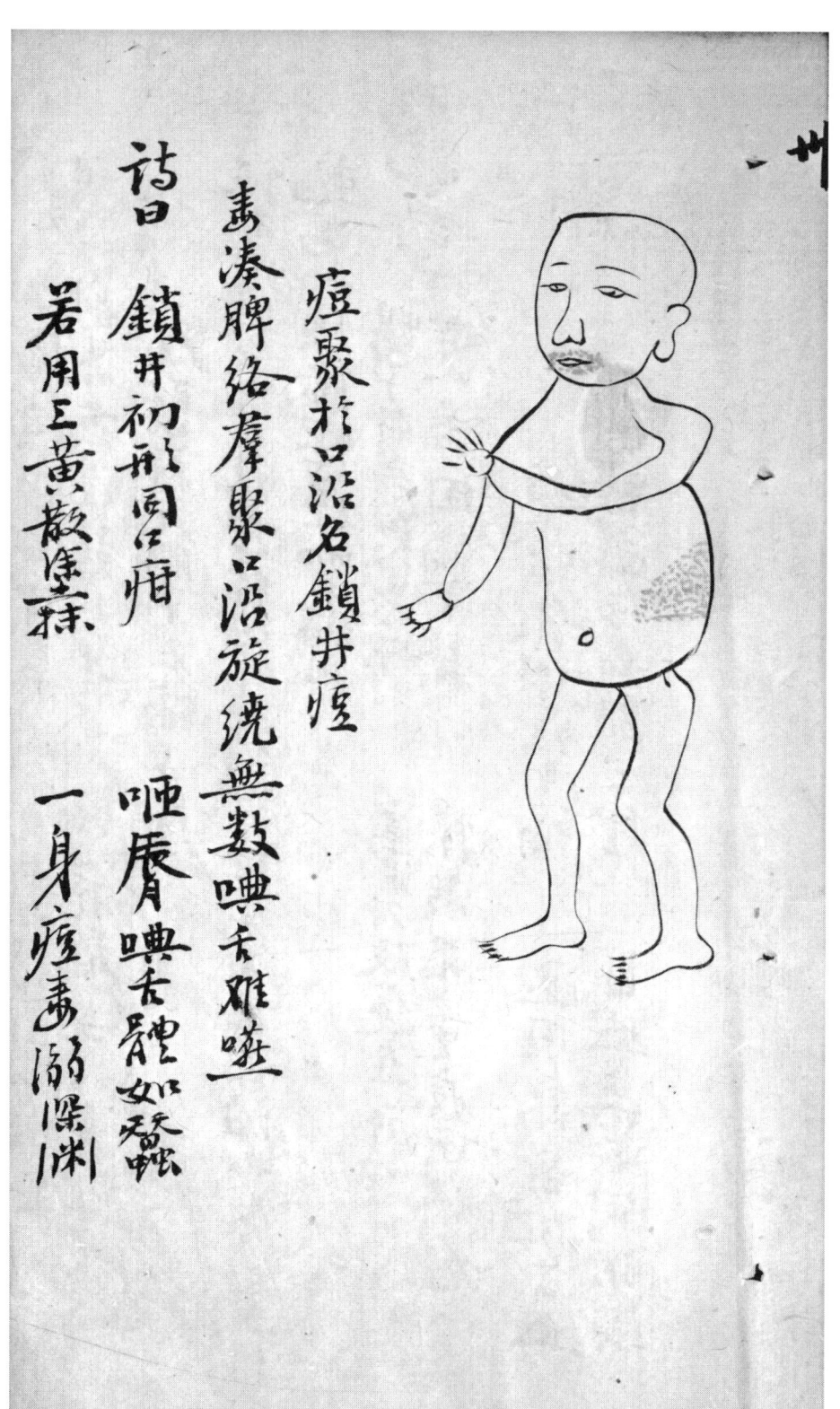

若用三黄散遲救　一身痘毒溺深淵

明註　凉膈鎮丹是脾鼻　干葛升麻藥不饒
荊芥葱湯頻外洗　花欄朵朵自然嬌

痘聚於左脇中名蝎子痘

經於肝道鼻毒隨歸左脇中　左脇中一个大如荳四沿小者却如珠

乾渴而煩燥嘔逆而不甯

詩云　蝎子形來象惡疔　鼻炎攻逆在肝心
世人若用蝎羔合　悮殺兒童痘證陰

明註　疔瘡儼似痘中蝎　速用銀針挑去血
蟾酥丸和服三厘　自然朵朵開明徹

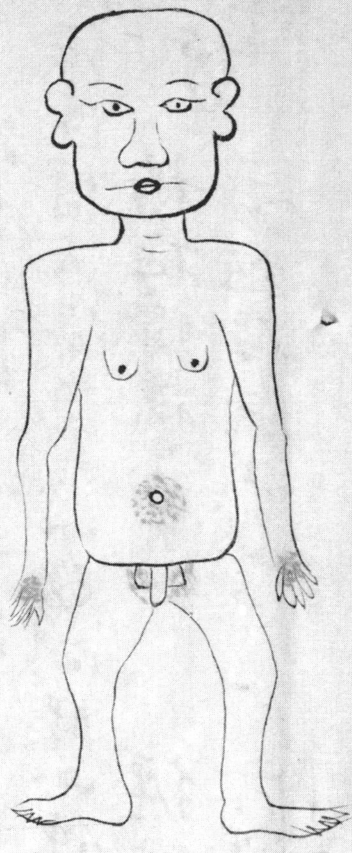

痘聚於掌心名拳阿痘

痘經於脾湊於陽明而掌心四五个連聚眼碧煩燥

詩曰

議詳聯軸即拳阿　吐瀉交侵没奈何

掌心浮腫双眉鎖　為因不識誤人多

明

拳阿梟毒伏陽明　吐瀉纏身日夜頻

注

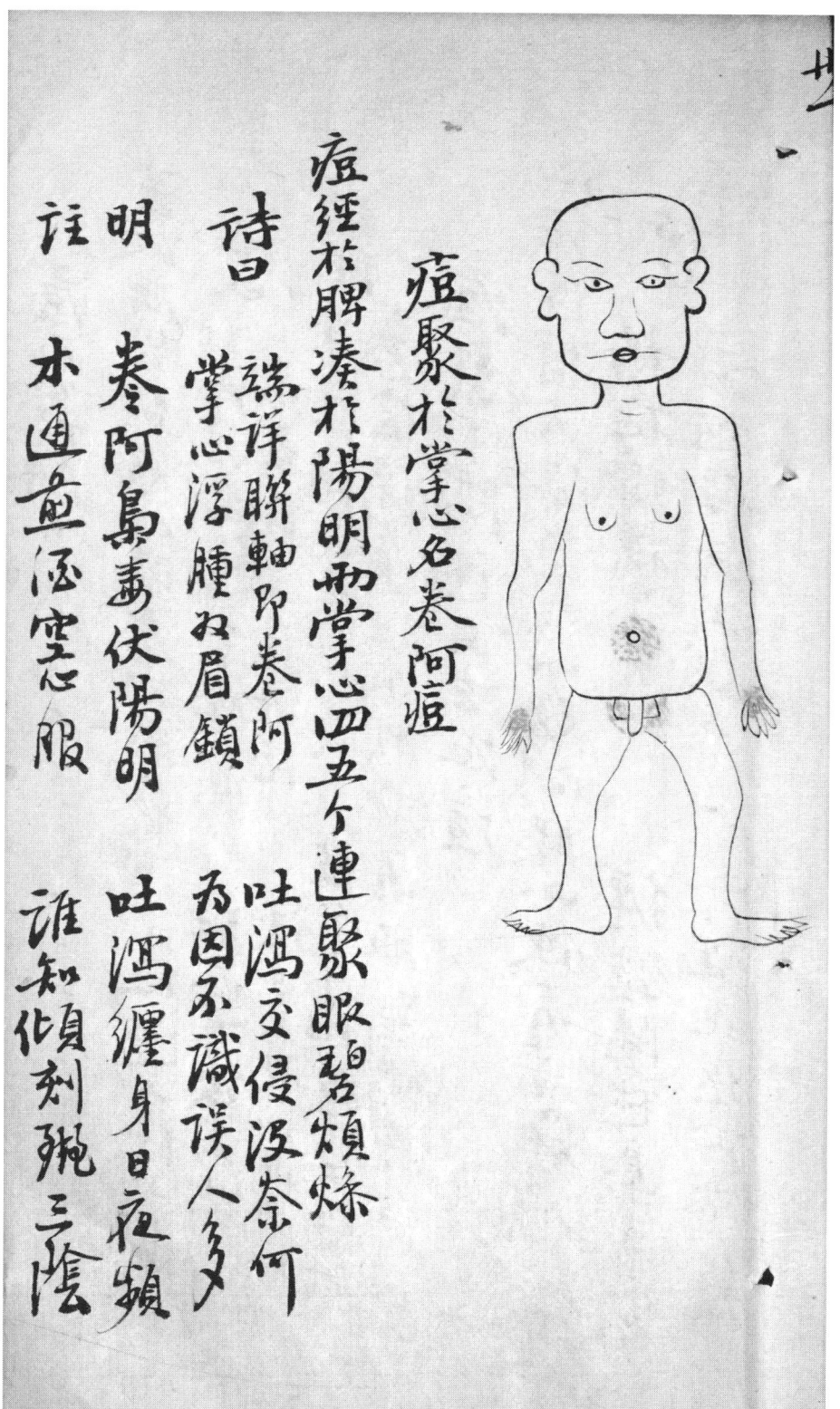

木通血湯空心服　誰知頃刻魂三陰

痘聚於臍名豢席痘

毒攻脾胃盤繞於臍左右肚疼泄瀉吐逆手冷惡寒

詩曰

痘繞臍邊豢席形　肚疼必致毒攻陰

不知悞饒真燒活　便是神仙也不靈

明注

豢席時人多誤求　致令花痘坐深潭

急宜速進升麻飲　再服鴉鳴號得安

痘聚于陽毬名玄垣痘

心經逢腎毒湊陽物小腹悶脹小便赤澁乾渴火烙極

詩曰

楊梅瘡樣是玄垣　纏鎖陽毬鼻毒兜

若抱硃鉛做撚子　一熏花痘必沉溝

些

一明註　玄垢此痘人逢罕　患來多作惡瘡医

一識此水楊湯一浴　升麻托裡奏功奇

三疑症　兒生百日發蒸發熱而出似痘非痘切忌寒涼

雲麓子謂痘軸有三疑此前此未之傳淘而躬逢教授斯得

之與妙若傳變未盡身體大熱或三五日或五六日自体達訣

頭面如水窠形夜啼不歇亦灌漿結痂是為胎錫亦名會骨

翻元　若年至三五歲或髫齔之期身發火焰自胎面部起腫囊

房潰膿結靨遍身皆然是為牸瘖牸瘖不必服藥漸自安

妄若服大黃必死　或六七歲間感觸風寒轉蕩郛廓連綿發熱皮膚頭疼先發肥泡變為膿窠是為肺風黃蜂毒宜解毒清肝　此是痘門三疑症須詳察之

種痘選吉

下苗之日必擇成日開日栽種日及天月二德合日則吉正五九月在丙二六十月在甲三七十一月在壬四八十二月在庚倘三者不能兼備即成開之日亦可若值人神所在日切忌不可下種十一日在鼻柱十五日在徧身

開花送天吉日

甲子送出千里永無災咎　乙丑送不出反加重病　丙寅送不出反加重　丁卯同上

戊辰同上　己巳同上　庚午值師人

辛未值主人　壬申送不出　癸酉送出千里人口平安

甲戌送出百里　乙亥不但送不出人口反病重　丙子同上　丁丑同上

一本己卯送不出

戊寅同上　己卯送出十里並無災咎　庚辰同己卯

辛巳送不出倘不信反傷人口　壬午送不出　癸未同壬午

甲申送出千里永不染災　乙酉仝甲申　丙戌同上　丁亥送不出

戊子送出東方十六里主人安稳　己丑送不出反加病人灾　庚寅同己丑

辛卯同上　壬辰送出萬里永無染灾　癸巳送出西方反不利

甲午　乙未送出東家抱之　丙申仝上　丁酉送出六親帶回

戊戌值師人　己亥值主人　庚子送不出

辛丑同上　壬寅同上　癸卯送出百里

甲辰送不出反傷人丁　乙巳送出百里永世康甯　丙午值宅長不宜送

丁未值宅母不宜送　戊申送不出損六親　己酉值長子　庚戌同上

辛亥送出千里主人安甯　壬子送不出六親帶回　癸丑送千里安康吉利

甲寅送不出　乙卯送出吉利　丙辰同上　丁巳送不出倘不信送三年人不安

戊午同上　己未同上　庚申送出千重

辛酉同上　壬戌同上　癸亥同上

護眼法　黃柏末　甘草末五　菉豆半升　以三碗浸菉豆一日夜去荳入好紅花再煮至二碗去渣入藥熬膏塗眼眶上　出痘科鍵

治眼中有痘　輕粉少許　東丹用倍　左眼置右耳右眼置左耳　有翳亦同治

全婴心法

〔清〕石成金／撰

提要

《全嬰心法》，清石成金撰，抄本。南京中醫藥大學圖書館藏，開本高二十四點八厘米，寬十五點三厘米。每半葉十一行，行二十九字。

石成金，生卒年不詳，大約生活於清初順治、康熙時代。字天基，號惺庵愚人，揚州人，醫家、養生學家、俗文學家。主要著作有《養生鏡》《長生秘訣》《石成金醫書六種》《長壽譜》《傳家寶》等，其著作種類豐富，關乎人情世事，雅俗共賞。時人稱其：「志在詩書，雖年至耄耋，而未嘗廢圖書筆墨；情娱花酒，縱時當寒暑，而亦不惜仗履悠游。」石成金慮人之艱於子嗣，撰《種子心法》；又慮生産不易，撰《保産心法》，後又授人養護嬰兒之法，撰《全嬰心法》一卷，而使千百代源遠流長。

是書成書於清康熙五十八年（一七一九），主要論述新生兒、幼兒的護理方法及部分兒科病治療方法。全書分列嬰兒初生、變患、乳育、飲食、衣服、起居六部。據清康熙五十八年（一七一九）刻本所考，抄本中「初生部」「變患部」內容有所缺失。石成金《傳家寶》卷十六收録《全嬰心法》「初生部」與「變患部」。（高雨撰）

全嬰心法

目録

全嬰心法

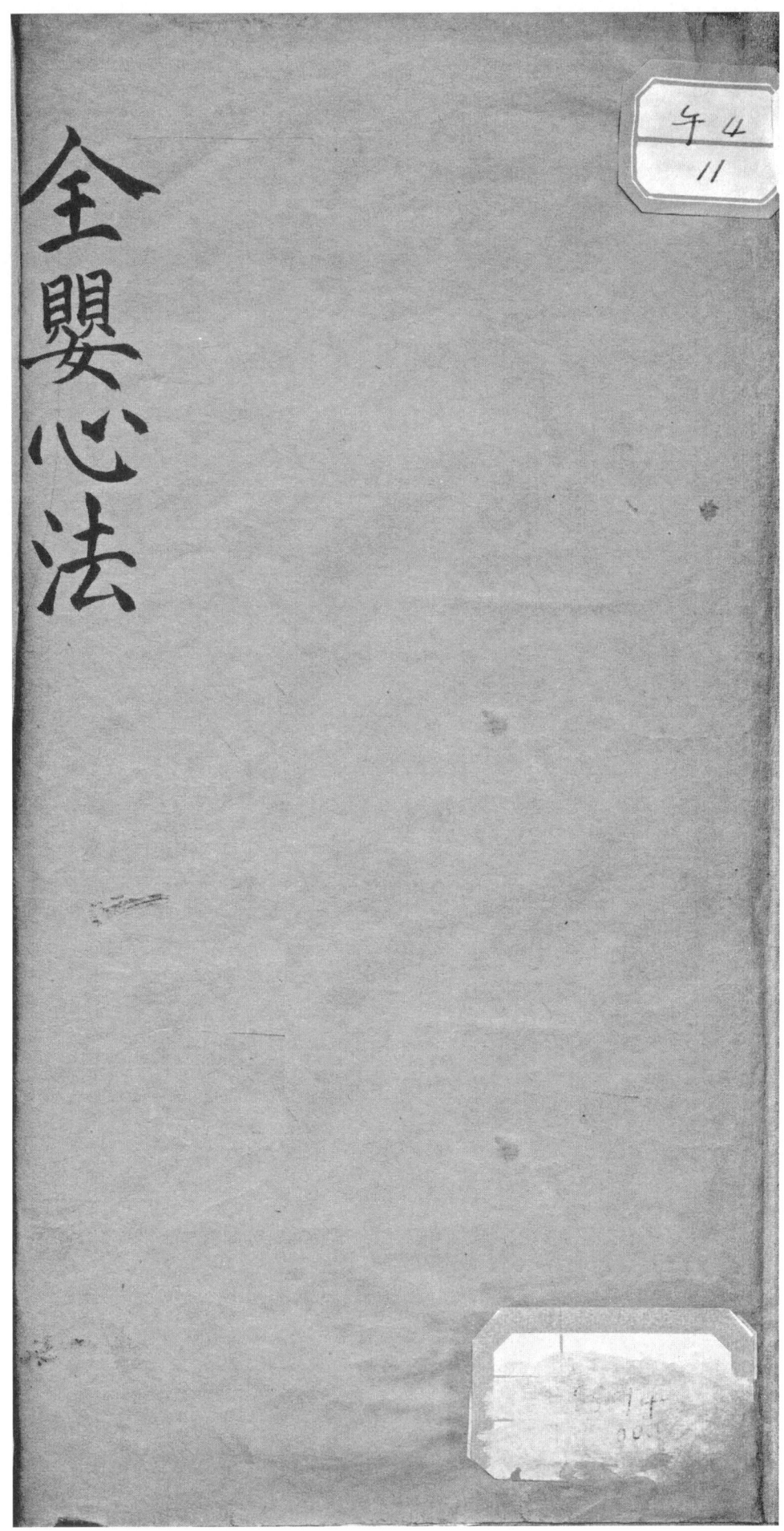

全嬰心法自叙

上承祖宗千百代之氣脈下接子孫千百代之根源其惟嬰兒乎當母之懷孕苦累甚多至臨産之時又痛楚不少今幸得此兒何可不加意愛惜耶為父母當者當愛之以正不當以愛之而反為害之也譬如以水灌花水適其宜則花漸茂盛若灌溉過多轉致根爛之虞可不慎哉予始慮世有艱於子嗣者艱難堪不孝無後之悲特撰種子心法俾讀循而螽斯蟄多既受胎矣又慮生産不易復譔保産心法將胎産諸孕生産諸說（未授於世産又易失矣）若不將撫育諸法再著一書普傳是授人以栽種諸法而不授人以教（澆）護諸法全其始而缺其終是予非完美之人矣因不惜精神再撰全嬰心法一卷凡嬰兒初生乳食衣服起動莫不備載令讀之者諸事愛惜正當既保嬰（兒）之無病又保嬰兒之長壽自得承宗接後方不負父母生育之辛勤亦不負予譔者之辛勤今而後

全嬰甚多上下千百代源溢流長予自始至終快樂極矣

康熙五十八年仲春之吉石金天基譔寫於惺齋

全嬰心法

揚州石成金天基撰集

初生部

小兒初生如草木之萌芽全在栽培調護有法若不留意必遺患終身

保嬰根源端在於此

拭口穢法

小兒生下即用軟絹包指拭盡口中惡血穢汁則日後出痘必稀且無百病

洗兒法

兒出胎浴洗用益母草苦草煎湯入食塩少許湯要調匀冷熱若太冷太熱俱不相宜 煎收貯候温取浴勿入生水洗畢拭乾以賦粉研細摩其遍身及兩脇下然後綳裹既不畏寒 諸氣今執三朝古禮將綳裹之

兒復洗若兒之體怯多致感冒驚風變通在人只依此出胎便洗甚為穩當兒出胎浴洗洗後方斷臍帶則不傷水生病斷臍須令捋汁盡否則寒濕入腹或作臍風

斷臍時以蘄艾為紙撚香油浸濕燻燒臍至焦令暖氣入兒腹中方可斷臍帶臍帶用帛包裹先將剪刀入人懷內温煖剪下則無冷氣內侵可免腹中弔痛之虞若冷鉄剪刀臍上如水冷氣由此而入剪刀火烘又恐太熱只依此法懷煖甚妙

有留臍帶不可太長長則難乾而傷肌恐引外邪臍風亦不可太暖短短則逼內而傷臟致成腹痛令兒易啼量留五六寸用舊布包裹日間視之勿令尿濕自無臍風撮口之病切不可先斷臍帶而後浴恐水入臍中必成後患

斷臍帶如有蟲急須去之

裹臍法

用舊帛一塊周廣四寸内襯新綿四圍合攏縛之務須緩急得中急則令兒吐硯亦不可屢解至十二朝方解視之若臍帶燥剌兒腹痛哭(啼)則解開用油稍稍潤之仍舊裹好哯音衍嘔乳也即俗云轉乳

凡解臍須閉户下幃若冬月房内多致炭火令有緩氣乃佳倘如臍不乾用蚕繭亂髮燒灰糁之

護臍法

須用熟絹做一个三角肚兜上尖不方重復合之中止之兩傍摺為兩痕如上襞績之狀以線略縫其下令中間可兜住臍帶上繫長帶環兒境(頸)中下兩傍亦繫長帶束於腰則帶不搽動自然日久方脱此法極妙但須預備為佳

藏胞衣法

先用清水將胞略洗盛新瓮内入古錢一文勿令沙土草垢雜之用青布包口仍以物蜜蓋其上置便宜處三日後擇向前高燥之處入地二尺餘埋之築實其土令兒長壽若藏衣不謹為狗彘虫蟻所食則不吉藏胞氣器用稍大平穩若器小則兒吐乳不平穩則兒多驚凡井竈社廟流水之處俱不宜埋衣

開口法 開口只宜多餓兩日或日半以兒肚轉癟為主癟音別不堅實也

嬰兒痘毒多因受母腹瘀血穢惡生下不為銷盡至於痘之時種種危險或未痘之先驚風瘡痍總由於此只在兒生後六個時内亟服後藥解下瘀血如黑漆膠痰再停半日或一日候瘀血解盡吃乳痘竟不出即出亦稀少屢次神應且兒初生未曾食乳雖多卧一日兩日亦餓不壞方用

生大黄五分酒拌 桃仁五粒去皮尖搗碎双仁者不用 當歸尾五分 紅花三分 生甘草一分 用水一杯

煎裀汁半杯將棉花浸擠口兒内服完要於生下六個時内服之遲則無用如子時生者巳時内服之午時生者亥時内服之因初生下時瘀血尚在上部約遲六時行在中下部可以一推而出矣服藥後須再卧一日或六七個時如子時生兒巳時内服藥遲至整十三四個時與乳最好更要摸兒腹如飽硬用手輕磨須再餓半日俟兒腹軟癟方可與乳或疑大黄性恐猛烈殊不知毒滯非此難除最能下有形積穢並不傷兒可放心任用此方乃周臞翁刋傳翁年已九十餘子孫四代二十餘人並無痘瘍（殤）且俱長壽總因翁積德行善傳方普濟也

去上腭白泡法

兒生次日即看兒口上腭如有白泡即用銀挖耳輕輕刮破將胞内白米取出勿令落入喉中仍以好金墨搽之如次日不取則泡老難刮且兒不能乳

最易誤大事又有馬牙在牙根處亦須挑破取出以墨搽之

三朝復洗兒法

兒至三日之後俗例洗三但夏月天熱或可洗若冬寒洗恐風入臍腹由此臍風而起或只洗頭面亦可　俗傳若不洗三則長大皮粗起粃子曾見屢有不洗三者至老不聞皮粗起粃不獨洗三可已即初生亦當戒浴保固真元北人不浴但以舊棉拭靜或大小便處略以水揩所以北人較南人壯實不徒風氣然也　浴兒務須在密處更不可久浴如必洗三夏天三四日後洗冬寒廿餘日後洗或用豬膽四個取汁煎水七八碗煎至四五碗待水和温洗兒一生永無瘡疥

繃褁法

男用父舊衣女用母舊衣莫用新綿亦不可過厚恐傷皮膚生瘡發癇若

冬月嚴寒可靠大人煖氣

小兒初生三五月間只宜綳縛令卧勿竪頭抱出免致驚癇

剃胎頭法

小兒初剃胎頭只要晴天和緩若有風雨可改期令另日剃後用杏仁三枚去皮共研碎入薄荷三葉再同研入生蘇油滴膩粉拌和在頭上搽擦既可避風邪又免生熱毒瘡癤俗以滿月日剃亦不必拘

小兒未及剃胎頭不可抱近神祠司命之前穢觸神前聖令兒不安剃下胎髮用紅紙包放箱櫃乾穩處

剃胎頭最要調和熱湯不冷不熱又要避風寒

勿食乳待一時方與乳再搽之即愈

治重舌

初生小兒開口後看舌下重舌有膜如石榴子若啼不出速以指爪或針微刺舌線有血出即活取桑汁調蒲黄塗之若血出多者燒髮灰用猪脂塗之

治肚臍突出

小兒肚臍突出用原斷臍帶并艾葉同燒灰以油胭脂調塗搽即愈

治臍風

用銀簪脚曲灣從兒心下至臍輕則刮數次看胸中有青筋如一線直下分叉線下分叉處以菉豆大艾火炙三遍立愈

治遍身無皮

初生小兒純是紅肉無皮速以白米粉乾撲候生皮方止凡脇下或腿縫或

臂淬灣各處看有紅爛無皮者兒必頻哭只用牛屎燒灰存性研極細末糁之即愈

治血內驚似中風

用硃砂為末水調塗心口兩手心兩足心五處即愈

乳育部

小兒脾胃甚弱且不知饑飽全在乳母調其適中耳初生四五月內惟只與乳四五月外間以軟飯嚼爛少與以鎮脾胃亦不可多也

母性未定勿乳兒

凡母有大憂大怒或作事勞擾及酒醉淫慾性氣方亂之時不可隨即乳兒恐致驚癇之症須定息良久而後用乳之兒傷熱乳則瀉黃兒傷冷乳則瀉青

母睡勿乳兒

母欲睡則奪其乳恐睡着兒食乳過多每致嘔吐大傷脾胃又恐母一時睡着乳頭壅蔽兒之口鼻呼吸難出為害極大

乳母欲卧當以臂枕之令乳與兒頭相平甚好但吃乳完仍以兒頭安於枕上要知人臂多煖蒸不可久也

兒啼哭未定勿就乳兒

小兒啼哭未定此時氣息未調不可即與乳啣恐停滯胸膈則氣逆難消因成乳癖嘔吐等症

有寒暑宿乳勿就乳兒

凡遇盛寒酷暑乳母須擠去宿乳然後乳之則兒無病至於擠下乳汁不可灑地上令虫蟻食之主乳澁不行若乳母離兒一日半日者積乳亦須擠去

乳兒不可過飽

小兒腸胃極薄與乳不可太飽太飽則積滯難消胃弱易傷大約小兒病症傷於乳者頗多倘可乳來擁猛可取出俟少緩後再乳之

乳食不可雜

小兒乳後不可就與食食後不可就與乳總因小兒脾胃怯弱乳食相併最

難消化始則嘔吐繼則成積成癖皆是此始須遠離一時爲妙

飲食部

小兒至半年後可與稀粥補之週歲前後切不可切喫葷腥麵食生冷須待二三歲後臟腑稍壯纔少與葷腥最穩養兒口訣曰云吃熱莫吃冷吃輭莫吃硬吃少莫吃多只此三句妙法無餘矣但禽犢之愛守此戒者常少惟明達能之

生冷之物勿與兒食

凡喂兒飲食必須溫熱但冷即不可與要知熱即消運冷則停滯每成腹痛脾瀉諸症所云吃熱莫吃冷此熱字指粥飯湯水之類不可認為熱性之藥而誤投也其生冷果品尤當禁絕

難消之物勿與兒食

小兒腸胃薄而且窄若一切糊粘乾硬并魚肉果麵難消之物豈（俱）宜禁絕免

諸病苦但婦人無知畏兒啼哭無所不與積成痼疾雖悔何及

厚味之物勿與兒食

凡小兒之體皆陽氣有餘而陰氣不足所以每患驚風寒熱之症若父母恣其食肉及諸酸鹹厚味必助火益陽消竭陰氣鮮不為患矣其有痘方出而發紫泡難出治者正以厚味積熱觸其相火也

炒炙之物勿與兒食

俗傳炒寒豆可養小兒殊不知寒豆堅硬難消既傷齒牙又傷脾胃不可食也又如燒炙諸肉蒸烈臟腑亦不可與兒食

食不可太遲

有等父母將小兒愛惜過當三四歲只與乳吃猶未飲食以致脾胃虛弱及生多病須於半歲後煎陳米稀粥少少與之十月後漸與稠粥爛飯以助中

氣自然易養少病其生冷油膩堅硬等食所當忌也

食不可太飽

諺曰云忍三分飢吃七分飽乃至要之法但小兒不知飢飽若儘其自吃脾胃受傷全在寧少而頻為佳

衣服部

小兒衣服惟用老人之舊裙舊褲改製令兒多壽一則老人真氣相滋一則惜福一則不甚太暖煖一舉而三善備矣前人妙法一[至]致於[如]此

衣服新麗

雖富貴之家不可新製錦緞絲羅之類與兒穿着惟老人舊衣或即父母舊衣改製甚妙

衣戒厚暖煖

小兒始生肌膚未成衣衫不可太煖蓋煖則汗出表虛且風邪易入按格致論云童子不衣裘帛者此也小兒下體屬陰若温煖則陰暗消除胸腹用暖外兩腿足可以少受寒凉為佳

衣戒頓減

春夏卒減綿衣恐中風寒須漸減為加佳

衣戒夜露

洗兒衣不可露過夜既恐鳥糞又恐招邪

起居部

嬰兒侍人襁褓起居須貴適宜父母覺寒先加兒衣父母先煖先減兒衣至於防風防驚尤須慎焉大抵初生小兒如蛋黄相似最要細心

宜順天時

春夏之月乃萬物生長之時宜鋪蘆蓆地卧令不逆生長之氣秋冬之月乃萬物收藏之時宜就温暖處所密固令不逆收藏之氣

宜見風日

小兒三個月後宜略近地氣略見後微風煖日否則肌膚柔脆易致病患常見富貴嬌養兒反多病總因富貴之家久藏於帳幃之内重因疊被令兒筋骨緩弱譬如陰地草木不見風日少有堅實者誠非保育之法試看田舍兒未嘗愛護終日暴露或饑或寒竟無他病此見風日着地氣之功也豈貴賤之理有異者明乎此則護養之法得已矣

宜調寒暑

小兒夏月宜夾衣獨卧冬月宜薄襖置大人懷中以就暖氣蓋因小兒陽氣尚微即着重裘其陽氣亦不能自煖煖多致凍傷也

宜遮新異

小兒兩月之後瞳子已成即能識人看物不可令生人接抱亦不可見一切非常之物恐成客忤

宜防賊風

賊風最傷人壯漢尚宜防避何況嬰兒

小兒睡覺毋病鼻不可對兒顖門要知毋鼻中風吹顖門多成瘋疾須離稍遠為佳

宜禁針藥

小兒有病上焦熱切不可輕用針灸為損害凡兒春夏有病不可輕用動下之藥令下焦虛變成大病